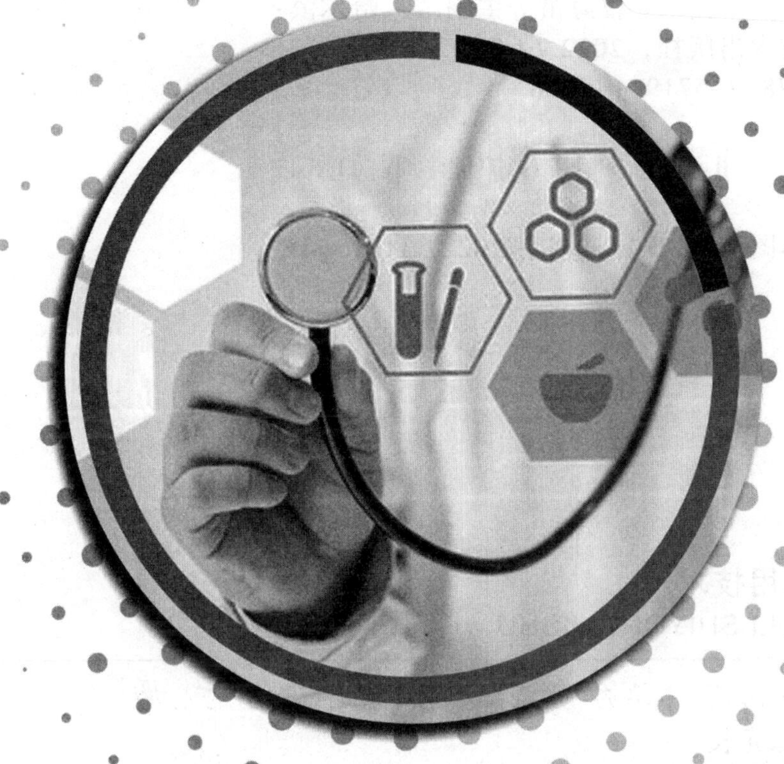

全科护理实用技术

主编◎曹海笛　李培秀　别晓燕
赵长虹　孙倩倩　李　婧

黑龙江科学技术出版社

图书在版编目(CIP)数据

全科护理实用技术 / 曹海笛等主编. -- 哈尔滨：黑龙江科学技术出版社，2022.7（2023.1 重印）
ISBN 978-7-5719-1460-8

Ⅰ. ①全… Ⅱ. ①曹… Ⅲ. ①护理学 Ⅳ. ①R47

中国版本图书馆CIP数据核字(2022)第101564号

全科护理实用技术
QUANKE HULI SHIYONG JISHU

作　　者	曹海笛　李培秀　别晓燕　赵长虹　孙倩倩　李　婧
责任编辑	陈元长
封面设计	刘彦杰
出　　版	黑龙江科学技术出版社 地址：哈尔滨市南岗区公安街70-2号　邮编：150007 电话：（0451）53642106　传真：（0451）53642143 网址：www.lkcbs.cn
发　　行	全国新华书店
印　　刷	三河市元兴印务有限公司
开　　本	787mm × 1092mm　1/16
印　　张	24
字　　数	567千字
版　　次	2022年7月第1版
印　　次	2023年1月第2次印刷
书　　号	ISBN 978-7-5719-1460-8
定　　价	65.00元

《全科护理实用技术》编委会

主　编

曹海笛　　潍坊市人民医院
李培秀　　潍坊市人民医院
别晓燕　　潍坊市人民医院
赵长虹　　潍坊市人民医院
孙倩倩　　潍坊市人民医院
李　婧　　潍坊市中医院

副主编

陈冬梅　　潍坊市人民医院
孙　萧　　潍坊市人民医院
薛　帅　　潍坊市人民医院
汤伟娜　　潍坊市人民医院
刘选英　　潍坊市人民医院
吕秀云　　潍坊市人民医院
公　雪　　潍坊市人民医院
赵　蕾　　潍坊市人民医院
刘怀玲　　东营市第二人民医院
王海伟　　东营市第二人民医院
候　玲　　东营市第二人民医院
万萌萌　　东营市第二人民医院
王守芬　　东营市第二人民医院
刘小芳　　广饶县妇幼保健院

前　言

护理学的研究对象是人，涉及人的生、老、病、死全过程，是医学科学领域中一门独立的应用学科。随着生活水平的不断提高，人们对健康的要求也越来越高，新技术、新方法在临床实践中被广泛应用，护理的理念、护理工作的内容及护理人员的职业行为发生了重大变革，促进了护理学向更广阔、更深入的领域发展。为适应临床护理工作的需要，我们组织各科具有丰富临床经验的护理人员编写了本书。

本书系统总结了近年来护理学领域发展的最新成果，内容涵盖了内科、外科、儿科、耳鼻喉科、急诊科等临床常见病和多发病的护理常规，旨在为广大护理工作者提供更加规范的疾病护理标准，使护理人员在临床护理工作中有所借鉴。本书适合各级医疗机构护理人员在临床护理工作中参考使用。

由于编写时间仓促、学识水平有限，书中不足和缺憾之处在所难免，恳请广大护理同人批评指正。

编　者

目　录

第一章　消化系统疾病的护理

第一节　概　述

消化系统疾病是临床常见病，主要包括食管、胃、肠、肝、胆、胰等脏器的功能性和器质性病变，小肠疾病较为少见，腹膜、肠系膜和网膜疾病最少见。消化性溃疡、慢性乙型病毒性肝炎及肝炎后肝硬化是我国常见病，胃肠恶性肿瘤发病率也较高，胃癌和肝癌的病死率在恶性肿瘤病死率排名中分别位于第二位和第三位。影响消化系统疾病的主要相关因素包括外源性因素和内源性因素两种。不合理的饮食、药物刺激、心理应激因素及生物因素，如幽门螺旋杆菌感染是常见的外源性因素。内源性因素中遗传发病因素是胃肠病学目前研究的热点，肠道黏膜组织内的异常免疫应答在炎症性肠病患者肠道炎症发生过程中起重要作用。消化系统病变可局限于消化系统或累及其他系统，其他系统或全身性疾病也可以引起消化系统疾病或症状。因此，消化专业的护士必须具备坚实的临床理论基础，要能着眼于患者的整体进行护理。

一、消化系统的结构和功能

1.食管

食管全长约 25 cm，有 3 个狭窄部，是食管癌的好发部位。食管壁由黏膜层、黏膜下层与肌层组成，无浆膜层，食管病变易扩散而延及纵隔，食管或邻近器官的病变也易使食管发生阻滞，引起吞咽困难。食管下段的静脉易充盈曲张，甚至破裂出血。

食管的主要功能是运送食物入胃，其次有防止呼吸时空气进入食管，以及阻止胃内容物逆流入食管的作用。

2.胃

胃分为贲门、胃底、胃体、胃窦部及幽门部。幽门口由幽门的括约肌组成，能有节律性地让胃内容物进入十二指肠，并阻止十二指肠内容物返流入胃。胃壁分为黏膜、黏膜下层、肌层和浆膜层。胃黏膜的腺体有胃底腺、胃体腺和幽门腺，主要由主细胞、壁细胞、黏液细胞组成。

壁细胞可分泌盐酸和内因子。盐酸可杀灭部分细菌，能使胃蛋白酶原被激活而成为胃蛋白酶。盐酸分泌过多对胃十二指肠黏膜有侵袭作用，是消化性溃疡发病的决定性因素。内因子可协助维生素 B_{12} 的吸收，慢性萎缩性胃炎时内因子缺乏，可发生巨幼细胞贫血。主细胞可分泌胃蛋白酶原，在酸性环境下转化为胃蛋白酶，可使蛋白质消化分解为多肽被吸收。黏液细胞主要分泌碱性黏液，可形成黏液膜以保护胃黏膜免受胃酸的腐蚀。

此外，在幽门腺中还含有 G 细胞，是一种内分泌细胞，可分泌促胃液素。促胃液素能促进壁细胞分泌胃酸，促进主细胞分泌胃蛋白酶原。

胃的主要功能是容纳和消化食物。由食管进入胃内的食团，经胃内机械性消化和化学性消化后形成食糜，食糜借助胃的运动逐次被排入十二指肠。

3.小肠

小肠是消化道中最长的一段,从幽门到回盲部,包括十二指肠、空肠和回肠。十二指肠与空肠连接处被十二指肠悬韧带固定,十二指肠悬韧带是上下消化道的分界线。小肠为消化吸收的主要场所。淀粉、蛋白质、脂肪等必须先被消化分解为简单的物质,才能被肠壁吸收。消化作用大部分靠胰腺分泌的各种消化酶来完成,肠液中的各种消化酶,主要在空肠上段内完成。回肠有很大的储备功能,凡未被空肠完全吸收的养料,皆由回肠吸收。

4.大肠

大肠由盲肠(包括阑尾)、结肠和直肠三部分组成。大肠起自回肠,全程形似方框,围绕在空肠、回肠的周围。大肠的主要功能是进一步吸收水分和电解质,形成、贮存和排泄粪便。

5.肝胆

肝脏分为右叶和左叶,其基本结构单位为肝小叶。肝的血液供应有 1/4 来自肝动脉,3/4 来自门静脉。肝脏是人体最大的消化腺,主要具有以下功能:①物质代谢。糖、蛋白质、脂质、维生素的合成与代谢,都需要肝脏参与。肝脏还参与体内多种激素代谢。肝功能受损时对激素,如雌激素、胰岛素等的"灭活"功能常降低。②解毒作用。肝脏能使进入体内的各种有害物质如药物、毒药等进行生物转化,通过氧化、还原、水解、结合等方式进行解毒,保护机体正常功能。③生成胆汁。肝脏可以分泌胆汁,后者对脂类物质的消化和吸收及调节胆固醇代谢有重要作用。

胆道系统由肝细胞间的毛细胆管集合成胆小管,汇合成左右肝管,由肝门出肝后汇合成肝总管,肝总管与胆囊管合成胆总管,开口于十二指肠降部。胆管有排泄和运输胆汁的作用。胆囊则有浓缩胆汁和调节胆汁的作用。

6.胰腺

胰腺位于腹膜后上腹部深处,分胰头、颈、体、尾四部分。主胰管和胆总管可形成共同通道,在开口下段形成乏特氏壶腹。乏特氏壶腹在十二指肠开口处有 Oddi 括约肌,它能控制胆汁和胰液排入肠道。胰腺具有内外分泌双重作用。胰腺外分泌主要分泌胰液、电解质和各种胰酶,帮助消化淀粉、脂肪和蛋白质。胰腺中胰岛细胞是内分泌腺,胰岛中含有多种分泌细胞,其中 α 细胞分泌胰高血糖素,β 细胞分泌胰岛素,δ 细胞分泌生长激素抑制素。胰腺还分泌胰多肽、胰抑素等多种激素,这些激素对维持正常的代谢功能有重要作用。

7.胃肠的神经内分泌调节

中枢神经系统可直接或间接影响消化系统的运动、分泌功能,并受自主神经-肠神经系统支配。精神因素可通过影响脑-肠轴(中枢神经系统、自主神经和肠神经系统通过神经体液免疫机制联系起来)引起胃肠功能紊乱。

8.胃肠道免疫结构与功能

胃肠道免疫有两道防线,即黏膜屏障(胃肠道黏膜表现的生理结构和黏膜内的免疫细胞构成)、肠系膜淋巴结及肝脏。肠道免疫功能紊乱可导致肠道炎症,如溃疡性结肠炎等。

二、消化系统疾病常见症状及护理

消化系统疾病症状和体征很多,有吞咽困难、嗳气、反酸、胃有灼热感、食欲不振或畏食、便秘、恶心与呕吐、腹痛、腹泻、腹胀、呕血与便血、黄疸等。在此主要介绍恶心与呕吐、腹痛、腹泻。

(一)恶心、呕吐

恶心常为呕吐的前驱感觉，也可单独出现，表现上腹部特殊不适感，常伴有头晕、流涎、脉缓、血压降低等迷走神经兴奋症状。呕吐是指胃内容物或一部分小肠内容物通过食管逆流出口腔的反射动作。呕吐是消化系统疾病常见症状，呕吐可将有害物质从胃排出人体而起保护作用，但持久而剧烈的呕吐可引起水电解质紊乱和代谢性酸中毒、营养不良。呕吐分为中枢性呕吐与反射性呕吐。中枢性呕吐见于颅内压增高、前庭障碍、药物或化学毒物的影响、代谢障碍(尿毒症、酮症酸中毒)等；反射性呕吐多由胃肠疾病和肝、胆、胰腺病变，也可由泌尿、心血管疾病引起。消化系统疾病引发的呕吐常伴有腹痛、腹泻或腹胀等，幽门梗阻时呕吐频繁、量多，呕吐物因在胃内潴留发酵而有酸馊味。

1.护理评估

(1)病史：询问患者恶心和呕吐发生与持续的时间、频率与进食的关系；呕吐物的特点及呕吐物的性质、量；是否伴有发热、口干、头痛、眩晕、腹痛、腹泻等伴随症状；患者精神状态如何，有无疲乏、焦虑、抑郁及其程度。

(2)身体评估：评估患者全身状况，如生命体征、神志、营养状态、有无失水外貌。评估腹部体征，如有无腹肌紧张、压痛、反跳痛及其部位和程度，肠鸣音是否正常，有无胃型及腹部振水音。

(3)相关检查：呕吐物毒物分析或病原学检查、血液生化检查，判断有无水电解质及酸碱平衡。

2.护理诊断

(1)有体液不足的危险：与频繁、大量呕吐导致失水有关。

(2)有误吸的危险：与昏迷、呕吐物误吸入肺内有关。

(3)活动无耐力：与频繁呕吐导致失水、电解质丢失有关。

3.护理措施

(1)病情观察：观察并记录生命体征，呕吐的次数、量及呕吐物的性质、颜色和气味，入水量、进食量及尿量，皮肤黏膜弹性等失水表现。大量胃液丢失可发生代谢性碱中毒，患者呼吸可变浅慢；血容量不足易发生直立性低血压，患者在改变体位，如从卧位变换坐位时可出现心动过速、呼吸急促、血压下降。有明显失水貌患者可出现皮肤黏膜干燥、弹性差、眼眶凹陷、声音沙哑等。

(2)对症护理。

①一般护理：呕吐频繁剧烈者应卧床休息，呕吐时应协助患者坐起或侧卧位，使头偏向一侧，用容器接呕吐物。呕吐后及时给患者漱口，清理被污染的床褥、衣被。关心、安慰患者，以减轻其紧张、烦躁的心理压力，当患者有恶心感想吐时，鼓励患者做深呼吸动作，有利于减轻呕吐症状。昏迷患者取侧卧位，使头偏向一侧，尽可能清除口腔呕吐物，避免呕吐物吸入气道出现窒息或继发肺部感染。使用棉签、纱布清洁口腔时，避免刺激咽腭弓，以防诱发呕吐。疑有肠梗阻者，应禁食禁水并行胃肠减压。

②补充水电解质：轻度呕吐可口服补液，少量多次饮用，饮食以清淡流质或半流质为主；呕

吐剧烈不能进食或严重水电解质失衡者，应静脉补充水分和电解质。

③止吐治疗：在病因未明的情况下，不宜使用止吐药，应积极寻找病因，尽可能去除病因或针对病因治疗。如食物中毒、化学物质中毒等就要让患者尽量吐出有害物质，而癌症患者进行化疗时可预防性使用止吐药。病因明确且频繁呕吐的患者可指压内关、足三里等穴位，或遵医嘱给予甲氧氯普胺（胃复安）、多潘立酮（吗丁啉）等止吐药物。但妊娠呕吐不宜用止吐药，可采取改变食谱、静脉补液和用维生素 B_6 等来缓解呕吐。

4.护理评价

（1）患者生命体征平稳，无失水、电解质酸碱失衡及低血容量休克等表现。

（2）患者呕吐减轻或消失，进食量逐步增加，营养状态改善，活动耐力增强。

（二）腹痛

消化系统的器官、组织发生功能性或器质性病变均可引起腹痛。腹痛可分为急性与慢性两类。急性腹痛常见于脏器急性炎症、脏器破裂、穿孔或空腔脏器扭转、梗阻。慢性腹痛可见于脏器慢性炎症、脏器包膜因肿瘤等受到牵张等。腹腔实质脏器病变腹痛多呈持续性，进行性加剧，空腔脏器病变多呈阵发性绞痛。腹痛的部位常为病变的所在，如胃痛位于中上腹部，肝胆疾患疼痛位于右上腹，急性阑尾炎疼痛常位于 McBurney 点，小肠绞痛位于脐周，结肠绞痛常位于下腹部。急性腹膜炎可表现为全腹疼痛并伴有压痛、反跳痛、腹肌紧张。腹痛是一种主观症状，容易引起患者情绪改变，如紧张、焦虑、恐惧等，剧烈的腹痛可影响患者的睡眠及饮食。

1.护理评估

（1）病史：询问患者腹痛的部位、性质、程度、有无放射痛及部位、诱发因素和缓解因素；伴随症状，如发热、恶心、呕吐、腹胀、肛门停止排便排气等。对慢性腹痛应询问其日常生活及疼痛的周期性。老年患者特别注意询问起病情况、既往病史，以排除冠心病等心血管疾病。是否因疼痛而造成睡眠、饮食、排泄等发生改变，有无紧张、焦虑、恐惧等心理反应。

（2）身体评估：重点检查腹部体征。有无腹肌紧张、压痛、反跳痛及其部位、程度；肠鸣音是否正常；腹部是否扪及包块，有无胃型、肠型及逆向蠕动波。

（3）相关检查：常规血、尿、粪检查，腹部 B 超、X 线检查，必要时做内镜、CT 检查或腹腔穿刺抽液检查。

2.护理诊断

（1）疼痛：腹痛与胃肠道炎症、溃疡、出血、梗阻或穿孔有关。

（2）潜在并发症：肠梗阻、穿孔、肠瘘、肠出血、中毒性巨结肠、上消化道出血、穿孔、幽门梗阻、癌变。

3.护理措施

（1）病情观察：密切观察腹痛的特征，即腹痛的部位、性质、程度、持续时间、诱发因素，有无放射痛及部位等，以协助医师明确诊断。警惕急腹症或休克的发生，若患者疼痛突然加剧，或呕血、黑便，或寒战高热，或全腹压痛、反跳痛、腹肌紧张等，均要立即通知医师，进行抢救。

（2）对症护理。

①一般护理：急性起病，腹痛显著者应卧床休息，可取半卧位或弯腰屈膝侧卧位，以放松腹肌，减轻腹痛。保持环境安静舒适，遵医嘱选择禁食或流质、半流质饮食。怀疑急性胰腺炎或

高位肠梗阻，且频繁呕吐及腹胀者，应及时鼻饲胃管进行胃肠减压。慢性腹痛患者适当安排休息和活动，避免诱发或加重腹痛的因素，如寒冷刺激、不当饮食等。

②止痛治疗。

药物止痛：急性发作腹痛者严禁随意使用镇痛药，以免掩盖症状，影响诊断。诊断明确的腹痛可根据病情需要、疼痛的性质及程度选择性给予药物止痛，用药后注意观察腹痛缓解情况，防止产生不良反应，如山莨菪碱(654-2)、阿托品可用于胃肠痉挛引起的腹痛，但有心率增快、口干、面色潮红、眩晕、视力模糊、排尿困难等副作用。前列腺肥大、青光眼患者禁用。

非药物止痛：此类措施是缓解慢性疼痛的主要方法，能减轻患者的紧张、焦虑感，提高其疼痛阈值和对疼痛的控制感。具体方法有行为疗法，如深呼吸、握紧拳头、打哈欠或分散注意力法，以及局部热敷疗法、针灸或指压止痛穴等。对有焦虑抑郁等负性情绪者应做好心理疏导，以利于增强患者对疼痛的耐受力。

4.护理评价

急性腹痛患者症状减轻或消失，慢性腹痛患者能采用有效的应对措施预防或缓解疼痛。

(三)腹泻

腹泻是一种常见消化道症状，是指排便次数明显超过平日习惯的频率，粪质稀薄，水分增加，每日排便量超过 200 g，或含未消化食物或脓血、黏液。腹泻常伴有腹痛、排便急迫感、肛门不适等症状。腹泻分急性和慢性两类。急性腹泻发病急骤，病程在 2～3 周，短时间内机体丢失大量水分及电解质，可引起水电解质紊乱和代谢性酸中毒。慢性腹泻病程在 2 个月以上或间歇期在 2～4 周复发性腹泻，长期慢性腹泻可导致营养不良、浮肿，肛周出现溃烂、疼痛。引起急性腹泻原因以肠道感染常见，慢性腹泻病因复杂，除肠道感染性疾病外，胃部疾病、肠道非感染性疾病、肠肿瘤、胰腺疾病、肝胆疾病等均可引起。肠道感染性疾病多导致渗出性腹泻，黏膜炎症、溃疡、浸润性病变致血浆、黏液脓血渗出，常伴有腹痛或粪便含有脓血、黏液。腹泻及全身症状、体征的严重程度取决于肠病变部位及受损程度。小肠泻粪便糊状或水样、次数多，伴脐周痛，便后腹痛不减；结肠泻粪便可含脓血、黏液，伴脐下痛，便后痛减。

1.护理评估

(1)病史：询问患者腹泻起病的急缓、发生的时间、间隔时间及病程的长短；排便的次数、量、气味、颜色，粪便中有无黏液、脓、血等；腹泻与饮食的关系，有无特殊用药史；伴随症状，如恶心、呕吐、腹痛、里急后重等；是否因腹泻频繁而造成睡眠、饮食等发生改变，有无紧张、焦虑、抑郁等心理反应。

(2)身体评估。全身情况：注意评估生命体征、神志、尿量、皮肤弹性等，慢性腹泻还应评估体重及营养状况。腹部体征：有无腹肌紧张、压痛、反跳痛及其部位、程度；肠鸣音是否正常；腹部是否扪及包块。肛周检查：皮肤有无红疹、溃烂。

(3)相关检查：血、粪常规检查，急性腹泻者行水电解质及酸碱平衡、腹部 B 超、X 线检查，必要时行直肠结肠内镜检查。

2.护理诊断

(1)体液不足：与频繁腹泻致脱水、血容量不足有关。

(2)营养失调：低于机体需要量，与长期腹泻、吸收障碍有关。

(3)活动无耐力:与大量或频繁腹泻致电解质失衡有关。

3.护理措施

(1)病情观察:密切观察并记录排便的次数、量、气味、颜色,粪便中有无黏液、脓、血等;有无恶心、呕吐、腹痛、里急后重等伴随症状;有无口干、皮肤干燥、眼窝凹陷及少尿等脱水情况;定时采集血标本观察血生化指标,注意有无肌肉无力、腹胀、肠鸣音减弱等低钾血症表现。

(2)对症护理。

①一般护理:急性腹泻者应卧床休息,慢性轻症患者可适当活动。避免精神紧张,注意腹部保暖,病因明确者可予热水袋热敷以缓解腹泻时伴随的腹痛症状。排便频繁者,可为患者提供床旁便器,及时更换被污染的衣物被褥。做好肛周皮肤清洁护理,手纸应柔软,擦拭动作轻柔,便后用肥皂与温水清洗肛门及周围皮肤,必要时给予凡士林或抗生素软膏涂擦以保护肛周皮肤。

②合理饮食:慢性腹泻者给予少渣或无渣、低脂、易消化的温热流质或半流质饮食,避免生冷、刺激性食物。急性腹泻根据病情和医嘱选择禁食或流质、半流质饮食。

③补充水分和电解质:按医嘱及时补充液体、电解质及营养物质以满足患者的生理需要量,恢复和维持血容量。口服补液为宜,但严重腹泻、伴禁食者宜静脉补充水分和电解质。老年人大量补液时注意根据血压和尿量及时调整输液速度和输液量,以免引发急性肺水肿。

④止泻治疗:腹泻可由多种疾病引起,用药应针对病因,不能盲目止泻。肠道细菌感染性腹泻使用抗生素一般可有效控制,肠道菌群紊乱引起的腹泻可选用微生态调节剂,如整肠生、双歧三联活菌(培菲康)。剧烈腹泻或长期慢性腹泻可适当应用止泻药。应用止泻药,如盐酸洛哌丁胺(易蒙停)时,注意观察患者排便情况,腹泻得到控制后应及时停药,以免引起便秘。收敛吸附剂思密达能吸附抗生素等药物,联合用药时,抗生素应在服思密达1小时前服用。

4.护理评价

(1)患者生命体征平稳,无失水、电解质酸碱失衡及低血容量休克等表现。

(2)患者腹泻减轻或消失,能摄取足够的热量、水电解质和各种营养物质,营养状态改善,活动耐力增强。

(3)患者没有发生肛门周围皮肤的溃烂。

第二节 胃 炎

一、急性胃炎

急性胃炎是多种原因引起的急性胃黏膜炎症。临床常急性发病,可有明显上腹部症状,内镜检查可见胃黏膜充血、水肿、出血、糜烂、浅表溃疡等一过性的急性病变。急性胃炎主要包括:急性幽门螺杆菌(Helicobacter pylori, Hp)感染引起的急性胃炎,除幽门螺杆菌外的病原体感染及其毒素对胃黏膜损害引起的急性胃炎和急性糜烂出血性胃炎。后者是指由各种病因引起的,以胃黏膜多发性糜烂为特征的急性胃黏膜病变,常伴有胃黏膜出血和一过性浅溃疡形成。

(一)病因与发病机制

引起急性糜烂出血性胃炎的常见病因有以下几种。

1.药物

常见的有非甾体抗炎药(nonsteroidal anti-inflammatory drug, NSAID)如阿司匹林、吲哚美辛等,某些抗肿瘤药、口服氯化钾及铁剂等。

2.应激

严重创伤、大面积烧伤、大手术、颅内病变、败血症及其他严重脏器病变或多器官功能衰竭等均可使机体处于应激状态而引起急性胃黏膜损害。

3.乙醇

由乙醇引起的急性胃炎有明确的过量饮酒史,乙醇有亲脂性和溶脂能力,高浓度乙醇可直接破坏胃黏膜屏障,引起上皮细胞损害、黏膜出血和糜烂。

(二)临床表现

1.症状

急性糜烂出血性胃炎通常以上消化道出血为主要表现,一般出血量较少,呈间歇性,可自止,但也可发生大出血引起呕血和(或)黑粪。部分 Hp 感染引起的急性胃炎患者可表现为一过性的上腹部症状。不洁食物所致者通常起病较急,在进食污染食物后 24 小时内发病,表现为上腹部不适、隐痛、食欲减退、恶心、呕吐等,伴发肠炎者有腹泻,常有发热。

2.体征

多无明显体征,个别患者可有上腹轻压痛。

(三)实验室检查

1.内镜检查

胃镜检查最具诊断价值,急性胃炎内镜下表现为胃黏膜局限性或弥漫性充血、水肿、糜烂,表面覆有黏液和炎性渗出物,以出血为主要表现者常可见黏膜散在的点、片状糜烂,黏膜表面有新鲜出血或黑色血痂。

2.粪便隐血检查

以出血为主要表现者,粪便隐血试验为阳性。

(四)治疗要点

(1)针对病因,积极治疗原发疾病。

(2)去除各种诱发因素。嗜酒者宜戒酒,如由非甾体抗炎药引起,应立即终止服药并用抑制胃酸分泌药物来治疗,如患者必须长期使用这类药物,则宜同时服用抑制胃酸分泌药物。

(3)对症治疗:可用甲氧氯普胺(胃复安)或多潘立酮(吗丁啉)止吐,用抗酸药或 H_2 受体拮抗药如西咪替丁、雷尼替丁或法莫替丁等以降低胃内酸度,减轻黏膜炎症。保护胃黏膜可用硫糖铝、胶体铋等。

(五)护理措施

1.基础护理

(1)休息:病情较重者应卧床休息,注意胃部保暖。急性大出血者绝对卧床休息。

(2)环境:保持环境安静、舒适,保证患者睡眠。

(3)饮食:以无渣、温凉半流或软饭为宜,提倡少量多餐,避免辛辣、生冷食物;有剧烈呕吐、呕血者禁食。

(4)心理护理:由于严重疾病引起出血者,尤其当出血量大、持续时间较长时,患者往往精神十分紧张、恐惧。护士应关心体贴患者,耐心加以解释,缓解患者紧张情绪,解除其恐惧心理,使患者积极配合治疗,促进身体早日康复。

2.疾病护理

(1)对症护理:观察腹痛的程度、性质及腹部体征的变化;呕吐物及大便的次数、量及性状;观察有无水电解质、酸碱平衡紊乱的表现等。有上消化道出血者更要注意出血量和性状、尿量等的观察。

(2)专科护理:遵医嘱用药,观察药物疗效及副作用。

3.健康指导

(1)注意饮食卫生,进食规律,避免过冷、过热及不洁的食物。

(2)尽可能不用非甾体抗炎药、激素等药物,如必须服用者,可同时服用抗酸药。

(3)嗜酒者劝告其戒酒。

(4)对腐蚀剂要严格管理,以免误服或被随意取用。

二、慢性胃炎

慢性胃炎系指不同病因引起的胃黏膜的慢性炎症或萎缩性病变,是一种十分常见的消化道疾病,占接受胃镜检查患者的80 %~90 %,男性多于女性,随年龄增长发病率逐渐增高。根据病理组织学改变和病变在胃的分布部位,将慢性胃炎分为非萎缩性、萎缩性和特殊类型三大类。

(一)病因与发病机制

1.幽门螺杆菌感染

目前认为Hp感染是慢性胃炎主要的病因。

2.饮食和环境因素

长期Hp感染增加了胃黏膜对环境因素损害的易感性;饮食中高盐和缺乏新鲜蔬菜及水果可导致胃黏膜萎缩、肠化生及胃癌的发生。

3.自身免疫

胃体萎缩为主的慢性胃炎患者血清中常能检测出壁细胞抗体和内因子抗体,尤其是伴有恶性贫血的患者检出率相当高。

4.其他因素

机械性、温度性、化学性、放射性和生物性因子,如长期摄食粗糙性与刺激性食物、酗酒、咸食、长期服用非甾体抗炎药或其他损伤胃黏膜的药物、鼻咽部存在慢性感染灶等。

(二)临床表现

1.症状

大多数慢性胃炎患者无任何症状。有症状者主要表现为非特异性的消化不良症状,如上腹部隐痛、进食后上腹部饱胀、食欲缺乏、反酸、嗳气、呕吐等。少数患者有呕血与黑粪,自身免疫胃炎可出现明显厌食和体重减轻,常伴贫血。

2.体征

本病多无明显体征，有时可有上腹部轻压痛，胃体胃炎严重时可有舌炎和贫血的相应体征。

(三)实验室检查

1.胃镜及胃黏膜活组织检查

该检查是最可靠的确诊方法，并常规做幽门螺旋杆菌检查。

2.幽门螺杆菌检测

侵入性(如快速尿素酶测定、组织学检查等)和非侵入性(如^{13}C或^{14}C尿素呼气试验等)方法检测幽门螺杆菌。

(四)治疗要点

1.消除或削弱攻击因子

(1)根除Hp治疗：目前根除方案很多，但可归纳为以胶体铋剂为基础和以质子泵抑制药为基础的两大类。

(2)抑酸或抗酸治疗：适用于有胃黏膜糜烂或以胃灼热、反酸、上腹饥饿痛等症状为主者，根据病情或症状严重程度，选用抗酸药。

(3)针对胆汁反流、服用非甾体抗炎药等做相关治疗处理。

2.增强胃黏膜防御

增强胃黏膜防御适用于有胃黏膜糜烂出血或症状明显者，药物包括有杀菌作用的胶体铋，兼有抗酸和胆盐吸收作用的硫糖铝等。

3.动力促进剂

动力促进剂可加速胃排空，适用于以上腹饱胀、早饱等症状为主者。

4.中医中药

辨证施治，可与西药联合应用。

5.其他

抗抑郁药、镇静药，适用于睡眠差、有精神因素者。

(五)护理措施

1.基础护理

(1)休息与体位：急性发作或症状明显时应卧床休息，以患者自觉舒适体位为宜。平时注意劳逸结合，生活有规律，避免晚睡晚起或过度劳累，保持心情愉快。

(2)饮食：注意饮食规律及饮食卫生，选择营养丰富易于消化的食物，少量多餐，不暴饮暴食。避免刺激性和粗糙食物，勿食过冷过热易产气的食物和饮料等。养成细嚼慢咽的习惯，使食物和唾液充分混合，以帮助消化。胃酸高时忌食浓汤、酸味或烟熏味重的食物，胃酸缺乏者可酌情食用酸性食物如山楂等。

(3)心理护理：因腹痛等症状加重或反复发作，患者往往表现出紧张、焦虑等心理，有些患者因担心自己所患胃炎会发展为胃癌而恐惧不安。护理人员应根据患者的心理状态，给予关心、安慰，耐心细致地讲授有关慢性胃炎的知识，指导患者规律地生活和正确地饮食，消除患者紧张心理，使患者认真对待疾病，积极配合治疗，安心养病。

2.疾病护理

(1)疼痛护理:上腹疼痛时可给予局部热敷与按摩或针灸合谷、足三里等穴位,也可用热水袋热敷胃部,以解除胃痉挛,减轻腹痛。

(2)用药护理:督促并指导患者及时准确地服用各种灭菌药物及制酸剂等,以缓解症状。

3.健康指导

(1)劳逸结合,适当锻炼身体,保持情绪乐观,提高免疫功能和增强抗病能力。

(2)饮食规律,少食多餐,软食为主;应细嚼慢咽,忌暴饮暴食;避免刺激性食物,忌烟戒酒、少饮浓茶咖啡及避免进食辛辣、过热和粗糙的食物;胃酸过低和有胆汁反流者,宜多吃瘦肉、禽肉、鱼、奶类等高蛋白低脂肪饮食。

(3)避免服用对胃有刺激性的药物(如水杨酸钠、吲哚美辛、保泰松和阿司匹林等)。

(4)嗜烟酒者患者与家属一起制订戒烟酒的计划并督促执行。

(5)经胃镜检查肠上皮化生和不典型增生者,应定期门诊随访,积极治疗。

第三节　消化性溃疡

消化性溃疡(peptic ulcer, PU)主要是指发生在胃和十二指肠的慢性溃疡,即胃溃疡(gastric ulcer, GU)和十二指肠溃疡(duodenal ulcer, DU),溃疡的形成与胃酸/胃蛋白酶的消化作用有关。

本病是常见病,临床上十二指肠溃疡比胃溃疡多见,男性多于女性。十二指肠溃疡好发于青壮年,胃溃疡发病年龄较十二指肠溃疡约迟 10 年。消化性溃疡是自限性疾病,但易复发。多数消化性溃疡患者具有典型临床特点,即慢性、周期性、节律性上腹痛。秋冬和冬春之交是本病的好发季节。

一、病因与发病机制

消化性溃疡的病因和发病机制较为复杂,迄今尚未完全阐明。概括起来,其由胃、十二指肠局部黏膜损害因素(致溃疡因素)和黏膜保护因素(黏膜抵抗因素)之间失去平衡所致,这是溃疡发生的基本原理。

(一)损害因素

1.幽门螺杆菌感染

Hp 感染为消化性溃疡的一个重要发病原因。Hp 感染导致消化性溃疡的确切机制未明,可能的机制是 Hp 感染改变了黏膜侵袭因素与防御因素之间的平衡。一方面,Hp 凭借其毒力因子的作用,诱发局部炎症和免疫反应,损害局部黏膜的防御/修复机制;另一方面,Hp 感染可增加促胃液素和胃酸的分泌,增强了侵袭因素。这两方面的协同作用造成了胃十二指肠黏膜损害和溃疡形成,故消除 Hp 可降低消化性溃疡复发率。

2.胃酸和胃蛋白酶

在损害因素中,胃酸和胃蛋白酶,尤其是胃酸的作用占主导地位。此外,胃蛋白酶的蛋白水解作用与胃酸的腐蚀作用一样,是引起消化性溃疡形成的组织损伤的组成部分。胃酸加胃蛋白酶更具有侵袭力。DU 患者多存在胃酸分泌增高，因该类患者多为慢性胃窦炎，胃体黏膜未受损或轻微受损，仍保留旺盛的泌酸能力。

3.药物

NSAID 是消化性溃疡的另一个常见病因，引起的溃疡以 GU 多见。NSAID 除可直接损害胃黏膜外，更主要的是此类药物通过抑制环氧化酶(COX)而导致胃肠黏膜生理性前列腺素 E 合成不足，削弱前列腺素对胃及十二指肠的保护作用。NSAID 所致的溃疡形成与药物的种类、剂量、用药持续时间具有相关性，高龄、同时服用抗凝血药或肾上腺糖皮质激素等因素可加重或促发 NSAID 所致的溃疡，增加其并发症发生的危险性。NSAID 和 Hp 是引起消化性溃疡发病的两个独立因素，至于两者是否有协同作用则尚无定论。

4.饮食失调

粗糙和刺激性食物或饮料可引起黏膜的物理性和化学性损伤。不定时的饮食习惯会破坏胃酸分泌规律。饮料与烈酒除直接损伤黏膜外，还能促进胃酸分泌，咖啡也能刺激胃酸分泌。这些因素均可能与消化性溃疡的发生和复发有关。

5.精神因素

持久和过度精神紧张、情绪激动等精神因素可引起大脑皮质功能紊乱，使迷走神经兴奋和肾上腺皮质激素分泌增加，导致胃酸和胃蛋白酶分泌增多，促使溃疡形成。

6.吸烟

研究证明吸烟可增加 GU 和 DU 的发病率，同时可影响溃疡的愈合，但机制尚不很清楚。

(二)保护因素

(1)胃黏液-黏膜屏障：该屏障可以阻碍胃腔内 H^+ 反弥散入黏膜。

(2)黏膜的血液循环和上皮细胞的更新：胃、十二指肠黏膜的良好血液循环和上皮细胞强大的再生力，对黏膜的完整性起着重要作用。

(3)前列腺素：前列腺素对黏膜细胞有保护作用，能促进黏膜的血液循环，促进胃黏膜细胞分泌黏液及 HCO_3^-，是增强黏膜上皮更新、维持黏膜完整性的一个重要因素。

(三)其他因素

1.遗传因素

研究发现，O 型血者比其他血型容易患 DU。家族中有患消化性溃疡倾向者，其亲属患病机会比没有家族倾向者高三倍。

2.全身疾病

慢性肾功能衰竭、类风湿性关节炎、肝硬化等疾病可能与消化性溃疡的发病有关。

在上述因素中，胃酸/胃蛋白酶在消化性溃疡发病中起决定性作用，因为胃蛋白酶活性受到胃酸的制约，所以胃酸是溃疡形成的直接原因。但胃酸的这一损害作用一般只有在正常黏膜防御/修复功能遭受破坏时才能发生。GU 和 DU 的病因各有侧重，前者着重于保护因素的削弱，而后者则侧重于损害因素的增强。

DU 好发部位为十二指肠球部，发生在十二指肠降部的溃疡称为球后溃疡。GU 的好发部位为胃角和胃窦小弯侧。与糜烂不同，溃疡的黏膜缺损超过黏膜肌层。一般为单个溃疡，2 个以上者称为多发性溃疡；溃疡形状多呈圆形或椭圆形，直径小于 10 mm，GU 要比 DU 稍大，直径大于 2 cm 的称为巨大溃疡。溃疡边缘光整、底部洁净，由肉芽组织构成，上面覆盖有灰白色或灰黄色纤维渗出物。活动期溃疡周围黏膜常有炎症水肿。溃疡浅者累及黏膜肌层，深者达肌层甚至浆膜层，溃破血管时引起出血，穿破浆膜层时引起穿孔。溃疡愈合时周围黏膜炎症、水肿消退，边缘上皮细胞增生覆盖溃疡面，其下的肉芽组织纤维转化，变为瘢痕，瘢痕收缩使周围黏膜皱襞向其集中。

二、临床表现

临床表现不一，少数可无症状，或以出血、穿孔等并发症为首发症状。典型的消化性溃疡有如下临床特点：①慢性过程，呈反复发作，病史可达数年至数十年。②周期性发作，发作与自发缓解相交替，反映了溃疡急性活动、逐渐愈合、形成瘢痕的病程周期。发作期可为数周或数月，缓解期亦长短不一，短者数周、长者数年，因患者的个体差异、溃疡的发展情况和治疗效果及自我护理措施而异。发作与季节(多在秋冬或冬春之交发病)、精神紧张、情绪波动、饮食不调或服用与发病有关的药物等有关，少数也可无明显诱因。③发作时上腹痛呈节律性，以 DU 更明显。

1.症状

(1)上腹痛：本病的主要症状，多位于中上腹，可偏右或偏左。高位或前壁溃疡常向胸部放射，后壁溃疡则放射至脊柱旁的相应部位。性质多为灼痛，亦可为钝痛、胀痛、剧痛或饥饿样痛，一般为轻至中度的持续性痛。可通过休息、进食、服制酸药物、以手按压疼痛部位、呕吐等方法而减轻或缓解。由于疼痛的发生与溃疡面接触胃酸和胃酸的酸度有关，而食物是引起胃液分泌的主要原因，因此临床上疼痛常与饮食之间具有明显相关性，GU 与 DU 的疼痛各有特点。部分患者仅表现为无规律性的上腹隐痛不适，也可因并发症而发生疼痛性质及节律的改变。

(2)其他：可伴有反酸、嗳气、上腹胀、恶心、呕吐等，患者可因疼痛而减食或为止痛而多餐。也可有自主神经功能失调表现，如失眠、多汗、脉缓等。

2.体征

溃疡缓解期无明显体征，活动期上腹部可有局限性轻压痛，GU 压痛多在剑突下或左上腹，DU 压痛常偏右上腹。少数患者于背部第 6～12 胸椎棘突附近有压痛点(称 Boas 征)。应当注意胃与十二指肠是空腔内脏，体表的定位不能完全确切反映病灶的解剖部位。

3.特殊类型的消化性溃疡

(1)复合溃疡：胃和十二指肠同时发生的溃疡。DU 往往先于 GU 出现。幽门梗阻发生率较高。

(2)幽门管溃疡：与 DU 相似，胃酸分泌一般较高。幽门管溃疡腹痛的节律性不明显，对药物治疗反应较差，呕吐较多见，较易发生幽门梗阻、出血和穿孔等并发症。

(3)球后溃疡：发生在十二指肠球部以下的溃疡，多发生在十二指肠乳头的近端。具有 DU 的临床特点，但午夜痛及背部放射痛多见，对药物治疗反应较差，较易并发出血。

(4)巨大溃疡：直径大于 2 cm 的溃疡。对药物治疗反应较差、愈合时间较慢，易发生慢性穿透或穿孔。胃的巨大溃疡注意与恶性溃疡鉴别。

(5)老年人消化性溃疡：近年老年人发生消化性溃疡的报道增多。多发生在胃，且多见于胃体部，胃溃疡直径常大于 2.5 cm。多发性溃疡和复合性溃疡在老年人均较常见。临床表现不典型，疼痛多无规律，食欲不振、恶心、呕吐、消瘦、贫血等症状突出，易误诊为胃癌。

(6)无症状性溃疡：约 15 %的消化性溃疡患者可无症状，而以出血、穿孔等并发症为首发症状。可见于任何年龄，以老年人较多见；NSAID 引起的溃疡近半数无症状。

4.并发症

(1)出血：出血是消化性溃疡最常见的并发症，也是上消化道大出血最常见的病因，发生于 15 %～25 %的患者，DU 比 GU 易发生。溃疡基底部穿破血管为出血的主要原因。一般出血前腹痛加剧，出血后疼痛会有所缓解。出血量与被侵蚀的血管大小有关，轻者粪便隐血阳性或黑便，重者呕血，超过 1 000 mL 可引起周围循环衰竭。

(2)穿孔：溃疡病灶穿透浆膜层则并发穿孔，见于 2 %～10 %的病例，是消化性溃疡最严重的并发症。十二指肠溃疡比胃溃疡多见。临床上可分为以下几种：①急性穿孔。最常见，溃疡病灶多位于十二指肠前壁或胃前壁，又称游离性穿孔。穿孔后胃肠内容物渗入腹膜腔而引起急性弥漫性腹膜炎。临床上可突然出现剧烈腹痛，腹肌高度强直，并有全腹压痛和反跳痛，肠鸣音减弱或消失，肝浊音界缩小或消失。②亚急性穿孔。邻近后壁的穿孔或游离穿孔较小，只引起局限性腹膜炎，症状较急性穿孔轻而体征较局限。③慢性穿孔。溃疡穿透并与邻近器官、组织粘连，穿孔时胃肠内容物不流入腹腔，又称穿透性溃疡。这种穿透性溃疡改变了腹痛规律，变得顽固而持续，疼痛常放射至背部。老年人消化性溃疡穿孔，腹痛及腹膜刺激征不明显。

(3)幽门梗阻：主要是由 DU 或幽门管溃疡引起，见于 2 %～4 %的患者。溃疡急性发作时可因炎症水肿和幽门部痉挛而引起暂时性梗阻，可随炎症的好转而缓解，内科治疗有效，故称为功能性或内科性幽门梗阻。反之，由于溃疡愈合、瘢痕形成和瘢痕组织收缩或与周围组织粘连而阻塞幽门通道者，则属持久性，非经外科手术不能缓解，称为器质性或外科性幽门梗阻。幽门梗阻临床表现为餐后上腹饱胀、上腹疼痛加重，伴有恶心、呕吐，大量呕吐后症状可以改善，呕吐物含发酵酸性宿食。严重呕吐可致失水和低氯低钾性碱中毒，发生营养不良和体重减轻。体检可见胃型和胃蠕动波，空腹时胃有振水音，进一步做胃镜或 X 线钡餐检查可确诊。

(4)癌变：DU 癌变者罕见，GU 癌变率在 1 %以下，对胃溃疡应提高警惕。长期慢性 GU 病史，年龄在 45 岁以上，经严格内科治疗 6～8 周疼痛无好转，出现进行性消瘦，粪便隐血试验持续阳性者，应怀疑癌变，需进一步检查和定期随访。

三、辅助检查

1.内镜和胃黏膜组织活检检查

这是确诊消化性溃疡首选的检查方法。可直接观察溃疡部位、大小、性质、分期。胃的良、恶性溃疡鉴别必须由活组织检查来确定。胃镜下溃疡可分为活动期(A 期)、愈合期(H 期)和瘢痕期(S 期)。A 期：溃疡灶周边炎症浸润，溃疡面覆有白色苔。H 期：溃疡周边炎症消失，黏膜新生，溃疡变浅变小。S 期：溃疡灶内肉芽形成。

2.X 线钡餐检查

此检查适用于对胃镜检查有禁忌或不愿接受胃镜检查者。龛影是直接征象，对溃疡诊断有重要价值。

3.幽门螺杆菌检测

这是消化性溃疡的常规检查项目，有无幽门螺杆菌感染决定治疗方案的选择。检测方法分为侵入性和非侵入性两大类。侵入性需通过胃镜取胃黏膜活检，主要包括快速尿素酶试验、组织学检查和幽门螺杆菌培养。快速尿素酶试验是侵入性检查的首选方法。非侵入性主要有血清学检查及^{13}C或^{14}C尿素呼气试验，可作为根除治疗后复查的首选方法。

4.胃液分析和血清胃泌素测定

此检查一般仅在疑有胃泌素瘤时作鉴别诊断之用。

5.大便隐血试验

阳性提示溃疡处于活动期，一般经治疗1～2周可转阴，如持续阳性，应考虑癌变。

四、诊断要点

根据慢性病程、周期性发作的节律性上腹疼痛病史，可做出初步诊断。确诊有赖于胃镜检查。X线钡餐检查发现龛影亦有确诊价值。

五、治疗要点

治疗的目的是消除病因、缓解症状、愈合溃疡、防止复发和防治并发症。

1.降低胃内酸度的药物

药物有H_2受体拮抗剂(H_2RA)、质子泵抑制剂(PPI)和碱性抗酸剂。H_2RA能阻止组胺与H_2受体结合，使壁细胞分泌胃酸减少。PPI可使壁细胞胃酸分泌中的关键酶H^+-K^+-ATP酶失活，从而阻滞壁细胞胞浆内H^+转移至胃腔而抑制胃酸分泌，因此抑酸的作用比H_2RA更强且持久，对DU的疗效优于H_2RA。PPI还是根除幽门螺杆菌治疗方案中最常用的基础药物。抗酸剂即氢氧化铝、铝碳酸镁等及其复方制剂，为碱性药物，具有中和胃酸的作用，可迅速缓解疼痛症状，目前多作为加强止痛的辅助治疗。溃疡的愈合与抑酸治疗的强度和时间成正比。

2.保护胃黏膜药物

此类药物有3类，即硫糖铝、胶体铋、前列腺素类。在酸性环境下，硫糖铝能与溃疡的蛋白质渗出物相结合，形成一层保护膜，促进溃疡的愈合；并能促进内源性前列腺素E的合成，吸附表皮生长因子，使之在溃疡或炎症处聚集，有利于黏膜再生。用法是硫糖铝1 g，每日3～4次。枸橼酸铋钾(胶体次枸橼酸铋)除具有类似硫糖铝作用外，兼有较强抑制幽门螺杆菌作用，可作为根除幽门螺杆菌联合治疗方案的组分。用法是枸橼酸铋钾120 mg，每日4次。前列腺素类代表药物为米索前列醇，具有抑制胃酸分泌、增加胃十二指肠黏膜的黏液及碳酸氢盐分泌和增加黏膜血流等作用，主要用于NSAID溃疡的预防。

3.根除幽门螺杆菌治疗

凡有幽门螺杆菌感染的消化性溃疡，无论初发或复发、活动或静止、有无合并症，均应予以根除幽门螺杆菌治疗。目前推荐以PPI或胶体铋为基础加上两种抗生素的三联治疗方案。治疗后应常规复查幽门螺杆菌是否已被根除，复查应在根除幽门螺杆菌治疗结束至少4周后进行。

4.NSAID溃疡的治疗及初始预防

对服用NSAID后出现的溃疡，如情况允许应立即停用NSAID，予常规剂量常规疗程的

H_2RA 或 PPI 治疗；如病情不允许可换用对黏膜损伤少的 NSAID 如特异性 COX-2 抑制剂(如塞来昔布)，选用 PPI 治疗。对初始使用 NSAID 的患者是否应常规给药预防溃疡的发生仍有争论。已明确的是，对于发生 NSAID 溃疡并发症的高危患者，如既往有溃疡病史、高龄、同时应用抗凝血药(包括低剂量的阿司匹林)或糖皮质激素者，应常规给予抗溃疡药物预防，目前认为 PPI 或米索前列醇预防效果较好。

5.手术治疗

对于大量出血经内科治疗无效，急性穿孔，瘢痕性幽门梗阻，胃溃疡癌变，严格内科治疗无效的顽固性溃疡者，可行外科手术治疗。

六、主要护理诊断/问题

1.疼痛

腹痛与胃酸刺激溃疡面或穿孔有关。

2.营养失调

营养失调，低于机体需要量与疼痛导致摄入量减少，消化吸收障碍有关。

七、护理措施

1.病情观察

观察腹痛的部位、性质、程度、发作规律及与饮食、服药的关系，以判断是胃溃疡还是十二指肠溃疡，为疾病的治疗提供依据。剧烈腹痛要警惕穿孔及上消化道出血。注意观察大便颜色，及早发现黑便。

2.起居护理

生活要有规律，避免过度劳累和精神紧张。对溃疡活动期、大便隐血试验阳性者应嘱其卧床休息，以促进溃疡愈合。

3.饮食护理

(1)进餐方式：指导患者定时进餐，细嚼慢咽，避免暴饮暴食，以维持正常消化活动的节律。在溃疡活动期，以少量多餐为宜，每天进餐 4～5 次，避免餐间零食和睡前进餐，使胃酸分泌有规律。一旦症状控制，应尽快恢复正常的饮食规律。饮食不宜过饱，以免胃窦部过度扩张而增加促胃液素的分泌。

(2)食物结构：选择营养丰富、易消化的食物，补充足够的热量、蛋白质、维生素。除并发出血或症状较重外，一般无须规定特殊食谱。主食最好以面食为主或以软饭、米粥为主。蛋白质食物具有中和胃酸的作用，可以促进溃疡的愈合和修复，但牛奶中的钙含量高，吸收后刺激胃酸分泌，故不宜多饮，可在两餐间适量摄取脱脂牛奶。脂肪到达十二指肠时虽能刺激小肠分泌抑促胃液素而抑制胃酸分泌，但同时又可引起胃排空减慢、胃窦扩张，致胃酸分泌增加，故脂肪摄取应适量。

(3)食物禁忌：避免食用生、冷、硬、油炸、辛辣食物和粗纤维多的蔬菜及水果，忌食浓茶、咖啡。戒除烟酒嗜好。

4.用药护理

指导患者正确服药，注意服药时间、服药禁忌及药物副作用。

(1)碱性抗酸剂：饭后 1 小时服用，片剂嚼服，乳剂摇匀。避免与奶制品同时用，不宜与酸性食物及饮料同用。

(2)H_2 受体拮抗剂:餐中或餐后即刻服用,也可一日剂量睡前服。若需同时服用抗酸剂,则两药应间隔1小时以上。西咪替丁有乏力、皮疹、血清氨基转移酶升高、粒细胞减少、男性乳房发育等不良反应;雷尼替丁疗效优于西咪替丁,且不良反应少,无抗雄激素作用;法莫替丁疗效优于前两者,极少数人有头痛、头晕、腹泻和便秘不良反应。药物可随母乳排出,哺乳期应停止用药。

(3)质子泵抑制剂:每日晨餐前或空腹口服。奥美拉唑可引起头晕,特别是用药初期,应嘱患者用药期间避免开车等高度集中注意力的工作。此外,奥美拉唑有延缓地西泮及苯妥英钠代谢和排泄的作用,联合应用时需谨慎。

(4)胃黏膜保护剂:餐前1小时与睡前服用,片剂要嚼碎。合并应用制酸药,须在硫糖铝服前半小时或服后1小时给予。不宜与多酶片同服。不良反应有便秘、口干、恶心等。

5.对症护理

(1)疼痛:疼痛较重时嘱患者卧床休息。详细了解疼痛的规律和程度,指导患者缓解疼痛的方法。如DU表现为空腹痛或午夜痛,指导患者在疼痛前或疼痛时进食碱性食物或服用碱性抗酸剂。轻度疼痛可采取局部热敷或压迫止痛。

(2)出血:当出现大出血时应嘱患者卧床休息,并立即配合医师进行抢救,给予紧急输血、补充血容量、吸氧、止血等处理。

(3)穿孔:若出现穿孔应早期发现病情,立即给予禁食、禁水、胃肠减压、静脉输液等处理,争取在穿孔后6~8小时明确诊断,及早手术。

(4)幽门梗阻:如发生幽门梗阻,严重者应立即禁食,给予胃肠减压、静脉输液和补充电解质,以维持水电解质及酸碱平衡,必要时可每晚睡前用3%盐水做胃灌洗,准确记录出入水量。完全性梗阻需手术治疗时,应立即配合做好术前准备。

6.心理护理

不良的心理因素可诱发和加重病情,而消化性溃疡的患者因疼痛刺激或并发出血,易产生紧张、焦虑等不良情绪,使胃黏膜保护因素减弱,损害因素增加,病情加重,故应为病人创造安静、舒适的环境,减少不良刺激;同时多与患者交谈,使患者了解本病的诱发因素、疾病过程和治疗效果,增强治疗信心,克服焦虑、紧张心理。

八、健康教育

(1)帮助患者及家属了解本病的主要病因,诱发和加重溃疡病的相关因素,建立合理的饮食习惯和食物结构。

(2)指导患者生活规律,劳逸结合,保持乐观情绪,避免精神过度紧张,注意季节转换对溃疡病的影响。

(3)指导患者按医嘱正确服药,学会观察药效及不良反应。慎用或勿用致溃疡的药物,如阿司匹林、咖啡因、泼尼松、利血平等。

(4)嘱患者按期复诊。平素注意观察上腹痛的节律性及大便颜色,若上腹疼痛节律发生变化或加剧,或出现黑便,应及时就诊。

第四节　胃　癌

胃癌系源于上皮的恶性肿瘤，即胃腺癌。它是我国常见的恶性肿瘤之一，居消化道肿瘤死亡原因的首位。胃癌是全球性疾病，在不同人种中、不同地区间和同一地区不同时期发病率都有较大差异。患者中男性居多，男女之比约为2∶1。发病以中老年居多，55～70岁为高发年龄段。

一、病因与发病机制

胃癌的确切病因尚未阐明，但已认识到多种因素影响了胃黏膜上皮细胞的增殖与凋亡之间的动态平衡，即癌基因被激活，抑癌基因被抑制。

1.环境和饮食因素

某些环境因素，如火山岩地带、高泥炭土壤、水土含硝酸盐过多、微量元素比例失调或化学污染可直接或间接经饮食途径参与胃癌的发生。流行病学研究提示，多吃新鲜水果和蔬菜、乳制品、蛋白质含量高的食物，可降低胃癌的发生。经常食用霉变食品、咸菜、腌制烟熏食品，以及过多摄入食盐，可增加发生胃癌的危险性。

2.幽门螺杆菌感染

胃癌可能是Hp长期感染与其他因素共同作用的结果，Hp导致的慢性炎症有可能成为一种内源性致突变原；Hp的某些代谢产物可能促进上皮细胞变异；Hp还原亚硝酸盐，而N-亚硝基化合物是公认的致癌物。

3.遗传因素

胃癌有明显的家族聚集倾向，家族发病率高于人群2～3倍。浸润型胃癌有更高的家族发病倾向，这提示致癌物质对有遗传易感者更易致癌。

4.癌前状态

癌前状态分为癌前疾病和癌前病变。前者是指与胃癌相关的胃良性疾病，如慢性萎缩性胃炎、胃息肉、胃溃疡、残胃炎等有发生胃癌的危险性；后者是指较易转变为癌组织的病理学变化，如肠型化生、异型增生。

二、临床表现

胃癌根据进程可分为早期胃癌和进展期胃癌。早期胃癌是指病灶局限且深度不超过黏膜下层的胃癌而不论有无局部淋巴结转移；进展期胃癌深度超过黏膜下层，已侵入肌层者称中期胃癌；侵及浆膜或浆膜外者称晚期胃癌。

1.早期胃癌

早期胃癌多无症状，或者仅有一些非特异性消化道症状，无明显体征。因此，仅凭临床表现诊断早期胃癌十分困难。

2.进展期胃癌

随着病情的进展可出现由胃癌引起的症状和体征。

(1)上腹痛：最早出现。腹痛可急可缓，开始仅为上腹饱胀不适，餐后更甚，继之有隐痛不适,偶呈节律性溃疡样疼痛,但这种疼痛不能被进食或服用制酸剂缓解。在上腹部可扪及肿块,有压痛,肿块多位于上腹偏右相当于胃窦处。

(2)食欲减退:此症状多伴随上腹痛症状发生,常很明显,表现为纳差、厌食、体重进行性减轻。胃壁受累时,患者常有早饱感及软弱无力。

(3)其他:贲门癌累及食管下段时可出现吞咽困难,溃疡型胃癌出血时可引起呕血或黑便,胃窦癌可引起幽门梗阻。胃癌转移至肝脏可引起肝区疼痛、黄疸和腹水;转移至肺及胸膜可发生咳嗽、胸痛、呼吸困难等或出现胸腔积液;肿瘤透入胰腺时可出现背部放射性疼痛。某些胃癌患者可以出现副癌综合征,包括反复发作的表浅性血栓静脉炎(Trousseau 征)及黑棘皮症,皮肤褶皱处有过度色素沉着,尤其是双腋下,以及皮肌炎、膜性肾病、累及感觉和运动通路的神经肌肉病变等。胃癌的转移有 4 条途径,通常以淋巴转移和直接蔓延为主,在晚期也可经血行转移。此外,癌细胞可以直接种植于腹腔内。淋巴结转移是胃癌扩散的重要途径,而且发生较早,胃的淋巴系统与左锁骨上淋巴结相连接,转移到该处时特称 Virchow 淋巴结。

3.并发症

胃癌可出现大出血、贲门或幽门梗阻及胃穿孔等主要并发症。

三、辅助检查

1.内镜检查

内镜检查结合黏膜活检,是目前最可靠的诊断手段。对早期胃癌,内镜检查更是最佳的诊断方法。

2.X 线钡餐检查

特别是气-钡双重对比造影技术对胃癌的诊断仍然有较大的价值。

3.血常规检查

缺铁性贫血较常见,系长期失血所致。

4.粪便隐血试验

粪便隐血试验常呈持续阳性,有辅助诊断意义。

5.肿瘤血清学检查

血清癌胚抗原(CEA)可能出现异常,对诊断胃癌的意义不大,也不作为常规检查。但这些指标对于监测胃癌术后情况有一定价值。

四、诊断要点

胃癌的诊断主要依据内镜检查加活检及 X 线钡餐检查。早期诊断是根治胃癌的前提。对下列情况应及早和定期内镜检查:①40 岁以上,特别是男性,近期出现消化不良、呕血或黑便者;②慢性萎缩性胃炎伴胃酸缺乏,有肠化或不典型增生者;③良性溃疡但胃酸缺乏者;④胃溃疡经正规治疗 2 个月无效,X 线钡餐提示溃疡增大者;⑤X 线发现大于 2 cm 的胃息肉者,应进一步做内镜检查;⑥胃切除术后 10 年以上者。

五、治疗要点

1.手术治疗

外科手术切除加区域淋巴结清扫是目前治疗胃癌的唯一有可能根治的手段。手术效果取决于胃癌的分期、浸润的深度和扩散范围。早期胃癌首选手术,对那些无法通过手术治愈的患者，部分切除仍然是缓解症状最有效的手段。

2.内镜下治疗

早期胃癌可在内镜下行电凝切除或剥离切除术。如癌变累及根部或表浅型癌侵袭到黏膜下层，需追加手术治疗。

3.化学治疗

化学治疗是胃癌综合性治疗的重要组成部分，主要作为手术的辅助治疗及晚期、复发患者的姑息治疗。化疗药物有氟尿嘧啶及氟尿嘧啶衍生物、丝裂霉素C、阿霉素、顺铂、阿糖胞苷、依托泊苷、卡培他滨、奥沙利铂、伊立替康等。目前多采用联合化疗，联合化疗方案种类繁多，一般以氟尿嘧啶和丝裂霉素C为基本药，可以采取口服或静脉途径给药。

4.疼痛治疗

疼痛治疗的目的是不仅缓解疼痛，还要预防疼痛的发生（持续地控制疼痛）。治疗疼痛有药物治疗和非药物治疗两大类。

5.其他治疗方法

体外实验提示，生长抑素类似物及COX-2抑制剂能抑制胃癌生长，但对人类治疗尚需进一步临床研究。支持、免疫治疗能够增强患者体质，提高免疫力。

六、护理要点

1.一般护理

早期胃癌经过治疗后可从事轻体力工作，但应避免劳累。中、晚期患者则多卧床静养，避免体力消耗。保持环境安静、舒适，减少不良刺激。长期卧床的患者，应鼓励其进行深呼吸和有效咳嗽，定时更换体位，以防止肺炎及肺不张。鼓励患者多进食，给予适合患者口味的高热量、高蛋白易消化饮食，可少量多餐。对有吞咽困难者及不能进食的中晚期患者，遵医嘱给予胃肠外营养，以维持机体营养平衡。

2.病情观察

胃癌疼痛时，应密切观察疼痛的部位、性质、程度，有无伴随恶心、呕吐、消化道出血，有无进行性加重的吞咽困难及幽门梗阻等表现。如有突发腹部剧痛及腹膜刺激征，应怀疑急性穿孔，须及时通知医师并协助做好相关检查或术前准备。

3.用药护理

近年来，新一代的化疗药物被用于胃癌患者，提高了胃癌的治疗水平。这些化疗药物除了具有细胞毒性药物的一般副作用（静脉炎、胃肠反应、骨髓抑制、脱发等），也具有各自特殊的毒性反应，护士应做好相应的护理，使药物的毒性副作用降至最低。

(1)神经毒性：奥沙利铂骨髓抑制轻微，不产生心脏毒性，没有肾损害及听力损害，但周围神经损害是奥沙利铂最常见的副作用。神经毒性以急性、短暂的症状较为常见，并可能出现可逆的累积性的感觉神经异常，主要表现为四肢麻木、刺痛感，有时可以出现口腔周围、上消化道及上呼吸道的痉挛及感觉障碍。冷刺激可激发或加重急性感觉障碍及感觉异常。用药护理如下。

①奥沙利铂必须用5％葡萄糖注射液溶解、稀释，禁止同生理盐水、碱性制剂等一起使用，也不能用含铝的静脉注射器具，以免产生难溶物质及铂被铝氧化置换而增加其毒性。

②化疗前必须向患者详细告知奥沙利铂的神经毒性，以利于患者观察发现，及时告知医务人员。

③从用药之日起至用药周期结束，每天评估患者口周、肢端感觉及其他外周神经反应的程度及持续时间，做好记录，并及时反馈给医师。

④指导患者化疗期间不能接触冷刺激，应使用温水洗脸、漱口及避免进食冷饮等，天气寒冷时在注射肢体远端置热水袋，热水袋温度低于 50 ℃，并加棉被，穿贴身松软保暖衣服，戴手套等。

⑤遵医嘱配合应用神经营养剂，如 $VitB_1$、$VitB_6$ 或复合维生素 B 等。

⑥滴注奥沙利铂出现外渗禁止冷敷，以免诱发或加重毒副反应，可选用 5 % GS 20 mL＋地塞米松 5 mg＋2 %普鲁卡因 2 mL 局部封闭，疗效较好。

(2)腹泻：胃癌患者接受伊立替康联合氟尿嘧啶(FOFIRI)、伊立替康联合卡培他滨(XELIRI)方案治疗容易出现腹泻。腹泻分为急性腹泻和迟发性腹泻，多在化疗第一周期出现。用药护理如下。

①注药前嘱患者禁食两小时，遵医嘱给予预防性药物，如阿托品等。

②一旦出现稀便即遵医嘱给予洛哌丁胺(易蒙停)抗腹泻治疗。

③指导患者进食少渣、无刺激性饮食，鼓励多饮水，每日 3 000 mL 以上。

(3)口腔黏膜炎：胃癌患者使用氟尿嘧啶时口腔黏膜损害发生率较高，用药护理如下。

①指导患者进食高蛋白、高热量、细软、温度适宜，不含辛辣刺激性的食物，戒烟酒。

②餐前、餐后及睡前及时漱口，清除食物残渣，宜用软毛牙刷及无刺激性牙膏刷牙，禁用牙签剔牙。

③出现口腔黏膜炎时及时用生理盐水 250 mL＋庆大霉素 8 万 U 与碳酸氢钠交替漱口；疼痛者可用庆大霉素与 $VitB_{12}$＋0.5 %普鲁卡因交替漱口；在溃疡面上涂以 0.5 %金霉素甘油或锡类散等促进溃疡愈合。

(4)手足综合征(hand-foot syndrome，HFS)：手足综合征也叫肢端红斑，目前已被证明是卡培他滨的剂量限制性毒性导致的，有较高的发病率。按照美国国立癌症研究所(National Cancer Institute，NCI)的分级标准分为 3 度。Ⅰ度，轻微的皮肤改变或皮炎(如红斑、脱屑)或感觉异常(如麻木感、针刺感、烧灼感)，但不影响日常活动；Ⅱ度，皮肤改变伴疼痛，轻度影响日常活动，皮肤表面完整；Ⅲ度，溃疡性皮炎或皮肤改变伴剧烈疼痛，严重影响日常生活，明显组织破坏(如脱屑、水疱、出血、水肿)。用药护理如下。

①做好关于化疗药物的健康宣教，促使患者自觉监测 HFS 症状和体征，减少 HFS 发生率和降低程度。

②告知患者用药期间避免日光照射，洗浴时水温不可过高。穿宽松的衣服和舒适、透气的鞋袜，以避免对皮肤产生不必要的压迫；坐或躺在松软的表面上且尽可能抬高腿部促进血液回流，减轻水肿。

③遵医嘱进行预防性治疗，口服大剂量 $VitB_6$ 预防治疗能减少 HFS 的发生。对于出现 HFS 的患者，给予大剂量 $VitB_6$ 治疗的同时保持患者皮肤湿润，可控制患者局部症状的加重。

4.对症护理

(1)疼痛。

(2)吞咽困难:贲门癌患者出现吞咽困难时应评估患者进食梗阻的程度,是否仅在进食干燥食物时有哽噎感,还是逐步加重,甚至发展到进半流食、饮水都有困难。指导患者饮食以温热食物为宜,避免进食冷食及辛辣刺激性食物,以免引起食道痉挛,发生恶心、呕吐、疼痛等。当患者出现哽噎感时,不要强行吞咽,否则会刺激局部癌组织出血、扩散、转移和疼痛。在哽噎严重时应进流食或半流食,对于完全不能进食的贲门癌患者,应采取静脉输注高营养物质以维持机体代谢需要。

(3)幽门梗阻:禁食,进行胃肠减压,遵医嘱静脉补充液体和营养物质。

5.心理护理

护士应及时了解患者及家属的心理状态,并给予心理上的安慰和支持。适时提供疾病治疗及检查的信息,及时解答患者及家属所提出的疑问。帮助患者面对现实,调整情绪,以积极的态度应对疾病。对采取了保护性隐瞒病情措施的患者,应与医师沟通,以统一内容回答患者的疑问。对晚期患者要充满爱心,给予人文关怀,使患者能较安详、无憾、有尊严地离开人世。

6.健康教育

(1)宣传与胃癌发生的相关因素,指导群众注意饮食卫生,避免或减少摄入可能的致癌物质,如熏烤、腌制和霉变食物。提倡多食富含维生素C的新鲜蔬菜、瓜果。

(2)防治与胃癌有关的疾病,如慢性萎缩性胃炎、胃息肉、胃溃疡等,定期随访并做内镜检查,以便及时发现癌变。

(3)重视可疑征象,对下列情况应深入检查并定期复查:原因不明的上腹部不适、隐痛、食欲不振及进行性消瘦,特别是中年以上者;原因不明的呕血、黑便或大便潜血阳性者;原有长期胃病史,近期症状加重者;中年既往无胃病史,短期出现胃部症状者;多年前因胃良性疾病做胃大部切除手术,近年又出现消化道症状者。

第五节　肠结核和结核性腹膜炎

一、肠结核

肠结核是由结核杆菌侵犯肠道引起的慢性特异性感染,大多数继发于肠外结核,原发疾病以肺结核最为多见。本病好发年龄为20～40岁,女性略多于男性。

(一)病因与发病机制

肠结核主要由人型结核杆菌引起,少数因饮用未经消毒的带菌牛奶或乳制品,感染牛型结核杆菌引起。

1.感染途径

肠结核侵犯肠道最主要的途径是经口感染,也可由血行播散引起,见于粟粒型肺结核。或由腹腔内结核病灶如女性生殖器结核直接蔓延引起。

2.结核病的发病

结核病发病是人体和结核杆菌相互作用的结果，只有当入侵的结核杆菌数量多、毒力大，并有人体免疫力低下、肠道局部抵抗力下降时才会发病。其病理类型由人体对结核杆菌的免疫力和过敏反应情况而定。

3.病变部位

肠结核病变部位主要位于回盲部，其他如升结肠、空肠、横结肠、降结肠、阑尾、十二指肠和乙状结肠等处也可发生，少数见于直肠，偶见于胃、食管。

(二)临床表现

1.症状

(1)腹痛：以右下腹多见，也可在右上腹或脐周疼痛，为回盲部病变引起的牵涉痛。疼痛性质一般为隐痛或钝痛，常在进餐时诱发。增生型肠结核或并发肠梗阻时，可有腹部绞痛、腹胀、肠型、肠鸣音亢进和蠕动波等。

(2)腹泻与便秘：腹泻是溃疡型肠结核的主要临床表现之一，每日排便2～4次，呈糊状便，不含黏液脓血，无里急后重。有时可出现腹泻和便秘相交替，系肠功能紊乱的表现，也可见于其他肠道器质性病变或肠易激综合征。增生型肠结核多以便秘为主要表现。

(3)全身症状和肠外结核表现：溃疡型肠结核常有结核毒血症，表现为午后低热或高热、盗汗、消瘦、乏力等。病程长者则出现贫血、营养不良、维生素缺乏等表现。此外，还可伴有肠外结核的表现。增生型肠结核全身症状较轻，通常不伴肠外结核。

2.体征

腹部肿块主要见于增生型肠结核。当溃疡型肠结核合并局限性腹膜炎时，病变肠曲和周围组织粘连，或同时有肠系膜淋巴结结核时，也可出现腹部肿块，肿块常位于右下腹，较固定，质地中等，伴有轻或中度压痛。

3.并发症

晚期患者常并发肠梗阻、结核性腹膜炎；肠出血、肠穿孔较少见。

(三)实验室检查

1.血液检查

溃疡型肠结核可有中度贫血，无并发症的患者白细胞计数一般正常。血沉多明显加快，可作为随访中评估结核病活动程度的指标之一。

2.粪便检查

溃疡型肠结核多为糊状便，一般无黏液或脓血，镜检少量脓细胞和红细胞。

3.X线检查

X线胃肠钡餐造影或钡餐灌肠对肠结核的诊断具有重要意义。对并发肠梗阻者，只宜做钡餐灌肠检查，因钡餐检查可加重肠梗阻。

4.结肠镜检查

可观察全结肠和末端回肠，明确溃疡或肉芽肿的性状与范围，并可做黏膜活检，对本病诊断有重要价值。

5.其他

结核菌素试验强阳性有助于本病的诊断。

(四)治疗要点

1.抗结核药物治疗

抗结构药物治疗是本病的关键性治疗，强调早期、联合、全程、规范治疗，以减少或避免并发症的发生。

2.对症治疗

腹痛患者酌情使用抗胆碱能药，摄入不足或腹泻严重者应补充液体，保持水、电解质与酸碱平衡。不完全性肠梗阻患者需胃肠减压，以缓解梗阻近段肠曲的潴留。

3.手术治疗

对完全性肠梗阻、急性肠穿孔，或慢性肠穿孔引起肠瘘经内科治疗而未能闭合者，以及肠道大出血内科治疗无效者需采取手术治疗。

(五)护理措施

见“结核性腹膜炎”部分。

二、结核性腹膜炎

结核性腹膜炎是由结核杆菌引起的慢性、弥漫性腹膜感染。本病可见于任何年龄，但以青壮年最多见，女性为多。

(一)病因与发病机制

1.致病菌

本病由结核杆菌引起。

2.感染途径

主要感染途径为腹腔内结核病灶的直接蔓延，肠系膜淋巴结结核、肠结核、盆腔结核等是常见的直接原发病灶。

3.病理类型

本病包括渗出型、粘连型和干酪型 3 种类型。前两型多见，有时两种或 3 种类型的病变可并存，称为混合型。

(二)临床表现

1.症状

(1)全身症状：结核毒血症常见，主要是发热和盗汗，低热和中等度热最多，高热伴毒血症明显者，主要见于渗出型和干酪型。后期有营养不良表现如消瘦、水肿、苍白、舌炎、口角炎、纤维素 A 缺乏症等。

(2)腹痛：早期腹痛不明显，以后出现持续性隐痛或钝痛，以脐周和下腹为主，有时可波及全腹。当并发不完全性肠梗阻时，可有阵发性腹痛，偶可因腹腔内干酪样病灶溃破或肠结核急性穿孔而表现为急腹痛。

(3)腹水：患者常有腹胀感，由结核毒血症或腹膜炎伴肠功能紊乱引起。腹水以少至中等量多见。

(4)腹泻：一般每日不超过 4 次，呈糊状便，与腹膜炎致肠功能紊乱、吸收不良、不完全性肠梗阻、肠管内瘘等有关。有时腹泻与便秘交替。

2.体征

(1)腹壁柔韧感:此是腹膜遭受轻度刺激或有慢性炎症的一种表现,是本病的临床特征。

(2)腹部肿块:多见于粘连型或干酪型,脐周多见。多由增厚的大网膜、肿大的肠系膜淋巴结、粘连成团的肠曲或干酪样坏死脓性物积聚而成。

(3)腹水量超过 1 000 mL 时可出现移动性浊音阳性。

3.并发症

并发症以肠梗阻最常见,多发生于粘连型。肠瘘一般多见于干酪型,有时有腹腔脓肿形成。

(三)实验室检查

1.血液检查

部分患者有轻度至中度贫血。白细胞计数多正常。血沉一般增快,病变好转时减慢。

2.结核菌素试验

强阳性对诊断有帮助,但粟粒型肺结核或重症患者反而可呈阴性。

3.腹水检查

腹水为草黄色渗出液,少数呈淡血性,偶见乳糜样;常规检查提示比重一般大于 1.016,蛋白含量大于 30 g/L,白细胞计数大于 500×10^{6}/L,以淋巴细胞为主。一般细菌培养结果为阴性,浓缩找结核菌及结核菌培养的阳性率均较低。

4.腹部 B 超

少量腹水需靠 B 超发现,并可为穿刺做定位。

5.X 线检查

X 线腹部平片有时可见到肠系膜淋巴结结核的钙化影,X 线钡餐可见肠粘连、肠结核、腹水、肠瘘、肠腔外肿块等征象。

6.腹腔镜检查

腹腔镜检查适用于有游离腹水患者,可见腹膜、网膜、内脏表面有大量的灰白色结节,浆膜失去正常光泽,浑浊粗糙。取活检做病理检查有确诊价值,但在腹腔有广泛粘连者应禁忌腹腔镜检查。

(四)治疗要点

1.抗结核化学药物治疗

抗结核药的选择、用法、疗程详见"肺结核",这里应强调全程规则治疗、联合用药及适当延长治疗疗程。有血行播散或严重结核毒血症状时,可加用糖皮质激素短期治疗。

2.手术治疗

并发肠梗阻、肠穿孔及肠瘘经内科治疗无效者需手术治疗。

(五)护理措施

1.基础护理

(1)休息:结核毒血症不明显的患者不必过多限制其活动,增加卧床休息的时间即可;而毒血症状严重者要卧床休息,有腹水时可取半卧位,待症状控制后逐渐增加其活动量。居住环境应避免潮湿、拥挤,以阳光充足、空气新鲜的环境为宜。

(2)饮食:宜给予高热量、高蛋白、高维生素易消化的食物,腹泻严重者予以低脂低纤维饮食,腹胀者少食易发酵食物如豆制品。严重营养不良者可行静脉内高营养治疗,每周测体重,观察营养状况改善情况。

(3)心理护理:给予耐心解释和心理疏导,使患者树立治疗的信心,主动配合医师进行治疗,以促使疾病早日康复。

2.疾病护理

(1)对症护理:重点观察患者体温情况,腹痛的部位、性质、时间、与进餐的关系,腹泻的次数、粪便的性状、有无血液,腹部体征的变化等情况,以尽早发现和处理并发症。腹痛者可给予局部热敷或艾灸足三里,如出现剧烈腹痛应及时通知医师,以防止出现肠梗阻、肠穿孔等并发症。腹胀可用松节油热敷,涂油后盖一层干纱布,再用热敷垫盖在干纱布上,时常更换热敷垫,持续 20～30 分钟;腹胀严重而无外科情况者可行肛管排气。腹水较多者采用半卧位,配合医师做好腹腔穿刺放腹水的治疗。严重腹泻者注意肛周皮肤的清洁。

(2)专科护理:做好消毒隔离和预防工作。患者用过的餐具与物品应进行消毒处理,以免结核菌扩散、传播;对有开放性肺结核患者应采取隔离措施,并告知不可吞咽痰液;提倡用公筷进餐,牛奶应消毒灭菌。

3.健康指导

(1)向患者及家属说明抗结核药物治疗的知识,嘱遵医嘱按时服药,不可自行停药,必须规律服药、全程治疗直至疾病彻底治愈。发现药物的不良反应,应及时就医。

(2)保证休息与营养,居住条件以阳光充足、空气新鲜的环境为宜。伴开放肺结核者,对患者及家属进行有关消毒、隔离、生活安排等方面的知识教育。嘱患者应定期复查。

(3)早期诊断与积极治疗肺、肠、肠系膜淋巴结、输卵管等结核病是预防本病的重要措施。

第六节　肝硬化

肝硬化是一种由不同病因长期、反复作用引起的肝脏慢性进行性弥漫性病变。病理特点为广泛的肝细胞变性坏死、再生结节形成、结缔组织增生,正常肝小叶结构破坏和假小叶形成,致使肝内血循环紊乱,加重肝细胞营养障碍。临床上以肝功能损害和门静脉高压为主要表现,并可出现多系统受累,晚期出现消化道出血、肝性脑病、继发感染等一系列严重并发症。

肝硬化是我国常见疾病和主要死亡病因之一,患者以青壮年男性多见,35～48 岁为发病高峰年龄,男女比例约为(3.6∶1)～(8∶1)。据国外报道,肝硬化在总人口死因中位居第九,在 35～54 岁年龄组死因中位居第四,40～60 岁为发病高峰年龄,男女比例约为 2∶1。

一、病因与发病机制

引起肝硬化的病因很多,目前在我国以慢性乙型肝炎为主,慢性丙型肝炎也占一定比例;欧美国家则酒精性肝病居多;近年来,代谢综合征相关的非酒精性脂肪性肝炎(non-alcoholic steatohepatitis, NASH)也逐渐成为肝硬化的重要病因。

1.肝炎病毒感染

主要是乙型肝炎病毒感染，其次为丙型或乙型加丁型重叠感染，其发病机制主要与肝炎病毒所造成的免疫损伤有关，经过慢性肝炎，尤其是慢性活动性肝炎演变而来。

2.慢性酒精中毒

长期大量饮酒者，乙醇及其中间代谢产物(乙醛)直接损害肝细胞、长期酗酒所致的营养失调等导致的肝硬化，称为酒精性肝硬化。

3.药物或化学毒物

长期反复接触某些化学性毒物如磷、砷、四氯化碳等或长期服用某些药物如双醋酚丁、甲基多巴等，可引起中毒性肝炎，最终发展成为肝硬化。

4.血吸虫病感染

反复或长期感染血吸虫的患者，由虫卵及其毒性产物在肝脏汇管区的刺激，引起汇管区结缔组织增生所致的肝硬化，称为血吸虫病性肝硬化。

5.胆汁淤积

持续性胆汁淤积于肝内胆管或肝外胆管时，高浓度的胆红素及胆汁酸对肝细胞的化学性损害，肝细胞发生变性坏死和结缔组织增生而导致肝硬化。

6.循环障碍

慢性充血性心力衰竭、缩窄性心包炎及肝静脉或下腔静脉回流障碍导致肝脏长期淤血，肝细胞因缺氧而发生变性坏死和结缔组织增生，导致肝硬化。

7.遗传和代谢性疾病

由于遗传性或代谢性疾病，某些物质或代谢产物沉积于肝脏，造成肝损害，并导致肝硬化，如肝豆状核变性、血色病、半乳糖血症和 α_1-抗胰蛋白酶缺乏症、糖原累积症等。

8.其他

造成肝硬化直接和间接的原因还有很多，如自身免疫性肝损害、缺血性肝病、营养不良等。少数患者病因不明，称为隐源性肝硬化。

二、病理

上述各种病因长期作用于肝脏，其导致肝硬化的病理改变过程基本一致，即导致广泛的肝细胞变性坏死、再生结节形成和弥漫性结缔组织增生、假小叶形成。这些病理变化逐步发展，造成肝内血管受压、扭曲、变形、闭塞，致使肝血管床变小，肝内动、静脉小分支、门静脉之间发生异常吻合形成短路，致使肝内血循环障碍，形成了门脉高压的病理解剖基础，同时导致肝细胞的营养代谢障碍，促使肝硬化病变的进一步发展和肝脏功能的不断降低。

三、临床表现

肝硬化往往起病缓慢，症状隐匿。在肝硬化初期，患者的临床表现取决于原发疾病；患者的年龄和性别比例也因原发病不同而异，乙型肝炎肝硬化、酒精性肝硬化所致的肝硬化以中年以后的男性多见，自身免疫性肝炎所致的肝硬化以青年和中年女性多见，原发性胆汁淤积性肝硬化以中年和老年女性多见，遗传性病因导致的肝硬化以青少年多见。临床上根据患者肝脏功能的代偿状况将肝硬化分为肝功能代偿期和肝功能失代偿期。

(一)代偿期

许多患者无任何不适症状,部分患者以乏力、食欲不振为主要症状,可伴有低热、恶心、厌油腻、腹胀、腹泻及上腹不适等症状。症状常与劳累有关,休息和治疗后可缓解。男性可有性欲减退,女性可有月经减少或过早闭经。患者多有体重减轻,肝脏可轻度肿大,质中等度硬,伴轻度压痛。脾脏亦可有轻、中度肿大。肝功能正常或轻度异常。

(二)失代偿期

失代偿期主要表现为肝功能减退和门静脉高压所致的症状和体征。肝功能减退主要表现为肝脏合成及代谢、排泄功能障碍;门脉高压主要表现为食管-胃底静脉曲张及破裂出血;而肝性脑病、腹水及其相关并发症(自发性细菌性腹膜炎、肝肾综合征)等由肝功能减退和门脉高压共同导致。

1.肝功能减退的临床表现

(1)全身症状与体征:一般状况和营养状况均较差,消瘦、乏力、精神不振,可有不规则低热、面色灰暗黝黑(肝病面容)、皮肤干枯粗糙、浮肿、口腔炎症及溃疡、夜盲等症,部分患者出现与病情活动或感染有关的不规则发热症状。

(2)消化道症状:食欲不振是最常见的症状,甚至厌食,食后饱胀不适,有时伴恶心、呕吐、腹泻。症状的产生与胃肠道淤血肿胀、消化吸收障碍和肠道菌群失调等因素有关。患者可出现腹胀、腹痛、肝区隐痛。腹胀可能与低钾血症、胃肠积气、肝脾肿大和腹水有关。腹痛、肝区隐痛常与肝大累及包膜有关。脾大、脾周围炎可引起左上腹疼痛。若肝细胞有进行性或广泛性坏死时可出现黄疸。

(3)出血倾向和贫血:患者常可发生鼻衄、牙龈出血、皮肤紫癜和胃肠出血,女性出现月经过多等。症状的产生与肝脏合成凝血因子减少、纤溶酶增加、脾功能亢进和毛细血管脆性增加导致的凝血障碍有关。患者常出现不同程度的贫血,贫血症状与营养不良、肠道吸收障碍、消化道慢性失血及脾功能亢进有关。

(4)内分泌失调:由于肝功能减退,对雌激素、醛固酮和抗利尿激素的灭活减少,患者体内的雌激素和醛固酮、抗利尿激素的水平增高。雌激素水平的增高可通过负反馈作用,致雄激素和肾上腺糖皮质激素分泌减少。可出现下述症状或体征。

①肝掌和蜘蛛痣。

②男性患者有性欲减退、睾丸萎缩、乳房发育和女性阴毛分布等;女性出现月经失调、停经、不孕和乳房萎缩等。发生原因与雌、雄激素比例失调有关。

③糖耐量降低及糖尿病症状,发生原因与肝及外周靶细胞发生胰岛素抵抗有关。

④水肿及腹水,由体内醛固酮、抗利尿激素的增多引起。

⑤皮肤色素沉着,好发于颜面部及其他暴露部位,与肾上腺皮质激素减少有关。

2.门静脉高压的表现

侧支循环的建立与开放及腹水、脾大是门静脉高压的3大临床表现,尤其是侧支循环的开放,对门静脉高压的诊断有特征性意义。

(1)腹水:失代偿期最显著的表现。腹水出现前,患者常有腹胀,以进餐后明显。大量腹水时,患者腹部膨隆,皮肤紧绷发亮,并因膈肌上移,出现呼吸困难、心悸。部分患者可出现胸腔积液。腹水形成的主要因素如下。①门静脉高压。一可导致腹腔脏器毛细血管床静水压增高，组织间液回流减少而漏入腹腔；二可导致肝静脉回流受阻，使肝淋巴液生成增多，超过胸导管引流的能力而渗入腹腔。②低蛋白血症。使血浆胶体渗透压降低，血管内液外渗至组织间隙。③内分泌失调所致的抗利尿激素增多引起水钠潴留。④有效循环量不足导致肾血流量减少，肾小球滤过率降低，排钠和排尿量减少。

(2)侧支循环的建立与开放：门静脉高压时，来自消化器官和脾脏的回心血受阻，使门、腔静脉交通支扩张、血流量增加，建立起侧支循环。临床上重要的侧支循环有如下：①食管和胃底静脉曲张；②腹壁静脉曲张；③痔静脉曲张，痔核形成。

(3)脾大：门静脉高压可致脾脏淤血性肿大，多为轻、中度肿大，部分可达脐下。后期可出现脾功能亢进，表现为红细胞、白细胞和血小板均减少。

3.肝脏情况

早期肝脏肿大，表面尚平滑，质中等度硬；晚期肝脏缩小，可呈结节状，表面不光滑，质地坚硬，一般无疼痛。但当肝细胞进行性坏死或并发炎症时可有压痛、叩击痛。

(三)并发症

1.上消化道出血

上消化道出血为最常见的并发症。多由食管下段与胃底静脉曲张破裂导致，部分出血由并发急性胃黏膜糜烂或消化性溃疡导致。以发生突然、大量呕血伴黑便为特征，常诱发肝性脑病，是出血性休克甚至急性死亡直接原因之一。

2.感染

因门腔静脉侧支循环开放及低蛋白血症和白细胞减少导致的机体抵抗力下降，增加了细菌入侵繁殖的机会，常并发感染，如肺炎、胆道感染、大肠杆菌性败血症、自发性腹膜炎等。自发性腹膜炎是指腹腔内无脏器穿孔的急性腹膜细菌性感染。其主要原因是肠道内细菌异常繁殖并经肠壁进入腹腔，以及带菌的淋巴液漏入腹腔引起感染。致病菌多为大肠杆菌及副大肠杆菌，厌氧菌也是致病菌之一。一般起病较急，主要表现为腹痛、腹胀、发热、腹水迅速增长，出现腹膜刺激征，严重者发生感染性休克。

3.肝性脑病

这是晚期肝硬化最严重的并发症和最常见的死亡原因。

4.原发性肝癌

原发性肝癌大部分在肝硬化基础上发生。患者短期内肝脏迅速增大、持续性肝区疼痛、腹水多呈血性、不明原因的发热，应警惕癌变的可能，需做进一步检查。

5.肝肾综合征

由大量腹水致有效循环血量减少，肾血管收缩、肾血流量减少、肾小球滤过量下降引起。表现为少尿、无尿、稀释性低钠血症、低尿钠和氮质血症等，肾脏本身无器质性改变，故又称为功能性肾衰竭。上消化道出血、休克、大量的腹水和强烈利尿、内毒素血症以电解质和酸碱平衡紊乱等与并发症的发生密切相关。

6.电解质和酸碱平衡紊乱

肝硬化患者在腹水出现前一般已存在，出现腹水后，电解质和酸碱平衡紊乱更为严重。常见的有：①低钠血症，与长期摄入不足、长期利尿和大量放腹水使钠丢失增多，以及水钠潴留所致的稀释性低钠血症有关；②低钾血症与代谢性碱中毒，与进食少、呕吐、腹泻、长期使用利尿剂或葡萄糖制剂、继发性醛固酮分泌增多等有关。

四、辅助检查

(一)实验室检查

1.血尿常规

失代偿期时可有不同程度贫血，脾功能亢进时全血细胞计数减少；尿内可有蛋白、红细胞；黄疸时尿中检测胆红素阳性，尿胆原增加。

2.肝功能检查

代偿期肝功能正常或轻度异常，失代偿期则多有异常。

(1)转氨酶：轻、中度增高，以丙氨酸氨基转移酶(ALT)显著，肝细胞广泛大量坏死时则可能有天门冬氨酸氨基转移酶(AST)升高，AST 活力大于 ALT。

(2)血清蛋白：血清总蛋白正常、降低或增高，人血清白蛋白降低，球蛋白却增高，白蛋白/球蛋白(A/G)的比值降低或倒置。

(3)凝血酶原时间：有不同程度的延长。

(4)血清蛋白电泳：白蛋白减少，γ 球蛋白增多。

3.免疫功能检查

血清 IgG、IgA、IgM 增高，以 IgG 最显著；病毒性肝炎患者的病毒标志物呈阳性反应。

4.腹水检查

一般应为漏出液检查，若患者发生癌变、自发性腹膜炎等并发症，腹水性质可发生改变。

(二)其他辅助检查

1.影像检查

常用的影像学手段如 B 超、X 线、CT、MRI 等可以发现肝硬化和(或)门脉高压的征象。如肝包膜增厚、肝表面轮廓不规则、肝实质的回声不均匀增强、CT 值增高或呈结节状、各肝叶比例改变、脾脏厚度增加及门静脉、脾静脉直径增宽等。食管静脉曲张时，食管 X 线吞钡检查可见食管下段虫蚀样或蚯蚓样充盈缺损，胃底静脉曲张时可见菊花样充盈缺损。

2.内镜检查

消化道内窥镜可直观静脉曲张的部位和程度，阳性率较 X 线检查高，并可在直视下对出血部位进行止血治疗。

3.肝组织病理学检查

在 B 超引导下采用自动穿刺针进行肝活检组织病理学检查，显示典型的肝硬化结节形成。肝活检可靠性及安全性很高，患者的痛苦也较小，但也有其局限性，如病变不均一有可能造成取样误差，且不可能对同一患者反复多次进行穿刺，因而不便于观察动态变化或治疗效果。

五、诊断要点

肝硬化诊断的“金标准”是肝活检组织病理学检查，并根据有病毒性肝炎、长期酗酒、血吸虫病或营养失调等病史，肝功能减退与门静脉高压症的临床表现，影像学肝质地坚硬，以及实验室肝功能试验异常等可以确诊。

六、治疗要点

对于肝硬化的治疗主要是病因治疗、一般对症支持治疗及预防和治疗各种并发症。最重要的是从整体观念出发，给患者制订一个系统的、规范的临床治疗方案及长期随访监测计划。

(一)病因治疗

对慢性乙型和丙型肝炎所致的肝硬化，如果病毒复制仍然活跃，可给予相应的抗病毒、降酶、退黄治疗；对于失代偿期的肝硬化患者应禁用干扰素等有可能加重肝功能损害的药物。酒精性肝硬化患者应立即严格戒酒。对于胆汁淤积性肝硬化应及早给予大剂量熊去氧胆酸治疗。对于自身免疫性肝炎所致的肝硬化若仍有疾病活动，应给予激素或激素加硫唑嘌呤治疗。只有去除或有效控制病因，才能有效延缓、阻断甚至逆转肝硬化的发展。

(二)一般治疗

一般治疗包括休息、饮食、营养支持疗法，维持水、电解质和酸碱平衡，特别注意钾盐的补充，酌情应用氨基酸、血浆及白蛋白等。

(三)降低门静脉压力

常用普萘洛尔，应从小量开始，递增给药。用法：每次 10～20 mg，每日 3 次或每次40 mg，每日 2 次。其他硝酸酯类，如异山梨酯或钙通道阻滞剂也可选用。

(四)并发症的治疗

1.腹水治疗

(1)卧床休息、限制水钠摄入。常规限钠能使基础尿钠排出量相对较高的患者腹水消退。

(2)利尿剂的应用：大多数腹水患者需要加用利尿剂治疗，约 90 %的患者对限钠和利尿剂治疗有反应。主要使用螺内酯和呋塞米，二者有协同作用，可避免电解质紊乱和过度利尿。使用螺内酯和呋塞米的比例为 100:40。

(3)腹腔穿刺放液及补充血容量：大量腹水出现明显压迫症状时，可穿刺放液以减轻症状，同时按放腹水量每升补充白蛋白 6～8 g，以提高血浆胶体渗透压，可有效预防大量排放腹水造成的循环改变和肾脏损害。有证据表明，在白蛋白的扩容配合下，每次放腹水大于 5 L 是安全的，一次最大放液量可达 20 L。

(4)自身腹水浓缩回输：腹水浓缩回输是利用半透膜的有限通透性，让水和小分子物质通过，保留白蛋白等成分，通常可将腹水浓缩 2～6 倍，钠盐被大量清除。浓缩后的腹水经外周静脉回输至患者体内，可提高血浆白蛋白浓度和血浆胶体渗透压，增加有效血容量，改善肾功能，抑制醛固酮和抗利尿激素的分泌，减少外源性白蛋白和利尿剂的应用。但有感染的腹水禁止回输。

(5)手术置管介入方式：近年来，有证据证实通过体内置入支架或分流管，以使腹水生成减少和出路增加，是难治性腹水治疗的有效方法，如经颈静脉肝内门体分流术(transjugular intrahepatic portosystemic shunt，TIPS)、腹腔静脉分流术(peritoneovenous shunt，PVS)等。

2.上消化道出血的治疗

对已发生上消化道大出血者，按上消化道出血治疗原则采取综合措施进行治疗。

3.肝性脑病的治疗

肝性脑病的治疗方法首先是要去除引起肝性脑病的诱因，例如患者存在上消化道出血或存在感染，应减少体内氨的生成，可以给予患者食醋进行灌肠。还应促进氨从体内的代谢，给予患者精氨酸溶液静脉滴注。另外，要纠正患者水、电解质、酸碱平衡的失调，缺钾的患者可以补充氯化钾。碱中毒的患者可以精氨酸溶液静脉滴注。

(五)手术治疗

手术治疗如脾切除术、肝移植，是近年来治疗肝硬化的方法。

(六)中医中药

祖国医学对慢性肝病有独特的见解，认为肝硬化由湿热所致，肝气郁积，影响脾胃，致血行不畅、脉络阻塞，造成积聚或症瘕，后期则出现鼓胀，辨证多属肝郁脾虚或水积鼓胀型。前者可用柴胡疏肝汤(散)加减等；后者可用五苓散或五皮饮加减。在治法上除有中药汤饮外，还有一系列外治疗法，如穴位敷贴、中药灌肠等行之有效的方法。

七、主要护理诊断/问题

(1)活动无耐力与肝功能减退、大量腹水有关。

(2)营养失调，低于机体需要量与肝功能减退、门静脉高压引起食欲减退、消化和吸收障碍有关。

(3)体液过多与肝功能减退、门静脉高压引起水钠潴留有关。

(4)焦虑与担心疾病预后、经济负担等有关。

(5)有皮肤完整性受损的危险与营养不良、水肿、皮肤瘙痒、长期卧床有关。

(6)潜在并发症：上消化道出血、肝性脑病、感染、肝肾综合征。

八、护理措施

1.休息与活动

肝功能代偿期患者可参加一般轻工作；肝功能失代偿期或有并发症者，须卧床休息，病室环境要安静、舒适；大量腹水患者可采取半卧位、坐位或取其自觉舒适的体位，使膈肌下降，以利于减轻呼吸困难；肢体水肿者，可抬高下肢，以利静脉回流，减轻水肿。并告知患者休息有利于保证肝、肾血流量，避免加重肝脏负担，促进肝功能的恢复；卧床休息时使用床栏，防止坠床。

2.病情观察

(1)密切观察患者精神、表情、行为、言语、体温、脉搏、呼吸、血压的变化，以及有无扑翼样震颤，皮肤黏膜、胃肠道有无出血等，及时发现有无感染、出血征兆及肝性脑病先兆表现。

(2)观察患者的食欲、有无恶心呕吐、对饮食的爱好等；评估其营养状况，包括每日营养摄入量、体重、化验室检查的有关指标变化。

(3)观察腹水和皮下水肿的消长情况，准确记录出入液量，测量腹围及体重，在患者有进食量不足、呕吐、腹泻时，遵医嘱使用利尿剂及放腹水后更应加强观察。

(4)及时送检各类标本，监测血常规、大便隐血、肝功能、电解质及血氨等的变化，尤其在使用利尿剂、抽腹水后和出现吐泻时应密切观察电解质的改变。

3.饮食护理

既保证饮食中的营养供给又必须遵守必要的饮食限制是改善肝功能、延缓肝硬化病情进展的基本措施。以高热量、高蛋白质、低脂、维生素、矿物质丰富而易消化的食物为原则，并根据病情变化及时调整，必要时遵医嘱给予静脉内营养补充，严禁饮酒。分述如下。

(1)总热量:充足的热量可减少对蛋白质的消耗，减轻肝脏负担，有利于组织蛋白的合成。肝硬化患者要有足够的热量，每日食物热量以 2 500～2 800 kcal 较为适宜。按体重计，每日每千克体重需热量 35～40 kcal。

(2)蛋白质:蛋白饮食对保护肝细胞、修复已损坏的肝细胞有重要意义，应适量供给，一般每日供给 100～120 g。血浆蛋白减少时，则需大量补充蛋白质，可供 1.5～2 g/(kg·d)，有腹水或使用糖皮质激素治疗者可供 2～3 g/(kg·d)。但在肝功能严重受损或出现肝昏迷先兆症状时，则要严格限制进食蛋白量，控制在 30 g/d 左右，以减轻肝脏负担和减少血中氨的浓度。蛋白质主要来源以豆制品、鸡蛋、牛奶、鱼、瘦肉、鸡肉等为主，尤其是豆制品，因其所含的蛋氨酸、芳香氨基酸和产氨氨基酸较少，且含可溶性纤维，可避免诱发肝性脑病或防止便秘。

(3)糖类:供应要充足，每日以 300～500 g 为宜。充足的糖类可保证肝脏合成并贮存肝糖原，对防止毒素对肝细胞的损害是必要的。但是过多地进食糖类，不仅影响食欲，而且容易造成体内脂肪的积聚，诱发脂肪肝及动脉硬化等症，患者体重也会日渐增加，进一步加重肝脏的负担，导致肝功能日渐下降。

(4)脂肪:适量摄入可保证足够的总热量，也有助于增加患者的食欲，但不宜过多。肝硬化患者的肝脏胆汁合成及分泌均减少，使脂肪的消化和吸收受到严重影响。过多的脂肪在肝脏内沉积，不仅会诱发脂肪肝，而且会阻止肝糖原的合成，使肝功能进一步减退。一般来说，每日以 40～50 g 为宜。禁用动物油，可采用少量植物油。

(5)维生素:维生素摄入要全面而丰富。维生素 B 族对促进消化、保护肝脏和防止脂肪肝有重要生理作用。维生素 C 可促进新陈代谢并具有解毒功能。脂溶性维生素 A、D、E 对肝都有不同程度的保护作用。新鲜蔬菜和水果含有丰富维生素，如苹果、柑橘、柚子等，日常食用可保证维生素的摄取。

(6)矿物质:肝硬化患者体内多有锌和镁离子的缺乏，在日常饮食中应适量摄取含锌和镁丰富的饮食，如瘦猪肉、牛肉、羊肉、鱼类、绿叶蔬菜及乳制品等。

(7)盐和水:有腹水者，应予少盐或无盐饮食，大量腹水时，钠盐的摄入量限制在 0.6～1.2 g/d。水的摄入量限制在 1 500 mL/d 以内。如血清钠小于 130 mmol/L，每日摄水量应控制在 1 000 mL 以下。若有稀释性低钠血症，血清钠小于 125 mmol/L，摄水量应限制在 300～500 mL/d(由于 1 g 钠约潴留 200 mL 水，故限制钠的摄入比水更为重要)。要教会患者如何安排每日摄入的食盐量，并向患者介绍各种食物的成分，例如，含钠量高的食物有咸肉、咸鱼、酱菜、罐头食品、酱油及含钠味精等，应尽量减少食用，多食含钠较少的粮谷类、瓜茄类和水果等食物。

(8)少食多餐:肝硬化患者的消化能力降低，每次进食不宜过量，以免加重肝脏负担。要少食多餐，尤其是在出现腹水时，更要注意减少进食量，以免增加饱胀不适的感觉。食谱应多样化，讲究色美味香及软烂可口易消化，以增加患者的食欲。

(9)避免食物诱发上消化道出血:有食管胃底静脉曲张者，应避免进食坚硬、粗糙的食物，以防止刺伤食道造成破裂出血。可指导患者进食菜泥、果泥、肉末、软饭、面食等，且进餐时应细嚼慢咽;服用片剂的药物应先磨成粉末再行服用。

4.对症护理

(1)上消化道出血。

(2)皮肤黏膜出血:①避免外力碰撞身体或肢体局部长时间束缚(如测血压、静脉穿刺扎止血带等),导致皮下出血。②做好口腔护理,保持口腔清洁和完整,避免感染和出血。指导患者选择合适的牙具,避免使用刷毛太硬的牙刷,切勿用牙签剔牙,以防牙龈损伤或出血。③有牙龈出血者,用软毛牙刷或含漱液清洁口腔。④避免用力擤鼻、挖鼻孔,鼻衄时可以局部冰敷。

(3)腹水/水肿的皮肤护理:①选择宽松合适、柔软舒适的衣裤,以免衣物过紧影响肢体血液循环。②协助患者勤修剪指甲,告知勿搔抓皮肤以免破损感染。③每日温水擦身,动作宜轻柔,避免用力擦拭致破损或皮下出血,尤其是水肿部位。指导患者避免使用碱性香皂与沐浴液,并使用性质温和的护肤乳液,以减轻皮肤干燥及瘙痒症状。④协助长期卧床患者床上翻身,预防压疮的发生。⑤阴囊水肿明显时,可使用软垫或托带托起阴囊,以利于水肿消退和防止摩擦破损。

(4)腹腔穿刺放腹水护理:①协助医师准备穿刺用物及药品;②术前向患者说明穿刺的目的、注意事项,并测量体重、腹围、生命体征,嘱患者排空小便,以免误伤膀胱;③术中观察患者面色、脉搏、呼吸及有无不适反应;④术毕以无菌敷料覆盖穿刺部位,并以腹带加压收紧包扎,以免腹内压骤降致回心血量突然减少发生虚脱;⑤协助患者取侧卧位,以减轻穿刺点的表面张力,防止和(或)减轻溢液,术后至少卧床休息 12 小时;⑥及时送检腹水标本,记录抽出腹水的量、性质和颜色;⑦术后注意观察患者血压、脉搏、神志、尿量及不良反应,监测血电解质的变化;⑧观察穿刺部位敷料有无渗出,渗出液量及色,及时更换浸湿敷料、腹带。

5.用药护理

①指导患者正确的服药方法、时间及有可能出现的副作用,并观察服药后的效果,慎用安眠镇静剂。②使用利尿剂应注意:遵医嘱小剂量、间歇利尿;监测神志、体重、尿量及电解质,利尿治疗以每天减轻体重不超过 0.5 kg 为宜,以免诱发肝性脑病、肝肾综合征;使用排钾利尿剂者应注意补钾;观察腹水,渐消退者可将利尿剂逐渐减量。③指导患者不可随意增减药量及擅自服用他药,以免加重肝功能损害。

6.心理护理

关心体贴患者,懂得去聆听其倾诉,了解其痛苦,排解其忧郁,消除其顾虑,以积极乐观的生活态度影响患者,增强患者战胜疾病,应对变化的信心、力量和能力。同时要让患者明白七情伤体的道理,自觉地克服不良情绪,做到心境平和,气机调畅,提高机体的抗病力。

九、健康教育

(1)向患者讲解与肝硬化预后的相关知识,使之掌握自我护理的方法,学会自我观察病情变化,要求患者及家属掌握各种并发症的诱因及其主要表现,出现异常及时就诊。

(2)指导患者合理安排生活起居,注意休息,生活规律,保证充足的休息与睡眠;失代偿期更应多卧床休息,避免疲劳;指导患者学会自我观察大小便的色、质、量,学会自测并动态地观察体重、腹围、尿量;保持大便通畅,切忌怒责;便秘时可按医嘱服用乳果糖等调节排便;指导患者学会自我调摄,防止诸如上呼吸道、胃肠道、皮肤等各类感染。

(3)指导患者根据病情制订合理的饮食计划和营养搭配,切实落实饮食计划。饮食宜丰富维生素、蛋白质,高热量,易消化;禁止饮酒,忌辛辣、粗糙、坚硬、肥厚、刺激性食物,以及浓茶、咖啡等。

(4)指导患者了解常用的对肝脏有毒的药物,用药应遵医嘱,不能随意服用或更改剂量,以免加重肝脏损害,避免使用镇静安眠药。

(5)指导患者保持平和心情,防止郁怒伤肝。

第七节　原发性肝癌

原发性肝癌是我国常见的恶性肿瘤之一,分别占男、女性恶性肿瘤的第 3 位、第 4 位,高发于东南沿海地区,可发生于任何年龄组,以 40～49 岁男性多见。

一、常见病因

原发性肝癌的病因和发病机制迄今未明。流行病学调查和临床观察提示,可能与病毒性肝炎、肝硬化、黄曲霉毒素、亚硝胺类致癌物、水土因素等密切相关。至于寄生虫、营养、饮酒、遗传等与肝癌的关系尚未达成共识。

二、临床表现

早期缺乏特异性表现,多数患者在普查或体检时发现。晚期可有局部和全身症状。

1.临床症状

肝区疼痛、食欲缺乏、腹胀、恶心、呕吐或腹泻、持续性低热或不规则发热。早期患者消瘦,乏力不明显;晚期体重呈进行性下降,可伴有贫血、黄疸、腹水、出血、水肿等恶病质的表现。癌旁综合征的表现,如低血糖、红细胞增多症、高胆固醇血症及高钙血症。

2.体征

肝增大为中、晚期肝癌的主要临床体征。肝呈进行性肿大、质地较硬、表面高低不平,有明显结节或肿块。癌位于肝右叶顶部者,干浊音界上移,有时膈肌固定或活动受限,甚至出现胸腔积液。

三、辅助检查

1.定性检查

AFP、血清酶学。

2.定位检查

B 超检查、放射性核素肝扫描、X 线检查、CT 和 MRI 检查、经腹腔动脉或肝动脉造影、肝穿刺活组织检查、腹腔镜探查。

四、治疗原则

早期诊断、早期治疗以手术治疗为主,辅以其他综合治疗。

1.手术治疗

手术治疗是目前治疗肝癌最有效的方法。小肝癌的手术切除率为 80 %以上,手术死亡率低于 2 %,术后 5 年生存率为 60 %～70 %。

(1)肝切除术:主要术式有肝叶切除、半肝切除、肝三叶切除或局部肝切除等。应视患者全身情况,肝硬化程度,肿瘤大小、部位及肝代偿功能而定。适应证:全身状况良好,心、肺、肾等重要脏器功能无严重障碍,肝功能代偿良好,转氨酶和凝血酶原时间基本正常;肿瘤局限于肝的一叶或半肝以内而无严重肝硬化;第1、第2肝门及下腔静脉未受侵犯。禁忌证:有明显黄疸、腹水、下肢水肿、远处转移及全身衰竭等晚期症状者。

(2)不能切除肝癌的外科治疗:可视病情单独或联合应用肝动脉结扎或肝动脉栓塞、液氮冷冻、激光气化、微波热凝等方法,有一定疗效。肝动脉结扎或肝动脉栓塞术可使肿瘤缩小,部分患者可因此获得二期手术切除的机会。

(3)根治性手术后复发肝癌的手术治疗:在病灶局限、患者尚能耐受手术的情况下,可再次施行手术治疗。

(4)肝移植:原发性肝癌是肝移植的指征之一,但因远期疗效不理想一般不考虑。

2.其他治疗

如肝动脉化疗栓塞术、超声介入治疗、放射治疗、导向治疗、免疫治疗、中草药治疗等。

五、护理

1.护理评估

(1)术前评估。

①健康史及相关因素。是否居住于肝癌高发区,饮食和生活习惯,是否进食含黄曲霉毒素的食品,有无亚硝酸类致癌物的接触史,等等。家族中有无肝癌或其他肿瘤患者,既往有无肝炎、肝硬化、其他部位肿瘤病史或手术治疗史,有无其他系统伴随疾病。

②身体状况。a.局部:有无肝大、肝区压痛、上腹部肿块等。b.全身:有无消瘦、乏力、食欲缺乏及恶病质等;有无癌结节破裂出血、肝性脑病、上消化道出血及因长期卧床、抵抗力降低而并发的各种感染,如肺炎、败血症和压疮等。c.辅助检查:包括定性、定位诊断性检查及有关脏器功能的检查。

③一般情况:患者的年龄、性别、职业、婚姻状况、营养状况等,尤其注意与现患疾病相关的病史和药物应用情况及过敏史、手术史、家族史、遗传病史和女性患者生育史等。

④心理和社会支持状况:患者对拟采取的手术方式,疾病预后及手术前、后康复知识的了解和掌握程度,对手术过程、手术可能导致的并发症及疾病预后所产生的恐惧、焦虑、恐惧程度和心理承受能力;家属对本病及其治疗方法、预后的了解程度及心理承受能力;家庭对患者手术、化疗、放疗等经济承受能力。

(2)术后评估。

①康复情况:术后生命体征恢复状况,安置的腹腔引流管是否通畅,引流液的色、质、量,切口愈合情况,等等。

②肝功能状况:术后肝功能的恢复程度及有无肝功能衰竭等。

③心理和认知状况:患者及家属对肝癌手术前、手术后健康教育内容的掌握和出院前的心理状态。

④预后判断:根据患者的临床症状、特殊检查、实际手术情况的术后病理学检查结果,评估肝癌的预后。

2.护理要点及措施

(1)术前护理。

①全面评估患者:包括健康史及其相关因素、身体状况、生命体征,以及神志、精神状态、行动能力等。

②注意观察病情的突然变化:在术前护理过程中,肝疾病可能发生多种危重并发症,如原发性肝癌破裂出血时,突然发生急性腹膜炎表现及内出血表现,部分患者可发生上消化道大出血、肝性脑病等。少数患者亦可因胆道出血而表现出上消化道出血症状。

③饮食营养护理:对肝癌患者,应评估患者营养状况,鼓励其多摄入营养丰富、易消化的食物,改善患者的营养状况,以提高其对手术的耐受性。

④相关检查:协助患者做好术前相关检查工作,如影像学检查、心电图检查、胸部X线、血液检查、尿粪检查等。

⑤改善肝功能及全身营养状况:术前应注意休息并积极纠正营养不良、贫血、低蛋白血症及凝血功能障碍,采取有效保肝措施。

⑥防治感染:肝手术前2日使用抗生素,以预防手术前、手术后感染发生。对其他肝疾病合并感染时,要及时给予大量有效抗生素,合理安排给药时间,正确选择给药方法及途径,注意药物的不良反应,避免使用对肝有害的药物。

⑦做好术前准备:a.教会患者床上翻身、咳嗽的方法。b.告知患者戒烟戒酒,术前洗头淋浴、修剪指甲,预防感染。c.告知手术性质、切口部位、麻醉方法及麻醉前用药等。d.采取血标本,根据医嘱备血;药物试验阳性告知医师;术前称体重,并记录在体温单上。e.有效进行清洁肠道,术前1日中午遵医嘱给予口服泻药,按说明饮水,必要时给予清洁灌肠,抑制其肠道内细菌,清除肠道内粪便,以减轻术后腹胀及血氨来源,防止肝性脑病等并发症发生。f.剃净手术区域皮肤毛发,注意勿剃破皮肤,备皮后用温水洗头、洗澡、更衣;腹腔镜手术患者注意清洁脐部污物,减少感染。g.准备好术后需要的各种物品,如一次性尿垫、痰杯等,术前1日晚22:00以后禁食、禁水,术晨取下义齿,贵重物品交由家属保管。h.嘱患者保持情绪稳定,避免过度紧张焦虑;术晨置胃管、遵医嘱术前用药、排空小便、测体温,如发热或女性患者月经来潮应报告医师。

⑧做好术前心理护理:肝癌的诊断,无论对患者还是家庭都是重大打击。护士通过与患者的交流和沟通,熟悉患者的病史,了解病人的情绪和心理的变化,鼓励其表达自己的想法和担忧。在患者悲痛时,尊重患者并表达同情和理解,帮助其正视现实,消除恐惧心理,增强应对能力,树立战胜疾病的信心,积极参与和配合治疗;劝导患者不要轻信秘方、土方,以免延误治疗。对晚期患者给予情感上的支持,鼓励家属与患者共同面对疾病,互相扶持,使患者尽可能平静舒适地度过生命的最后历程。

(2)术后护理。

①严密观察患者生命体征的变化,包括体温、血压、脉搏、呼吸。观察并记录生命体征每4小时1次。保持患者呼吸道通畅,令其取平卧位,头偏向一侧,以防呕吐引起窒息,保持口腔清洁,舌后坠者可用舌钳拉出。

②体位与活动:为防止术后肝断面出血,一般不鼓励患者早期活动。术后24小时内卧床

休息，避免剧烈咳嗽。接受半肝以上切除者，间歇给氧 3～4 天，保证肝细胞供氧。

③术后出血是肝脏手术后最严重的并发症，应密切观察切口敷料有无渗血，观察患者有无头晕、脉搏加快、面色苍白、血压下降等失血症状，给予止血药，保持静脉通路，如出血严重须再次手术止血。

④鼓励患者深呼吸及咳嗽，帮助患者咳出气管内的分泌物，防止发生肺不张及肺部感染。

⑤心理护理：根据患者的社会背景、个性及不同手术类型，对每个患者提供个体化心理支持，并给予心理疏导和安慰，以增强其战胜疾病的信心。

⑥饮食与输液：术后禁食，同时输液支持，保持水、电解质及酸碱平衡。胃肠功能恢复后给予流食，以后酌情改半流食、普通饮食。以富含蛋白质、热量、维生素和膳食纤维为原则，鼓励家属按患者饮食习惯，提供其喜爱的色、香、味俱全的食物，以刺激食欲。创造舒适的进餐环境，避免呕吐物及大小便的不良刺激。

⑦引流管护理：肝叶和肝局部切除术后需放置双腔引流管。引流管应妥善固定，避免受压、扭曲和折叠，保持引流通畅；严格遵守无菌原则，每天更换引流瓶，并准确记录引流液的量、性质、颜色。若血性引流液呈持续性增加，应警惕腹腔内出血，及时通知医师，必要时完善术前准备，行手术探查止血。常规放置胃管及尿管，妥善固定，保持通畅，每日记录并观察，3 天更换引流袋。有 T 管引流者，肝叶切除术后肝周的引流管一般放置 3～5 天，渗液明显减少时应及时去除引流管。肝脓肿的引流，应待一般情况改善，体温及血常规正常，引流脓液稀薄且每日少于 10 mL，或经引流管造影见脓腔容积小于 10 mL 时，拔除引流管。血性及脓性引流袋每日更换。

⑧疼痛护理：肝叶和肝局部切除术后疼痛剧烈者，应积极有效地镇痛。术后 48 小时，若病情允许，可取半卧位，以降低切口张力。

⑨基础护理：a.患者术后清醒后，可改为半卧位，以利于切口引流及减轻腹压，减轻疼痛。b.患者卧床期间，应协助其保持床单位整洁和卧位舒适，定时翻身，按摩骨突处，防止发生压疮。c.满足患者生活上的合理需求，给予晨晚间护理。d.雾化吸入，每日 3 次；会阴冲洗，每日 1 次。e.术后活动：一般术后 24～48 小时即可离床活动。

⑩体液平衡的护理：对肝功能不良伴腹水者，积极保肝治疗，严格控制水和钠盐的摄入量，准确记录 24 小时出入量，每天观察、记录体重及腹围变化等。

⑪继续给予保肝药物治疗：方法同术前护理，术后 2 周内适量输入血浆、人血白蛋白、支链氨基酸或少量多次输入新鲜血液，可促进肝功能恢复。由于患者肝功能不全，手术后可能因组织缺血、缺氧及手术麻醉刺激致肝性脑病。术后给氧，静脉给予水、电解质，必要时可给予谷氨酸钠，以防肝性脑病，如患者表现出嗜睡、烦躁不安、少尿或无尿等情况，应及时报告医师。

⑫继续使用抗生素：防治肝创面、腹腔及胸部等各种术后感染。

⑬肝动脉插管化疗患者的护理：a.向病人解释肝动脉插管化疗的目的及注意事项。b.做好导管护理，妥善固定和维护导管。严格遵守无菌原则，每次换药前消毒导管，注药后用无菌纱布包扎，防止细菌沿导管发生逆行感染。为防止导管堵塞，注药后用肝素稀释液 2～3 mL 冲洗导管。c.治疗期间患者可出现剧烈腹痛、恶心、呕吐、食欲缺乏及不同程度的血白细胞数减少，若症状严重，减少药量；白细胞计数小于 4×10^9/L，暂停化疗；若系胃、胆、胰、脾动脉栓塞而

出现上消化道出血及胆囊坏死等并发症，需密切观察患者生命体征和腹部体征，及时通知医师进行处理。

3.健康教育

(1)讲解饮食知识：嘱患者多食营养丰富、均衡和富含维生素的食物，以清淡、易消化为宜。伴有腹水、水肿者，应严格控制出入水量，限制食盐摄入量，戒烟酒。

(2)告知定期复查时间：术后化疗、放疗期间门诊随访，检查肝功能、血常规等，注意预防感染。术后初期每 3 个月复查 1 次，以后每 6 个月复查 1 次，至少连续复查 5 年。若有腹部不适、水肿、肝区肿胀、锁骨上淋巴结肿大、体重减轻、出血倾向、黄疸或疲倦等症状时，应随时复查。

(3)告知休息与运动：告知患者要保持良好的心理状态，在病情和体力允许的情况下适量活动，但切忌过量、过度活动。

(4)讲解预防肝性脑病：肝功能失代偿者，可适量应用缓泻药，保持排便通畅，以免因肠腔内氮吸收所致的血氨升高。

第八节　肝性脑病

肝性脑病(hepatic encephalopathy，HE)，又称肝昏迷，是严重肝病引起的、以代谢紊乱为基础的中枢神经系统功能失调的综合征，以意识障碍、行为失常和昏迷为主要临床表现。

一、病因与发病机制

(一)病因

肝性脑病主要见于各型肝硬化(肝炎后肝硬化最多见)，也可由门体分流手术引起。肝性脑病尤其是门体分流性脑病常有明显的诱因，常见的有上消化道出血、大量排钾利尿、放腹水、高蛋白饮食、感染、药物、便秘及其他(腹泻、外科手术、尿毒症、分娩等)。

(二)发病机制

肝性脑病的发病机制迄今未完全明了。一般认为产生肝性脑病的病理生理基础是肝细胞功能衰竭和门腔静脉之间由手术造成的或自然形成的侧支分流。来自肠道的许多毒性代谢产物，未被肝解毒和清除，经侧支进入体循环，透过血脑屏障而至脑部，引起大脑功能紊乱。肝性脑病时体内代谢紊乱是多方面的，脑病的发生可能是多种因素综合作用的结果，但含氮物质包括蛋白质、氨基酸、氨硫醇的代谢障碍和抑制性神经递质的积聚可能起主要作用。糖和水、电解质代谢紊乱及缺氧可干扰大脑的能量代谢，从而加重脑病；脂肪代谢异常，特别是短链脂肪酸的增多也起重要作用；慢性肝病患者大脑敏感性增加也是重要因素。

二、临床表现

一般根据意识障碍程度、神经系统表现和脑电图改变，将肝性脑病分为 4 期。

1.一期(前驱期)

轻度性格改变和行为失常，如欣快激动或淡漠少言，衣冠不整或随地便溺。病人应答尚准确，但有时吐词不清且较缓慢。可有扑翼(击)样震颤，也称肝震颤，即嘱患者两臂平伸，肘关节固定，手掌向背侧伸展，手指分开时，可见到手向外侧偏斜，掌指关节、腕关节，甚至肘与肩关节急促而不规则地扑击样抖动。脑电图多数正常。此期历时数日或数周，有时症状不明显，易被忽视。

2.二期（昏迷前期）

二期以意识错乱、睡眠障碍、行为失常为主。比一期症状加重，定向力和理解力均减退，对时、地、人的概念混乱，不能完成简单计算和智力构图（如搭积木）。可有言语不清、举止反常，多有睡眠时间倒错，昼睡夜醒，甚至有幻觉、恐惧、狂躁。此期患者有明显神经系统体征，如腱反射亢进、肌张力增高、巴宾斯基征阳性。有扑翼样震颤，脑电图有特征性异常。患者可出现不随意运动及运动失调。

3.三期（昏睡期）

三期以昏睡和精神错乱为主。各种神经体征持续存在或加重，患者大部分时间呈昏睡状态，但可唤醒，醒时可应答问话，但常有神志不清和幻觉。扑翼样震颤仍可引出，脑电图有异常表现，锥体束征常呈阳性。

4.四期（昏迷期）

神志完全丧失，不能唤醒。浅昏迷时，对疼痛刺激有反应，腱反射和肌张力仍亢进；由于患者不能合作，扑翼样震颤无法引出。深昏迷时，各种反射消失，肌张力降低，瞳孔散大，脑电图明显异常。

以上各期的分界不是很清楚，前后期临床可有重叠。肝功能损害严重的肝性脑病常有明显黄疸、出血倾向和肝臭，易并发各种感染、肝肾综合征和脑水肿等情况，使临床表现更加复杂。

三、实验室检查

（一）血氨

慢性肝性脑病尤其是门体分流性脑病患者多有血氨增高。急性肝衰竭所致脑病的血氨多正常。

（二）脑电图检查

肝性脑病前驱期脑电图正常，昏迷前期到昏迷期，脑电图明显异常。典型的改变为节律变慢，出现每秒4～7次的θ波和每秒1～3次的δ波。

（三）诱发电位

诱发电位是体外可记录的电位，由各种外部刺激经感觉器传入大脑神经元网络后产生的同步放电反应，可用于亚临床或临床肝性脑病的诊断。

（四）简单智力测验

目前认为心理智能测验对于诊断早期肝性脑病包括亚临床脑病最有用。内容包括数数字、数字连接、简单计算、书写、构词、画图、搭积木、用火柴杆搭五角星等，其中以数字连接试验最常用，其结果容易计量，便于随访。

四、治疗要点

（一）消除诱因

尽量避免使用麻醉、止痛、安眠、镇静等类药物，可减量使用（常量的1/2或1/3）地西泮、东莨菪碱，并减少给药次数，或用异丙嗪、氯苯那敏等抗组胺药代替。必须及时控制感染和上消化道出血，避免快速和大量的排钾利尿和放腹水。注意纠正水、电解质和酸碱平衡失调。

(二)减少肠内毒物的生成和吸收

1.饮食

限制蛋白质摄入量。

2.灌肠或导泻

保持大便通畅，清除肠内积食、积血或其他含氮物质以减少氨的生成和吸收。可用生理盐水或弱酸溶液(生理盐水 500 mL 加食醋 50 g)灌肠，或用 50 %山梨醇 10～20 mL 或 25 %硫酸镁 40～60 mL 导泻。

3.抑制肠菌生长

口服新霉素每日 4 g，或先用氨苄西林、卡那霉素等，可抑制大肠埃希菌生长而减少氨的产生，同时用甲硝唑 0.2 g，每日 4 次，可能收到更好效果。

4.乳果糖

乳果糖是一种合成的双糖，口服后不被吸收，在结肠内细菌分解为乳酸和醋酸，使肠内呈酸性而减少氨的形成和吸收。在有肾功能损害或听觉障碍、忌用新霉素时，或需长期治疗者，乳果糖为首选药物。副作用有饱胀、腹痛、恶心、呕吐等。

(三)促进有毒物质的代谢与清除，纠正氨基酸代谢的紊乱

1.降氨药物

(1)谷氨酸钾或谷氨酸钠：其机制是与游离氨结合形成谷氨酰胺，从而降低血氨。每次用 4 支加入葡萄糖液中静脉滴注，每天 1～2 次。该药偏碱性，碱中毒时要慎用。根据电解质情况选钠盐或钾盐。本药静脉滴注过快可引起呕吐、流涎及面部潮红。

(2)精氨酸：可与氨合成尿素和鸟氨酸，从而降血氨。该药酸性，适用于碱中毒时，常用剂量为 10～20 g 加入葡萄糖液中静滴，每天 1 次。

2.纠正氨基酸代谢的紊乱

静脉输注支链氨基酸混合液，每次用量 500～1 000 mL，提高支链氨基酸芳香族氨基酸比值，使之恢复到 3 左右。

3.纠正假性神经递质

左旋多巴，本品能通过血脑屏障变为多巴胺(DA)，进而形成去甲肾上腺素，恢复中枢神经系统的正常兴奋性递质，以恢复神志。一般每日 2～4 g，分次口服或鼻饲，或以 200～500 mg 加入葡萄糖液中静滴，疗效不肯定。

4.苯二氮受体拮抗药

氟马西尼是第一个特异性苯二氮(BZ)类药物的拮抗药，通过与中枢 BZ 受体结合，逆转其中枢药理作用。一般认为氟马西尼治疗肝性脑病具有作用快、时间短、治疗指数高的特点，无明显不良反应，只是部分患者在静脉注射后可引起轻微和短暂的恶心、呕吐，无明显的心肺后遗症。

(四)人工肝和肝移植

用活性炭、树脂等进行血液灌注或用聚丙烯腈进行透析，清除血氨和其他毒物，对急、慢性肝性脑病有一定疗效。原位肝移植为各种终末期肝病患者提供了新的治疗途径。

(五)其他对症治疗

1.纠正水、电解质和酸碱平衡失调

每日入液总量以不超过 2 500 mL 为宜。肝硬化腹水患者的入液量一般控制在尿量加 1 000 mL内。

2.保护脑细胞功能

用冰帽降低颅内温度,以减少能量消耗,保护脑细胞功能。

3.保持呼吸道通畅

深昏迷者,应做气管切开排痰给氧。

4.防治脑水肿

积极利尿,20 %甘露醇 250 mL 静脉快滴或推注为目前较多采用的脱水治疗措施。50 %葡萄糖静脉推注或口服 50 %甘油可作为辅助脱水方法。

5.防止出血与休克

有出血倾向者,可静脉滴注维生素 K_1 或输鲜血,以纠正休克、缺氧和肾前性尿毒症。

五、护理措施

(一)基础护理

1.饮食护理

(1)热量:昏迷不能进食者可经鼻胃管供食,鼻饲液最好用 25 %的蔗糖或葡萄糖溶液。胃不能排空时应停鼻饲,改用深静脉插管滴注 25 %葡萄糖溶液维持营养。

(2)蛋白质:

①开始数日内禁食蛋白质,避免氨基酸在肠道内分解产氨。

②神志清楚后可逐渐增加蛋白质饮食,每天 20 g,以后每隔 3～5 天增加 10 g/d,短期内不超过 60 g/d。

③以植物蛋白质为主,因植物蛋白质含蛋氨酸、芳香族氨基酸少,含支链氨基酸较多,且能增加粪氮排泄。此外,植物蛋白含非吸收性纤维,被肠菌酵解产酸有利于氨的排出,且有利通便,适合于肝性脑病。

(3)脂肪可延缓胃的排空宜少用。

(4)维生素:饮食中应有丰富维生素,尤其是维生素 C、维生素 B、维生素 E、维生素 K 等。

2.加强心理护理和家属支持

重视患者及家属心理状态的改变,及时、耐心地向家属解释疾病的诱因及其转归,以取得家属的配合,促进患者的康复。对患者的不文明、不正常行为,采取体谅、宽容的态度,切忌嘲笑和患者,态度和蔼镇定、动作轻快从容,以同情理解的态度和家属进行沟通,得到家属的积极配合,共同参与护理。

(二)疾病护理

1.病情观察

严密观察和记录患者的意识、性格、智能等方面的细微变化,如睡眠规律的改变、言语和性格、自我照顾能力、扑翼样震颤等,以便及时发现、及时处理以控制病情的发展。记录24 小时出入液量,每日总入量以不超过 2 500 mL 为宜。遵医嘱定期按需测定血电解质、血氨、尿素氮等，维持水、电解质及酸碱平衡。

2.对症护理

昏迷患者按昏迷常规进行护理，取仰卧位，头偏向一侧，保持呼吸道通畅，防止舌后坠阻塞呼吸道，必要时吸氧。用床档保护患者，防止坠床。做好口腔、皮肤、呼吸道、泌尿道等的护理，以免发生压疮、吸入性肺炎和其他感染而加重肝性脑病。给患者做肢体的被动运动，防止静脉血栓形成和肌肉萎缩。必要时用冰帽降低颅内温度，以减少脑细胞消耗，保护脑细胞功能。

3.用药护理

注意观察药物的疗效与副作用。尿少时少用谷氨酸钾，明显腹水和水肿时慎用谷氨酸钠。精氨酸静滴速度不宜过快，以免产生流涎、面色潮红和呕吐等不良反应。长期服新霉素的患者中少数出现听力或肾功能减退，故服用新霉素不宜超过 1 个月。乳果糖应用中应注意有无饱胀、腹绞痛、恶心、呕吐等副作用。

(三)健康指导

1.疾病知识指导

帮助患者及家属了解病因及诱发因素，并加以避免。一旦有诱发因素存在，及时就诊。

2.饮食及生活指导

嘱患者养成良好的生活习惯，保持大便通畅。平时注意保暖，防止感冒。使患者了解减少饮食中蛋白质的重要性，从而能自觉遵守。

3.用药指导

教育患者严格遵医嘱服药，以利尽早康复。

4.照顾者指导

指导家属学会观察患者的思维过程、性格行为、睡眠等方面的改变，确保及时发现及早治疗。

第九节　急性胰腺炎

急性胰腺炎(acute pancreatitis, AP)是胰腺腺泡受损后，胰酶在胰腺内被激活并溢出胰管，使胰腺甚至其邻近组织被消化，造成胰腺的水肿、坏死和出血。临床上主要表现为上腹剧痛，常伴有恶心、呕吐甚至休克等，是临床上常见的急腹症之一。

一、病因与发病机制

在正常情况下，胰腺具有避免自身消化的生理性防御屏障，它合成的胰酶绝大部分是无活性的酶原，酶原颗粒与细胞质是隔离的，胰腺腺泡的胰管内含有胰蛋白酶抑制物质，灭活少量的有生物活性或提前激活的酶。当酶原进入十二指肠后才能被激活以消化食物。如果酶原在胰腺内被激活，则胰腺被自身所消化，并引起急性胰腺炎。造成酶原被激活的因素如下。

1.胆石症与胆道疾病

胆石症、胆道感染或胆道蛔虫等均可引起急性胰腺炎，其中胆石症在我国最为常见。急性胰腺炎与胆石关系密切，由于在解剖上 70 %～80 %的胰管与胆总管汇合成共同通道开口于十二指肠壶腹部，一旦结石嵌顿在壶腹部，将会导致胰腺炎与上行胆管炎，即“共同通道学说”。目前除“共同通道”外，尚有其他机制，可归纳为：①梗阻。由于上述各种原因导致壶腹部狭窄或(和)Oddi 括约肌痉挛，胆道内压力超过胰管内压力(正常胰管内压高于胆管内压)，造成胆汁逆流入胰管，引起急性胰腺炎。②Oddi 括约肌功能不全。胆石等移行中损伤胆总管、壶腹部或胆道炎症引起暂时性 Oddi 括约肌松弛，使富含肠激酶的十二指肠液反流入胰管，损伤胰管。③胆道炎症时细菌毒素、游离胆酸、非结合胆红素、溶血磷脂酰胆碱等，能通过胆胰间淋巴管交通支扩散到胰腺，激活胰酶，引起急性胰腺炎。

2.大量饮酒和暴饮暴食

酗酒、暴饮暴食可使胰腺分泌剧烈增加，并刺激 Oddi 括约肌痉挛和十二指肠乳头水肿，形成功能性胰管梗阻，使胰管内的压力骤增，引起胰腺泡及胰小管破裂，释出活性胰酶，产生自身消化作用而致病。长期酒癖者常有胰液内蛋白含量增高，易沉淀而形成蛋白栓，致胰液排出不畅。

3.胰管阻塞

胰管结石或蛔虫、胰管狭窄、肿瘤等均可引起胰管阻塞，当胰液分泌旺盛时胰管内压增高，使胰管小分支和胰腺泡破裂，胰液与消化酶渗入间质，引起急性胰腺炎。

4.其他

创伤和手术，特别是胰胆或胃手术、腹部钝挫伤；某些感染(如腮腺炎及伤寒等)、某些药物(如噻嗪类利尿药、肾上腺糖皮质激素等)、高血钙及高脂血症等，也是诱发急性胰腺炎的因素。动脉硬化、结节性动脉周围炎等致胰腺缺血可使胰腺抵抗力减弱，在其他因素损害下引发胰腺炎。此外，精神、免疫因素亦可诱发本病。5 %～25 %的急性胰腺炎病因不明，称为特发性胰腺炎。

上述各种病因导致胰腺腺泡内酶原激活，可发生胰腺自身消化的连锁反应。各种消化酶原激活后，其中起主要作用的活化酶有磷脂酶 A_2、激肽释放酶或胰舒血管素、弹性蛋白酶和脂肪酶。磷脂酶 A_2 在少量胆酸参与下分解细胞膜的磷脂，产生溶血磷脂酰胆碱和溶血脑磷脂，其细胞毒作用引起胰实质凝固性坏死、脂肪组织坏死及溶血。激肽释放酶可使激肽酶原变为缓激肽和胰激肽，使血管舒张和通透性增加，引起水肿和休克。弹性蛋白酶可溶解血管弹性纤维，引起出血和血栓形成。脂肪酶参与胰腺及周围脂肪坏死和液化作用。上述消化酶共同作用，造成胰腺实质及邻近组织的病变，细胞的损伤和坏死又促使消化酶释出，形成恶性循环。胰腺组织损伤过程中产生大量炎性介质和细胞因子，如氧自由基、血小板活化因子、前列腺素、白细胞三烯等可通过血液循环和淋巴管输送到全身，引起多脏器损害，成为急性胰腺炎的多种并发症和致死原因。

二、分型

急性胰腺炎的基本病理变化是水肿、出血和坏死，一般分为间质性(水肿型)和出血性(出血坏死型)。

1.急性间质性胰腺炎

急性间质性胰腺炎表现为间质的水肿、充血和炎细胞浸润，胰腺本身及其周围可有少量脂肪坏死。本型占急性胰腺炎的 90 %以上。病情较轻，临床恢复顺利。

2.急性出血性胰腺炎

急性出血性胰腺炎表现为腺泡及脂肪组织坏死，血管坏死，破裂出血，腹腔内可有血性渗出液。急性出血性胰腺炎少见，但病情重、预后差。

三、临床表现

急性胰腺炎可见于任何年龄，以青壮年为多，女性较男性发病率高。因病理变化的性质与程度不同，临床表现亦轻重不一。水肿型胰腺炎症状相对较轻，呈自限性经过；出血坏死型胰腺炎起病急骤，症状严重，变化迅速，常伴休克及多种并发症。

(一)症状

1.腹痛

腹痛为本病的主要表现和首发症状，见于 90 %以上患者，极少数年老体弱患者可无腹痛或者极轻微。急性腹痛，常在胆石症发作后不久，大量饮酒或暴饮暴食后发病。

部位：腹痛常位于中上腹。以胰头部炎症为主者，常在中上腹偏右；以胰体、胰尾炎症为主者，常在中上腹及左上腹部，并向腰背放射。

程度与性质：轻重不一。轻者上腹钝痛，能耐受；重者绞痛、钻痛或刀割痛，常呈持续性伴阵发性加剧。

持续时间：水肿型患者腹痛 3～5 天即缓解。出血坏死型病情重，腹痛持续时间较长。由渗出液扩散引起弥漫性腹膜炎，可全腹痛。

缓解方式：疼痛在弯腰屈膝位或上身前倾位时可减轻。不能为一般胃肠解痉药所缓解，进食可加剧。

腹痛的主要机制：①胰腺的急性水肿，炎症刺激和牵拉其包膜上的神经末梢；②胰腺的炎性渗出液和胰液外溢刺激腹膜和腹膜后组织；③胰腺炎症累及肠道，导致肠胀气和肠麻痹；④胰管阻塞或伴胆囊炎、胆石症引起疼痛。

2.恶心、呕吐及腹胀

起病即伴恶心、呕吐，常在进食后发生。呕吐物常为胃内容物，重者可吐出胆汁或咖啡渣样液体，呕吐后腹痛并不减轻。多同时有腹胀，出血坏死型者常腹胀显著，或有麻痹性肠梗阻。

3.发热

水肿型者可有中度发热(低于 38.5 ℃)，少数为高热，一般持续 3～5 天。出血坏死型者发热较高，且持续不退，特别是在胰腺炎或腹腔有继发感染时，常呈弛张高热。发热由胰腺炎症或坏死产物进入血液循环，作用于中枢神经系统体温调节中枢所致。

4.低血压及休克

出血坏死型常发生低血压及休克。在病初数小时内出现，提示胰腺有大片坏死，也可逐渐出现，或在有并发症时出现。休克的发生机理为：①血容量不足，因血液和血浆大量渗出，呕吐丢失体液和电解质引起；②胰舒血管素原被激活，血中缓激肽生成增多，可引起血管扩张、血管通透性增加，血压下降；③坏死的胰腺释放心肌抑制因子(MDF)使心肌收缩不良；④并发感染或胃肠道出血。

5.水、电解质及酸碱平衡紊乱

患者多有轻重不等的脱水，呕吐频繁者可有代谢性碱中毒。出血坏死型者尚有明显脱水与代谢性酸中毒，并常伴有血钾、血镁降低。因低钙血症引起手足搐搦者，为重症与预后不佳的征兆。部分伴血糖增高，偶可发生糖尿病酮症酸中毒或高渗性昏迷。

(二)体征

1.全身状况

水肿型者一般情况尚可，出血坏死型者因高热、剧烈腹痛、频繁恶心和呕吐等表现为窘迫焦虑、表情痛苦、辗转不安、脉率过速、血压降低、呼吸加快。

2.水肿型者腹部体征

水肿型者腹部体征往往较轻，上腹有中度压痛，与主诉腹痛程度不相称。可有腹胀和肠鸣音减少，无腹肌紧张与反跳痛。

3.出血坏死型者体征

(1)压痛、腹膜刺激征：患者上腹或全腹压痛明显，并有腹肌紧张、反跳痛、肠鸣音减弱或消失，可出现移动性浊音，并发脓肿时可扪及有明显压痛的腹块。伴麻痹性肠梗阻且有明显腹胀。

(2)皮下瘀斑：少数患者因胰酶及坏死组织液穿过筋膜与肌层渗入腹壁下，可见两侧腹部皮肤呈灰紫色斑(Grey-Turner 征，即双侧或者单侧腰部皮肤出现蓝-绿-棕色大片不规则瘀斑)或脐周皮肤青紫(Cullen 征，即脐周围或下腹壁皮肤发蓝，为腹腔内大出血的征象)。

(3)黄疸：可于发病后 1～2 天出现，常为短暂性阻塞性黄疸，多在几天内消退。黄疸的发生主要是由肿大的胰头部压迫胆总管所致。如黄疸持续不退并加深，则多由胆总管结石引起。起病后第 2 周出现黄疸，应考虑并发胰腺脓肿或假囊肿压迫胆总管或由肝细胞损害所致。

(4)胸腹水：胰液渗入腹腔及肠系膜，或经腹膜后途径进入胸导管时，则产生腹膜炎与胸膜炎(左侧多见)，胸腹水多呈血性和紫褐色，其中淀粉酶异常增高。

(5)手足搐搦：脂肪组织坏死分解出的脂肪酸与钙结合成脂肪酸钙，导致血钙大量被消耗所致，也与胰腺炎时刺激甲状腺分泌降钙素有关。

(三)并发症

并发症通常见于出血坏死型胰腺炎。

1.局部并发症

(1)胰腺脓肿：发生于急性胰腺炎胰腺周围的包裹性积脓。见于重症 AP 的后期，多在发病 2 周后出现。

(2)胰腺假性脓肿：为急性胰腺炎后形成的有纤维组织或肉芽囊壁包裹的胰液积聚。常在重症 AP 发病后 3～4 周出现。

2.全身并发症

(1)感染：重症 AP 因抵抗力下降，极易发生感染，感染可引起败血症。早期以革兰阴性杆菌为主，后期常为混合菌，严重病例因大量使用广谱抗生素可合并真菌感染。

(2)多器官功能衰竭：出血坏死型胰腺炎使多器官受累，常见的是急性肺功能衰竭，可有呼吸困难和发绀。还可发生肾功能衰竭、肝功能衰竭、心功能衰竭、胰性脑病、消化道出血、弥漫性血管内凝血等。

(3)慢性胰腺炎和糖尿病：恢复期患者因胰腺腺泡大量破坏及胰腺内外分泌功能不全，可导致慢性胰腺炎，表现为腹痛、消瘦、营养不良、腹泻或脂肪痢等。糖尿病与胰岛β细胞破坏，胰岛素分泌减少有关，发生率约为4％。

四、辅助检查

1.实验室检查

(1)淀粉酶测定：大多数急性胰腺炎患者血清淀粉酶在起病6～8小时即开始升高，于24小时达高峰，48～72小时下降，5天后恢复正常。发病初期检查，一般超过正常值的3倍可确诊。但应注意，病情的严重性与淀粉酶升高的程度并不一致。出血坏死型胰腺炎由于胰腺细胞广泛破坏，血清淀粉酶可能正常或低于正常。肾功能正常者尿淀粉酶在起病12～14小时开始升高，1周后恢复正常。所以若就诊较晚，血清淀粉酶测定正常，测定尿淀粉酶仍有意义。尿淀粉酶大于1 000苏氏单位/L具有诊断意义。有胸腔积液或腹水的病例，取胸腔积液或腹水检查淀粉酶，有助于后期病例的诊断。

(2)血清脂肪酶测定：血清脂肪酶升高常在起病48小时后开始，持续时间较长，可达1～2周。因此，对后期病例血、尿淀粉酶已恢复正常者，脂肪酶测定有助于诊断。

(3)C反应蛋白(CPR)测定：CPR是组织损伤和炎症的非特异性标志物。在胰腺坏死时CPR可明显增高，有助于监测急性胰腺炎的严重性。

(4)其他检查：早期白细胞计数升高，计数可达$(10\sim20)\times10^9/L$，以中性粒细胞升高为主。血糖、血钙测定，可出现暂时性低钙血症(血钙<2.0 mmol/L)和暂时性血糖增高。血钙小于1.5 mmol/L或持久性空腹血糖大于10 mmol/L，是脏器严重损害的表现，提示预后不良。血清正铁血白蛋白试验对急性出血坏死型胰腺炎早期诊断有帮助。

2.影像学检查

腹部B超检查常作为常规初筛检查。CT对鉴别轻症和重症胰腺炎，以及附近器官是否累及具有重要价值。早期腹部平片，有利于排除其他急腹症，特别是消化性溃疡合并穿孔。可发现胆结石及麻痹性肠梗阻、慢性复发性胰腺炎胰腺钙化灶。

五、诊断要点

有胆道疾病、酗酒、暴饮暴食等病史，根据典型的临床表现和相关检查，排除其他急腹症，常可做出诊断。区别轻症与重症胰腺炎十分重要，因两者的临床预后截然不同。有以下表现应当按重症胰腺炎处置。①临床症状：烦躁不安、四肢厥冷、皮肤呈斑点状等休克症状。②体征：腹肌强直、腹膜刺激征，Grey-Turner征或Cullen征。③实验室检查：血钙显著下降2 mmol/L以下，血糖大于11.2 mmol/L(无糖尿病史)，血尿淀粉酶突然下降。④腹腔诊断性穿刺有高淀粉酶活性的腹水。

六、治疗要点

急性胰腺炎治疗原则重点在于控制炎症发展，减少并发症发生，全身支持及对症治疗。

(一)轻症胰腺炎

以内科治疗为主。

1.减少胰腺分泌

(1)禁食、胃肠减压：禁食直到患者腹痛消失后开始进少量流质饮食。如患者伴有明显腹痛、恶心、呕吐、腹胀时，进行胃肠减压。

(2)抑酸剂:可用 H_2 受体阻滞剂或质子泵抑制剂减少胃酸,以抑制胰腺分泌。兼有预防应激性溃疡的作用。

(3)生长抑素及其类似物:具有抑制胰液和胰酶分泌,抑制胰酶合成的作用,还可减轻 Oddi 括约肌痉挛。在 AP 早期应用,可迅速控制病情,使血尿淀粉酶快速下降并减少并发症,缩短病程。施他宁剂量为 250 μg/h;生长抑素的类似物奥曲肽为 25～50 μg/h,持续静脉滴注,疗程 3～7 天。

2.止痛

剧烈疼痛可导致休克,因此镇痛对 AP 患者很重要。可用阿托品或 654-2 肌注,每日 2～3 次,但有肠麻痹或严重腹胀者不宜使用。疼痛剧烈者可同时加用哌替啶 50～100 mg。不宜使用吗啡,以免引起 Oddi 括约肌痉挛,加重病情。0.1 %普鲁卡因静脉滴注也可使疼痛减轻。

3.抗感染治疗

由于我国 AP 发生常与胆道疾病有关,故临床上习惯应用抗感染治疗,如怀疑合并感染,则必须应用。轻症急性胰腺炎根据病情可酌情选用。重症急性胰腺炎常规给予抗生素控制感染,以喹诺酮类或亚胺培南为佳,可联合应用对厌氧菌有效的药物如甲硝唑。

4.维持水、电解质平衡

静脉补充液体及电解质(钾、钠、钙、镁等离子),维持有效血容量。

5.内镜下 Oddi 括约肌切开术(endoscopic sphincterotomy, EST)

此术适用于胆源性胰腺炎合并胆道梗阻或胆道感染者。

6.中医中药

中医中药有一定疗效,可减轻腹胀。主要有柴胡、黄连、黄芩、大黄、枳实、厚朴、木香、芒硝、白芍等随症加减,煎剂灌肠。

(二)重症急性胰腺炎

必须采取综合措施、抢救性治疗。除上述治疗,外还应采取一些措施。

1.监护

将患者转入 ICU,针对器官功能衰竭及代谢紊乱采取相应措施。

2.抗休克

重症患者常有休克,应维持有效血容量,除积极补液补充电解质外,可给予白蛋白、鲜血或血浆代用品,如右旋糖酐。若循环衰竭症状不见好转或有心力衰竭,则可加用升压药物或强心剂。同时应注意弥散性血管内凝血的发生,及早给予治疗。

3.降低胰酶活性

抑胰酶药物只能对胰酶起消耗作用,对胰腺炎病程、预后无影响,仅用于重症急性胰腺炎早期,疗效尚有待证实。

抑肽酶:抑制肠肽酶。用法为 10 万～25 万 U,静滴,每日 2 次,1～2 周。

加贝酯:可强力抑制胰蛋白酶、弹力纤维酶、激肽、凝血酶原及补体活力,对 Oddi 括约肌有松弛作用。用法为 100～300 mg,静脉滴注,每日 1 次,2～3 天病情好转后,可逐渐减量。有恶心、皮疹、暂时性血压下降等副作用。

尿抑制素:能抑制多种酶,疗效高,可用于各种类型胰腺炎。用法为乌司他丁 20 万～50

万 U,加入 5 %葡萄糖液 500 mL 中,静脉滴注 1～2 小时,每日 1～3 次。注意本药不能与其他抑肽酶同用。

4.营养支持

营养支持对重急性症胰腺炎患者尤为重要。早期一般采用全肠外营养(total parenteral nutrition, TPN),补充维生素、电解质、水及能量;如无肠梗阻,应尽早进行空肠插管,过渡到肠内营养(enteral nutrition, EN)。营养支持可增强肠道黏膜屏障,防止肠内细菌移位引起胰腺坏死合并感染。谷氨酰胺制剂有保护肠道黏膜屏障作用,可加用。

5.多器官受累的治疗

急性出血坏死型胰腺炎发生多器官受累,应针对病情特殊处理。如强心苷类抗心力衰竭,抗凝剂纠正血管内凝血。治疗成人型呼吸窘迫综合征(adult respiratory distress syndrom, ARDS)、急性肾功能衰竭等。

6.腹腔灌洗

此措施适用于出血坏死型胰腺炎伴腹腔内大量渗液者,或伴有急性肾功能衰竭者,灌洗可将腹腔内大量有毒性作用的酶、肽类连同渗液一起排出体外。

7.外科治疗

外科治疗适用于下列情况:①出血坏死型胰腺炎经内科治疗无效时;②胰腺炎并发脓肿、假性囊肿或肠麻痹坏死;③胰腺炎合并胆石症、胆囊炎者;④胰腺炎与其他急腹症如胃穿孔、肠梗阻等难以鉴别时。

七、主要护理诊断/问题

(1)疼痛:腹痛与急性胰腺炎所致的胰腺组织水肿有关。

(2)体温过高与胰腺的炎症过程有关。

(3)潜在并发症:休克、急性腹膜炎、急性肾功能衰竭、急性呼吸窘迫综合征。

(4)有体液不足的危险与禁食、呕吐、胰腺的急性出血有关。

(5)恐惧与剧烈腹痛有关。

(6)知识缺乏:缺乏预防疾病再复发的知识。

八、护理措施

1.休息与体位

嘱患者绝对卧床休息,可采取屈膝侧卧位,以减轻疼痛,因剧痛在床上辗转不安者,加用床栏,防止坠床。给患者提供安静的环境,促进休息,保证睡眠,以减轻胰腺负担和增加脏器血流量,增进组织修复和体力恢复,改善病情。

2.禁食及胃肠减压

目的是防止食物及胃液进入十二指肠,刺激胰腺分泌消化酶。向患者介绍本治疗的意义,以取得配合。为减轻不适及口腔干燥,应每天为患者做口腔护理。禁食期间禁饮水,口渴可含漱或用水湿润口唇。胃肠减压护理:①注意保持引流通畅,妥善固定,避免患者意外拔管;②观察和记录引流液的性质和量;③及时倾倒引流液和更换引流器。

3.用药护理

及时建立有效的静脉通路。遵医嘱给予解痉止痛、抑酸、减少胰液分泌、降低胰酶活性、抗感染、抗休克等治疗。及时补充因呕吐、禁食、发热所丢失的液体和电解质，维持有效血容量。禁食患者每天的液体入量常为 3 000 mL 以上，应保持输液通路的通畅，注意根据患者脱水程度、年龄及心肺功能调节输液速度，避免因大量输液引起急性肺水肿。使用加贝酯应注意可能发生的过敏反应。

4.病情观察

密切监测患者生命体征、神志与尿量变化，记录出入量，每日至少进行两次腹部检查，了解有无腹胀、腹肌紧张、压痛、反跳痛及程度和范围，检查有无黄疸、腹水、皮下瘀斑及手足抽搐，以利于判断病情进展。动态观察血尿淀粉酶、电解质、白细胞计数、C 反应蛋白及血糖水平等以综合评估病情。观察用药前后患者腹痛有无减轻。若腹痛持续存在并伴高热，腹部触及包块，则应考虑并发胰腺脓肿；如腹痛剧烈、腹肌紧张、压痛、反跳痛明显，提示腹膜炎。及时观察有无上消化道出血、ARDS、急性肾功能衰竭、感染等并发症。

5.心理护理

本病因发病急，疼痛剧烈，患者往往紧张、恐惧，可向患者介绍疾病的有关知识及减轻腹痛的方法，如深呼吸、按摩背部、指压止痛穴，以减轻疼痛，消除恐惧。

6.饮食护理

腹痛和呕吐基本消失，血尿淀粉酶正常后，可进食少量无脂碳水化合物类流食，如米汤、藕粉等，1 天后如无不适，则改为半流质，以后逐渐过渡到低脂低蛋白普食，适量选用少量优质蛋白质，每日供 25 g 左右，以利于胰腺的恢复。避免刺激性、产气和高蛋白、高脂饮食。

7.循环衰竭的护理

重症急性胰腺炎应特别注意神志、血压、尿量的变化。备好抢救用物及设备，如氧气装置、静脉切开包、简易呼吸器、气管插管/切开包等。当观察到患者神志改变、血压下降、尿量减少、皮肤黏膜苍白、冷汗等低血容量休克表现时，应立即通知医师并配合抢救。患者平卧，保暖，给予氧气吸入。尽快建立静脉通路，必要时静脉切开，按医嘱输注液体、血浆或全血，补充血容量。根据血压调整给药速度，必要时测定中心静脉压，以决定输液量和速度。如循环衰竭持续存在，按医嘱给予升压药。

8.腹腔灌洗的护理

保持腹腔双套管通畅，正确灌洗，操作按开、吸、停、关顺序进行。冲洗液可选用生理盐水加抗生素，滴速以 20～30 滴/分为宜。应维持一定的负压，经常挤压导管以保持通畅。必要时用温盐水冲洗或更换内套管。观察记录引流液的量、性状，如呈血性，可能有继发出血；若引流液中出现胆汁、胰液或肠液，则怀疑有胆、胰、肠瘘。定期留取引流液标本，监测引流液内淀粉酶及细菌含量。引流管周围皮肤用凡士林纱布或涂氧化锌软膏保护。体温正常并稳定 10 天左右，白细胞计数正常，引流液少于每天 5 mL，引流液内淀粉酶含量正常，可考虑拔管。拔管后伤口及时消毒，更换敷料，促进愈合。

9.健康教育

水肿型胰腺炎预后良好，但若病因不去除常可复发。出血坏死型胰腺炎病死率为 20 %～30 %，故积极预防诱因减少胰腺炎发生是非常重要的。因此，应向患者及家属讲解本病主要诱发因素，帮助患者养成良好的生活方式，如避免酗酒、暴饮暴食，饮食应低脂、无刺激等，以防本病复发。有胆道疾病、十二指肠疾病者应积极治疗，避免本病的发生。指导患者注意腹部体征，如有病情复发，随时就诊。

第十节 胰腺癌

胰腺癌是消化系统较常见的恶性肿瘤，男性多于女性，发病年龄为 40～70 岁。就胰腺癌的发生部位而言，仍以胰头部位最多见，约占 70 %，胰体次之，胰尾部更次之，有的胰头胰体胰尾部均有，属于弥散性病变或多中心性病变。

一、常见病因

胰腺癌的发病原因尚不清楚，已发现一些环境因素与胰腺癌的发生有关。其中已确定的首要危险因素为吸烟。香烟烟雾中的亚硝胺有致癌作用，烟草的有害成分经过胆管排泄，刺激胰管上皮，最终导致癌变。其他高危险因素还有糖尿病、胆石症、饮酒(包括啤酒)及慢性胰腺炎等。进食高脂肪、高蛋白质饮食和精制的面粉食品，胃切除术后 20 年，也是发生胰腺癌的危险因素。

二、临床表现

1.临床症状

腹痛、消瘦和乏力、发热、上腹部饱胀、恶心、呕吐、食欲缺乏、消化不良或腹泻。晚期癌侵及十二指肠可出现上消化道梗阻或消化道出血。

2.体征

黄疸、胆囊肿大、晚期胰腺癌者可出现上腹固定的肿块，腹水征阳性。

三、辅助检查

(1)实验室检查：血清胆红素、血碱性磷酸酶值、尿胆红素、血淀粉酶测定，消化道癌相关抗原 CA19-9 被认为是诊断胰腺癌的指标。

(2)B 型超声、CT 扫描、MRI、内镜逆行胰胆管造影、胃肠钡餐检查。

(3)细胞学检查。

四、治疗原则

争取手术切除。不能切除者行姑息性手术，辅以放疗和化疗。

1.手术治疗

胰腺癌早期缺乏明显症状，大多数病例确诊时已是晚期，手术切除的机会少。外科治疗需要针对不同病期和肿瘤病灶局部侵犯的范围，采取不同的手术方式。

(1)根治性手术：典型的手术为胰十二指肠切除术，根据情况还可行保留幽门的胰十二指肠切除术、胰体尾部切除术、脾切除术及全胰切除术。

(2)姑息性手术：对于不能切除或不能耐受手术的患者，可行内引流术，如胆管空肠或胆囊空肠吻合术，以解除胆道梗阻。伴有十二指肠梗阻者可行胃、空肠吻合，以保证消化道通畅。腹腔神经丛封闭可以减轻疼痛。

2.术前减黄

胰腺癌所致梗阻性黄疸并不需常规减黄。对出现黄疸时间较短，全身状况尚好，消化功能、凝血机制及肾功能等尚在正常范围者，可不减黄而行一期胰十二指肠切除术。但若全身状态差、胆红素高于 342 μmol/L，粪胆原阴性，黄疸出现时间超过 2 周且越来越重，并有先兆肾功能不全者应考虑减黄。具体方法有胆囊造口、经皮肝穿刺胆道引流术、经十二指肠镜安放鼻胆引流管或胆肠引流管。

3.辅助治疗

(1)化疗：静脉化疗和介入化疗。

(2)放疗：可用于术前或术后，尤其是对不能切除的胰体、胰尾部癌，经照射后可缓解顽固性疼痛。

(3)免疫治疗：通过免疫治疗可以增加患者的抗癌能力，延长生存期。常用的药物有胸腺肽、白介素(IL-2)、高聚金葡素、干扰素及肿瘤坏死因子等。

(4)基因治疗：又称分子靶向治疗，是将靶向基因载体直接注射或导入体内的肿瘤组织，进行局部性基因治疗。近年更采用联合基因治疗，以增强疗效，能针对肿瘤内特有的基因变异情况进行修复或促使肿瘤细胞死亡。

五、护理

1.护理评估

(1)术前评估。

①健康史及相关因素，包括家族中有无胰腺系列癌症发病者，初步判断胰腺癌的发生时间，有无对生活质量的影响，发病特点。a.一般情况：患者的年龄、性别、职业、婚姻状况、营养状况等，尤其注意与现患疾病相关的病史和药物应用情况及过敏史、手术史、家族史、遗传病史和女性患者生育史等。b.发病特点：患者有无上腹部疼痛及疼痛程度，有无食欲缺乏及消瘦。c.相关因素：家族中有无胰腺癌发病者，患者是否吸烟、饮酒，是否有糖尿病、胆石症等疾病。

②身体状况。a.皮肤情况：有无皮肤和巩膜黄染及黄染程度，有无皮肤瘙痒症。b.大小便情况：有无小便深黄，大便色泽变淡，甚至呈陶土色。c.局部：肿块位置、大小，肿块有无触痛、活动度情况。d.全身：重要脏器功能状况，有无转移灶的表现及恶病质，黄疸出现的时间、程度；有无头晕、出冷汗、面色苍白、乏力、饥饿、震颤等低血糖症状。e.辅助检查：包括特殊检查及有关手术耐受性检查的结果。

③心理和社会支持情况：评估患者焦虑程度及造成其焦虑、恐惧的原因；鼓励患者说出不安的想法和感受。了解患者对疾病的认识及手术前、后护理配合知识的掌握程度，对胰腺肿瘤诊断及预后的心理反应。家属对本病的认识、心理反应，对患者的关心、支持程度及家庭经济承受能力。

(2)术后评估。

①手术情况：麻醉方式和手术类型、范围、术中出血量、补液量及安置的引流管。

②身体情况：术后生命体征，伤口渗血、渗液情况，引流管是否通畅，引流液的颜色、性质、量，患者疼痛、睡眠情况。

③心理和认知情况：患者对疾病和术后各种不适的心理反应。患者及家属对术后康复过

程及出院健康教育知识的掌握程度。

④并发症：有无出血、感染、胰瘘、胆瘘、血糖调节失控等并发症发生。

2.护理要点及措施

(1)术前护理。

①全面评估患者：全面评估患者的一般情况，包括体温、脉搏、呼吸、血压、神志、行动能力、健康史、精神状态及身心状况。监测肝功能、凝血图、电解质等。

②观察腹部疼痛程度。

③心理护理：胰腺癌患者大多就诊晚、预后差。患者多处于40～60岁，家庭责任较重，很难接受诊断，常会出现否认、悲哀、畏惧和愤怒情绪，对治疗缺乏信心。应以同情、理解的态度对待患者。给患者讲解与疾病和手术相关的知识；每次检查及护理前给予解释，帮助病人和家属进行心理调节，及时向患者列举同类手术后康复的病例，鼓励同类手术患者间互相访视，使之树立战胜疾病的信心；同时加强与家属及其社会支持系统的沟通和联系，尽量帮助解决患者的后顾之忧。教会患者减轻焦虑的方法。

④改善营养状态：了解患者喜欢的饮食及饮食习惯，记录进食量，并观察进食后消化情况，根据医嘱给予助消化药物，给予低脂饮食。通过提供高蛋白质、高糖类、低脂和丰富维生素的饮食，肠外营养液或输注人血白蛋白、氨基酸、新鲜血、血小板等，纠正低蛋白血症、贫血、凝血机制障碍等。有黄疸者，静脉补充维生素K。

⑤术前减黄患者，做好引流管的护理，每日观察引流液的颜色并做好记录。对于有摄入障碍的患者，按医嘱合理安排补液，补充营养物质，纠正水、电解质、酸碱失衡等。

⑥控制血糖：对合并高血糖者，应调节胰岛素用量。对胰岛素瘤患者，应注意患者的神态和血糖的变化。若有低血糖表现，适当补充葡萄糖。

⑦控制感染：有胆道梗阻继发感染者，遵医嘱给予抗生素控制感染。

⑧皮肤护理：指导患者皮肤护理，每日用温水擦浴1～2次，擦浴后涂止痒剂。出现瘙痒时，可用手拍打，切忌用手抓；瘙痒部位尽量不用肥皂等清洁剂清洁。瘙痒难忍影响睡眠者，按医嘱予以镇静催眠药物，以减轻瘙痒。

⑨术前准备：a.根据医嘱做好术前准备，告知手术性质、切口部位、麻醉方法及麻醉前用药等。b.手术区域皮肤准备，注意勿剃破皮肤，备皮后洗头、洗澡、更衣。c.抗生素皮试、药物试验阳性告知医师。d.采取血标本，根据医嘱备血。e.有效进行清洁肠道，给患者口服泻药，术前1天中午嘱患者口服50%硫酸镁50 mL，1小时内饮温开水1 000～1 500 mL；或者口服聚乙二醇电解质散246.6 g，按说明书饮温开水。如果在晚19:00前大便尚未排干净，应于睡前进行清洁灌肠。f.准备好术后需要的各种物品，如一次性尿垫、痰杯等，术前晚22:00以后禁食、禁水，术晨取下义齿，贵重物品交由家属保管等。g.教会患者床上翻身、咳嗽的方法；戒烟、戒酒，术前洗头、淋浴、修剪指甲，预防感染。h.手术前晨置胃管，术前用药，排空小便，测体温，如发热或女性患者月经来潮应报告医师。i.嘱患者保持情绪稳定，避免过度紧张焦虑。

(2)术后护理。

①保持患者呼吸道通畅，令其取平卧位，头偏向一侧，以防呕吐引起窒息，保持口腔清洁，舌后坠者可用拉舌钳拉出。

②鼓励患者做深呼吸及咳嗽，帮助患者咳出气管内的分泌物，防止发生肺不张及肺部感染。

③预防休克发生：密切观察病情变化，定期监测生命体征，尤其是血压、脉搏的变化，并做好记录。观察伤口渗血及引流液，准确记录出入水量。静脉补充水和电解质，必要时输血，同时补充维生素 K 和维生素 C，应用止血药，防止出血倾向。

④引流管的护理：术后患者留置切口引流管及尿管，活动、翻身时要避免引流管打折、受压、扭曲、脱出等。引流期间保持引流通畅，定时挤压引流管，避免因引流不畅而造成感染。术后引流液的观察是重点，每日观察并记录引流液的色、质和量。若为血性，为内出血可能，如在短时间内引流出大量血性液体，应警惕发生继发性大出血的可能，同时密切观察血压和脉搏的变化，发现异常及时报告医师给予处理。若含有胃肠液、胆汁或胰液，要考虑吻合口瘘、胆瘘或胰瘘的可能；若为浑浊或脓性液体，需考虑继发感染的可能，取液体做涂片检查和细菌培养。

⑤预防感染：手术范围大，创伤大，术后引流管多，机体营养差，抵抗力下降，麻醉因素使呼吸道分泌物增多等因素都可导致感染发生。各种治疗与护理都应严格遵循无菌操作规程，加强基础护理，保持呼吸道通畅，遵医嘱静脉加用广谱抗生素，麻醉清醒后取半卧位，鼓励患者有效咳嗽排痰，根据病情每 2～3 小时翻身 1 次，同时叩击背部，促进排痰，给予超声雾化吸入，持续低流量吸氧，评估双肺呼吸音。室内空气清新，每日通风 2 次，每次 15～30 分钟。及时监测体温、血常规。

⑥基础护理：a.患者术后清醒后，可改为半卧位，以利于切口引流及减轻腹压，减轻疼痛。b.防止皮肤发生压疮，患者卧床期间，应协助其保持床单位整洁和卧位舒适，定时翻身，按摩骨突处。c.满足患者生活上的合理需求。d.做好晨晚间护理、口腔护理。e.雾化吸入每日 3 次。叩背、协助排痰，降低肺部感染的发生。会阴冲洗每日 1 次，必要时行膀胱冲洗。f.加强功能锻炼，术后加强床上活动，防止肺部感染及下肢静脉血栓。

⑦饮食护理：术后一般禁食 2～3 天，静脉补充营养。待胃肠排气畅通后，才能拔除胃管，可以少量饮水，给予流食后再逐渐过渡到正常饮食。给予正确的饮食知识宣教，胰腺切除术后，胰外分泌功能严重减退，应根据胰腺功能给予消化酶制剂或止泻药。

⑧控制血糖：密切监测血糖变化，维持血糖平稳，控制在 8.4～11.2 mmol/L。对合并高血糖者，应按医嘱调节胰岛素用量，控制血糖在适当水平。若有低血糖表现，适当补充葡萄糖。动态监测尿糖、酮体水平。

⑨做好心理护理，消除顾虑，对治疗进展表示认可，增强患者的治疗信心。

(3)常见并发症的观察和护理。

①出血：由于胰头切除涉及器官多、创伤重，术后应严密观察生命体征。观察患者有无切口出血、胆道出血、应激性溃疡出血等，观察胃管、T 管、腹腔引流管等引流液的量、颜色、性质，及时记录。若短时间引流管内出现较多新鲜血性液体，患者出现脉速、血压下降、面色苍白等休克症状，应及时报告医师进行处理。有出血倾向的，根据医嘱补充维生素 K 和维生素 C，防止出血。

②胰瘘：胰瘘多发生于术后 5～7 天，是威胁患者生命的重要并发症之一。必须严密观察胰管引流情况，记录胰液的量、颜色、性质，并保持通畅，要注意置于胰腺断面处的引流管内有

无清亮、无色的水样胰液渗出。患者可突发剧烈腹痛、持续腹胀、发热、腹腔引流液内淀粉酶增高,典型者可自伤口流出清亮液体,腐蚀周围皮肤,引起糜烂疼痛。必要时行负压吸引或双套管冲洗,按医嘱使用善宁、思他宁类减少胰液分泌的药。一旦发生,加强营养支持治疗,防治感染,局部皮肤涂以氧化锌软膏,用无菌纱布包扎,多数胰瘘可以自愈。

③胆瘘:胆瘘多发生于术后2～9天。注意观察有无右上腹痛、发热,以及腹腔引流液呈黄绿色胆汁样液体,T管引流量突然减少,腹壁伤口溢出胆汁样液体,有局限性弥漫性腹膜炎等表现,术后应保持T管引流通畅,记录胆汁量,发生异常及时联系医师处理。胆瘘周围皮肤护理同胰瘘护理。

④胆道感染:多为逆行感染,若胃肠吻合口离胆道吻合口较近,进食后平卧时则易发生。表现为腹痛、发热,严重者可出现败血症。故进食后宜取坐位15～30分钟,以利于胃肠内容物引流。主要治疗为应用抗生素和利胆药物,防止便秘。

3.健康教育

(1)告知出院后饮食知识。要选择易消化、高营养、少刺激性、低脂肪的饮食,多吃新鲜水果和蔬菜。要避免暴饮、暴食,喝酒和高脂肪、辛辣刺激的饮食。就餐要有规律,一日3～5餐,不要不停地吃零食,这样会引起胰腺不停地分泌胰液,加重胰腺功能的负担。手术后早期进无脂流食,可进米汤、果汁、菜汁、藕粉、蛋白水等。以后可进低脂半流食,每日5～6餐,烹调方法宜采用氽、清蒸、烩、煮等。禁止食用含脂肪多的食物,如肥肉、肉松、花生米、芝麻、核桃、油酥点心等。宜进食鱼、鸡蛋白、虾仁、鸡肉、豆腐、豆浆、新鲜蔬菜及水果等。

(2)讲明要注意劳逸结合,避免过度劳累,适当进行户外活动及轻度体育锻炼,以增强体质,防止感冒及其他并发症发生。

(3)保持心情舒畅和充足的睡眠,每晚持续睡眠应为6～8小时。

(4)告知患者复查时间,要遵医嘱按时用药,定期复查。一般术后2年内每3个月复查1次,以后每6个月复查1次,5年后一般可每年复查1次。定期复查的主要项目是腹部B超或CT检查,了解局部有无复发和转移病灶。若B超发现可疑病灶,性质不明确,可进一步做CT或MRI检查。

(5)说明定期检测血糖、尿糖的重要性,发生糖尿病时给予药物治疗,对于胰腺功能不足、消化功能差的患者,除应用胰酶替代剂外,同时给予高糖类、高蛋白质、低脂肪饮食,给予脂溶性维生素。

(6)告知40岁以上,短期内出现持续性上腹部疼痛、闷痛、食欲明显缺乏、消瘦者,应注意对胰腺做进一步检查。

(7)讲明放疗或化疗注意事项:放、化疗期间定期复查血常规,一旦出现骨髓抑制现象,应暂停放、化疗,放疗时注意保护局部皮肤。

第十一节　上消化道出血

上消化道出血是指十二指肠悬韧带以上的消化道，包括食管、胃、十二指肠等病变引起的出血。上消化道大量出血是指在数小时内失血量超过 1 000 mL 或占循环血容量的 20 %，主要表现为呕血、黑粪，并伴有急性周围循环衰竭的表现。上消化道急性大量出血是临床常见的急症，如不及时抢救，可危及患者生命。

一、病因与发病机制

上消化道大量出血临床最常见的病因为消化性溃疡、食管胃底静脉曲张破裂、急性胃黏膜损害及胃癌。

1.上消化道疾病

(1)胃、十二指肠疾病：消化性溃疡为最常见，其次为胃癌、急性胃炎、十二指肠炎等。

(2)食管疾病：可见食管炎、食管癌、食管损伤等。

2.门静脉高压引起食管、胃底静脉曲张破裂

肝硬化最常见。

3.上消化道邻近器官或组织疾病

如胆管或胆囊结石、癌，胆道蛔虫病等，胰腺疾病累及十二指肠，如胰腺癌等。

4.全身性疾病

①血液病：可见于过敏性紫癜、白血病等。②应激相关胃黏膜损伤：各种严重疾病引起的应激状态下产生的急性糜烂出血性胃炎乃至溃疡。见于脑血管意外、败血症、大手术后、烧伤、休克等患者。③其他：尿毒症、流行性出血热等。

二、临床表现

上消化道大量出血的临床表现主要取决于出血量及出血速度。

1.呕血与黑粪

呕血与黑粪是上消化道出血的特征性表现。出血部位在幽门以下者多只表现为黑粪，若出血量大且速度快，血液反流入胃，也可有呕血。在幽门以上者常兼有呕血与黑粪，但是在出血量小、出血速度慢者也常仅见黑粪。呕血多呈咖啡色，这与血液经胃酸作用形成正铁血红素有关。未经胃酸充分混合而呕出血液可为鲜红色或兼有血块。黑粪呈柏油样，由血红蛋白含的铁经肠内硫化物作用形成硫化铁所致。若出血量大，血液在肠内推进较快，粪便可呈暗红或鲜红色。

2.失血性周围循环衰竭

出血量较大且速度快者，循环血容量可迅速减少，可出现一系列表现，如头晕、心悸、脉细数、血压下降(收缩压＜80 mmHg)，皮肤湿冷，烦躁或意识不清，少尿或无尿者应警惕并发急性肾衰竭。

3.氮质血症

上消化道大量出血后，大量血液蛋白在肠道被消化吸收，血尿素氮可暂时增高，称为肠源性氮质血症。一般在大出血后数小时血尿素氮开始上升，24～48 小时可达高峰，3 天后方降至

正常。超过 3 天血尿素氮持续升高者，应注意可能上消化道继续出血或发生肾衰竭。

4.发热

在上消化道大量出血后，多数患者在 24 小时内出现低热，一般不超过 38.5 ℃，可持续 3～5 天。

5.血象变化

急性失血早期，血红蛋白常无变化，出血后体内组织液逐渐渗入血管内，使血液稀释，一般需 3 小时以上才出现血红蛋白降低。出血后骨髓有明显代偿性增生，表现为出血 24 小时内网织红细胞可增高，随着出血停止，网织细胞逐渐降至正常，若出血未止，网织红细胞可持续升高。白细胞计数也可暂时增高，止血后 2～3 天即恢复正常。

三、实验室检查

1.胃镜检查

胃镜检查为上消化道出血病因诊断首选检查方法。一般在上消化道出血后 24～48 小时急诊行内镜检查，不仅可明确病因，同时可做紧急止血治疗。

2.血、便检查

测血红蛋白、白细胞及血小板计数、网织红细胞、肝功能、肾功能、血尿素氮、大便隐血试验等，有助于确定病因，了解出血程度及出血是否停止。

3.X 线钡餐造影

目前主张 X 线钡餐检查应在出血已停止及病情基本稳定数天后进行，不宜作为首选病因诊断检查方法。

4.选择性动脉造影

选择性动脉造影适用于内镜检查无阳性发现或病情严重不宜做内镜检查者。

四、治疗要点

上消化道大量出血病情严重者可危及生命，应进行紧急抢救，抗休克、补充血容量是首位治疗措施。

（一）一般抢救措施

卧床休息，保持呼吸道通畅，避免呕血时误吸血液引起窒息。活动性出血期间应禁食。

（二）积极补充血容量

立即开放静脉、取血配血，迅速补充血容量。输液开始宜快，可用生理盐水、林格液、右旋糖酐、706 羧甲淀粉，必要时及早输入全血，以恢复有效血容量，保持血红蛋白在 90～100 g/L 为佳。输液量可依据中心静脉压进行调节，尤其对原有心脏病、病情严重或老年患者。肝硬化患者需输新鲜血，库血含氨多易诱发肝性脑病。

（三）止血措施

1.消化性溃疡及其他病因所致上消化道大量出血的止血措施

（1）抑制胃酸分泌药物：常用药物包括西咪替丁（甲氰咪胍）、雷尼替丁、法莫替丁等 H_2 受体阻断药和奥美拉唑（洛赛克）等质子泵抑制药。减少胃酸分泌，使 pH 大于 6 时血液凝血系统才能有效发挥作用。

（2）内镜治疗：包括激光、热探头、高频电灼、微波及注射疗法。

（3）手术治疗：根据不同病因可采用相应手术。

(4)介入治疗:对不能进行内镜治疗及不能耐受手术者,可选择肠系膜动脉造影找到出血灶同时行血管栓塞治疗。

2.食管胃底静脉曲张破裂大出血的止血措施

(1)药物止血:垂体后叶素(血管升压素)为常用药物,临床一般使用剂量为10 U加入5 %葡萄糖液200 mL中,在20分钟内缓慢静脉滴注,以每日不超过3次为宜。对冠心病者禁用。生长抑素近年来临床多用于食管胃底静脉曲张破裂出血。其具有减少内脏血流量、降低门静脉压力、减少侧支循环的作用,不伴全身血流动力学改变,副作用少,但价格较高。

(2)三腔气囊管压迫止血:适用于食管胃底静脉曲张破裂出血,用此方法时患者很痛苦,且易出现窒息、食管黏膜坏死等并发症,故不作为首选止血措施。

(3)内镜治疗:内镜直视下注射硬化剂,如无水乙醇、鱼肝油酸钠、高渗盐水等达曲张静脉部位,或用皮圈套扎曲张静脉,目前将内镜治疗作为食管胃底静脉曲张破裂出血治疗的重要手段。

(4)手术治疗:上述治疗方法无效时可做急诊外科手术。

五、护理措施

(一)基础护理

1.卧床休息

大量出血患者应绝对卧床休息,可将下肢略抬高,以保证脑部供血。呕血时头偏一侧,避免误吸。

2.饮食护理

急性大出血患者应禁食。对少量出血而无呕吐、无明显活动出血者,可遵医嘱给予温凉、清淡无刺激性流食,这对消化性溃疡患者常常采用,因进食可减少胃收缩运动并可中和胃酸,促进溃疡愈合。出血停止后改用营养丰富、易消化的半流食、软食,开始少量多餐,以后改为正常饮食。

3.心理护理

护理人员对于大量出血患者应给予陪伴,以增加患者安全感,及时消除血迹并向患者及家属解释检查、治疗的目的,使患者保持心情平静。

(二)疾病护理

1.密切观察病情

(1)观察内容:体温、脉搏、呼吸和血压;精神和意识状态;呕血、黑粪的量、性状、次数及伴随症状;皮肤、指甲、肢端色泽、温暖与否,以及静脉充盈情况;记录24小时出入量,尤其是尿量;原发病有关症状和体征的观察,及早发现并发症。

(2)出血量的估计。

①根据呕血与黑粪的情况估计:粪便隐血试验阳性提示每日出血量超过5 mL;出现成形黑粪者,提示每日出血量为50～100 mL;胃内积血量为250～300 mL可引起呕血。

②根据全身症状估计:出血后15分钟内无症状,提示出血量较少;一次出血量少于400 mL时为血容量轻度减少,可由组织间液与脾脏贮存的血液所补充,一般不引起全身症状;出血量超过400 mL,可出现全身症状,如头晕、心悸、乏力等;若短时间内出血量超过全身血量的20 %(1 000 mL)时,可出现口渴、出冷汗、脉速、血压下降等周围循环衰竭的表现。

③动态观察血压、心率：若患者由平卧位改为坐位时出现血压下降（下降幅度大于15 mL）、心率加快（上升幅度大于10/min），则提示血容量明显不足，是紧急输血的指征。若收缩压低于80 mmHg，心率大于120/min，往往提示已进入休克状态，需积极抢救。

(3)继续出血或再出血的征象。

①反复呕血和(或)黑粪次数增多，粪质稀薄；甚至呕血转为鲜红色，黑粪变成暗红色，伴肠鸣音亢进。

②虽经输血、补液，临床观察或中心静脉压监护发现周围循环衰竭未能改善。

③红细胞计数、血红蛋白测定与血细胞比容继续下降，网织红细胞计数持续增加。

④无脱水或肾功能不全依据而氮质血症持续升高超过3天者或再次升高。

2.输液、输血及药物护理

迅速建立静脉通道，立即配血。配合医师迅速、准确地实施补充血容量、给予各种止血药物等。输液开始时宜快，定时观察输液、输血滴注速度，避免引起急性肺水肿。遵医嘱给予止血药，依病因不同予以垂体后叶素、西咪替丁等。

3.应用气囊压迫止血，三(四)腔管的护理

插管前应配合医师做好准备工作，解释操作的过程及目的、如何配合等，使患者减轻恐惧心理，更好地配合。仔细检查三(四)腔管，确保管腔通畅，气囊无漏气，然后抽尽囊内气体备用。

留置三(四)腔管期间，注意：①应定时测气囊内压力，是否达止血要求。②当胃囊充气不足或破裂时，食管囊可向上移动，阻塞喉部可引起窒息，一旦发生应立即通知医师进行紧急处理。③定时抽吸食管引流管、胃管，观察出血是否停止，并记录引流液的性状、颜色及量。④放置三(四)腔管24小时后应放气数分钟再注气加压，以免黏膜受压过久。⑤保持插管侧鼻腔的清洁湿润，每日向鼻腔内滴3次液状石蜡。

出血停止后，放出囊内气体，继续观察24小时，未再出血可考虑拔管。拔管前口服液状石蜡20～30 mL，抽尽囊内气体，以缓慢、轻巧的动作拔管。气囊压迫一般以3～4天为限，继续出血者可适当延长。

(三)健康指导

(1)解释上消化道出血的原因及诱因。

(2)饮食知识：溃疡病应定时进餐，避免过饥、过饱；避免粗糙食物；避免刺激性食物，如醋、辣椒、蒜、浓茶等；避免食用过冷、过热食物。肝硬化不可进食粗糙、坚硬带刺食物，以营养丰富软食为主。

(3)戒酒、戒烟，避免劳累、精神紧张，保持乐观情绪。

(4)溃疡病避免服用阿司匹林、吲哚美辛、激素类药物等，肝硬化禁用损害肝脏的药物。

(5)坚持遵医嘱服药治疗溃疡病或肝硬化。定期门诊复查，如发现呕血、黑粪时立即到医院就诊。

第二章 内分泌代谢性疾病的护理

第一节 常见症状和体征的护理

一、身体外形的改变

1.护理评估

(1)病史：评估引起身体外形改变的原因及发生时间，有无伴随症状，治疗及用药情况。是否导致患者心理障碍，有无焦虑、自卑、抑郁、自我形象紊乱等。

(2)身体评估：包括体形、毛发、面容、皮肤变化的特征，有无突眼，甲状腺是否肿大，其大小是否对称，质地及表面有无结节，有无压痛和震颤，听诊有无血管杂音。患者的全身情况，如生命体征、营养状况有无异常等。

2.护理措施

(1)身体外形改变评价：观察患者外形的改变，如肥胖、消瘦、满月脸、水牛背，躯体和面部毛发增多，皮肤黏膜色泽改变，以及身材高大或矮小等。

(2)提供心理支持：①评估患者对其身体变化的感觉及认知，尊重患者。鼓励和协助患者表达与其感觉、思考和看待自我的方式有关的感受。②关注患者自卑、焦虑、抑郁等与身心相关的问题，给病人提供有关疾病的资料和患有相同疾病并已治疗成功的患者资料，使其明确治疗效果及病情转归，消除紧张情绪，树立自信心。

(3)提供修饰技巧：指导患者改善自身形象。例如：甲亢突眼的患者外出可戴有色眼镜，以保护眼睛免受刺激；肥胖患者可穿着合体的衣着，恰当的修饰可以增加心理舒适和美感。

(4)促进患者社会交往：鼓励患者加入社区中的支持团体。教育家属和周围人群勿歧视患者，避免伤害其自尊。注意患者的行为举止，预防自杀行为的发生。

二、性功能异常

1.护理评估

(1)病史：评估患者性功能异常的发生过程、主要症状、性欲改变情况，女性患者的月经及生育史，有无不育、早产、流产、死胎、巨大儿等，男性患者有无阳痿。评估性功能异常对患者心理的影响，有无焦虑、抑郁、自卑等。

(2)身体评估：有无皮肤干燥、粗糙、毛发脱落、稀疏或增多；女性闭经溢乳，男性乳房发育；外生殖器的发育是否正常，有无畸形。

(3)实验室及其他检查：测定性激素水平有无变化。

2.护理措施

(1)评估性功能障碍的形态：提供隐蔽舒适的环境和恰当的时间，鼓励患者描述目前的性功能、性活动与性生活形态，使患者可开放讨论其问题。

(2)专业指导:①护士要接受患者讨论性问题所呈现的焦虑,对患者表示尊重。支持患者,询问使其烦恼的有关性爱或性功能方面的问题,给患者讲解所患疾病及用药治疗对性功能的影响,使患者积极配合治疗。②提供可能的信息咨询服务。③鼓励患者与配偶交流彼此的感受,并一起参加性健康教育及阅读有关性教育的材料。④女性患者若有性交疼痛,可建议使用润滑剂。

三、进食或营养异常

营养状态是根据皮肤、毛发、皮下脂肪、肌肉的发育情况综合判断的。多种内分泌代谢性疾病可有进食或营养异常,表现为食欲亢进或减退、营养不良或肥胖。例如:糖尿病多有口渴多饮、饥饿多食;甲状腺功能亢进患者食欲亢进,体重减轻;肥胖症患者因体内脂肪过多积聚而超重。

四、疲乏

疲乏是主观上一种疲乏无力的不适感觉,为一种无法抵御的持续的精力衰竭感,以及体力和脑力的下降,是内分泌代谢性疾病常见伴随症状。例如:甲状腺功能亢进时常疲乏无力伴体重减轻;原发性醛固酮增多症时常有周期性肌群软弱;肾小管酸中毒时全身疼痛、肌肉无力;甲状腺功能减退症、库欣综合征、肥胖症患者也可出现体力减退。

五、排泄功能异常

排泄是把在人体氧化分解的有机物残渣和废物排出人体。内分泌系统功能改变常可影响排泄形态,例如:多尿是糖尿病的典型症状之一;多汗、排便次数增多、常排松软便可见于甲状腺功能亢进症;便秘则多见于甲状腺功能减退症患者。

六、疼痛

疼痛是个体经受或叙述有严重不适和不舒服的感觉。例如:痛风患者由于尿酸盐结晶形成、沉积使受累关节剧痛,常于午夜惊醒;骨质疏松症者由于骨质流失严重而致全身骨骼酸痛,尤以腰背部为甚。

第二节　糖尿病

糖尿病(diabetes mellitus, DM)是由胰岛素分泌缺陷和(或)胰岛素作用缺陷导致糖、蛋白质、脂肪代谢异常,以慢性高血糖为特征的代谢疾病群。典型病例可出现多尿、多饮、多食、消瘦等表现,即“三多一少”症状,可并发眼、肾、神经、心脏、血管等组织的慢性进行性病变。病情严重或应激时可发生急性代谢紊乱,如酮症酸中毒、高渗性昏迷等。

糖尿病患病率正随着人民生活水平的提高、人口老化、生活方式的改变而迅速增加。根据国际糖尿病联盟统计,2000 年全球有糖尿病患者 1.51 亿,预计到 2030 年将升至 5 亿人。2007—2008 年,中华医学会糖尿病学分会(Chinese Diabetes Society, CDS)在全国 14 个省市进行了糖尿病的流行病学调查,估计我国 20 岁以上的成年人糖尿病患病率为 9.7 %,成人糖尿病患者总数达 9 240 万。由于人口基数大,我国可能已成为糖尿病患患者数最多的国家。糖尿病对社会和经济带来沉重的负担,使患者的生活质量降低,成为严重威胁人类健康的世界性公共卫生问题。

一、分类

1999 年，WHO 公布了糖尿病新的分类法，即 1 型糖尿病、2 型糖尿病、妊娠糖尿病（gestational diabetes mellitus，GDM）和其他特殊类型糖尿病。

1.1 型糖尿病

1 型糖尿病是一种自体免疫疾病，常常在 35 岁以前发病，占糖尿病的 10 %以下。感染（尤其是病毒感染）、毒物等因素诱发机体产生异常自身体液和细胞免疫应答，导致胰岛 β 细胞损伤，胰岛素分泌减少，多数患者体内可检出抗胰岛 β 细胞抗体。因胰岛素分泌缺乏，本型患者依赖外源性胰岛素补充以维持生命。

2.2 型糖尿病

2 型糖尿病也叫成人发病型糖尿病，多在 35 岁之后发病，占糖尿病患者 90 %以上。2 型糖尿病患者体内产生胰岛素的能力并非完全丧失，有的患者体内胰岛素甚至产生过多，但胰岛素的作用效果却不佳，因此患者体内的胰岛素处于一种相对缺乏的状态。该型可仅用口服降糖药物来控制血糖，或口服药联合外源性胰岛素治疗。

3.妊娠糖尿病

妇女确定妊娠后，若发现有各种程度的糖耐量减低或明显的糖尿病，不论是否需用胰岛素或仅使用饮食治疗，也不论分娩后这一情况是否持续，均可认为是妊娠糖尿病。妊娠糖尿病的发生率为 1 %～6.6 %。

4.特殊类型糖尿病

如线粒体偶联因子（CF）相关性糖尿病、新生儿糖尿病、青少年发病的成年型糖尿病（maturity-onset diabetes of the young，MODY）、成人晚发自身免疫性糖尿病（latent autoimmune diabetes in adults，LADA）等。

二、病因与发病机制

糖尿病的病因和发病机制较为复杂，至今尚未完全明了。目前认为糖尿病是由多种原因引起，与遗传因素、环境因素和自身免疫有关。

1.1 型糖尿病

1 型糖尿病主要是以遗传性易感人群为背景的、由病毒感染所致的胰岛 β 细胞自身免疫反应，引起胰岛 β 细胞破坏和功能损害，导致胰岛素分泌绝对不足。

2.2 型糖尿病

2 型糖尿病与遗传因素和环境因素的关系更为密切，发病机制与胰岛素抵抗和胰岛素分泌缺陷有关。环境因素包括老龄化、现代社会不良生活方式（体力活动减少、高热量方便食物和含糖饮料摄入过多等）、肥胖、精神刺激、多次妊娠和分娩等。2 型糖尿病有些患者的基础胰岛素分泌正常，空腹时肝糖输出不增加，故空腹血糖正常或轻度升高，但在进餐后出现高血糖。另一些患者进餐后胰岛素分泌持续增加，分泌高峰延迟，餐后 3～5 小时血浆胰岛素水平呈现不适当的升高，引起反应性低血糖，并可成为这些患者的首发症状。

三、病理生理

糖尿病时胰岛素分泌和（或）胰岛素作用缺陷致胰岛素绝对或相对不足，引起一系列的代谢紊乱。

1.碳水化合物代谢

糖尿病时,葡萄糖在肝、肌肉和脂肪组织的利用减少及肝糖输出增多是发生高血糖的主要原因。

2.脂肪代谢

由于胰岛素不足,脂肪组织摄取葡萄糖及从血浆清除甘油三酯的能力下降,脂肪合成代谢减弱,脂蛋白脂肪酶活性低下,血浆中游离脂肪酸和甘油三酯浓度增高。这些改变增加了心血管病的危险性。在胰岛素极度缺乏时,储存脂肪的动员和分解加速,血游离脂肪酸浓度进一步增高。肝细胞摄取脂肪酸后,经β氧化生成乙酰辅酶A,合成乙酰乙酸,乙酰乙酸进而转化为丙酮和β-羟丁酸,三者统称酮体。当酮体生成量超过组织利用和排泄能力时,大量酮体堆积形成酮症,进一步可发展至酮症酸中毒。

3.蛋白质代谢

肝脏、肌肉等组织摄取氨基酸减少,蛋白质合成代谢减弱、分解代谢加速,导致负氮平衡,患者乏力、消瘦、组织修复和抵抗力降低,儿童生长发育障碍和延迟。

四、临床表现

1型糖尿病多发生于青少年,起病急,症状明显且重,可能以酮症酸中毒为首发表现。2型糖尿病多见于40岁以上人群,多为肥胖体型,起病缓慢,症状较轻。

1.代谢紊乱症候群

典型表现为“三多一少”,即多尿、多饮、多食和体重减轻。

(1)多尿:血糖升高后,不能被充分利用,随肾小球滤出而不能完全被肾小管重吸收,以致形成渗透性利尿,出现多尿。血糖越高,排出的尿糖越多,尿量也越多。

(2)多饮:因多尿失水,刺激饮水中枢,出现烦渴多饮,饮水量和饮水次数都增多,以此补充水分。排尿越多,饮水也越多,形成正比关系。

(3)多食:由于葡萄糖不能被机体充分利用而随尿排出,患者常感饥饿,导致食欲亢进、易饥多食。

(4)体重减轻:外周组织对葡萄糖利用障碍,使脂肪和蛋白质分解加速以补充能量,加之失水,患者体重明显减轻、形体消瘦,以致疲乏无力,精神不振。

2.急性并发症

(1)糖尿病酮症酸中毒(diabetic ketoacidosis, DKA):糖尿病常见的急性并发症之一,是因体内胰岛素严重缺乏引起的高血糖、高血酮、代谢性酸中毒的一组临床综合征。最常发生于1型糖尿病患者,原因多是中断胰岛素治疗或胰岛素用量不足。2型糖尿病患者在某些诱因下亦可发生。常见诱因如下:①感染,以呼吸道、泌尿道、胃肠道感染最常见;②饮食不当,摄入过多的甜食、脂肪或过度限制碳水化合物;③应激、创伤、手术、精神刺激、妊娠和分娩等。④其他诱因有某些药物如糖皮质激素的应用,某些疾病如库欣病、肢端肥大症、胰升糖素瘤等。

产生机制:在糖尿病病情加重时,脂肪分解加速,大量脂肪酸经肝脏氧化产生大量乙酰乙酸、β-羟丁酸和丙酮,三者统称为酮体。生成如酮体量超过组织的氧化利用能力则血酮体升高,称酮血症,尿中出现酮体,称酮尿症,临床统称为酮症。当代谢紊乱加剧时,血酮体浓度超过体内酸碱平衡调节能力时，血 pH 下降，导致酮症酸中毒，发生昏迷。

临床表现：DKA 早期常无明显表现，随着血酮酸的积聚，逐渐出现一系列症状。早期表现为原有糖尿病症状加重或首次出现，如极度烦渴、尿多、乏力、疲劳等。进入酸中毒失代偿期后病情迅速恶化，出现食欲减退、恶心、呕吐或腹痛（易误诊为急腹症），伴有头痛、烦躁、呼吸深大、呼气中有烂苹果味（酮味）、面颊潮红、口唇樱红。后期出现严重脱水，表现为尿量减少、皮肤黏膜干燥无弹性、眼球下陷、声音嘶哑，脉搏细数、血压下降、四肢厥冷，最终意识模糊以至昏迷。脱水加之厌食、恶心、呕吐使电解质摄入减少，引起电解质代谢紊乱，如低钾血症。但由于血液浓缩、肾功能减退时钾潴留及酸中毒致钾从细胞内转移到细胞外，因此血钾浓度可正常甚或增高，掩盖体内严重缺钾。

(2)糖尿病非酮症高渗性昏迷（hyperosmolar nonketotic diabetic coma，HNDC）：简称“高渗性昏迷”，是糖尿病一种较少见的严重急性并发症。多见于老年 2 型糖尿病患者。约 2/3 的患者于发病前无糖尿病史或症状轻微，可因应激、感染、心肾功能衰竭、严重呕吐、大面积烧伤、禁食、腹泻、高糖摄入和输入等引起。其临床特征为严重的高血糖、高血钠、脱水、血浆渗透压升高而无明显的酮症酸中毒表现。脱水可继发性醛固酮分泌增多加重高血钠，使血浆渗透压增高，脑细胞脱水，从而导致本症出现突出的神经精神症状，表现为嗜睡、幻觉、定向障碍、昏迷等。由于极度高血糖和高血浆渗透压，血液浓缩，黏稠度增高，易并发动静脉血栓形成，尤以脑血栓为严重，病死率较高。

(3)低血糖反应：成年人空腹血糖浓度低于 2.8 mmol/L 时称为低血糖，由低血糖导致的昏迷称低血糖昏迷。常见于糖尿病患者节食过度或突然加大运动量，注射胰岛素剂量过大，口服降糖药使用不当（盲目加量或未按时进餐）等情况下，以及糖尿病肾病患者肾功能恶化时，胰岛素排泄延缓，但未及时减少胰岛素用量等。低血糖反应也是某些 2 型糖尿患者的最初症状，这类患者多为餐后低血糖，由于进餐后胰岛素的释放慢于血糖水平的升高，因此当血液中的胰岛素浓度达到高峰时，血糖水平已开始下降，从而发生低血糖反应。临床表现为饥饿乏力、头昏头痛、冷汗淋漓、心慌气短、心动过速、恶心呕吐、视物模糊、周身发抖，甚至精神错乱、行为异常、嗜睡昏迷、四肢抽搐乃至死亡。部分老人和糖尿病神经病变者会在没有任何不适的情况下，突然意识消失，这是一种非常危险的低血糖，又称为未察觉低血糖。低血糖可发于白天，也可发于夜间。夜间处于睡眠状态的低血糖发作可使患者从梦中惊醒，伴有冷汗淋漓、烦躁不安、心动过速。

(4)感染：常出现皮肤疖、痈等化脓性感染，重者可引起败血症或脓毒血症；皮肤真菌感染（足癣、体癣、甲癣）很常见，若发生化脓性感染可导致严重后果。泌尿生殖系统感染也较常见，女性患者常见真菌性阴道炎及肾盂肾炎、膀胱炎等，常反复发作。糖尿病合并肺结核的发病率高，病变多呈渗出干酪样坏死，易形成空洞，扩展播散较快。

(5)乳酸性酸中毒（lactic acidosis，LA）：LA 是一种较少见而严重的糖尿病急性并发症，一旦发生，病死率可为 50 %以上，尤其当血乳酸大于 25 mmol/L 时，病死率高达 80 %。乳酸是糖酵解的中间代谢产物，葡萄糖在无氧条件下分解成为乳酸。为维持体内平衡，可由肝脏的糖异生作用和肾脏的排泄加以清除，但当肝肾功能障碍时则易发生乳酸堆积而致酸中毒。主要见于服用双胍类药物的老年糖尿病合并慢性心、肺疾病或肝肾功能障碍患者，因感染、脱水、血容量减少、饥饿等诱发。临床起病较急,轻症可仅有疲乏无力、恶心、食欲降低、头昏、困倦、呼吸稍深快。中至重度可有恶心、呕吐、头痛、头昏、全身酸软、口唇发绀、深大呼吸(不伴酮味)、血压和体温下降、脉弱、心率快,可有脱水表现,意识障碍、四肢反射减弱、肌张力下降、瞳孔扩大、深度昏迷或出现休克。本病症状与体征可无特异性,轻症临床表现可不明显,常被原发或诱发疾病的症状所掩盖,容易误诊或漏诊。

3.慢性并发症

慢性并发症是糖尿病防治的重点和难点。

(1)大血管病变:与非糖尿病患者群比较,糖尿病患者群中动脉粥样硬化的患病率较高,发病年龄较轻,病情进展较快,是2型糖尿病患者主要死亡原因。以累及心、脑、肾等器官和危害严重为特点,引起冠心病、高血压、缺血性或出血性脑血管病、肾动脉硬化、肢体动脉硬化。肢体动脉硬化可有下肢疼痛、感觉异常、间歇性跛行,严重时可致肢端坏疽。

(2)微血管病变:主要表现在视网膜、肾、神经、心肌组织,以糖尿病肾病和视网膜病变为主,二者常并行。

①糖尿病肾病:肾小球硬化症是主要的糖尿病微血管病变之一,常见于糖尿病病史超过10年者,是1型糖尿病患者的主要死因。典型表现为蛋白尿、水肿和高血压,晚期出现氮质血症,最终发生肾功能衰竭。

②糖尿病性视网膜病变:其是成年人失明的主要原因之一。在2型糖尿病患者中有20%~40%出现视网膜病变,约8%的患者可出现严重视力丧失,常见于病史超过10年的糖尿病患者。病变早期为非增殖性视网膜病变,表现为视网膜出血、渗出等,发展至后期则属增殖性视网膜病变,表现为新生血管形成,机化物增生,以致出现视网膜剥离,导致失明。其他眼部并发症还可见视网膜黄斑病、白内障、青光眼、屈光改变、虹膜睫状体病变等。

4.神经病变

神经病变是有糖尿病病史10年内患者最常见的并发症。在年龄超过40岁及吸烟、血糖控制差者更常见。以多发性周围神经病变最多见。首先表现为对称性肢端感觉异常,呈袜子或手套状分布,伴瘙痒、麻木、针刺、灼热或如踏棉垫感,有时伴痛觉过敏;随后有肢体隐痛、酸痛、刺痛或烧灼样痛,夜间及寒冷季节加重;后期运动神经受累,出现肌张力减弱、肌力减弱,以至肌萎缩和瘫痪。自主神经病变也较常见,表现有瞳孔缩小且不规则、光反射消失、排汗异常、胃肠功能失调、直立性低血压、尿失禁、尿潴留等。

5.糖尿病足

糖尿病足是指因糖尿病血管病变和(或)神经病变及感染等因素,导致糖尿病患者足或下肢组织破坏的一种病变,是糖尿病患者截肢、致残的主要原因。糖尿病足的症状和体征因病程和病变严重程度而不同。轻者只有脚部微痛、皮肤表面溃疡;中度者可以出现较深的穿透性溃疡合并软组织炎;严重者在溃疡同时合并软组织脓肿、骨组织病变,脚趾、脚跟或前脚背局限性坏疽,甚至可以出现全脚坏疽。常见诱因有趾间或足部皮肤瘙痒而搔抓皮肤而致溃破、水疱破裂、烫伤、修脚损伤、碰撞伤、新鞋磨伤、吸烟等。由于神经营养不良及外伤,还可引起营养不良性关节炎(Charcot关节),受累关节有广泛性骨质破坏和畸形。

五、辅助检查

1.尿糖测定

尿糖阳性为诊断糖尿病的重要线索，但尿糖阴性不能排除糖尿病可能，因尿糖值还与肾糖阈的高低有关。在监测血糖条件不足时，每日 4 次尿糖定性检查：三餐前、晚上（9～10 时）和 24 小时尿糖定量可作为判断疗效的指标。

2.血糖测定

血糖测定是诊断糖尿病的主要依据，也是判断糖尿病病情和控制情况的主要指标。常用指标有空腹血糖（FPG）和餐后 2 小时血糖。诊断糖尿病时常用静脉血浆测定，治疗过程中随访血糖控制程度时可用便携式血糖仪进行毛细血管全血测定。

3.葡萄糖耐量试验

当血糖高于正常范围而又未达到诊断糖尿病标准时，需进行口服葡萄糖耐量试验（OGTT）。测定空腹及开始饮葡萄糖水后 1 小时、2 小时静脉血浆葡萄糖水平。对于胃切除术后、胃空肠吻合术后或吸收不良综合征者，可行静脉葡萄糖耐量试验。

4.糖化血红蛋白 A1（HbA1c）和糖化血浆白蛋白测定

糖化血红蛋白是由血红蛋白与葡萄糖非酶化结合而成的，与血糖浓度呈正相关。因红细胞寿命约 120 天，故该指标可反映取血前 8～12 周血糖的总水平，作为糖尿病总体控制情况的监测指标之一。目前已将 HbA1c 检查作为糖尿病疗效判断、调整治疗的“金指标”，正常值为 3.8 ％～6.5 ％。血浆白蛋白也可与葡萄糖非酶化结合形成果糖胺，正常值为 1.7～2.8 mmol/L，可反映糖尿病患者近 2～3 周血糖总的水平，亦为糖尿病患者近期病情监测的指标。

5.其他

未获控制的糖尿病者可有血甘油三酯、胆固醇升高，而高密度脂蛋白常降低；合并糖尿病肾脏病变时，可有肾功能改变；合并酮症酸中毒时，血、尿酮体升高，pH 在 7.35 以下，CO_2 结合力可降至 9.0 mmol/L，血糖可达 33.3 mmol/L；合并高渗性糖尿病昏迷时，血浆渗透压可达 460 mmol/L，血钠为 155 mmol/L，血糖为 33.3 mmol/L 以上。为了解糖尿病患者胰岛 β 细胞功能，尚可进行胰岛素释放试验及 C 肽测定。

六、诊断要点

目前我国采用 WHO（1999 年）糖尿病诊断标准，诊断应以静脉血浆葡萄糖值为标准。

（1）糖尿病诊断标准：①糖尿病症状。加随机血糖（指不考虑上次用餐时间，一天中任意血糖水平）≥11.1 mmol/L；或 FPG≥7.0 mmol/L，空腹定义为至少 8 小时内无热量摄入；或 OGTT 2 小时血浆葡萄糖≥11.1 mmol/L。②无糖尿病症状者，需另日重复检查以明确诊断。2010 年 ADA 指南已将 HbA1c≥6.5 ％作为糖尿病诊断标准之一。但 HbA1c＜6.5 ％也不能排除糖尿病，需进一步行糖耐量检查。

（2）WHO 规定的糖尿病性低血糖症的诊断标准：①具有低血糖的症状；②血糖≤2.8 mmol/L；③服糖（碳水化合物）后可使症状迅速缓解。

七、治疗要点

强调早期治疗、长期治疗、综合治疗、治疗措施个体化的原则，其目标在于纠正代谢紊乱，消除症状，防止或延缓并发症的发生，维持良好健康和劳动能力，保障儿童生长发育，延长寿命，降低病死率，提高生活质量。国际糖尿病联盟提出糖尿病现代治疗的5个要点：饮食控制、运动疗法、血糖监测、药物治疗和糖尿病教育。

1.糖尿病教育

教育已成为本病治疗的重要环节，也是其治疗成败的关键。教育患者认识糖尿病的危害及防治措施，并积极主动配合治疗，使血糖达标。

2.饮食治疗

饮食治疗是糖尿病基础治疗之一，需严格和长期坚持。

3.体育锻炼

体育锻炼亦为糖尿病基础治疗之一，尤其对于2型肥胖的糖尿病患者更重要。运动有利于减轻体重，提高胰岛素敏感性，改善血糖，减少降糖药物的用量。

4.自我监测血糖(SMBG)

这是近10年来糖尿病患者管理方法的主要进展之一。经常检查血糖水平，为调整药物剂量提供依据。还需每2～3个月复查HbA1c，了解糖尿病病情程度，以便及时调整治疗方案。每年1～2次全面复查，了解血脂水平，心、肾、神经、眼底情况，以便尽早发现一些并发症，给予相应的治疗。

5.药物治疗

(1)口服降糖药物：糖尿病患者经基础治疗(饮食调整、体育锻炼)2周后血糖未达标者，可予以药物治疗。作用机制如下。

①磺酰脲类：临床最为主要的降血糖药。除了都具有刺激胰岛β细胞分泌胰岛素的作用，某些药物还可增加周围组织对胰岛素的敏感性，抑制肝糖原的产生和输出，加强外周组织对葡萄糖摄取利用，适用于2型糖尿病有胰岛素分泌，空腹血糖高，体重正常或较轻者。本类药物起效慢，故一般在餐前半小时服用。此类药物主要不良反应为低血糖，在老年人或治疗初期使用剂量过大或剂量增加太快时较易发生，以格列本脲发生率最高。格列本脲除强烈与胰岛β细胞膜上的磺酰脲受体结合外，还渗入细胞内与胰岛素分泌颗粒结合，使胰岛素持久分泌，易致严重的低血糖。偶见肝功能损害、白细胞减少、皮疹等，一旦出现应立即停药。长期使用刺激胰岛分泌可引起高胰岛素血症，并有使体重增加的倾向。

②非磺脲类：属于超短效药物，主要是模拟生理胰岛素第一时相分泌，用于控制餐后高血糖，餐时服用，在每次进餐前即刻口服，不进餐不服药。适用于2型糖尿病有胰岛素分泌，空腹血糖正常而餐后血糖增高者。不良反应有头痛、头昏，低血糖反应较磺脲类少。

③双胍类：本类药物主要是抑制肝糖原的分解，并增加胰岛素在外周组织(如肌肉)的敏感性。单独使用本类药物不会引起低血糖，但可引起胃肠系统的不适而降低食欲，故可降低体重。为肥胖的2型糖尿病患者首选药物。食物不影响药物活性和代谢，可于餐前、餐后或睡前口服。大剂量服用此类药物，可引起消化道反应，如口干、口苦、恶心、呕吐、腹泻等。因本类药促进无氧糖酵，产生乳酸，如有肝、肾功能不全或缺氧情况，可诱发乳酸性酸中毒。

④葡萄糖苷酶抑制剂：本类药物可抑制小肠的α-糖苷酶，导致食物中碳水化合物不能在此段肠腔全部分解成单个葡萄糖，从而延缓葡萄糖的肠道吸收，降低餐后高血糖。适用于空腹血

糖正常而餐后血糖明显升高的 2 型糖尿病。本类药物应餐时服用，与第一口主食嚼碎同服。不良反应有腹胀、产气增多、腹泻等，随用药时间延长，此类症状可好转或消失。单用不引起低血糖，与其他降糖药合用可增加疗效，但亦增加低血糖发生机会。

⑤胰岛素增敏剂：作用机制为提高靶组织对胰岛素作用的敏感性，减轻胰岛素抵抗。用于 2 型糖尿病有胰岛素抵抗者。本类药物服用每日 1 次，时间固定，单独使用本类药物不会引起低血糖。主要不良反应是水肿，有心力衰竭倾向或肝病者不用或慎用。

用药原则：在详细了解病史基础上，可联合用药，以达到疗效互补的目的，而药量和副作用最小。降糖药中的任何两种均可联合应用，但同类降糖药不可合用，任何一类口服药均可与胰岛素联用。用药个体化，从小剂量开始，非肥胖者首选胰岛素促泌剂，肥胖者宜选用不增加体重、不刺激胰岛素分泌的药物，肥胖且伴有胰岛素抵抗者可用胰岛素增敏剂。

(2)胰岛素：适用于 1 型糖尿病，糖尿病酮症酸中毒，高渗性昏迷，糖尿病合并重症感染、消耗疾病、各种慢性并发症急性发病时及外科手术前后、妊娠和分娩，2 型糖尿病患者经饮食、口服药物治疗控制不佳者。

胰岛素的分类如下。

①按来源不同分类：动物胰岛素(从猪和牛的胰腺中提取)、半合成人胰岛素、生物合成人胰岛素(现阶段临床最常使用的胰岛素)。

②按药效时间长短分类：分为超短效、短效、速效、中效和长效 4 种。

胰岛素治疗方案与模式：临床胰岛素治疗方案多采取模拟生理性胰岛素分泌的模式，包括基础胰岛素和餐时胰岛素两部分的补充。方案的选择应高度个体化，按照血糖达标为驱动的阶梯治疗方案，尽早控制血糖平稳达标(表 2-1)。

表 2-1　胰岛素治疗方案与模式

治疗方案	模式
强化治疗方案 (每天 3～4 次注射)	速/短效胰岛素三餐前注射＋中/长效胰岛素睡前注射，每天注射 4 次 速/短效胰岛素三餐前注射，每天注射 3 次 早餐前和晚餐前注射速/短效胰岛素＋午餐前口服降糖药＋睡前注射中/长效胰岛素，每天注射 3 次 早餐前注射预混胰岛素＋晚餐前注射速/短效胰岛素＋睡前注射中/长效胰岛素，每天注射 3 次
非强化治疗方案 (每天 1～2 次注射)	BIDO 治疗方案：睡前注射中/长效胰岛素＋白天口服降糖药 早餐前预混胰岛素＋晚餐前预混胰岛素 早餐前速/短效胰岛素＋晚餐前速/短效胰岛素 早餐前速/短效胰岛素＋睡前中/长效胰岛素 早餐前中效胰岛素＋睡前中/长效胰岛素

胰岛素给药剂量：从小剂量开始，0.25 IU/(kg·d)，全天 12～20 IU。1 型糖尿病每超过目标血糖 2.8 mmol/L 需增加 1 IU 速/短效胰岛素。2 型糖尿病每超过目标血糖 1.7 mmol/L 需增加 1 IU 速/短效胰岛素。每隔 1～2 天调整剂量。全天 24 小时6 次指血糖平均值＞12 mmol/L，总剂量应增加 10 %；指血糖平均值＜6 mmol/L，总剂量宜降低 10 %。注射胰岛素 2 小时

后的指血糖<4 mmol/L 者，相应的餐前胰岛素注射量也应减少 10 %。

(3)各型糖尿病治疗方案的选择。

①1 型糖尿病：首选胰岛素强化治疗方案。强化治疗方案是模拟胰岛素生理分泌的治疗方案，是最易控制血糖达标的方案，良好的血糖控制有助于减少并发症的发生。

②2 型糖尿病：非肥胖 2 型糖尿病患者经 2～4 周饮食运动治疗后，若 FPG≥7.0 mmol/L 和(或)餐后 2 h 血糖≥10 mmol/L，则应开始口服药物治疗。肥胖 2 型糖尿病患者仅餐后血糖增高，建议控制饮食及运动。若体重减轻或不变，血糖达标，则不需药物治疗；若体重不变，血糖未达标，则加强饮食及运动治疗并加用二甲双胍或糖苷酶抑制剂。新诊断的 2 型糖尿病患者，如有明显的高血糖症状和(或)血糖及 HbA1c 水平明显升高，一开始即考虑胰岛素治疗，加或不加其他药物。

6.胰腺移植和胰岛细胞移植

胰腺移植和胰岛细胞移植主要用于 1 型糖尿病患者，可解除对胰岛素的依赖，提高生活质量。但两者均因技术等方面的原因未能普及。

七、主要护理诊断/问题

(1)营养失调，低于机体需要量与胰岛素分泌缺陷和(或)作用缺陷所致糖、蛋白质、脂肪代谢紊乱有关。

(2)有感染的危险与糖尿病所致血糖升高、营养不良、微循环障碍等有关。

(3)潜在并发症：糖尿病酮症酸中毒、高渗性非酮症昏迷、感染、低血糖反应等。

(4)知识缺乏：缺乏糖尿病治疗及自我保健知识。

八、护理措施

1.饮食护理

首先让患者了解饮食治疗的目的和意义，以及具体实施的步骤，使之能够积极配合并长期坚持。

(1)控制总热量：糖尿病饮食治疗的首要原则。摄入的热量以能够维持正常体重或略低于理想体重为宜。每周应定期测量体重，超重/肥胖者减少体重的目标是在 3～6 个月期间体重减轻 5 %～10 %；消瘦者应通过均衡的膳食营养计划恢复并长期维持理想体重。根据患者年龄、性别、身高、体重查表或计算出理想体重[理想体重(kg)＝身高(cm)－105(若年龄>40 岁，则该数字为 100)]，参照理想体重和活动强度计算每日所需总热量。肥胖者必须减少热能摄入，消瘦者可适当增加热量摄入达到增加体重的目的。儿童、孕妇、乳母、营养不良和患慢性消耗性疾病者可酌情增加热量摄入。

(2)合理分配热量。

①碳水化合物：摄入适量。目前主张不要过严地控制碳水化合物，糖类应占总热能的 50 %～60 %，每日进食量可在 250～300 g，肥胖者应在 150～200 g。谷类是日常生活中热能的主要来源，每 50 g 的米或精制面粉供给碳水化合物约 38 g。提倡用粗制米、面和一定量杂粮，如燕麦片、莜麦粉、荞麦粉、窝头、绿豆、白芸豆等。忌食葡萄糖、蔗糖、蜜糖及其制品，如糖果、甜点、冰激凌及含糖饮料等。

②蛋白质：摄入充足。蛋白质占总热量的12 %～15 %，成人每日蛋白质摄入量为每公斤理想体重0.8～1.2 g，动物蛋白质应占1/3以上，食用瘦肉、鱼、鸡、鸡蛋、牛奶、豆类等。儿童、孕妇、乳母、营养不良和伴消耗性疾病时，蛋白质摄入量宜增至每公斤理想体重1.5～2 g；若伴糖尿病肾病应限制在每公斤理想体重0.6～0.8 g，并限制植物蛋白的食用。

③脂肪：限制摄入量。脂肪约占总热量的30 %或更低。应限制含饱和脂肪酸的脂肪如牛油、羊油、猪油、奶油等动物性脂肪的食用，可用植物油如豆油、花生油、芝麻油、菜籽油等含多不饱和脂肪酸的油脂，但椰子油除外。花生、核桃、榛子、松子仁等脂肪含量也不低，也要适当控制。少食动物内脏、鱼子、蛋黄等含胆固醇高的食物。

④膳食纤维：摄入适量。每日饮食中纤维素含量应不少于40 g，因纤维素可延缓糖和脂肪吸收，增加饱腹感，减少食量和降糖降脂作用。提倡食用绿叶蔬菜、麦麸、豆类、整谷、含糖分低的水果等。但是含纤维素食物也不能吃多，否则不容易消化。

⑤维生素和无机盐：凡是病情控制不好的患者，易并发感染或酮症酸中毒，要注意补充维生素和无机盐，尤其是维生素B族，以改善神经症状。粗粮、干豆类、蛋、动物内脏和绿叶蔬菜含维生素B族较多。新鲜蔬菜含维生素C较多，应注意补充。每日食盐要在6 g以下，防止高血压的发生。

⑥戒烟限酒：饮酒可干扰血糖控制和饮食治疗计划的执行，吸烟可导致血管收缩，不利于糖尿病患者血液循环。

⑦适时补水：糖尿病患者除了避免饮用含糖饮料，每天要补充适量的水分。无心肾合并症的糖尿病患者每天饮水量至少1 500 mL。中老年及长期血糖升高的患者，饮水中枢已不敏感，因而口渴症状常不明显，但体内脱水现象仍然存在。喝水有利于体内代谢毒物的排泄，有预防糖尿病酮症酸中毒的作用。另外，喝水可改善血液循环，对老年患者可预防脑血栓的发生。

(3)规律进餐：将热量换算成重量，根据生活习惯、病情和药物治疗的需要制定食谱，规律进餐。三餐热量分配一般为1/5、2/5、2/5或1/3、1/3、1/3，也可按4餐分配为1/7、2/7、2/7、2/7。提倡少食多餐，以减轻餐后胰岛负担，也可避免餐后高血糖及药物高峰时出现低血糖。两餐之间饥饿时，可吃些蔬菜如黄瓜充饥或采用加餐的办法，加餐的量应是从正餐中减去的，而不是额外增加的量。

2.体育锻炼

该方式适于2型糖尿病肥胖者和血糖在16.7 mmol/L以下者，以及1型糖尿病稳定期患者。根据年龄、性别、体力、病情及有无并发症等不同条件，进行有规律的运动，循序渐进并长期坚持。

(1)运动方式：应选择有氧运动方式，如散步、慢跑、骑自行车、健身操、游泳、太极拳等，根据年龄、性别、身体状况及个人喜好选择。

(2)运动强度：运动时最大(心)脉率应达到(170－年龄)×(50 %～70 %)，且以不感到疲劳为宜，若出现呼吸费力、胸闷、头晕、大汗等应立即停止。每次运动至少150分钟，每周至少

3 次，无体力锻炼的时间不能连续超过 2 天。对无禁忌证的 2 型糖尿病患者鼓励其每周进行至少 2 次耐力运动。

(3)运动注意事项：①运动要避开恶劣天气，随身携带甜食和糖尿病卡以应急需；②以早餐或晚餐后半小时至 1 小时为运动最佳时间，以免发生低血糖；③若在运动中出现饥饿感、心慌、头晕及四肢无力或颤抖等，表明发生了低血糖，应立即停止运动并进甜食，一般休息 15 分钟左右即可缓解，否则即送医院治疗；④血糖＞14 mmol/L、血酮增高，有应激情况，严重的心脑血管病变、眼底或肾脏病变及 1 型糖尿病病情不稳定者，应避免运动或减少运动量，以免诱发 DKA 或心绞痛、心肌梗死、心律失常或眼底出血等。

3.用药护理

(1)口服药物。

①药物治疗应建立在控制饮食及适量运动的基础上，告知患者遵医嘱按时按剂量服药，不可随意增减，定时定量进餐，并适当运动锻炼。

②向患者讲述有关药物的不良反应，嘱其一旦发现，应及时向医护人员报告。同时注意监测肝、肾功能。

③监测用药后血糖、糖化血红蛋白的变化，以便及时调整治疗方案。

④注意降糖药与其他药物的相互作用，如水杨酸盐、普萘洛尔、磺胺、胍乙啶、利血平、可乐定等，能增强磺酰脲类药物的降糖作用，故在服用时应及时调整药物剂量，并严密监测血糖。维拉帕米(异搏定)、硝苯地平、噻嗪类利尿药、呋塞米、利福平、苯巴比妥及口服避孕药，可以减弱磺脲类药物的降糖作用，故服用降糖药时应尽量避免同时使用。

(2)胰岛素。

使用胰岛素注意事项：①注射时间准确。一般中长效胰岛素注射时间与进餐关系可不严格要求，餐前餐后注射均可。但短效制剂在进餐前半小时注射，必须强调与进餐配合，超短效制剂必须在餐前 10 分钟注射。因为进餐时间正是药物开始发挥作用的时间，不配合可能有发生低血糖危险。②注射剂量准确。胰岛素剂型众多，特别注意每毫升的含量，以免发生剂量过大或不足，应使用胰岛素专用注射器准确抽吸。现有胰岛素笔更方便、剂量更精确。当需混合使用长、短效胰岛素时，应先抽短效，再抽长效，然后轻轻摇匀，不可反向操作，以免长效胰岛素混入短效胰岛素中，影响胰岛素的疗效。③注射部位的选择与轮换。胰岛素注射部位通常选择上臂前外侧、大腿内侧、臀部及腹部。腹部是优选部位，因为腹部的皮下脂肪较厚，可减少注射至肌肉层的危险，捏起腹部皮肤最容易，同时又是吸收胰岛素最快的部位。一般在肚脐两侧旁开 3～4 指的距离外注射。推药后应停留 5～10 秒再拔针，以免药液外溢。为避免皮下组织萎缩或增厚影响吸收，应有计划、有标记地逐一轮换注射部位，同一部位各注射点间距不小于 1 指宽(2 cm)。多次注射需选择不同部位，两周内同一部位不应注射两次。④正确储存。胰岛素为蛋白质类激素，不可冰冻，未开封的胰岛素可以放置于 2～8 ℃温度的冰箱保鲜层中保存。正在使用的胰岛素可以保存在室温环境下，但应避免受热及日光照射。若短效制剂出现不澄清或中、长效制剂呈块状，则不能使用。

胰岛素泵治疗：内生胰岛功能明显缺乏时，“胰岛素替代疗法”可采用持续皮下胰岛素输注(CSII)，使用短效或速效胰岛素，根据血糖变化规律个体化设定基础输注量(持续或分段)和餐前剂量(冲击量)。但昂贵的价格，限制了其推广。

观察胰岛素疗效和不良反应。

①胰岛素不良反应：a.低血糖反应，最常发生，危险性较大。主要与用量过大、进食不规律、运动过多有关。低血糖表现为出汗、颤抖、心悸、软弱无力、面色苍白、四肢冰冷感、头晕、烦躁，甚至昏迷。b.过敏反应，局部注射部位可发生红肿、瘙痒、皮疹、血管神经性水肿，甚至发生过敏性休克。c.脂肪营养不良，较为少见，在注射部位出现红肿、发热、皮下有小结、皮下脂肪萎缩或增生等。

②护理：定期监测血糖、糖化血红蛋白的变化，以及时调整胰岛素剂量。告知患者使用胰岛素的常见不良反应，预防低血糖的发生，应注意胰岛素注射时间和进食时间相配合。低血糖反应的处理如下。急查血糖，并迅速补充 15 g 含糖食物，如糖果 1～2 粒，面包 1～2 片，饼干 5～6块，甜果汁或糖水半杯，1 汤匙蜂蜜，饭、粉、面一小碗，一般 15 分钟左右好转。15 分钟后，若症状还未消失可再吃一次。静脉推注 50 %葡萄糖 40～60 mL 是低血糖抢救最常用和有效的方法，神志不清者症状可迅速缓解。必要时可注射胰高血糖素。

4.预防感染

(1)向患者讲解糖尿病易合并感染的原因及感染可能带来的不良后果，使其能够注意保持皮肤、呼吸道、口腔、会阴部及足部等的清洁，避免发生感染。一旦发现感染症状，应及时就医，不可自行处理。

(2)足部护理。

评估危险因素：①足溃疡史。②缺血性和神经性血管病变症状，如运动引起的腓肠肌疼痛。神经病变体征——足发热、皮肤不出汗、肌肉萎缩、鹰爪样趾、压力点的皮肤增厚或胼胝形成，但足背动脉搏动和血液充盈良好；缺血性周围血管病变——足发凉、皮肤苍白或发绀，足背动脉搏动减弱或消失。③足畸形。④其他危险因素，如视力下降、关节炎、鞋袜不合适等。⑤个人因素，如老年人、经济条件差、独居、拒绝治疗和护理等。

预防足部外伤：①不要赤足或穿拖鞋行走，以防刺伤或踢伤。②冬天谨防烫伤或冻伤足部。③每日检查鞋内有无异物和里衬是否平整，不穿新皮鞋，以免磨破足部皮肤。袜子平软、清洁、透气性好，以棉袜为佳，勤换鞋袜，避免足部受压。趾甲不要剪得太短，应与脚趾齐。有鸡眼或胼胝时，要找皮肤科医师治疗，不要自行处理。

保持足部清洁：每日用温水(低于 40 ℃)洗脚，每次不宜超过 10 分钟，脚趾缝间要洗干净，用柔软且吸湿性强的毛巾擦干；如足部皮肤干燥，适当涂抹润肤膏。

促进足部血液循环：①注意足部保暖，避免暴露于寒冷或潮湿境中；②每天进行适度的小腿和足部运动，如甩腿、提脚跟、坐下起立动作等；③经常按摩足部，方法是从趾尖开始向上至膝关节按摩，早、中、晚各 1 次，每次 10 分钟。

足部检查：①每天检查。了解足部有无感觉减退、麻木、刺痛、水肿等；观察足部皮肤颜色、温度及足背动脉搏动情况；检查趾甲、趾间、足背、足底，观察是否有水疱、裂口、擦伤及胼胝、鸡眼、足癣等，是否发生红肿、青紫、水疱、溃疡或坏死等。若发现异常及时就医。②定期做足部的感觉测试，主要有痛觉、温度觉、触觉和压力觉等。

控制血糖、戒烟：发生足部溃疡的危险性及其发展均与血糖控制不佳关系密切，应从早期指导患者控制和监测血糖，同时说服患者戒烟，防止吸烟刺激血管，加重供血不足。

糖尿病足的处理：有溃疡者及时局部用药，难以治愈的溃疡可用生物制剂、生长因子等；血管病变者用活血化瘀、扩血管疗法，改善微循环；有水肿、溃疡不易愈合者，可用利尿剂、ACEI等；有坏疽者，必要时行截肢治疗。

5.并发症护理

(1)DKA：密切观察病情变化，一旦发现原有糖尿病症状加重，并伴有酸中毒和脱水症状，应立即通知医师处理并配合抢救。救治原则为迅速扩容，以增加尿量促进酮体排泄，纠正高血糖，防止低钾血症。

补液：静脉补液对重症DKA尤为重要，不但有利于脱水的纠正，且有助于血糖的下降和酮体的消除。①补液总量。一般按患者体重(kg)的10％估算，成人DKA一般补水4～6 L。②补液速度。按先快后慢原则，前4小时输入总失水量的1/3～1/2，在前12小时内输入量4 000 mL左右，达输液总量的2/3。其余部分于24～28小时补足。③补液种类。开始以生理盐水为主，若开始输液时血糖不是严重升高或治疗后血糖下降至13.9 mmol/L后，应输入5％葡萄糖或糖盐水，以利消除酮症。④对老年、心血管疾患患者，输液注意不宜太多太快，以免发生肺水肿。

胰岛素降血糖：①小剂量胰岛素疗法，输注胰岛素0.1 U/(kg·h)，能有效降低血糖，避免脑水肿、低血糖、低血钾等副作用。②当血糖降至13.9 mmol/L时，改生理盐水为5％葡萄糖液(按每3～4 g葡萄糖加1 U胰岛素计算)。③尿酮转阴后，可恢复平时皮下注射胰岛素的治疗。④用药过程中要严密监测血糖，血酮、尿酮。避免血糖下降过快、过低，引发脑水肿。

纠正酸中毒及补钾：①慎补碱。DKA经输液和胰岛素治疗后，酮体水平下降，酸中毒可自行纠正，一般不必补碱。补碱指征为血pH＜7.1，HCO_3^-＜5 mmol/L。应采用等渗碳酸氢钠溶液，补碱不宜过多过快。②补钾。应根据血钾和尿量补钾。治疗前血钾低于正常，立即开始补钾，前2～4小时通过静脉输液每小时补钾13～20 mmol/L；血钾正常、尿量＞40 mL/h，也立即开始补钾；血钾正常，尿量＜30 mL/h，暂缓补钾，待尿量增加后再开始补钾；血钾高于正常，暂缓补钾。治疗过程中定时检测血钾和尿量，调整补钾量和速度。

治疗诱因和并发症：积极控制严重感染，防治休克、心力衰竭、心律失常、肾功能、脑水肿等严重并发症。

(2)糖尿病非酮症高渗性昏迷：抢救治疗大致与DKA相近，应积极补液(必要时考虑输注0.45％氯化钠低渗溶液)，使用胰岛素，参考每小时尿量补钾，并治疗诱因和并发症。

九、健康教育

1.患者的糖尿病知识教育

糖尿病为慢性疾病，需进行终身治疗，其预后取决于血糖控制情况及各并发症的控制情况。1型糖尿病患者约40 %死于糖尿病肾病，而2型糖尿病患者大多死于心脑血管疾病。患者及其家属应当掌握糖尿病的治疗要求，学会监测血糖、尿糖，并坚持长期在医护人员的指导下接受治疗。对患者的健康教育内容应包括：①掌握饮食治疗原则，严格按要求进食。②身体条件允许情况下，坚持体育锻炼，严格按要求活动。③掌握各类口服药物和胰岛素的作用、使用要点、不良反应及应急措施。④学会自我监测血糖、尿糖水平，并使之达标。每2～3个月复查HbA1c，每年进行1～2次全面复查，重点了解血脂水平，心、肾、神经功能及眼底情况，以早期发现大血管、微血管并发症，并早期给予相应的治疗。⑤保持生活规律、情绪稳定，戒烟限酒，讲究个人卫生，预防各种感染，避免各种应激事件，以避免糖尿病各种急性并发症的发生。

2.在无症状患者中进行糖尿病筛查

对无症状的成人，如超重或肥胖(BMI≥25 kg/m^2)并有一个以上其他糖尿病危险因素，应该从任何年龄开始筛查糖尿病并评估将来糖尿病的风险。对没有这些危险因素的人群，应从45岁开始筛查。如果检查结果正常，至少每3年复查一次。为筛查糖尿病或评估未来糖尿病的风险，HbA1c、FPG或OGTT均可使用。对于那些已经明确未来糖尿病风险增加的人群，应该进一步评估并治疗其他心血管疾病(cardiovascular disease，CVD)危险因素。

3.改变生活方式

对有2型糖尿病风险的个体，预防措施重点应强调生活方式的改变，包括适度的减轻体重(体重的7 %)和规律的体力活动(每周150分钟)，饮食控制如减少热量摄入，低脂饮食，限制含糖饮料，能够减少发生2型糖尿病的风险。

第三节　单纯性甲状腺肿

单纯性甲状腺肿是不伴有甲状腺功能异常的甲状腺肿大的疾病，可分为地方性甲状腺肿和散发性甲状腺肿两种。地方性甲状腺肿是一种多见于世界各地的地方性多发病，散发性甲状腺肿散发于全国各地。

一、病因和发病机制

1.碘的缺乏

其为引起地方性甲状腺肿的最主要病因。碘是合成甲状腺激素(thyroid hormone，TH)的主要原料，碘不足导致甲状腺激素合成不足，反馈引起垂体分泌过量的促甲状腺激素(thyroid stimulating hormone，TSH)，刺激甲状腺生长。该病流行地区的土壤、饮水、蔬菜、粮食中含碘量均较非流行区低。碘化食盐可以预防甲状腺肿大。

2.甲状腺激素的需要量增加

青春期、妊娠期、哺乳期、寒冷、感染、创伤和精神刺激时，由于机体对TH的需要量增多，可诱发或加重甲状腺肿，为生理性甲状腺肿。

3.甲状腺激素合成、分泌的障碍

某些物质因含有硫脲类致甲状腺肿物质或含有某些阻抑TH合成的物质，引起甲状腺肿。

常见的致甲状腺肿食物有卷心菜、萝卜、坚果或含氟过多的饮水等，药物如硫脲类、磺胺类、对氨基水杨酸、保泰松、硫氰酸盐、秋水仙碱、锂盐、钴盐及高氯酸盐等，它们可以抑制碘离子的浓集或使碘离子有机化，大量碘化物可抑制 TH 的合成和释放，从而引起甲状腺肿。另外，高碘、某些遗传缺陷致 TH 合成障碍及 Tg 基因突变等，均可影响甲状腺激素的合成。

二、临床表现

1.甲状腺肿大

甲状腺肿大是最常见的症状。甲状腺常呈轻度或中度弥漫性肿大（表 2-2），质地较软，无压痛。晚期逐渐发展成巨大甲状腺肿，并可有大小不等的结节，呈结节性甲状腺肿。部分成年人多结节性甲状腺肿患者可发生自主性甲状腺功能亢进。

表 2-2 甲状腺肿的分度

分度	表现
Ⅰ度	外观没有肿大，但触诊能扪及
Ⅱ度	既能看到，又能触及，但肿大没有超过胸锁乳突肌外缘
Ⅲ度	肿大超过胸锁乳突肌外缘

2.压迫症状

压迫症状较少见。随着甲状腺的肿大，可出现对邻近组织器官的压迫症状，如气管受压可出现堵塞感、咳嗽及呼吸困难，食管受压可造成吞咽困难，喉返神经受压会导致声音嘶哑、刺激性干咳。胸骨后甲状腺肿可使头部、颈部、上肢静脉回流受阻，表现为面部青紫、浮肿、颈部与胸部浅表静脉扩张。

3.生长发育障碍

出生、居住于缺碘地区的呆小病患儿，包括部分儿童及青少年，可发生严重生长发育及智力障碍。

三、实验室和其他检查

1.甲状腺功能检查

血清 T_3、T_4、TSH 水平大多正常。

2.甲状腺摄^{131}I 率及 T_3 抑制试验

摄^{131}I 率增高但无高峰前移，可被 T_3 所抑制。当甲状腺结节有自主功能时，可不被 T_3 抑制。

3.甲状腺 B 超

它是确定甲状腺肿的主要方法。可见弥漫性甲状腺肿，常呈均匀分布。

四、诊断要点

诊断的主要依据是患者有甲状腺肿大而甲状腺功能基本正常。地方性甲状腺肿地区的流行病史有助于本病的诊断。

五、治疗要点

1.对因治疗

缺碘所致者，可采用碘化食盐防治；青春期甲状腺肿多自行消退，无须处理；因致甲状腺肿的物质引起者，在停用后甲状腺肿一般可消失。

2.甲状腺激素治疗

尤其是无明显原因的单纯性甲状腺肿患者，服用甲状腺制剂，补充内源性甲状腺激素不足，可抑制 TSH 分泌，使肿大的甲状腺缩小。

3.手术治疗

一般不宜手术，但有压迫症状、药物治疗无改善或疑有甲状腺癌时，可行甲状腺次全切除术，术后予 TH 长期替代治疗。

六、常用护理诊断/问题

1.自我形象紊乱

自我形象紊乱与甲状腺肿大致颈部增粗有关。

2.潜在并发症

潜在并发症有呼吸困难、吞咽困难、声音嘶哑等。

3.知识缺乏

缺乏地方性甲状腺肿的防治知识。

七、护理措施

1.病情观察

观察甲状腺肿大的程度、质地，以及有无结节和压痛及颈部增粗的情况，有无甲状腺亢进的表现等。

2.饮食护理

指导缺碘者摄取含碘高的食物，如海带、紫菜等，避免摄入抑制甲状腺激素合成的食物和药物。

3.用药护理

观察使用碘剂及甲状腺制剂的疗效和副作用。使用甲状腺制剂时，特别是老年人，应从小剂量开始，以免诱发和加重冠心病；使用过程中监测血清 TSH 水平。

4.心理护理

与患者沟通交流，消除其紧张情绪，鼓励患者表达自己的心理感受，争取家属的心理支持，并告知患者，身体外形的改变通过积极治疗也可逐渐恢复，提高患者自信心，消除其自卑心理。

八、健康指导

(1)向患者及家属解释单纯性甲状腺肿的基本知识。

(2)告知患者如何从饮食和药物方面避免致甲状腺肿物质的摄入，并使用碘化食盐以预防单纯性甲状腺肿发生。

(3)如发生甲状腺肿大，应到医院就诊，不宜盲目自行用药。

第四节 甲状腺功能亢进

甲状腺功能亢进症(简称“甲亢”)是指由多种病因导致体内甲状腺激素分泌过多,引起以神经、循环、消化等系统兴奋性增高和代谢亢进为主要表现的一组疾病的总称。因此,甲亢是一种临床综合征。甲亢的病因较复杂,但以毒性弥漫性甲状腺肿,又称格雷夫斯病(Graves disease, GD)最多见,下面予以重点阐述。

一、甲亢的分类

1.甲状腺性甲亢:甲状腺自身功能亢进,伴甲亢症群

(1)弥慢性甲状腺肿伴甲亢症(Graves 病,突眼性甲状腺肿等)。

(2)多结节性甲状腺肿伴甲亢。

(3)自主性高功能性甲状腺腺病、甲状腺结节或腺瘤(Plummer 病)。

(4)新生儿甲亢。

(5)碘甲亢。

(6)滤泡性甲状腺癌。

2.垂体性甲亢

3.异源性 TSH 综合征

(1)绒毛膜上皮癌伴甲亢。

(2)葡萄胎伴甲亢。

(3)肺癌和胃肠道癌伴甲亢。

4.卵巢甲状腺肿伴甲亢

5.仅有甲亢症状而甲状腺功能不高

(1)人为(药源性)甲亢。

(2)甲状腺炎甲亢。

①亚急性甲状腺炎。

②慢性淋巴细胞性甲状腺炎(桥本氏甲状腺炎),若早期有甲状腺功能暂时亢进称桥本甲亢。

③放射性甲状腺炎。

6.多发性骨纤维性异常增生在伴甲亢

二、病因与发病机制

目前本病的病因虽尚未完全阐明,但公认 GD 是一种伴 TH 分泌增多的自身免疫性甲状腺疾病。

GD的体液免疫研究较为深入。GD患者的血清中存在针对甲状腺细胞 TSH 受体的特异性自身抗体,称为 TSH 受体抗体(TRAb)。TSH 和 TRAb 均可以与 TSH 受体结合,并通过腺苷酸环化酶-cAMP 和(或)磷脂酰肌醇-Ca^{2+} 信号传导途径产生 TSH 的生物学效应,即甲状

腺细胞增生、甲状腺激素合成及分泌增加。

TRAb分为3种类型，即TSH受体刺激性抗体（TSAb）、TSH刺激阻断性抗体（TSBAb）和甲状腺生长免疫球蛋白（TGI），它们与TSH受体结合的具体部位可能不同。TSAb与TSH受体结合产生类似TSH的生物效应是GD的直接致病原因，95％未经治疗的GD患者TSAb阳性，母体的TSAb也可以通过胎盘，导致胎儿或新生儿发生甲状腺功能亢进。TSBAb与TSH受体结合则阻断TSH与受体的结合，抑制甲状腺增生和甲状腺激素产生。GD患者可有刺激性和刺激阻断性两种抗体并存，其甲状腺功能的结果取决于何种抗体占优势，临床上GD患者自发性发生甲状腺功能减退与血清TSBAb的出现有关。TGI与甲状腺TSH受体结合后，仅促进甲状腺细胞肿大，不促进TH的合成和释放。少数GD患者虽有明显的高代谢症候群，但甲状腺肿大甚轻微，可能是体内的TSAb占优势所致。除TRAb外，50％～90％的GD患者也存在其他针对甲状腺的自身抗体，如抗甲状腺过氧化物酶抗体（TPOAb）、抗甲状腺球蛋白抗体（TGAb）等，其病理生理作用尚不清楚。

产生TRAb的机制尚未完全阐明。目前认为有易感基因（特异HLAⅡ类抗原基因）人群的甲状腺细胞，在受到一些触发因子（如碘摄入过量、病毒或耶尔森菌等感染、糖皮质激素治疗的撤药或应激反应、分娩、精神压力、锂盐和α干扰素应用等）的刺激下，甲状腺细胞表面特异的HLAⅡ类分子递呈TSH受体片段给T淋巴细胞，促使B淋巴细胞在免疫耐受缺陷时形成TRAb。在不同人种的患者中检出的HLA抗原的频率不尽相同。如白种人与HLA-DR3或HLA-B8、B46相关，日本人与HLA-Bw3、Dw12相关，中国人则与HLA-Bw46、B5相关。

GD的细胞免疫研究近年来进展很快。辅助性T细胞（Th）根据其分泌细胞因子的不同，分类为Ⅰ型辅助性T细胞（Th1）和Ⅱ型辅助性T细胞（Th2），Th1细胞导致细胞免疫反应，Th2细胞导致体液免疫反应。一种观点认为GD是Th2型疾病，即由抗体介导的免疫反应致病；但是来自Graves眼病眶后组织的T细胞却主要产生白介素-2、γ干扰素（IFN-γ）和肿瘤坏死因子α（TNF-α），属于Th1型疾病，即由细胞免疫损伤致病。

三、临床表现

1.甲状腺毒症表现

（1）高代谢综合征：由于TH分泌过多和交感神经兴奋性增高，促进物质代谢，加速氧化，产热、散热明显增多，患者常有疲乏无力、怕热多汗、皮肤潮湿、体重下降、低热（危象时可有高热）等表现；TH促进肠道糖吸收，加速糖的氧化利用和肝糖原的分解，可致糖耐量异常或使糖尿病加重；TH促进脂肪分解与氧化，胆固醇合成、转化及排出均加速，常致血中总胆固醇降低；蛋白质代谢加速致负氮平衡、体重下降、尿肌酸排出增多；骨骼代谢和骨胶原更新加速，尿钙磷、羟脯氨酸等排出量增高。

（2）精神神经系统：多言好动、焦虑烦躁、紧张不安、失眠、记忆力减退、思想不集中、多疑等，有时出现幻觉，甚至亚躁狂症，但也有寡言、抑郁者。伸舌和双手平举向前伸出时可见细微震颤。腱反射活跃，反射恢复时间缩短。

（3）心血管系统：心悸、气短，稍事活动即可明显加剧，合并甲状腺功能亢进性心脏病（简称“甲亢性心脏病”）时，可出现心律失常、心脏增大和心力衰竭。以心房颤动等房性心律失常多见，偶见房室传导阻滞。

(4)消化系统:稀便、排便次数增加。甲状腺激素对肝脏也有直接毒性作用,重者可有肝大、肝功能异常,偶有黄疸。

(5)肌肉骨骼系统:主要是甲亢性周期性瘫痪(thyrotoxic periodic paralysis,TPP),多见于青年男性,常在剧烈运动、高碳水化合物饮食、注射胰岛素等情况下诱发,主要累及下肢,伴有低血钾。少数患者发生甲亢性肌病,肌无力多累及近心端的肩胛和骨盆带肌群。

(6)造血系统:周围血液中白细胞总数偏低,淋巴细胞及单核细胞增多。血小板寿命较短,可伴发血小板减少性紫癜。由于消耗增加、营养不良和铁的利用障碍偶可引起贫血。

(7)生殖系统:女性患者常有月经减少,周期延长,甚至闭经,但部分患者仍能妊娠、生育。男性多有阳痿,偶有乳房发育。

2.甲状腺肿

多数患者以甲状腺肿大为主诉,呈弥漫性对称性肿大,质软,吞咽时上下移动。少数患者的甲状腺肿大不对称或肿大不明显。肿大程度与甲亢病情轻重无明显关系。甲状腺上下极可触及震颤,闻及血管杂音,为本病重要的体征。

3.眼征

甲亢时引起的眼部改变大致可分为浸润性突眼和非浸润性突眼两种类型。非浸润性突眼又称良性突眼,占大多数。一般为对称性,有时一侧突眼先于另一侧。主要因交感神经兴奋眼外肌群和提上睑肌张力增高所致,主要改变为眼睑及眼外部的表现,球后组织改变不大。常见的眼征有:①眼裂增宽(Dalrymple 征),少瞬和凝视(Stellwag 征);②眼球内侧聚合不能或欠佳(Mobius 征);③眼向下看时,上眼睑挛缩,在眼下视时不能跟随眼球下落(von Graefe 征);④眼上视时,额部皮肤不能皱起(Joffroy 征)。

浸润性突眼又称恶性突眼,较少见,病情较严重。也可见于甲状腺功能亢进症状不明显或无高代谢症的患者,主要由眼外肌和球后组织体积增加、淋巴细胞浸润和水肿所致。患者有明显的自觉症状,常见畏光、流泪、复视、视力减退、眼部肿痛、刺痛、异物感等。检查可发现视野缩小、斜视、眼球活动减少甚至固定。眼球明显突出,突眼度一般在 18 mm 以上,两侧多不对称。由于眼球明显突出,眼睛不能闭合,因结膜、角膜外露而引起充血、水肿、角膜溃疡等。重者可出现全眼球炎,甚至失明。

四、特殊的临床表现和类型

1.甲状腺危象

甲状腺危象又称甲亢危象,为甲亢患者可危及生命的严重表现,发病原因可能与循环内 FT_3 水平增高、心脏和神经系统的儿茶酚胺能受体数目增加、敏感性增强有关。本征的主要诱因包括感染、应激(如精神刺激、过度劳累、高温、饥饿、心力衰竭、脑血管意外、分娩及妊娠毒血症等)、不适当地停用碘剂及甲状腺手术前准备不充分等。早期为患者原有的甲亢症状加重,伴中等发热,体重锐减,恶心,呕吐;典型的甲亢危象临床表现为高热(39 ℃以上)、心动过速(140~240 次/分)、伴心房颤动或心房扑动、烦躁不安、呼吸急促、大汗淋漓、厌食、恶心、呕吐、腹泻等,严重者出现虚脱、休克、嗜睡、谵妄、昏迷,部分患者有心力衰竭、肺水肿,偶有黄疸。

2.甲状腺功能亢进性心脏病

甲亢伴明显心律失常、心脏扩大和心力衰竭者称为甲亢性心脏病,以老年甲亢和病史较久未能良好控制者多见。其特点为甲亢完全控制后心脏功能可完全恢复正常。

3.淡漠型甲状腺功能亢进症

淡漠型甲状腺功能亢进症多见于老年患者。起病隐匿，无明显高代谢综合征、甲状腺肿及眼征。主要表现为抑郁淡漠、明显消瘦、乏力、嗜睡；有时仅有腹泻、厌食等消化系统症状；或仅表现为心血管症状，如原因不明的心房颤动。临床中患者常因明显消瘦而被误诊为恶性肿瘤，因心房颤动被误诊为冠心病，所以老年人不明原因的突然消瘦、新发生心房颤动时应考虑本病。

4.妊娠期甲状腺功能亢进症

妊娠期甲状腺功能亢进症主要有两种情况：①妊娠合并甲亢。妊娠期甲亢的患者高代谢症群表现较一般孕妇明显，伴有眼征、弥漫性甲状腺肿、甲状腺区震颤或血管杂音。血清 FT_3、FT_4 升高，TSH<0.5 mU/L，血清 TSAb 阳性。本病与妊娠可相互影响，对妊娠的不利影响为早产、流产、妊娠毒血症及死胎等；而妊娠可加重甲亢患者的心血管负担。②HCG 相关性甲亢。由于大量 HCG 或 HCG 类似物刺激 TSH 受体而出现甲亢，血清 FT_3、FT_4 升高，TSH 降低或不可测出，血清 TSAb 和其他甲状腺自身抗体阴性，但血 HCG 显著升高。HCG 相关性甲亢往往随血 HCG 浓度的变化而消长，属一过性，终止妊娠或分娩后消失。

5.三碘甲状腺原氨酸（T_3）型和甲状腺素（T_4）型甲状腺毒症

仅有血清 T_3 增高的甲状腺毒症称为 T_3 型甲状腺毒症。临床表现与寻常型相同，但一般较轻，可见于弥漫性、结节性或混合性甲状腺肿患者的早期、治疗中或治疗后复发期。实验室检查发现血清 TT_3 与 FT_3 均增高，而 TT_4、FT_4 正常，TSH 水平减低，^{131}I 摄取率增高。

仅有血清 T_4 增高的甲状腺毒症称为 T_4 型甲状腺毒症。其临床表现与典型的甲亢相同，可发生于碘性甲亢、GD、毒性结节性甲状腺肿或亚急性甲状腺炎，多见于一般情况较差的中老年，如严重感染、手术、营养不良等患者。T_4 型甲状腺毒症以血清 TT_4、FT_4 增高，TT_3、FT_3 正常或减低为特征。

6.亚临床甲状腺功能亢进症

本症需在排除其他能够抑制 TSH 水平的疾病的前提下，依赖实验室检查结果才能诊断，其特点是血清 FT_3、FT_4 正常，但 TSH 低于正常。本症可能是 GD 早期、GD 经手术或放射碘治疗后、高功能腺瘤、多结节性甲状腺肿、各种甲状腺炎恢复期的暂时性临床现象；但也可持续存在，并成为甲亢（包括 GD）的一种特殊临床类型，少数可发展为临床型甲亢。

7.局限性黏液性水肿

此症与浸润性突眼同属于自身免疫病，约 5 %的 GD 患者伴发本症。多见于小腿胫前下 1/3 部位，也见于手足背及头面部，患处常呈对称性，大小不等，稍高出皮面，增厚、变粗，和正常皮肤分界清晰。一般无自觉症状，偶有瘙痒、微痛和色素沉着，时间较长者因摩擦皮损处可有毛发生长。

8.格雷夫斯眼病

25 %～50 %的 GD 患者伴有不同程度的眼病。在所有眼病中，约 5 %的患者仅有浸润性突眼而临床无甲亢表现，称为甲状腺功能正常性格雷夫斯眼病（euthyroid Graves ophthalmopathy, EGO）。EGO 患者的实验室检查可能存在亚临床型甲亢和甲状腺自身抗体的异常。诊断 EGO 应注意排除眼部的其他疾病。

五、辅助检查

1.血清甲状腺激素测定

(1)血清总甲状腺素(TT_4)测定:代表血中结合 T_4 及游离 T_4 的总和。在患者无甲状腺结合球蛋白(TBG)异常的情况下,TT_4 的增高提示甲亢。

(2)血清总三碘甲状腺原氨酸(TT_3):代表血中结合 T_3 及游离 T_3 的总和。患者 TBG 正常时,TT_3 的增高提示甲亢。如疑及 TBG 异常,必要时可同时测定游离 T_4、T_3。

(3)血清游离 T_4(FT_4)和游离 T_3(FT_3):其检测结果不受 TBG 的影响,较 TT_3、TT_4 的结果更准确地反映甲状腺的功能状态。甲亢患者结果明显高于正常高限。

2.血清超敏促甲状腺激素(S-TSH)

TSH 是由腺垂体分泌的调节甲状腺的激素,一般放免法不能测出正常值的下限,以超敏的 IRMA 法可测出 GD 病患者的 TSH 水平低于正常。

3.抗甲状腺球蛋白抗体和抗甲状腺过氧化物酶抗体

在本病中,TGAb 和 TPOAb 均可为阳性,但其滴度不如桥本甲状腺炎高。

4.甲状腺摄^{131}I 率

本法是诊断甲亢的传统方法,目前已被激素测定技术所取代。甲亢时^{131}I 摄取率表现为总摄取量增高,摄取高峰前移。本方法现在主要用于甲状腺毒症病因的鉴别:甲状腺功能亢进类型的甲状腺毒症^{131}I 摄取率增高;非甲状腺功能亢进类型的甲状腺毒症^{131}I 摄取率减低。

5.促甲状腺激素释放激素(TRH)兴奋试验

TRH 400 μg 静脉注射,分别于注射前及注射后 15、30、60、90、120 分钟采血,测定血清 TSH。正常人 TSH 水平较注射前升高 3~5 倍,高峰出现在注射后 30 分钟,并且持续 2~3 小时。甲亢时,血清 T_3、T_4 增高,反馈抑制垂体 TSH 释放,故 TSH 不受 TRH 兴奋。

6.三碘甲状腺原氨酸(T_3)抑制试验

此试验主要用于:①单纯性甲状腺肿与甲亢的鉴别诊断,甲亢患者在试验中甲状腺^{131}I 摄取率不能被抑制;②有的学者曾经提出本试验可作为抗甲状腺药物治疗甲亢的停药指标。伴有冠心病、甲亢性心脏病或严重甲亢患者禁用此试验,以免诱发心律失常、心绞痛和甲状腺危象。

7.超声检查

采用彩色多普勒超声检查,可见患者甲状腺腺体呈弥漫性或局灶性回声减低,在回声减低处,血流信号明显增加,彩色多普勒血流显像(CDFI)呈"火海征"。甲状腺上动脉和腺体内动脉流速明显加快、阻力减低。

8.眼部 CT 和 MRI

眼部 CT 和 MRI 可以排除其他原因所致的突眼,测量突眼的程度,评估眼外肌受累的情况。

六、诊断要点

典型病例经详细询问病史,依靠临床表现即可诊断。不典型病例,尤其是小儿、老年人或伴有其他疾病的轻型甲亢或亚临床型甲亢病例易被误诊或漏诊,有赖于甲状腺功能检查和其他必要的特殊检查方可确诊。

七、治疗要点

目前尚无有效的针对病因和发病机制的根治方案，对症治疗主要是控制高代谢症状，促进器官特异性自身免疫的消退。常用的治疗方法有 3 种，即抗甲状腺药物（ATD）、放射性碘（RAI）和手术治疗，尤其以前两者更为常用。

1.抗甲状腺药物治疗

（1）适应证：①病情轻、中度患者；②甲状腺轻、中度肿大；③年龄小于 20 岁；④孕妇、高龄或其他严重疾病不适宜手术者；⑤甲状腺次全切除后复发又不适合放射性碘治疗的患者；⑥手术前准备；⑦放射性碘治疗前后的辅助治疗。

（2）常用药物：常用的 ATD 分为硫脲类和咪唑类两类。硫脲类包括甲硫氧嘧啶（MTU）及丙硫氧嘧啶（PTU）等，咪唑类包括甲巯咪唑（他巴唑，MMI）和卡比马唑（甲亢平，CMZ）等，比较常用的是 PTU 和 MMI。其作用机制是抑制甲状腺内过氧化物酶系，抑制碘离子转化为新生态碘或活性碘，从而抑制 TH 的合成。PTU 血浆半衰期为 60 分钟，具有在外周组织抑制 T_4 转换为 T_3 的独特作用，所以发挥作用较 MMI 迅速，控制甲亢症状快，但是必须保证 6～8 小时给药 1 次；MMI 血浆半衰期为 4～6 小时，在甲状腺内停留时间长，可以每天单次使用。

（3）不良反应：①粒细胞减少。ATD 可以引起白细胞减少，发生率约为 10 %，严重者可发生粒细胞缺乏症。主要发生在治疗开始后的 2～3 个月，外周血白细胞低于 3×10^9/L 或中性粒细胞低于 1.5×10^9/L 时应当停药。②皮疹。发生率为 2 %～3 %。一般的皮疹可以加用抗组胺药物，皮疹严重时应及时停药，以免发生剥脱性皮炎。③胆汁淤积性黄疸、中毒性肝炎、急性关节痛、血管神经性水肿等不良反应较为少见，如发生则需立即停药。

2.放射性碘治疗

其机制是 ^{131}I 被甲状腺摄取后释放出 β 射线，破坏甲状腺滤泡上皮而减少 TH 分泌。β 射线在组织内的射程仅有 2 mm，不会累及毗邻组织。

（1）适应证：①中度甲亢；②年龄 25 岁以上；③经 ATD 治疗无效或对 ATD 过敏；④合并心、肝、肾等疾病不宜手术或不愿手术者。

（2）禁忌证：①妊娠、哺乳期妇女；②年龄 25 岁以下者不作为首选；③严重心、肝、肾衰竭或活动性肺结核；④甲状腺极度肿大并有压迫症状；⑤重症浸润性突眼；⑥甲状腺危象；⑦外周血白细胞低于 3×10^9/L 或中性粒细胞低于 1.5×10^9/L。

（3）并发症：①甲状腺功能减退，简称“甲减”。甲减发生的原因与电离辐射损伤和继发性自身免疫损伤有关。RAI 引起的甲减分为一过性和永久性两类，后者要给予甲状腺激素终身替代治疗。②放射性甲状腺炎，见于治疗后 7～10 天，个别可诱发甲状腺危象。③有时可加重浸润性突眼。

3.手术治疗

（1）适应证：①中、重度甲亢，长期服药无效，或停药后复发，或不能坚持服药者；②甲状腺肿大显著，有压迫症状；③胸骨后甲状腺肿伴甲亢者；④结节性甲状腺肿伴甲亢。

（2）禁忌证：①较重或发展较快的浸润性突眼；②合并较重心、肝、肾、肺疾病，全身状况差不能耐受手术者；③妊娠前 3 个月和第 6 个月以后。

（3）手术方式：通常为甲状腺次全切除术，两侧各留下 2～3 g 甲状腺组织。主要并发症是甲状旁腺损伤导致甲状旁腺功能减退和喉返神经损伤，发生率为 1 %～2 %。术后甲亢复发率在 10 %左右。

4.甲状腺危象的治疗

去除诱因和防治基础疾病是预防甲状腺危象发生的关键。尤其要注意积极防治感染和做好充分的术前准备。一旦发生需积极抢救。

(1)抑制 TH 合成：首选 PTU 600 mg 口服或经胃管注入，以后每 6 小时给予 250 mg 口服，待症状缓解后减至一般治疗剂量。

(2)抑制 TH 释放：服 PTU 1 天后再加用复方碘口服溶液 5 滴，每 8 小时 1 次，或碘化钠 1 g加入 10 %葡萄糖盐水溶液中静滴 24 小时，以后视病情逐渐减量，一般使用 3～7 天。如果对碘剂过敏，可改用碳酸锂 0.5～1 g/d，分 3 次口服，连服数日。

(3)降低周围组织对 TH 的反应：普萘洛尔有抑制外周组织 T_4 转换为 T_3 的作用，如无哮喘或心功能不全，应加用普萘洛尔 20～40 mg，每 6～8 小时口服 1 次，或 1 mg 稀释后静脉缓慢注射，视需要可间歇给3～5 次；氢化可的松 50～100 mg 加入 5 %～10 %葡萄糖溶液静滴，每6～8 小时 1 次，氢化可的松除抑制 T_4 转换为 T_3、阻滞 TH 释放、降低周围组织对 TH 的反应外，还可增强机体的应激能力。

(4)降低血 TH 浓度：在上述常规治疗效果不满意时，可选用血液透析、腹膜透析或血浆置换等措施迅速降低血 TH 浓度。

(5)其他：①降温。可采用物理降温，药物降温时不宜用水杨酸类退热剂，因此类药均可使血中游离甲状腺激素浓度升高且与甲状腺激素有协同作用。严重者可用人工冬眠(哌替啶 100 mg、氯丙嗪和异丙嗪各 50 mg 混合后静脉持续泵入)。②镇静。视个体反应每 2～4 小时交替使用下列镇静药一次，如地西泮(安定)、巴比妥及异丙嗪(非那根)等。如使用镇静药后患者由兴奋烦躁转为安静，说明镇静药物用量较合适。③支持及对症处理。如给氧、补充能量及大量维生素尤其是维生素 B 族、纠正水和电解质的紊乱及心力衰竭等。

5.浸润性突眼的治疗

(1)高枕卧位，限制食盐摄入，适量给予利尿剂，以减轻球后水肿。

(2)1 %甲基纤维素或 0.5 %氢化可的松滴眼，睡眠时使用抗生素眼膏，必要时加盖眼罩预防角膜损伤。

(3)免疫抑制剂：泼尼松 60～100 mg/d，分 3 次口服，持续 2～4 周，以后的 4～12 周中逐渐减量。严重病例可应用甲基泼尼松龙 0.5～1 g 加入生理盐水中静滴，隔日 1 次，连用 2～3 次后，继以大剂量泼尼松口服 4 周左右，待病情缓解后逐渐减至维持量，也可以试用环磷酰胺等其他免疫抑制剂。

(4)严重突眼、暴露性角膜炎或压迫性视神经病变者，可行眼眶减压手术或球后放射治疗，以减轻眶内和球后浸润。

(5)控制甲亢首选 ATD 治疗，因手术和 ^{131}I 治疗可能加重浸润性突眼。

(6)可合用 L-T_4 50～100 mg/d，以调整下丘脑-垂体-甲状腺轴的功能，预防甲状腺功能低下加重突眼。

6.妊娠期甲状腺功能亢进症的治疗

(1)ATD治疗:因PTU不易通过胎盘,故为首选。用最小有效剂量(如100～300 mg/d,分2～3次口服)控制甲亢症状后,尽快减至维持量,维持甲状腺功能(宜用血清FT_3、FT_4作观测指标)在稍高于正常水平,避免治疗过度导致的母体和胎儿甲状腺功能减退或胎儿甲状腺肿。

(2)手术治疗:发生在妊娠初期的甲亢,经PTU治疗控制甲亢症状后,可选择在妊娠中期(妊娠第4～6个月)做甲状腺次全切除,因妊娠早期或晚期手术易出现流产或早产。

(3)禁用RAI治疗,因10周以后胎儿甲状腺可浓集^{131}I而引起胎儿甲状腺肿和甲减。

(4)普萘洛尔可增加子宫活动和延迟子宫颈扩张,故在妊娠时宜慎用。

(5)由于ATD可从乳汁分泌,产后如需继续服药,一般不宜哺乳。如必须哺乳,应选用PTU,且用量不宜过大。

7.甲状腺功能亢进性心脏病的治疗

(1)首选放射碘治疗,在行放射碘治疗时应先以抗甲状腺药物治疗,耗竭腺体内储存激素,可减少心脏病的恶化。

(2)采用限制钠盐、利尿剂和洋地黄等。

(3)普萘洛尔具有迅速减慢心率、缩小脉压、减少心排血量的作用,对于控制心房颤动的心室率有明显的效果,但有心力衰竭的患者应在严密监测下使用。

八、主要护理诊断/问题

(1)营养失调,低于机体需要量与代谢率增高导致代谢需求大于摄入量有关。

(2)活动无耐力与蛋白分解增快、肌肉萎缩无力,低钾麻痹,甲亢性心脏病致心功能下降有关。

(3)有组织完整性受损的危险与浸润性突眼有关,闭合不全易出现角膜干燥、溃疡,瞬目受限易受外伤。

(4)潜在并发症:甲状腺危象。

(5)焦虑或恐惧与交感神经兴奋有关。

(6)知识缺乏:缺少药物知识及疾病常识。

(7)体液不足与多汗、呕吐、腹泻有关。

(8)性功能障碍与内分泌紊乱有关。

(9)身体形象紊乱与突眼、甲状腺肿大有关。

九、护理措施

1.营养失调

(1)饮食护理:应给予高热量、高蛋白、高维生素和矿物质丰富的饮食。主食应足量,可以增加奶类、蛋类、瘦肉类等优质蛋白以纠正体内的负氮平衡,多摄取新鲜蔬菜和水果。给予充足的水分,每天饮水2 000～3 000 mL以补充出汗、腹泻、呼吸加快等丢失的水分,但并发心脏病患者应避免大量饮水,以防因血容量增加而诱发水肿和心力衰竭。减少食物中粗纤维的摄入,以减少排便的次数。禁止摄入刺激性的食物及饮料,如浓茶、咖啡等,以免引起患者精神兴奋。避免进食含碘丰富的食物。

(2)体重监测:定期测量体重,评估患者体重的变化。

2.活动无耐力

(1)休息:病情重,有心力衰竭或严重感染者应严格卧床休息,给予生活护理,加强巡视。病情轻者,可下床活动,以不感疲劳为宜。

(2)环境:保持环境安静,避免嘈杂。甲亢患者因怕热多汗,应安排通风良好的环境,夏天使用空调,保持室温凉爽而恒定。

(3)生活护理:协助患者完成日常的生活护理,如洗漱、进餐、如厕等,减少患者活动量,增加休息时间,缓解疲劳。

3.有组织完整性受损的危险

(1)眼部护理:经常以眼药水湿润眼睛,避免过度干燥。睡前涂抗生素眼膏,眼睑不能闭合者用无菌纱布或眼罩覆盖双眼。睡觉或休息时抬高头部,使眶内液回流减少,减轻球后水肿。外出戴深色眼镜,减少光线、灰尘和异物的侵害。指导患者当眼睛有异物感、刺痛或流泪时,勿用手直接揉眼睛。

(2)用药护理:限制钠盐摄入,必要时遵医嘱适量使用利尿剂,以减轻组织充血、水肿。

(3)病情观察:定期做眼科角膜检查以防角膜溃疡造成失明。

4.潜在并发症

潜在并发症为甲状腺危象。

(1)避免诱因:指导患者了解加重甲亢的有关因素,尤其是精神与身心疾病的关系,避免一切诱发甲亢危象的因素,如感染、劳累、自行停药、精神创伤,以及未经准备或准备不充分而手术等。

(2)病情监测:注意体温、血压、脉搏、呼吸、心率的改变,观察神志、精神状态、腹泻、呕吐、脱水的改善情况。

(3)紧急处理配合。

①保持环境的安静、舒适,绝对卧床休息,呼吸困难或发绀者给予半卧位,立即吸氧(2～4 L/min),迅速建立静脉通路。

②及时准确按医嘱使用PTU、复方碘溶液、普萘洛尔、氢化可的松等药物。使用丙硫氧嘧啶及碘剂时注意观察病情变化,严格掌握碘剂的剂量,并观察过敏或中毒反应。准备好抢救物品,如镇静剂、血管活性药物、强心剂等。

③密切观察病情变化,定期测量生命体征,准确记录24小时出入量,观察神志的变化。

④加强精神心理护理,解除患者精神紧张,体贴患者,建立良好的护患关系,给予情绪支持。

(4)对症护理:高热患者应迅速降温(降低室内温度、头敷冰帽、大血管处放置冰袋和人工冬眠等);对谵妄、躁动者注意安全护理,使用床栏,防止坠床;昏迷者加强皮肤、口腔护理,定时翻身,防止压疮、吸入性肺炎的发生。

5.焦虑或恐惧

(1)心理护理:保持病室环境安静和轻松的气氛,限制探视人员和时间,提醒家属避免提供兴奋、刺激的消息,以减少患者的精神症状。尽可能有计划地集中进行治疗与护理,以免过多打扰患者。鼓励患者表达内心感受,说话要平心静气,理解和同情患者,建立互信关系。指导患者学习应对焦虑的技巧,如深呼吸、转移注意力、看电视、听音乐等。耐心细致地向患者解释病情,提高患者对疾病的认知水平,让患者及其家属理解其情绪、性格的改变是暂时的,可因治疗而得到改善。

(2)病情观察:随时注意患者情绪变化,避免过度激动,必要时遵医嘱使用镇静剂。

6.健康教育

(1)疾病知识指导:教导患者有关甲亢的疾病知识和眼睛的保护方法,教会自我护理。鼓励患者保持身心愉快,维持足够的睡眠,避免精神刺激或过度劳累,建立和谐的人际关系和良好的社会支持系统。指导患者注意加强自我保护,上衣领宜宽松,避免压迫甲状腺,严禁用手挤压甲状腺,以免 TH 分泌过多而加重病情。对有生育需要的女性患者,应告知其妊娠可加重甲亢,宜治愈后再妊娠。

(2)用药指导:指导患者坚持遵医嘱按剂量、按疗程服药,不可随意减量或停药,并密切观察药物的不良反应,及时处理。服用抗甲状腺药物的开始 3 个月,每周查血常规 1 次,每隔 1～2个月做甲状腺功能测定,同时定期检查甲状腺大小、基础代谢率和体重。若出现高热、恶心、呕吐、不明原因腹泻、突眼加重等,警惕甲状腺危象可能,及时就诊。对妊娠期甲亢患者,应指导其避免各种对母体和胎儿造成影响的因素,宜选用抗甲状腺药物治疗,禁用^{131}I 治疗,慎用普萘洛尔。产后如需继续服药,则不宜哺乳。

第五节　甲状腺功能减退

甲状腺功能减退是多种原因导致甲状腺激素分泌不足或反应不足引起的一组内分泌疾病。其病理特征是黏多糖等在组织和皮肤中堆积,严重者表现为黏液性水肿。患病率约 1 %,女性较多见。该病按年龄分为:呆小病,起病于胎儿或新生儿者;幼年型甲减,起病于儿童者;成年型甲减。

一、病因及发病机制

1.甲状腺性甲减

此型最多见,占 90 %以上,由甲状腺本身的疾病所致。其中以慢性淋巴细胞性甲状腺炎引起的免疫性炎症最多见,其他可见于放射治疗、手术治疗后,严重缺碘或过度摄碘、某些抑制甲状腺摄碘的物质(含单价阴离子如 SCN^- 等)及遗传因素等。

2.中枢性甲减

因下丘脑肿瘤、炎症等病变引起 TRH 分泌不足,导致 TSH 及 TH 分泌功能低下而引起继发性甲减;或因垂体肿瘤、手术、放疗和产后垂体缺血坏死等病变致 TSH 分泌不足,引起垂体性甲减。

3.甲状腺激素外周作用障碍所致的甲减

主要原因为周围组织甲状腺激素受体减少或有缺陷,循环中有甲状腺激素抗体或外周 T_4 向 T_3 转化减少等。

二、临床表现

甲减起病隐匿,病程较长,很多患者缺乏特异性症状和体征,主要表现以代谢率减低和交感神经兴奋性下降为主。由于甲状腺激素缺乏可影响全身各个系统,因此甲减时全身各系统均有改变。甲状腺本身可以萎缩或肿大,部分原发性甲减患者如未得到及时治疗,可出现垂体增大,治疗后可恢复。

1.皮肤

皮肤干燥,真皮黏多糖浸润,体液潴留。重者可出现黏液性水肿。

2.消化系统

代谢减低,体重增加。味觉差,胃黏膜萎缩,胃酸分泌减少。1/3 胃壁细胞抗体阳性,恶性贫血约占 10 %。胃肠蠕动减弱,便秘。

3.心血管系统

心肌收缩力下降,心排血量下降,活动耐量减低。重者可出现心力衰竭、心包积液。

4.呼吸系统

低通气,睡眠呼吸暂停。

5.血液系统

正细胞正色素性贫血,血细胞比容下降。

6.神经系统

表情淡漠,反射时间延长。

7.生殖系统

生育力、性欲下降。妇女月经紊乱或月经量增多。

8.其他内分泌系统

甲减-原发性肾上腺功能低下(Schmidt 综合征)、垂体性甲减。

9.其他表现

各种中间代谢低下,酶清除减少,胆固醇、甘油三酯、低密度脂蛋白、肌酶等浓度增高。如合并糖尿病,则糖尿病病情相对减轻,胰岛素和口服降糖药用量减少。

三、实验室和其他检查

1.一般检查

血常规可见轻度贫血,胆固醇、甘油三酯、尿酸、CPK、乳酸脱氢酶(LDH)水平可有不同程度的升高。

2.甲状腺功能检查

原发性甲减患者 T_3、T_4 降低,TSH 水平升高。亚临床甲减仅有 TSH 增高,T_4 和 FT_4 正常。

3.甲状腺球蛋白抗体和过氧化酶抗体

检测它们是确定原发性甲减病因的重要指标,在桥本甲状腺炎中甲状腺自身抗体明显升高。

4.TRH 兴奋试验

该试验对鉴别原发性甲减与垂体性甲减有意义。原发性甲减患者 TRH 兴奋后,TSH 进一步升高，而垂体性甲减 TSH 反应低下。

5.甲状腺摄碘率测定

甲状腺摄碘率明显低于正常，常为低平曲线。目前对甲减诊断意义不大。

四、诊断要点

根据临床表现和体征，典型病例诊断不难。但早期不典型病例常易误诊为贫血、特发性水肿、慢性肾炎等，此时应检查甲状腺功能。亚临床甲减可表现为 TSH 升高，而 T_3、T_4 正常，临床上并无特殊表现。

五、治疗要点

1.对症治疗

对有些病因，如能及早预防，可减少发病。

2.替代治疗

无论何种甲减，均需 TH 替代治疗，永久性者需终身服用。目前应用较多的 TH，一般首选左甲状腺素（L-T_4），替代宜从小量开始，每 2～3 个月增加剂量一次，直至达到最好效果。用药期间宜检测甲状腺功能，以血 TSH 稳定在正常范围为佳。

3.甲减危象的治疗

即刻补充 TH，一般多选用 L-T_4 静脉注射；使用糖皮质激素，针对应激反应，可选用氢化可的松；其他对症、支持治疗。

六、常用护理诊断/问题

1.自我形象紊乱

自我形象紊乱与甲减引起黏液性水肿面容有关。

2.排便异常、便秘

排便异常、便秘与甲减时肠蠕动减慢等因素有关。

3.体温过低

体温过低与基础代谢减慢有关。

4.有皮肤完整性受损的危险

有皮肤完整性受损的危险与皮肤组织粗糙脆弱及四肢水肿有关。

5.潜在并发症

黏液性水肿昏迷。

七、护理措施

1.一般护理

注意休息，轻症患者可适当活动，重者应卧床休息。昏迷患者应注意安全，防止坠床及压疮。给予高热量、高蛋白、高维生素、低盐饮食，对严重水肿者给予无盐饮食，忌食爆炒、煎、炸、烘烤类食物，忌食辛辣、温燥等刺激性食物。鼓励患者进食多纤维素食物，适度运动，养成有规律排便的习惯。

2.病情观察

严密观察体温、脉搏、呼吸、血压、心率的变化。多数患者脉缓而弱，呼吸浅慢，血压偏低。当用甲状腺制剂时，对发病时间长的老年患者或心脏已受累者，尤需注意。应保持呼吸通畅，呕吐物和喉头痰液要及时用吸痰器吸出,吸痰时动作要轻柔,注意勿损伤气管黏膜。如果患者出现脉速、呼吸急促及心区痛或压迫感,应立即吸氧并行心脏监护,协同医师做好紧急处理。

3.用药护理

遵医嘱服药。无论何型甲减患者,都要遵医嘱终身服药,一般应从小剂量开始,每日15 mg,每隔1～2周增加15～30 mg,直至临床症状改善后,即以此剂量作为维持量而服用终生。每年定期检测总三碘甲状腺原氨酸、总甲状腺素、游离三碘甲状腺原氨酸、游离甲状腺素、促甲状腺素,注意补充营养,纠正贫血,严格控制镇静药和麻醉药。

4.预防并发症

病房及居室应经常开窗通风,定时消毒及灭菌。做好口腔护理,清醒患者每日用冷开水、生理盐水、3 %过氧化氢或复方硼酸溶液清洗口腔2次;昏迷患者常张口呼吸,可用两层湿纱布盖于口鼻部,以便吸入的空气得到湿润,避免呼吸道干燥。对于卧床病人,要加强皮肤护理,预防压疮,每2小时翻身1次;如有排泄物,床褥应及时更换,并保持床单的清洁、干净、平整。同时配合医师积极寻找促发昏迷的诱因,采取有效措施,纠正昏迷。

八、健康指导

(1)指导患者学习本病的基本知识。

(2)告知患者使疾病加重的常见诱发因素,避免受寒、感染、精神紧张等,慎用镇静药、中枢性止痛药及麻醉药等,以免诱发黏液性水肿昏迷。

(3)指导患者正确的用药方法,解释终身用药的必要性,不能随意增减药物剂量或停药。

(4)患者出现不适时,应及时就诊,并指导患者定期到医院复查。

第六节　腺垂体功能减退症

腺垂体功能减退症指腺垂体激素分泌减少或缺乏所致的综合征群,可以是单种激素减少或缺乏,或多种促激素同时缺乏。

一、病因

1.先天遗传性

腺垂体激素合成障碍可有基因遗传缺陷,如垂体先天发育缺陷、胼胝体及前联合发生异常、漏斗部缺失;转录因子突变可见于特发性垂体单一或多激素缺乏症患者。

2.垂体瘤

垂体瘤为成人腺垂体功能减退的最常见原因,腺瘤可分为功能性和无功能性。

3.下丘脑病变

如肿瘤、炎症、浸润性病变、肉芽肿(如结节病)等,可直接破坏下丘脑神经内分泌细胞,使释放激素分泌减少。

4.垂体缺血性坏死

围生期因某种原因引起大出血、休克、血栓形成,使腺垂体大部缺血坏死,临床称为希恩综合征。糖尿病血管病变使垂体供血障碍也可导致垂体缺血性坏死。

5.蝶鞍区手术、放疗和创伤

因放疗或手术损伤正常垂体组织，引起腺垂体功能减退。

6.感染和炎症

如巨细胞病毒、艾滋病、结核杆菌、真菌等感染引起的脑炎、脑膜炎、流行性出血热、梅毒或疟疾等，损伤下丘脑和垂体。

7.其他

糖皮质激素长期治疗、垂体卒中、空泡蝶鞍、海绵窦处颈内动脉瘤等。

二、临床表现

据估计，50 %以上腺垂体组织破坏后才有症状。促性腺激素、生长激素（GH）和泌乳素（PRL）缺乏为最早表现；TSH 缺乏次之；然后可伴有促肾上腺皮质激素（ACTH）缺乏。

1.性腺功能减退

女性有产后大出血、休克、昏迷病史，产后无乳、月经不再来潮、性欲减退、不育、阴道分泌物减少、外阴子宫和阴道萎缩、阴道炎、性交痛、毛发脱落，尤以阴毛、腋毛为甚。成年男子性欲减退、阳痿、睾丸松软缩小、胡须稀少，无男性气质、肌力减弱、皮脂分泌减少，骨质疏松。

2.甲状腺功能减退

患者易疲劳、怕冷、体重增加、记忆力减退、反应迟钝、嗜睡、精神抑郁、便秘、月经不调、肌肉痉挛等。体检可见表情淡漠，面色苍白，皮肤干燥发凉、粗糙脱屑，颜面、眼睑和手部皮肤水肿，声音嘶哑，毛发稀疏、眉毛外 1/3 脱落。由于高胡萝卜素血症，手脚皮肤呈姜黄色。

3.肾上腺皮质功能减退

全身皮肤色素加深，暴露处、摩擦处、乳晕、瘢痕等处尤为明显，黏膜色素沉着见于齿龈、舌部、颊黏膜等处，系垂体 ACTH、促黑素（MSH）分泌增多所致。所不同的是本病由于缺乏促黑素，故有皮肤色素减退，面色苍白，乳晕色素浅淡，而原发性慢性肾上腺功能减退症则皮肤色素加深。

4.垂体危象

在全垂体功能减退症基础上，各种应激如感染、败血症、腹泻、呕吐、失水、饥饿、寒冷、急性心肌梗死、脑血管意外、手术，外伤、麻醉及使用镇静药、安眠药、降糖药等均可诱发垂体危象。临床呈现：①高热型（>40 ℃）；②低温型（<38 ℃）；③低血糖型；④低血压、循环虚脱型；⑤水中毒型；⑥混合型。各种类型可伴有相应的症状，突出表现为消化系统、循环系统和神经精神方面的症状，诸如高热、循环衰竭、休克、恶心、呕吐、头痛、神志不清、谵妄、抽搐、昏迷等严重垂危状态。

三、实验室检查

1.性腺功能测定

女性有血雌二醇水平降低，没有排卵及基础体温改变，阴道涂片未见雌激素作用的周期性改变；男性见血睾酮水平降低或正常低值，精液检查见精子数量减少，形态改变，活动度差，精液量少。

2.肾上腺皮质功能

24 小时尿 17-羟皮质类固醇及游离皮质醇排量减少，血浆皮质醇浓度降低，但节律正常，葡萄糖耐量试验示血糖低平曲线。

3.甲状腺功能测定

血清 TT_4、FT_4 降低，TT_3、FT_3 可正常或降低。

4.腺垂体分泌激素

如促卵泡生成激素（FSH）、促黄体生成激素（LH）、TSH、ACTH、GH、PRL 均减少低于正常。

5.垂体储备功能测定

可做 TRH、PRL、促黄体素释放激素（LHRH）兴奋试验，垂体功能减退者无增加，延迟上升者可能为下丘脑病变。

6.影像学检查

可行 X 线、CT、MRI 检查了解病变部位、大小、性状及其对邻近组织的侵犯程度。

四、治疗要点

1.病因治疗

肿瘤患者可通过手术、放疗和化疗等措施，对于鞍区占位性病变，首先必须解除压迫及破坏作用，减轻和缓解颅内高压症状，提高生活质量。对于出血、休克而引起缺血性垂体坏死，关键在于预防，加强产妇围生期的监护，及时纠正产科病理状态。

2.激素替代治疗

腺垂体功能减退症采用相应靶腺激素替代治疗能取得满意的效果，如改善精神和体力活动，改善全身代谢及性功能，防治骨质疏松，但需要长期，甚至终身维持治疗。治疗过程中应先补给糖皮质激素，然后再补充甲状腺激素，以防肾上腺危象的发生。对于老年人、冠心病、骨密度低的患者，甲状腺激素宜从小剂量开始，并缓慢递增剂量。一般不必补充盐皮质激素。除儿童垂体性侏儒症外，一般不必应用人 GH。GH 可使骨骼肌肉生长，减少体内脂肪量，但应防止肿瘤生长。

3.垂体危象处理

（1）首先给予静脉推注 50 %葡萄糖液 40～60 mL 以抢救低血糖，继而补充 10 %葡萄糖盐水，每 500～1 000 mL 中加入氢化可的松 50～100 mg 静脉滴注，以解除急性肾上腺功能减退危象。

（2）有循环衰竭者按休克原则治疗，有感染败血症者应积极行抗感染治疗，有水中毒者主要应加强利尿，可给予泼尼松或氢化可的松。

（3）低温与甲状腺功能减退有关，可给予小剂量甲状腺激素，并用保暖毯逐渐加温。禁用或慎用麻醉药、镇静药、催眠药或降糖药等。

（4）高热者用物理降温法，并及时去除诱因，慎用药物降温。

五、护理措施

（一）基础护理

1.饮食护理

本病患者均消瘦、体质差，部分患者合并贫血，故应注意加强营养，鼓励患者进食鱼汤、牛奶、橙汁等高热量、高蛋白、高维生素的易消化清淡饮食，少量多餐，尽可能多进食以补充营养的不足，增强机体免疫力，同时注意饮食卫生，避免胃肠道感染。

2.生活指导

保持皮肤清洁，注意个人卫生，督促患者勤换衣、勤洗澡。保持口腔清洁，避免到人多拥挤的公共场所，怕冷的患者注意保暖，足部可放置50 ℃的热水袋，外用毛巾包裹防止烫伤。鼓励患者活动，减少皮肤感染和皮肤完整性受损的机会。告知患者要注意休息，避免劳累、情绪激动及各种刺激诱发垂体危象，夜间睡眠差者忌用镇静药，为提高患者的睡眠质量，鼓励患者白天适量活动，晚上睡前用热水泡脚，保持夜间房间的安静，努力为患者休息创造一个良好的环境，保障患者不靠药物入眠。

3.心理护理

患者在患此病后，阴毛、腋毛及眉毛脱落，头发稀疏伴性功能低下，故长期心情抑郁，思想负担重，羞于与人交谈，对疾病存在恐惧心理和悲观情绪，同时认为自己给家人、医院及社会造成麻烦和经济负担。医护人员应了解患者的思想及生活情况，及时给予安慰和理解，鼓励患者说出内心的感受，树立战胜疾病的信心；护士注意与患者交流的方式、方法及语言技巧，充分利用暗示因素来影响患者的心境，加强语言的解释性、礼貌性。

（二）疾病护理

1.观察病情

监测生命体征变化，观察精神、神志、语言状态、体重、乏力等，准确记录出入量。

2.用药的护理

因患者需要长期激素替代治疗，在治疗过程中，除密切观察药物的疗效和不良反应外，还应告知患者药物不良反应的症状，同时注意精神状态的观察，精神紊乱可能与激素水平低下对脑的直接或间接作用，如低血压、低血糖、电解质紊乱等综合因素有关。常规量激素替代下发生精神障碍的可能原因是靶腺激素长期严重缺乏，高级神经系统已产生一定适应，患者对外源激素异常敏感。用药同时密切观察患者的意识情绪变化，告知患者家属激素的不良反应及注意事项，以便发现问题及时处理，防止消极行为的发生，忌用镇静药、麻醉药，慎用降糖药。

3.皮肤的护理

患者应定时翻身，保护受压皮肤的完整性，必要时给予受压部位热敷或按摩。给患者用水时，水温较正常人稍低，室温保持在20～28 ℃。

（三）健康指导

1.环境

环境要安静、舒适、温度、湿度适宜。注意保暖。

2.饮食护理

鼓励患者进食高热量、高蛋白、高维生素饮食，少食多餐。

3.用药指导

告诉患者坚持终身服药的重要性和必要性，以及随意停药或变更药物剂量的危害。护士应向患者及其家属详细讲明本病的性质及药物的用法、用量、副作用。

4.避免诱因

如遇应激情况如感冒、手术等应及时与内分泌科医师联系，及时调整肾上腺皮质激素的用量，尽量少用镇静药物及降血糖药物。

第七节 皮质醇增多症

皮质醇增多症又称库欣综合征，是由各种原因引起肾上腺皮质分泌过多的糖皮质激素，尤其是皮质醇的增多导致，临床表现为向心性肥胖、多血质、紫纹、痤疮、高血压、糖尿病倾向、骨质疏松等。可见于任何年龄，成人多见，女性多于男性，男女之比为1∶(2～4)，年龄以20～40岁居多，约占2/3。

一、病因

(1)垂体瘤或下丘脑-垂体功能紊乱导致腺垂体分泌过量ACTH，从而引起双侧肾上腺皮质增生，分泌过量的皮质醇，称库欣病，占皮质醇增多症的70％左右。

(2)有分泌皮质醇能力，不受垂体分泌的ACTH控制。

(3)非ACTH依赖性的肾上腺结节或腺瘤样增生：近年来有人注意到少数库欣综合征患者双侧肾上腺呈结节或腺瘤样增生，且并非由ACTH过多所致。

(4)异位ACTH综合征：异位ACTH综合征是由垂体以外的肿瘤产生ACTH刺激肾上腺皮质增生，从而分泌过量的皮质醇所导致。最多见的是肺癌(约占50％)，其次为胸腺癌和胰腺癌(约各占10％)，其他还有起源于神经嵴组织的肿瘤、甲状腺髓样癌、胃肠道恶性肿瘤等。

二、临床表现

(1)向心性肥胖、满月脸、多血质、面圆而呈暗红色，以及胸、腹、颈、背部脂肪甚厚。至疾病后期，因肌肉消耗，四肢显得相对瘦小。多血质与皮肤菲薄、微血管易透见，有时与红细胞数、血红蛋白增多有关(皮质醇刺激骨髓)。

(2)全身及神经系统肌无力，下蹲后起立困难。常有不同程度的精神、情绪变化，如情绪不稳定、烦躁、失眠，严重者精神变态，个别可发生类偏狂。

(3)皮肤表现：皮肤薄，微血管脆性增加，轻微损伤即可引起瘀斑。下腹两侧、大腿外侧等处出现紫纹，手、脚、指(趾)甲、肛周常出现真菌感染。异位ACTH综合征者及较重库欣病患者皮肤色素沉着加深。

(4)心血管表现：高血压常见，与肾素-血管紧张素系统激活、对血管活性物质加压反应增强、血管舒张系统受抑制及皮质醇可作用于盐皮质激素受体等因素有关。同时，常伴有动脉硬化和肾小球动脉硬化。长期高血压可并发左心室肥大、心力衰竭和脑血管意外。由于凝血功能异常、脂代谢紊乱，易发生动静脉血栓，使心血管并发症发生率增加。

(5)对感染抵抗力减弱：长期皮质醇分泌增多使免疫功能减弱，肺部感染多见；化脓性细菌感染不容易局限化，可发展成蜂窝织炎、菌血症、感染中毒症。患者在感染后，炎症反应往往不显著，发热不高，易于漏诊而造成严重后果。

(6)性功能障碍：女性患者由于肾上腺雄激素产生过多及皮质醇对垂体促性腺激素的抑制作用，大多出现月经减少、不规则或停经，痤疮常见，明显男性化(乳房萎缩、生须、喉结增大、阴蒂肥大)者少见，如出现，要警惕肾上腺皮质癌。男性患者性欲可减退，阴茎缩小，睾丸变软，此与大量皮质醇抑制垂体促性腺激素有关。

(7)代谢障碍:大量皮质醇促进肝糖原异生,并有拮抗胰岛素的作用,减少外周组织对葡萄糖的利用,肝葡萄糖输出增加,引起糖耐量减低,部分患者出现类固醇性糖尿病。明显的低血钾性碱中毒主要见于肾上腺皮质癌和异位 ACTH 综合征。低血钾使患者乏力加重,引起肾浓缩功能障碍。部分患者因潴钠而有水肿。病程较久者出现骨质疏松,脊椎可发生压缩畸形,身材变矮,有时呈佝偻、骨折。儿童患者生长发育受抑制。

三、实验室检查

(一)血和尿中肾上腺皮质激素及其代谢产物的测定

1.血浆总皮质醇测定

血浆皮质醇增高是确定本症的基本依据,血浆皮质醇增高且昼夜节律消失,即患者早晨血浆总皮质醇浓度高于正常,而晚上不明显低于早上。正常参考值范围:清晨醒后 1 小时的最高值可达 550 nmol/L,下午(4 时)为 85～275 nmol/L,夜间睡眠后 1 小时降至最低值,即低于 14 nmol/L。

2.24 小时尿游离皮质醇(UFC)测定

该测定值可反映肾上腺皮质激素总的日分泌量,皮质醇增多症时其值升高。正常参考值范围为 55～250 nmol/L。

3.24 小时尿 17-羟皮质类固醇(17-OHCS)测定

正常参考值范围为 22～82 μmol/L。

4.血浆基础 ACTH 测定

明显增高,超过 55 pmol/L,常介于 88～440 pmol/L(正常人低于 18 pmol/L),而继发性肾上腺皮质功能减退者,ACTH 浓度降低。

(二)下丘脑-垂体-肾上腺皮质轴功能的动态试验

1.小剂量地塞米松抑制试验

每 6 小时口服地塞米松 0.5 mg,或每 8 小时服 0.75 mg,连服两天,正常反应为服药第 2 天 17-OHCS 低于 4 mg/24 h 或 UCF 低于 20 μg/24 h。第 2 天尿 17-羟皮质类固醇被抑制到对照值的 50 %以下,或游离皮质醇抑制在 55 nmol/24 h 以下,可排除本病。本法是筛选和诊断本病的快速和可靠的试验。

2.大剂量地塞米松抑制试验

它是病因鉴别诊断的最主要手段,可靠性约 80 %。方法:口服地塞米松 2 mg,每 6 小时 1 次连续服 8 次。以服药第 2 天的 17-OHCS 或 UFC 下降到对照日的 50 %以下为可被抑制的标准。一般 80 %～90 %的垂体性皮质醇增多症可以被抑制。80 %的肾上腺皮质肿瘤或异位 ACTH 综合征的患者不被抑制。

3.ACTH 兴奋试验

垂体性库欣病和异位 ACTH 综合征者常有反应,原发性肾上腺皮质肿瘤者多数无反应。

4.胰岛素诱发低血糖试验

本试验利用低血糖刺激兴奋下丘脑-垂体-肾上腺轴,了解该轴整体的功能。皮质醇增多症患者,不论是何种病因,低血糖后血浆皮质醇均无显著上升。

5.促皮质素释放激素(CRH)兴奋试验

静注 CRH 100 μg 后,在数小时内测血浆 ACTH 和皮质醇,如 ACTH 峰值比基础值增加

50 %以上，皮质醇峰值比基础值增加 25 %以上，为有反应的指标。正常人和垂体性皮质醇症者有反应，而肾上腺皮质腺瘤或癌患者无反应；异位 ACTH 综合征患者多数无反应，少数有反应；异位 CRH 综合征者有反应。

6.甲吡酮试验

甲吡酮是皮质醇生物合成最后一步 11β-羟化酶抑制剂。垂体性皮质醇增多症患者对甲吡酮的反应比正常人更明显，用药后 ACTH、11-脱氧皮质醇均增高，但皮质醇减少。肾上腺皮质肿瘤和异位 ACTH 综合征患者的皮质醇合成减少，但血 ACTH 水平不应增高，血 11-脱氧皮质醇水平的上升不如垂体性皮质增多醇症明显。甲吡酮试验可弥补地塞米松抑制试验的不足，相互配合可提高诊断率。

(三)影像学检查

X 线摄片、CT 或 MRI 检查显示病变部位的影像学改变。

四、治疗要点

应根据不同的病因做相应的治疗，所以正确的病因诊断是治疗成功的先决条件。

1.垂体性皮质醇增多症

经鼻经蝶窦垂体微腺瘤摘除术为近年治疗本病的首选方法，治愈率在 80 %以上，术后复发率在 10 %以下。此法手术创伤小，并发症少，可最大限度地保留垂体的分泌功能。

2.肾上腺皮质肿瘤

本症是皮质醇增多症中治疗效果最好的一种，一般诊断明确者，多采取 11 肋间或 12 肋腰部切口单纯肿瘤切除。

3.异位 ACTH 综合征

应以治疗原发肿瘤为主，视具体病情安排手术、放疗或化疗。对体积小、恶性度低、定位明确的异位 ACTH 分泌瘤，手术治疗是首选方法，切除后可获痊愈。双侧肾上腺全切或一侧全切，一侧大部分切除在下列情况下可列入适应证：①异位 ACTH 综合征诊断明确，但未找到原发肿瘤；②无法切除异位 ACTH 分泌瘤，高皮质醇血症依然存在；③患者情况尚能接受肾上腺手术。手术目的是解除高皮质醇血症对患者生命的威胁。

4.药物治疗

药物治疗也是皮质醇症治疗的一个重要方法，但只是一种辅助治疗，用于术前准备或其他疗效不佳时。常有两类药物：一类是皮质醇生物合成抑制药，如米托坦、氨鲁米特（氨基导眠能）、甲吡酮、酮康唑；另一类直接作用于下丘脑-垂体轴，如赛庚啶、溴隐亭等。

五、护理措施

(一)基础护理

1.休息与体位

合理的休息可避免加重水肿。平卧时可适当抬高双下肢，有利于静脉回流。

2.饮食护理

宜给予高蛋白、高维生素、高钾、低糖类、低脂、低钠、低热量的食物，预防和控制水肿，鼓励患者食用香蕉、南瓜、柑橘类等含钾高的食物。

3.心理护理

找出患者不良心态之症结，及时对症疏导，使其情绪稳定，愉快地接受治疗。

4.其他

每周测量身高、体重,预防脊柱突发性压缩性骨折。

(二)疾病护理

(1)预防感染。

皮肤护理:①注意个人卫生,便后洗手。鼓励患者勤洗澡,勤换衣服,勤剪指甲,保持皮肤清洁、完整,以防皮肤化脓感染。②指导患者选择质地柔软、宽松的衣裤,避免使用松紧带和各种束带。③护理操作时应严格无菌技术。④如有外伤或皮肤感染,不可任意用药,应由医师处理。

呼吸道、口鼻腔护理:①保持呼吸道通畅,避免与呼吸道感染者接触,如肺炎、感冒、肺结核患者等;②指导患者保持口腔清洁,做到睡前、晨起后刷牙,饭后漱口;③对重症患者,护士应每日给予特殊口腔护理,防治口腔疾病。

泌尿系统护理:应注意会阴部的干燥、清洁,勤换内衣,女患者经期应增加清洗的次数。如有尿潴留尽量避免插入导尿管以免发生感染,可采用人工诱导排尿、膀胱区热敷或按摩等方法,以上方法无效时,应在严格无菌操作下行导尿术。

(2)病情观察:观察精神症状与防止发生事故。患者烦躁不安、异常兴奋或抑郁状态时,要注意严加看护,防止坠床,用床档或用约束带保护患者,不宜在患者身边放置危险品,避免刺激性言行,应耐心仔细,多关心照顾。

(3)对肾上腺癌化疗的患者,观察有无恶心、呕吐、嗜睡、运动失调和记忆减退。

(4)每周测量身高、体重,预防脊柱突发性压缩性骨折。

(5)正确无误做好各项试验,及时送验。

六、健康指导

(1)疾病知识宣教:指导患者在日常生活中,要注意预防感染,保持皮肤清洁,防止外伤、骨折。

(2)饮食指导:指导患者正确地摄取营养平衡的饮食,给予低钠、高钾、高蛋白的食物。

(3)遵医嘱服用药,不擅自减药或停药。

(4)定期门诊随访。

第八节　原发性慢性肾上腺皮质功能减退症

慢性肾上腺皮质功能减退症分为原发性和继发性两大类。原发性又称为艾迪生病,是由自身免疫、感染结核等破坏 90 %以上的肾上腺皮质,而引起皮质激素分泌不足所致的疾病。本症常参与自身免疫性多内分泌腺病综合征的组成。继发性则为垂体分泌 ACTH 不足所致。

一、病因

(1)肾上腺结核为常见病因,常先有或同时有其他部位结核病灶如肺、肾、肠等。肾上腺被上皮样肉芽肿及干酪样坏死病变所替代,继而出现纤维化病变,肾上腺钙化常见。

(2)自身免疫性肾上腺炎:两侧肾上腺皮质被毁,呈纤维化,伴淋巴细胞、浆细胞、单核细胞浸润,髓质一般不受毁坏。

(3)其他较少见病因:恶性肿瘤转移、淋巴瘤、白血病浸润、淀粉样变性、双侧肾上腺切除、放射治疗破坏,以及肾上腺酶系抑制药如美替拉酮、氨鲁米特、酮康唑或细胞毒性药物如米托坦的长期应用和血管栓塞等。

二、临床表现

1.软弱无力

软弱无力为早期主要症状,乏力程度与病情轻重成正比。严重时可达到无力翻身或伸手取物,也可见严重的肌肉痉挛,特别是腿部。这些肌肉病变可能与神经-肌肉终板处钠和钾平衡失调有关。

2.体重减轻

由皮质醇缺乏引起的胃肠道功能紊乱如食欲缺乏、恶心呕吐、腹胀腹泻、脂肪储存减少及肌肉消耗等因素可导致体重减轻,进行性较大幅度减轻预示肾上腺皮质危象的可能。

3.色素沉着

皮质醇缺乏以后对垂体 ACTH、促黑素(MSH)、促脂解素(LPH)的反馈抑制作用减弱,使这些激素分泌增多,且 ACTH 及 LPH 又分别包含 α-MSH 与 β-MSH 结构,故皮肤、黏膜处色素沉着,摩擦处、掌纹、乳晕、瘢痕等处尤为明显,色素沉着是鉴别原发性和继发性肾上腺皮质功能减退的主要依据之一,色素突然加深可能预示病情恶化。

4.心血管症状

对儿茶酚胺的升压反应减弱,导致血压降低,以直立性低血压最为常见。X 线片示心影缩小,心电图示低电压,P-R 与 Q-T 间期延长。患者常有头晕、眼花、直立性昏厥。

5.低血糖

患者对内、外源性胰岛素的敏感性增高,在饥饿、胃肠道功能紊乱、感染等情况下容易发生低血糖。

6.神经系统症状

如淡漠、嗜睡甚至精神障碍。

7.抵抗力降低

对感染、外伤等各种应激的抵抗力降低,易诱发肾上腺危象。对麻醉药、安眠镇静药及降血糖药物等均极为敏感,少量即可引起昏迷。

8.性功能紊乱

男女患者都可有性功能减退,女性肾上腺源雄激素对维持性毛及性欲有关,因此女性腋毛、阴毛稀少或脱落,月经失调或闭经,性欲减退。如系自身免疫性病因,还可能有卵巢、睾丸功能过早衰竭。

9.肾上腺危象

肾上腺危象为本病急骤加重的表现。常发生于感染、创伤、手术、分娩、过劳、大量出汗、呕吐、腹泻、失水或突然中断肾上腺皮质激素治疗等应激情况下。表现为恶心、呕吐、腹痛或腹泻、严重脱水、血压降低、心率快、脉细弱、精神失常、常有高热、低血糖症、低钠血症,血钾可低可高。如不及时抢救,可发展至休克、昏迷、死亡。

三、实验室检查

1.血常规检查

常有正细胞正色素性贫血，少数患者合并恶性贫血。白细胞分类示中性粒细胞减少，淋巴细胞相对增多，嗜酸性粒细胞明显增多。

2.血液生化

可有低血钠、高血钾。脱水严重时低血钠可不明显，高血钾一般不重，如甚明显需考虑肾功能不全或其他原因。少数患者可有轻度或中度高血钙(糖皮质激素有促进肾、肠排钙作用)，如有低血钙和高血磷则提示同时合并甲状旁腺功能减退症。脱水明显时有氮质血症，可有空腹低血糖，糖耐量试验示低平曲线。

3.激素检查

(1)基础血、尿皮质醇、尿17-羟皮质类固醇测定常降低，但也可接近正常。

(2)ACTH兴奋试验：静脉滴注ACTH 25 mg，维持8小时，观察尿17-羟皮质类固醇和(或)皮质醇变化，正常人在兴奋第1天较对照日增加1～2倍，第2天增加1.5～2.5倍。快速法适用于病情较危急，需立即确诊，补充糖皮质激素的患者。在静注人工合成ACTH(1-24) 0.25 mg前及后30分钟测血浆皮质醇，正常人血浆皮质醇增加276～552 nmol/L。对于病情较严重，疑有肾上腺皮质功能不全者，同时用静注(或静滴)地塞米松及ACTH，在注入ACTH前后测血浆皮质醇，如此既可进行诊断检查，又可同时开始治疗。

(3)血浆基础ACTH测定：明显增高，超过55 pmol/L，常介于88～440 pmol/L(正常人低于18 pmol/L)，而继发性肾上腺皮质功能减退者，ACTH浓度降低。

4.影像学检查

X线摄片、CT或MRI检查于结核病患者可示肾上腺增大及钙化阴影。其他感染、出血、转移性病变在CT扫描时也示肾上腺增大，而自身免疫病所致者肾上腺不增大。

四、治疗要点

(一)替代治疗

1.糖皮质激素替代治疗

根据患者身高、体重、性别、年龄、体力劳动强度等，确定一合适的基础量。宜模仿激素分泌昼夜节律，在清晨睡醒时服全日量的2/3，下午4时前服余下1/3。对于一般成人，每日开始剂量为氢化可的松20～30 mg或可的松25～37.5 mg，以后可逐渐减量，氢化可的松15～20 mg或相应量可的松。在有发热等并发症时适当加量。

2.钠盐及盐皮质激素

食盐的摄入量应充分，每日至少8 g，如有大量出汗、腹泻时应酌情增加食盐摄入量，大部分患者服用氢化可的松和充分摄盐即可获满意效果。有的患者仍感头晕、乏力、血压偏低，则需加用盐皮质激素，可每日上午8时1次口服0.05～0.1 mg。如有水肿、高血压、低血钾酌情减量。

(二)病因治疗

如有活动性结核者，应积极给予抗结核治疗。补充替代剂量的肾上腺皮质激素并不影响对结核病的控制。因自身免疫病导致者，则应检查是否有其他腺体功能减退，如存在则需做相应治疗。

(三)肾上腺危象治疗

肾上腺危象为内科急症,应积极抢救。①补充液体:典型的危象患者液体损失量约达细胞外液的1/5,故于初治的第1～2天应迅速补充生理盐水,每日2 000～3 000 mL。对于以糖皮质激素缺乏为主、脱水不甚严重者补盐水量适当减少。补充葡萄糖液以避免低血糖。②糖皮质激素:立即静注氢化可的松或琥珀酸氢化可的松100 mg,使血皮质醇浓度达到正常人在发生严重应激时的水平。以后每6小时加入补液中静滴100 mg,第2～3天可减至每日300 mg,分次静滴。如病情好转,继续减至每日200mg,继而100 mg。呕吐停止、可进食者,可改为口服。③积极治疗感染及其他诱因。

(四)外科手术或其他应激时治疗

在发生严重应激反应时,应每天给予氢化可的松,总量约300 mg。大多数外科手术应激为时短暂,故可在数日内逐步减量,直到维持量。较轻的短暂应激,每日给予氢化可的松100 mg即可,以后按情况递减。

五、护理措施

(一)基础护理

1.活动与休息

患者应适当休息,避免劳累,预防呼吸道、胃肠道或泌尿系统感染。鼓励患者进行适当的运动,如散步、慢跑等。指导患者在下床活动,改变体位时动作宜缓慢,防止发生直立性低血压。

2.饮食护理

饮食以多维生素、高蛋白、高钠、高热量为主,多吃水果、新鲜蔬菜。鼓励患者摄取水分每天在3 000 mL以上,避免进食含钾高的食物以免加重高血钾,诱发心律失常。指导患者摄入含盐饮料,特别是大量出汗后更要注意补充盐分。

3.心理护理

告诉患者本病可以用替代疗法达到较好的效果,树立患者配合治疗的信心。

4.记录24小时出入量

(二)专科护理

1.观察病情

监测生命体征变化,观察精神、神志、语言状态、体重、乏力、动作、皮肤情况等。

2.用药护理

要求患者按医嘱准时正确服药,切勿随便停药或减量,服药过程中如发现患者有异常反应要及时向医师报告。如患者有活动性结核应注意采取隔离措施。

3.皮肤的护理

告知患者皮肤黑是由病变所致,皮肤的颜色会随着病情的控制而减退。可让患者适当使用增白的化妆品。给予正面的引导,鼓励患者表达对皮肤颜色改变的感受。

4.肾上腺危象的护理

对发生肾上腺危象的患者,要让其绝对卧床休息,按医嘱迅速、及时、准确地进行静脉穿刺并保证静脉通道的畅通，正确加入各种药品，并准备好各种抢救品。积极与医师配合，主动及时观察测定患者血压、脉搏、呼吸等生命体征的变化，记好出入量及护理记录。按时正确抽血及留取各种标本送检。鼓励患者饮水并补充盐分，昏迷患者及脱水严重患者可插胃管进行胃肠道补液，并按昏迷常规护理。在用大剂量氢化可的松治疗过程中，应注意观察患者有无面部及全身皮肤发红，以及有无激素所致的精神症状等出现。

（三）健康教育

（1）用药指导：告诉患者终身坚持服药的重要性和必要性，以及随意停药或变更药物剂量的危害。

（2）加强自我保护：外出时避免阳光直射，戴遮阳帽以遮挡太阳对皮肤的辐射。

（3）自我观察：教会患者自我观察，如有不适尽早就医。

（4）随身携带患者识别卡，以便患者发生病情变化时及时得到救治。

（5）定期门诊随访。

第九节　尿崩症

尿崩症（diabetes insipidus，DI）是指精氨酸血管升压素（AVP），又称抗利尿激素（ADH）严重缺乏或部分缺乏（称中枢性尿崩症），或肾对 AVP 不敏感（肾性尿崩症），致肾小管重吸收的功能障碍，从而引起以多尿、烦渴、多饮与低比重尿和低渗尿为特征的一组综合征。本节着重介绍中枢性尿崩症。

一、病因

1.特发性尿崩症

特发性尿崩症约占 30 %，目前病因不清楚，可能与自身免疫有关。部分患者尸解时发现下丘脑视上核与室旁核神经细胞明显减少或几乎消失，这种退行性病变的原因未明，近年有报道患者血中存在下丘脑室旁核神经核团抗体。

2.继发性尿崩症

继发性尿崩症约 50 %为下丘脑神经垂体部位的肿瘤，如颅咽管瘤、松果体瘤、第三脑室肿瘤、转移性肿瘤、白斑病等所引起，10 %由头部创伤所致。此外，少数中枢性尿崩症由脑部感染性疾病（脑膜炎、结核、梅毒）、朗格汉斯细胞组织细胞增生症或其他肉芽肿病变、血管病变等影响该部位时均可引起尿崩症。

3.遗传性尿崩症

少数中枢性尿崩症患者有家族史，为常染色体显性遗传。

二、临床表现

（1）垂体性尿崩症可见于任何年龄，以青壮年多见。起病缓慢，少数骤然发病。

（2）多饮和多尿为本病的主要症状，夜尿增多，尿量比较固定，一般在 4 L/d 以上，最多不超过 18 L/d，但也有报道达 40 L/d 者。尿比重小于 1.006。

（3）口渴常严重，饮水中枢正常者入水量与出水量大致相等。一般尿崩症者喜冷饮，如饮水不受限制，仅影响睡眠，引起体力软弱，智力体格发育接近正常。烦渴、多尿，在劳累、感染、月经周期和妊娠期可以加重。遗传性尿崩症幼年起病，因饮水中枢发育不全可引起脱水热及高钠血症，肿瘤及颅脑外伤手术累及饮水中枢时除定位症状外，也可出现高钠血症。尿崩症合并垂体前叶功能不全时尿崩症症状反而会减轻，糖皮质激素替代治疗后症状再现或加重。

(4)继发性尿崩症除上述表现外，尚有原发病的症状与体征。

三、实验室检查

1.禁水-加压素试验

方法：禁水时间视患者多尿程度而定，一般 6～16 小时不等，禁水期间每 2 小时排尿 1 次，测尿量、尿比重或渗透压，当尿渗透压达到高峰平顶，即连续 2 次尿渗透压差小于 300 mOsm/(kg·H_2O)，而继续禁水尿渗透压不再增加时，抽血测血浆渗透压，然后皮下注射加压素 5 U，注射后 1 小时和 2 小时测尿渗透压。对比注射前后的尿渗透压。结果：正常人禁水后尿量明显减少，尿比重超过 1.02，尿渗透压超过 800 mOsm/(kg·H_2O)。尿崩症患者禁水后尿量仍多，尿比重一般不超过 1.01，尿渗透压持续低于血浆渗透压，比值<1.5。

2.血浆精氨酸加压素测定(放射免疫法)

正常人血浆 AVP(随意饮水)为 2.3～7.4 pmol/L，禁水后可明显升高。但本病患者则不能达正常水平，禁水后也不增加或增加不多。

3.影像学检查

中枢性尿崩症的诊断确定之后，必须尽可能明确病因。应进行蝶鞍摄片、视野检查，必要时做 CT 或 MRI 等检查以明确或排除有无垂体或附近的肿瘤。

四、治疗要点

(一)激素替代疗法

(1)去氨加压素(1-脱氨-8-右旋精氨酸加压素，DDAVP)为人工合成的加压素类似物，其抗利尿作用强，而无加压作用，不良反应少，为目前治疗尿崩症的药物。

(2)鞣酸加压素注射液 5 U/mL，首次 0.1～0.2 mL 肌内注射，以后观察每日尿量，以了解药物奏效程度及作用持续时间，从而调整剂量及间隔时间，一般注射 0.2～0.5 mL，效果可维持 3～4 天，具体剂量因人而异，用时应摇匀。长期应用 2 年左右因产生抗体而减效。慎防用量过大引起水中毒。

(3)垂体后叶素水剂，作用仅能维持 3～6 小时，每日须多次注射，长期应用不便。主要用于脑损伤或手术时出现的尿崩症，每次 5～10 U，皮下注射。

(二)其他抗利尿药物

1.氢氯噻嗪

氢氯噻嗪每次 25 mg，每日 2～3 次，可使尿量减少一半。其作用机制可能是由于尿中排钠增加，体内缺钠，肾近曲小管重吸收增加，到达远曲小管原尿减少，因此尿量减少，对肾源性尿崩症也有效。长期服用氢氯噻嗪可能引起低钾、高尿酸血症等，应适当补充钾盐。

2.卡马西平

卡马西平能刺激 AVP 分泌，使尿量减少，每次 0.2 g，每日 2～3 次。其作用不及氯磺丙脲。

3.氯磺丙脲

氯磺丙脲刺激 AVP 释放并增强 AVP 对肾小管的作用。服药后可使尿量减少，尿渗透压增高，每日剂量不超过 0.2 g，早晨 1 次口服。本药可引起严重低血糖，也可引起水中毒，应加以注意。

(三)病因治疗

继发性尿崩症尽量治疗其原发病。

五、护理措施

(一)基础护理

1.休息与活动

提供安静舒适的环境，有利于患者休息。适当活动，以不劳累为前提。

2.准确记录出入量

出入量的多少对于判断病情严重程度和观察药物疗效，有非常重要的参考价值。每次饮水尽量使用有刻度的水杯，如用普通水杯，也应事先量好水杯可装多少毫升液体，以后固定使用此水杯，不可随意更换；每次尿量应用有刻度的器具量好，不可大约估计。

3.饮食护理

鼓励患者进食鱼汤、牛奶、橙汁等高热量、高蛋白、高维生素的易消化清淡饮食，少食多餐。

4.皮肤护理

尿崩症患者皮肤干燥、抵抗力下降，故对卧床的患者应特别注意皮肤的护理并保持床单位的清洁干燥。

5.心理护理

医护人员应了解患者的思想及生活情况，及时给予安慰和理解，鼓励患者说出内心的感受，树立战胜疾病的信心；护士注意与患者交流的方式、方法及语言技巧，充分利用暗示因素来影响患者的心境，加强语言的解释性、礼貌性。在充分的饮水供应和适当的抗利尿治疗下，可以维持基本正常的生活，对寿命影响不大，妊娠和生育也能安全度过，从而增强了患者战胜疾病的信心。

(二)疾病护理

1.病情观察

监测生命体征，正确记录出入量等，并观察尿色、尿比重等及电解质、血渗透压情况，以了解病情变化。

2.用药护理

药物治疗及检查时，应注意观察疗效及副作用。指导患者正确使用药物，例如：使用加压素，应慎防用量过大引起水中毒；长期服用氢氯噻嗪的患者应注意观察有无低钾、高尿酸血症等；口服氯磺丙脲的患者应注意观察血糖及有无水中毒现象；复查血生化及尿比重。

3.及时补充丢失的液体

尿崩症患者极易发生脱水、虚脱和低血容量性休克(对于其他方面已恢复健康的尿崩症患者，如能根据需要进食和饮水，不需任何治疗也可维持适当的水电解质平衡)，因此应特别注意补充液体，以保持出入量的平衡。

(三)健康指导

1.环境

环境要安静、舒适、温度、湿度适宜。注意保暖。

2.疾病知识教育

向患者及其家属介绍尿崩症基本知识及治疗方法。告知患者准确监测液体平衡的重要性,包括每日称体重,同一时间穿同样的衣服,准确记录出入量。

3.皮肤护理

勿抓挠皮肤,勿撕扯皮屑,以预防感染。每次清洁皮肤后适量涂保湿润肤露。

4.避免诱因

预防感染,适当活动。

5.用药指导

准确遵医嘱用药,不得自行停药。使用加压素针剂治疗时,使用前必须充分摇匀,并深部肌内注射,慎防用量过大引起水中毒。

6.门诊定期随访

第十节 痛 风

痛风是嘌呤代谢障碍引起的代谢性疾病,发病有明显的异质性,除高尿酸血症外可表现为急性关节炎、痛风石、慢性关节炎、关节畸形、慢性间质性肾炎和尿酸性尿路结石等。临床上分为原发性和继发性两大类,其中以原发性痛风占绝大多数。痛风在任何年龄都可以发生,但最常见的是40岁以上的中年男性。脑力劳动者、体胖者发病率较高。

一、病因与发病机制

原发性痛风多由先天性嘌呤代谢异常引起,常与肥胖、糖类脂类代谢紊乱、高血压、动脉硬化和冠心病等聚集发生。继发性痛风则由某些系统性疾病或者药物引起。由于嘌呤生物合成代谢增加,尿酸产生过多或因尿酸排泄不良而致血中尿酸升高,尿酸盐结晶沉积在关节滑膜、滑囊、软骨及其他组织中引起反复发作性炎症反应。

二、临床表现

痛风多见于中老年男性、绝经期后妇女。5 %~25 %的患者有痛风家族史。发病前常有漫长的高尿酸血症病史。

1.无症状期

无症状期仅有血尿酸持续性或波动性增高,并未出现痛风的临床症状。高尿酸血症常伴有以肥胖、原发性高血压、高脂血症、2型糖尿病、高凝血症、高胰岛素血症为特征的代谢综合征。

2.急性关节炎期

急性关节炎期为痛风的首发症状,是尿酸盐结晶、沉积引起的炎症反应。精神紧张、过度疲劳、进食高嘌呤饮食、关节损伤、手术、感染等为常见诱因。多数患者在半夜突感关节剧痛而惊醒,伴以发热,体温可为38~39 ℃,以及倦怠、厌食、头痛等全身症状。早期表现为单关节炎，以第一跖趾及拇趾关节为多见，其次为踝、手、腕、膝、肘及足部其他关节。若病情反复发作，则可发展为多关节炎。受累关节红、肿、热、痛及活动受限，大关节受累时常有渗液。一般历时 1～2 天或数周自然缓解。关节炎消退，活动完全恢复。局部皮肤由红肿转为棕红色而逐渐完全消去。有时可出现脱屑和瘙痒，为本病特有的症状。间歇期可数月或数年，有的患者终身仅发生 1 次，但多数患者在 1 年内复发，每年发作 1 次或发作数次。

3.痛风石及慢性关节炎期

痛风石是痛风的特征性损害，是尿酸盐结晶的产物。除中枢神经系统外，几乎所有组织中均可形成痛风石，以关节内及关节附近与耳轮常见。呈黄白色大小不一的隆起，小的如芝麻，大的如鸡蛋，可肉眼观察到或手感觉到。初起质软，随着纤维增多逐渐变硬如石。严重时痛风石处皮肤发亮、菲薄，容易经皮破溃排出白色尿酸盐结晶，瘘管不易愈合。由于尿液 pH 呈酸性，尿酸易形成晶体，并聚集成结石，可导致阻塞性泌尿系疾病，如肾结石，诱发肾绞痛。痛风石在关节附近的骨骼中侵入骨质，可造成骨骼畸形，或使骨质遭受损毁。微小的晶体可以诱发痛风性关节炎的发作，还可造成关节软骨和骨质破坏，周围组织纤维化，导致慢性关节肿痛、僵直和畸形，甚至骨折。

4.肾脏病变

(1)痛风性肾病：起病隐匿，早期仅有间歇性蛋白尿，随着病情的发展而呈持续性，伴有肾浓缩功能受损时夜尿增多，晚期可发生肾功能不全，表现为水肿、高血压、血尿素氮和肌酐升高。少数表现为急性肾功能衰竭，出现少尿或无尿，最初 24 小时尿酸排出量增加。

(2)尿酸性肾石病：有 10 %～25 %的痛风患者的肾有尿酸结石，呈泥沙样，常无症状，结石较大者可发生肾绞痛、血尿。当肾结石引起梗阻时导致肾积水、肾盂肾炎、肾积脓或肾周围炎，感染可加速结石的增长和肾实质损害。

三、辅助检查

1.实验室检查

急性发作期绝大多数患者血尿酸含量升高。白细胞数增高，血沉增快，缓解期间可以正常。在无嘌呤饮食及未服影响尿酸排泄药物的情况下，尿尿酸大于 750 mg/24 h，提示尿酸产生过多。

2.滑囊液或痛风结节内容物检查

急性关节炎发作时行关节腔穿刺，抽取滑囊液，在偏光显微镜下，可见白细胞内或细胞外双折光细针状尿酸钠结晶。痛风石穿刺可见尿酸盐结晶。

3.X 线检查

骨关节为痛风患者常见的受累部位。X 线摄片检查可示软骨缘邻近关节的骨质有不整齐的穿凿样圆形缺损。

四、诊断要点

中老年男性，常有家族史及代谢综合征表现，在诱因的基础上突然出现半夜典型关节炎发作，或尿酸性结石肾绞痛发作，要考虑痛风。检测血液中含有尿酸的浓度可进一步明确诊断。反复发作的急性关节炎，诊断困难者用秋水仙碱诊断性治疗，关节症状迅速缓解，具有特征性诊断价值。

五、治疗要点

目前尚无有效方法根治原发性痛风。治疗原则：迅速终止急性关节炎发作；控制高尿酸血症，防止尿酸盐沉积；防止尿酸结石和肾功能损害。

1.一般治疗

一般治疗包括采用低嘌呤低脂肪饮食、多饮水、戒除烟酒，坚持适当的体育锻炼、控制体重，避免肥胖，定期检查，等等。

2.药物治疗

(1)降低高尿酸血症。

①尿酸排泄剂：此类药物的作用机制为抑制肾小管对尿酸的再吸收，促进尿酸从尿液中排出，从而减少血中尿酸的浓度。适用于肾功能良好者。常用药物有丙磺舒、苯溴马隆。

②抑制尿酸生成药：通过抑制黄嘌呤氧化酶，使尿酸的生成减少。适用于尿酸生成过多或不适合使用尿酸排泄剂者。常用药物为别嘌醇。其与尿酸排泄剂联用效果更好。

③碱性药物：常用药物为碳酸氢钠。该药可碱化尿液，使尿酸不易在尿中积聚形成结晶。但长期大量服用可致代谢性碱中毒，并因钠负荷过高引起水肿。

(2)急性痛风性关节炎期药物治疗。

①秋水仙碱：治疗急性痛风性关节炎的特效药。该药抑制中性粒细胞、单核细胞释放炎症因子，同时抑制炎症细胞的变形和趋化，从而缓解炎症。可口服或静脉用药。90 %的患者口服秋水仙碱后 48 小时内疼痛缓解。

②非甾体抗炎药：有消炎镇痛作用。常用药物有吲哚美辛、双氯芬酸、布洛芬等。

③糖皮质激素：上述药物治疗无效，或不能使用时，可考虑选用糖皮质激素短程治疗。

六、护理要点

1.急性痛风性关节炎发作期的护理

(1)休息与体位：患者疼痛剧烈，应让患者卧床休息，抬高患肢，关节制动，并可利用护架预防被褥对疼痛关节造成压迫，减轻疼痛。在急性期未消失前，患部不可负重，以减少病情加重的机会。

(2)局部护理：已发炎的关节处，局部会红、肿、热、痛，应保持局部的休息，并予以冰敷或 25 %硫酸镁湿敷，以消除关节的肿胀和疼痛。痛风石严重时，可导致局部皮肤破溃，注意保持局部清洁，防止感染发生。

(3)用药护理：遵医嘱立即给予秋水仙碱治疗。用药过程中注意观察有无胃肠反应。若初次口服即出现恶心、呕吐、厌食、腹胀和水样腹泻，可采取静脉给药。在静脉用药时应缓慢推注(5～10 分钟)，防止药物外渗，造成组织坏死。

(4)心理护理：为患者提供安静的环境，尽可能向患者讲解痛风的有关知识，减轻其焦虑、烦躁、紧张等应激情绪。

(5)饮食护理：严格限制嘌呤含量高的食物，如动物内脏、海鲜、肉类、豌豆等。可以牛奶、鸡蛋为膳食中主要的优质蛋白质来源，以精白面、米为热量的主要来源。选用嘌呤含量低的蔬菜和水果，限制脂肪量。禁饮酒，鼓励多饮水。

(6)病情观察：观察关节疼痛的部位、性质、间隔时间，有无午夜剧痛而惊醒等。观察受累关节有无红、肿、热、痛和功能障碍。定时测量体温，了解有无发热。观察痛风石的体征，了解结石的部位及有无破溃。监测血尿酸的变化。观察尿路结石的征象，如有血尿或一侧腰部短暂性剧烈疼痛，应及时向医师报告。

2.健康教育

(1)疾病知识宣教：向患者讲解通风的相关知识，嘱患者按时服药，定期随访。积极治疗糖尿病、肥胖症、高血压等疾病。避免服用诱发高尿酸血症的药物，如利尿剂、阿司匹林、抗结核药物等。

(2)避免诱发因素：痛风间歇性期应避免一些诱发痛风发作的因素，如高嘌呤饮食、饥饿、喝酒、精神压力、寒冷，或受伤、急剧减重等。应告知患者建立良好的生活方式，要劳逸结合，保证睡眠，生活规律，情绪乐观。

(3)饮食指导：限制嘌呤类食物的摄取，以减少外源性的核蛋白，降低血清尿酸水平，对于防止或减少痛风急性发作，减轻尿酸盐在体内的沉积，预防尿酸结石形成具有重要意义。为患者制定膳食治疗卡，将患者经常食用的食物种类列入卡内，供患者参考。应鼓励患者选食蔬菜和水果等碱性食物，既能促进排出尿酸又能供给丰富的维生素和无机盐，以利于痛风的恢复。如蔬菜、马铃薯、甘薯、奶类、柑橘等。饮食宜清淡、易消化，忌辛辣刺激性食物，禁饮酒。限制总热量的摄入，以维持理想体重，避免体重增加。可根据患者理想体重，按休息状态计算，通常不超过每日 126 kJ(30 kcal)/kg 体重。脂肪的限量要长期坚持。

第十一节　肥胖症

肥胖症指体内脂肪堆积过多和(或)分布异常、体重增加，是包括遗传和环境因素在内的多种因素相互作用所引起的慢性代谢性疾病。

一、病因

病因未明，被认为是包括遗传和环境因素在内的多种因素相互作用的结果。

1.遗传因素

肥胖症有家族聚集倾向，但遗传基础未明，也不能排除共同饮食、活动习惯的影响。某些人类肥胖症以遗传因素在发病上占主要地位，近来又发现了数种单基因突变引起的人类肥胖症，分别是瘦素基因、瘦素受体基因、阿黑皮素原(POMC)基因、激素原转换酶-1(PC-1)基因、黑皮素受体 4(MC4R)基因和过氧化物酶体增殖物激活受体 7(PPAR-7)基因突变肥胖症。

2.环境因素

环境因素主要是饮食和体力活动。久坐的生活方式、体育运动少、体力活动不足使能量消耗减少；饮食习惯不良，如进食多、喜甜食或油腻食物使摄入能量增多。饮食结构也有一定影响，在超生理所需热量的热卡食物中，脂肪比糖类更易引起脂肪积聚。文化因素则通过饮食习惯和生活方式而影响肥胖症的发生。此外，胎儿期母体营养不良、蛋白质缺乏，或出生时低体重婴儿，在成年期饮食结构发生变化时，也容易发生肥胖症。

3.中枢神经系统

中枢神经系统可调节食欲及营养物质的消化和吸收。

4.其他因素

如棕色脂肪组织功能异常等。

二、临床表现

1.一般表现

体重超过标准10 %～20 %，一般没有自觉症状。而由水肿致体重增加者，增加10 %即有脸部肿胀、两手握拳困难、两下肢沉重感等自觉症状。体重超过标准30 %以上表现出一系列临床症状。中、重度肥胖者上楼时感觉气促，体力劳动易疲劳，怕热多汗，呼吸短促，下肢有轻重不等的水肿。有的患者日常生活如弯腰提鞋穿袜均感困难，特别是饱餐后，腹部鼓胀，不能弯腰前屈。负重关节易出现退行性变，可有酸痛。脊柱长期负荷过重，可发生增生性脊椎骨关节炎，表现为腰痛及腿痛。皮肤可有紫纹，分布于臀部外侧、大腿内侧及下腹部，较皮质醇增多症的紫纹细小，呈淡红色。由于多汗，皮肤出现褶皱糜烂、皮炎及皮癣。随着肥胖加重，行动困难，动则气短、乏力。长时期取坐卧位不动，甚至嗜睡酣眠，更促使肥胖发展。

2.内分泌代谢紊乱

空腹及餐后高胰岛素血症，基值可达30 mU/L，餐后可达300 mU/L，比正常人约高出1倍。由于肥大的细胞对胰岛素不敏感，患者糖耐量常减低。总脂、胆固醇、三酰甘油及游离脂肪酸常增高，呈高脂血症与高脂蛋白血症，此为诱发糖尿病动脉粥样硬化、冠心病、胆石症等的基础。血浆氨基酸及葡萄糖均有增高倾向，形成刺激胰岛β细胞的恶性循环，使肥胖加重。甲状腺功能一般正常，如进食过多时T_3可高，反之T_2可偏低，基础代谢率偏低。血中皮质醇及24小时尿17-羟可增高，但昼夜节律正常及地塞米松抑制试验正常。饥饿时或低血糖症中生长激素分泌减少，促进脂肪分解作用减弱。女性患者可有闭经、不育及男性化。男性可有阳痿。

3.消化系统表现

食欲持续旺盛，善饥多食，多便秘、腹胀，好吃零食、糖果、糕点及甜食；部分患者不及时进食可有心悸、出汗及手颤。伴胆石症者，可有慢性消化不良、胆绞痛。肝脂肪变性时肝大。

4.皮克威克综合征(肥胖低通气综合征)

这是严重肥胖症的一个临床综合征。由于腹腔和胸壁脂肪组织太多，影响呼吸运动，肺部通气不良，换气受限，导致二氧化碳潴留，血二氧化碳结合率超过正常范围，呈呼吸性酸中毒；血二氧化碳分压升高，动脉血氧饱和度下降，氧分压下降，出现发绀，红细胞增多；同时静脉回流淤滞，静脉压升高，颈静脉怒张，肝大，肺动脉高压，右心负荷加重；由于脂肪组织大量增加，血总循环量随之增加，心排血量和心搏出量加大，加重左心负荷，出现高搏出量心衰，构成皮克威克综合征。患者表现为呼吸困难，不能平卧，间歇或潮式呼吸，脉搏快速，可有发绀、水肿、神志不清、嗜睡、昏睡等。

5.高血压

肥胖者患高血压的概率要比非肥胖者高。肥胖者常伴有心排血量和血容量增加，但血压正常的肥胖者周围血管阻力降低，而有高血压的肥胖者周围血管阻力正常或升高。高血压为肥胖症高死亡率的重要因素。

6.冠心病

肥胖者发生冠心病的概率远高于非肥胖者。其原因有:体重超过标准,引起心脏负担加重和高血压;肥胖者多喜欢吃油腻食物,进食过多的饱和脂肪酸,促进动脉粥样硬化形成;高三酰甘油血症、高胆固醇血症及高脂蛋白血症,使血液黏度增加,血凝固性增加,易发生动脉粥样硬化、微循环障碍及冠状动脉栓塞;体力活动减少,冠状动脉侧支循环削弱或不足。同时肥胖时体重负担增加,也是促进冠心病产生心衰的原因之一。

7.糖尿病

肥胖症患者2型糖尿病的发病率是非肥胖成人的4倍。肥胖常为糖尿病早期表现,中年以上发病的2型糖尿病者有40 %～60 %起病时和早期有多食和肥胖。

糖尿病的发病率与肥胖成正比,肥胖的糖尿病者起病前摄食过多,刺激胰岛β细胞过度而失代偿时发生糖尿病。肥胖者脂肪组织对胰岛素较不敏感,糖进入肥大的脂肪细胞膜时需较多胰岛素,于是脂肪越多者,对胰岛素要求越多,使胰岛β细胞负担过重终至衰竭,出现糖尿病。一般肥胖症初期空腹血糖正常,糖耐量试验在服糖后3～4小时有时出现低血糖反应,由迟发性高胰岛素血症所致。随病情进展糖耐量逐渐下降,餐后2小时血糖高于正常,然后空腹血糖升高,最终出现糖尿病。当体重恢复正常时,糖耐量可恢复正常。

8.胆囊炎、胆石症及脂肪肝

肥胖、消化功能及肝功能紊乱,高热量饮食、油腻食物及脂类代谢紊乱,使胆固醇过多达饱和状态,而发生胆结石,主要为胆固醇结石。其发生率较正常体重者高1倍。胆石症可发生胆绞痛,继发感染时出现急性或慢性胆囊炎。有68 %～94 %的肥胖症患者,其肝脏有脂肪变性,过半数肝细胞有脂肪浸润者占25 %～35 %。肥胖者的肝脏脂肪酸和三酰甘油浓度均比正常体重者高。

9.感染

肥胖者对感染的抵抗力降低,易发生呼吸系统感染。肺炎发生率较高。皮肤褶皱处易磨损引起皮炎,皮肤疖肿、泌尿系及消化系感染发生率也高。有报道显示,肥胖者阑尾炎发生率为正常人的2倍。在急性感染、严重创伤、外科手术及麻醉情况下,肥胖者应激反应差,往往病情险恶,耐受手术及麻醉能力低,术后恢复慢,并发症及死亡率增加。

三、实验室检查

肥胖症的评估包括测量身体肥胖程度、体脂总量和脂肪分布,其中后者对预测心血管疾病危险性更为准确。常用测量方法如下。

1.体重指数(BMI)

测量身体肥胖程度,BMI=体重(kg)/身高^2(m^2)。BMI是诊断肥胖症最重要的指标。2003年《中国成人超重和肥胖症预防控制指南(试用)》以BMI≥24为超重,BMI≥28为肥胖;男性腰围≥85 cm和女性腰围≥80 cm为腹型肥胖。

2.理想体重(IBW)

IBW可测量身体肥胖程度,但主要用于计算饮食中热量和各种营养素供应量。IBW(kg)=身高(cm)－105或IBW(kg)=[身高(cm)－100]×0.9(男性)或0.85(女性)。

3.腰围(WC)

WHO 建议男性 WC>94 cm,女性 WC>80 cm 时为肥胖。

4.腰臀比(WHR)

WHR 反映脂肪分布。受试者站立位,双足分开 25～30 cm,使体重均匀分配。腰围测量髂前上棘和第 12 肋下缘连线的中点水平,臀围测量环绕臀部的骨盆最突出点的周径。目前认为测定腰围更为简单可靠,是诊断腹部脂肪积聚最重要的临床指标。

5.CT 或 MRI

CT 或 MRI 可计算皮下脂肪厚度或内脏脂肪量,是评估体内脂肪分布最准确的方法,但不作为常规检查。

6.其他

身体密度测量法、生物电阻抗测定法等。

四、治疗要点

治疗的两个主要环节是减少热量摄取及增加热量消耗。强调以行为、饮食、运动为主的综合治疗,必要时辅以药物或手术治疗。继发性肥胖症应针对病因进行治疗。各种并发症及伴随病应给予相应处理。

结合患者实际情况制定合理减肥目标极为重要,一般认为,肥胖患者体重减轻 5 %～10 %,就能明显改善各种与肥胖相关的心血管病危险因素及并发症。

1.行为治疗

通过宣传教育,患者及其家属对肥胖症及其危害性有正确认识从而配合治疗,采取健康的生活方式,改变饮食和运动习惯,自觉地长期坚持,是治疗肥胖症最重要的步骤。

2.饮食治疗

控制总进食量,采用低热卡、低脂肪饮食。对肥胖患者应制定能为之所接受、长期坚持下去的个体化饮食方案,使体重逐渐减轻到适当水平,再继续维持。只有当摄入的能量低于生理需要量,达到一定程度负平衡,才能把贮存的脂肪动员出来消耗掉。一般所谓低热量饮食指每天 62～83 kJ(15～20 kcal)/kg IBW,极低热量饮食指每天低于 62 kJ(15 kcal)/kg IBW。减重极少需要极低热量饮食,而且极低热量饮食不能超过 12 周。饮食的合理构成极为重要,须采用混合的平衡饮食,糖类、蛋白质和脂肪提供能量的比例,分别占总热量的 60 %～65 %、15 %～20 %和 25 %左右,含有适量优质蛋白质、复杂糖类(如谷类)、足够新鲜的蔬菜(400～500 g/d)和水果(100～200 g/d)、适量维生素和微量营养素。避免油煎食品、方便食品、快餐、巧克力和零食等,少吃甜食,少吃盐。适当增加膳食纤维、非吸收食物及无热量液体以满足饱腹感。

3.体力活动和体育运动

体力活动和体育运动与饮食治疗相结合并长期坚持,可以预防肥胖或使肥胖患者体重减轻。必须进行教育并给予指导,运动方式和运动量应适合患者具体情况,注意循序渐进,有心血管并发症和肺功能不好的患者必须更为慎重。尽量创造多活动的机会,减少静坐时间,鼓励多步行。

4.药物治疗

饮食和运动治疗的主要问题是难以长期坚持，中断后往往体重迅速回升，因此也倾向于对严重肥胖患者应用药物减轻体重，然后继续维持。但长期用药可能产生药物副作用及耐药性，因而选择药物治疗的适应证必须十分慎重，根据患者个体情况衡量可能得到的益处和潜在危险，然后做出决定。目前对减重药物治疗的益处和风险的相对关系尚未做出最后评价。减重药物应在医师指导下应用。

减重药物主要有以下几类：①食欲抑制药，作用于中枢神经系统，主要通过下丘脑调节摄食的神经递质如儿茶酚胺、5-羟色胺能通路等发挥作用。包括拟儿茶酚胺类制剂如苯丁胺等，拟5-羟色胺制剂如氟西汀，以及复合拟儿茶酚胺和拟5-羟色胺制剂如西布曲明。②代谢增强剂。肾上腺素受体激动药可增强生热作用、增加能量消耗，其效应仍在研究和评价之中；甲状腺素和生长激素已不主张应用。③减少肠道脂肪吸收的药物，主要为脂肪酶抑制药奥利司他。目前获准临床应用的只有奥利司他和西布曲明，且尚需长期追踪及临床评估。

(1)奥利司他：非中枢性作用减重药，是胃肠道胰脂肪酶、胃脂肪酶抑制药，减慢胃肠道中食物脂肪水解过程，减少对脂肪的吸收，促进能量负平衡从而达到减重效果。配合平衡的低热量饮食，能使脂肪吸收减少30％，体重降低5％～10％，并能改善血脂谱、减轻胰岛素抵抗等。治疗早期可见轻度消化系统副作用如肠胃胀气、大便次数增多和脂肪便等。需关注是否影响脂溶性维生素吸收等。推荐剂量为120 mg，每天3次，餐前服。

(2)西布曲明：中枢性作用减重药。特异性抑制中枢对去甲肾上腺素和5-羟色胺二者的再摄取，减少摄食；产热作用可能与其间接刺激中枢交感传出神经、激活肾上腺素能受体有关。可能引起不同程度口干、失眠、乏力、便秘、月经紊乱、心率增快和血压增高等副作用。老年人及糖尿病患者慎用。高血压、冠心病、充血性心力衰竭、心律不齐或卒中患者不能用。血压偏高者应先有效降压后方使用。推荐剂量为每天10～30 mg。

新近开发的利莫那班为选择性CB1受体拮抗药，作用于中枢神经系统抑制食欲，作用于脂肪组织诱导FFA氧化，可有效减轻体重，尚未发现明显副作用。

5.外科治疗

可选择使用吸脂术、切脂术和各种减少食物吸收的手术，如空肠回肠分流术、胃气囊术、小胃手术或垂直结扎胃成形术等。手术有一定效果，部分患者获得长期疗效，术前并发症不同程度地得到改善或治愈。但手术可能并发吸收不良、贫血、消化道狭窄等，有一定危险，仅用于重度肥胖、减重失败而又有严重并发症，且这些并发症有可能通过体重减轻而改善者。术前要对患者全身情况做出充分估计，特别是糖尿病、高血压和心肺功能等，给予相应监测和处理。

五、护理措施

(一)基础护理

1.心理护理

根据不同年龄、性别、肥胖程度和情绪状态与患者进行有针对性的交谈，探讨引起肥胖原因，给予恰当的分析、解释和指导，明确减肥的重要性，与患者一起制订合理的减肥计划，使病人能积极、主动、自觉地坚持和执行减肥计划，积极配合检查和治疗。针对患者因肥胖引起的消极心理，指导患者利用服饰进行外表修饰，完善自我形象。

2.饮食护理

治疗肥胖有效的方法是少食多动，多饮水，避免高热量饮食。重度肥胖者以低糖、低脂、低盐、高纤维素、适量蛋白质为宜，并注意改变饮食习惯，如限定只在家中餐桌进食，使用小容量的餐具，每次进食前先饮水 250 mL。按计划定量进食，养成细嚼慢咽的进食方式。①饮食中蛋白质保持每日每千克体重 1 g，并有足够的维生素和其他营养素。②有剧烈饥饿感时可给低热量的蔬菜，如芹菜、冬瓜、黄瓜、南瓜、卷心菜等，以增加饱腹感，减少糖分的吸收。③避免进食甜食、油煎食品、方便食品、快餐、零食、巧克力等，改变边看电视边吃饭的习惯。④患者体重下降幅度以每周 0.5～1 kg 为宜。⑤注意观察有无因热量过低引起的衰弱、抑郁、脱发，甚至心律失常的发生。

3.运动疗法指导

鼓励患者积极参加体力活动，每周至少 3 次，每次至少 30 分钟。选择适合患者的有大肌肉群参与的有氧运动方式，运动量要逐渐增加，避免用力过度过猛，并注意循序渐进、长期坚持，否则体重不易下降或下降后又复上升。

（二）疾病护理

用药护理：经饮食调整、运动锻炼未能奏效时，遵医嘱指导患者短期应用减肥药或针灸治疗。目前对肥胖症患者采用药物疗法效果虽不佳，但仍能起到一定作用。因此，指导合理用药也是一个辅助疗法，常用的药物有食欲抑制药及代谢亢进剂两类。易引起心悸、激动、失眠等副作用，对伴有心脏疾病者须慎用。

（三）健康教育

1.指导患者合理安排饮食

一日三餐要有主食、肉、禽、鱼、牛奶、水果等，减少热量供应，严格控制进餐时间，三餐外不加零食，热量安排为早餐 25 %、中餐 40 %、晚餐 30 %～35 %。多维饮食，素菜要保持新鲜。

2.坚持体育锻炼

体育锻炼是预防肥胖的有效手段，可以改善心脏功能，促进心脏侧支循环的形成和发生，增强呼吸系统的抵抗力。

3.心理康复训练

理解肥胖者，鼓励他们建立战胜疾病的信心，克服恐惧心理。

4.行为疗法

行为疗法又称“行为矫正疗法”，是运用条件反射的原理，通过对错误行为的矫正达到减肥的方法。

5.康复技术指导

制订适合个体的运动处方，运动前先做 5～10 分钟热身运动，运动 1 小时之后再做 5～10 分钟放松运动。运动方式有快速步行、慢跑、骑功率自行车等。

第十二节　常用诊疗技术护理

一、快速血糖仪全血测定

(一)目的

监测血糖。

(二)适应证

口服降糖药的患者;实行胰岛素强化治疗的患者;全部用胰岛素治疗的患者;不稳定糖尿病患者;反复出现低血糖和酮症的患者;妊娠糖尿病的患者;肥胖患者。

(三)血糖监测的时间

每天监测 4 次:三餐前,睡前。

每天监测 7 次:三餐前,三餐后 2 小时,睡前,必要时下半夜还要再测 1 次。

(四)不同时间段监测血糖的意义

1.空腹血糖

空腹血糖主要反映在基础状态下(最后一次进食后 8～10 小时)没有饮食负荷时的血糖水平,是糖尿病诊断的重要依据。

2.餐后 2 小时血糖

餐后 2 小时血糖是反映胰岛 β 细胞储备功能的重要指标,即进食后食物刺激胰岛 β 细胞分泌胰岛素的能力。测餐后 2 小时的血糖能发现可能存在的餐后高血糖,能较好地反映进食与使用降糖药是否合适。

3.睡前血糖

睡前血糖反映胰岛 β 细胞对进食晚餐后高血糖的控制能力,是指导夜间用药或注射胰岛素剂量的依据。

4.随机血糖

监测随机血糖可以了解机体在特殊情况下对血糖的影响,如进餐的多少、饮酒、劳累、生病、情绪变化、月经期等。

(五)监测血糖的频率

(1)刚刚被诊断为糖尿病,接受胰岛素治疗或正在使用胰岛素泵的患者,每天监测 4～7 次。

(2)1 型糖尿病患者空腹血糖高于 12 mmol/L,每天监测 4～7 次。

(3)2 型糖尿病患者空腹血糖高于 16.2 mmol/L,每天监测 4 次。

(4)反复出现低血糖,妊娠或打算妊娠时,调整胰岛素的用量时,要及时监测血糖。

(六)血糖仪操作步骤

(1)操作前准备:先用温水清洁双手,准备好血糖仪、试纸、采血笔、采血针、75 %酒精、棉签等物品。

(2)打开电源,调校血糖仪编码。血糖仪的编码调节方式分为以下 3 种。

①手动输入试纸校正码，如利舒坦血糖仪、强生血糖仪。

②用密码芯片插入机器自动记录试纸校正码，如罗氏活力型血糖仪、艾因坦血糖仪。

③免调码，无须手动或插入芯片，仪器自动识别，如拜耳拜安捷2、艾科乐舒型血糖仪。

(3)插入试纸：将试纸取出，迅速将瓶盖盖回，将试纸插入仪器。

(4)消毒手指、晾干手指：测试前手指的皮肤准备推荐用温水和皂液清洗手指，或用酒精棉签消毒，两种方法都可以。

(5)采血、吸血：安装采血针，调节采血笔至合适的深度，将采血笔笔端放在手指侧面，按下中间钮，轻轻压出一滴圆弧形指血。将足量指血血滴靠近试纸吸血区(试纸测试孔)就会直接吸进。

(6)显示结果：试纸吸血之后，就会呈现倒计时，显示测试结果。时间为5～30秒。

(7)关机：目前主流的血糖仪拔出试纸自动关机，一部分早期产品还需要关闭电源键。关机可减少电池消耗和机器损耗。

(七)注意事项

(1)血糖仪质量控制：定期应用标准试纸条进行测试，以确定仪器是否正常运行及结果是否在标明的范围内。勿在血糖仪附近使用手机或其他产生电磁干扰的设备。

(2)试纸质量控制：血糖仪必须配合使用同一品牌的试纸，不能混用。试纸注意保存，放在干燥、避光的地方。手部潮湿或是脏污时，请勿接触试纸条。取出要使用的试纸后，请立刻盖紧罐盖。试纸应注意在有效期内使用。血糖试纸每批次可能有区别，换用前需要把新试纸的条形码数字输入仪器，以免影响测试结果。

(3)手指一定要在干燥状态下取血，也就是说用温水和皂液清洗后要晾干手指，酒精消毒后要等酒精完全挥发后再用采血笔刺破手指，保证测量的准确。不宜采用含碘消毒剂(如碘附、碘酒)消毒，因为碘会与试纸上的测试剂产生化学反应，影响测试准确性。

(4)采血量必须足以完全覆盖试纸测试区。取血时发现血液量少不能挤手指，否则会混入组织液，干扰血糖浓度。为保证采血量足够，采血之前手可以在温水中泡一下，再下垂30秒。另外，扎的时候把针按一下再弹出，以免扎得太浅。

(5)一般建议取血点在手指偏侧面，这里的神经分布较手指正中少，痛感较轻。但也不要太接近指甲边缘，这样不易消毒，不好挤血。取血点可在十个手指轮换选取，多数选取除大拇指外的其余八指。取血前可用温水洗手，垂手臂可使手指血管充盈，容易采血。采血笔刺破手指后，应从指跟向指端(采血点)方向轻用力挤血，不要用大力挤血，否则挤出的血浆、组织液占了较大比例，影响准确性。

二、口服葡萄糖耐量试验

口服葡萄糖耐量试验(OGTT)是指给患者口服75 g葡萄糖，然后测其血糖变化，观察患者适应葡萄糖的能力。正常人口服葡萄糖后，迅速由胃肠道吸收入血，30～60分钟时血糖值达高峰，但一般不超过8.9 mmol/L(160 mg/dL)。这是由于血糖升高迅速刺激胰岛素分泌增加，血糖迅速下降，2小是血糖接近正常，3小时恢复空腹正常水平。而糖尿病患者则不同，始终为高峰值，持续时间过长。

(一)临床意义

该试验用于空腹或餐后血糖高于正常而达不到诊断标准的糖尿病患者，可尽早发现轻型糖尿病患者。

(二)方法

试验当日将 75 g 葡萄糖粉(小儿按 1.75 g/kg 体重计算，总量不超过 75 g)溶于 250～300 mL温开水中，早晨 7 点空腹(服糖前 0 分钟)抽静脉血查血糖，同时留尿查尿糖后，在 3～5 分钟饮完糖水，从饮第一口糖水开始计时，于 30 分钟、60 分钟、120 分钟和 180 分钟分别抽静脉血查血糖和留尿查尿糖(每次留尿前 30 分钟应排尿 1 次并弃去)，有条件者可在各时点同时抽血查血浆胰岛素或 C 肽。

(三)注意事项

(1)试验前 3 天保证规律饮食，每天进食碳水化合物的量不少于 150 g。

(2)试验前有正常的体力活动至少 3 天，但应避免剧烈体力活动、精神刺激；试验前应避开脑梗死、心肌梗死、外伤、手术等各种应激状态至少 2 周。

(3)试验应在空腹状态下进行，空腹时间 10～16 小时，试验前一天晚上 9 点以后不应再进食，但可以饮水。因血糖有昼夜节律变化，试验应在早 7～9 点进行。

(4)停用能够影响血糖的各种药物如糖皮质激素、避孕药、噻嗪类利尿剂等至少 1 周。试验过程中禁止吸烟。

(5)若血糖测定不能立即进行，血标本应放在含有氟化钠的试管中，1 mL 全血可用氟化钠 6 mg。离心分离血浆，血浆可冰冻待测。

(6)空腹血糖高于 7.0 mmol/L，临床已诊断糖尿病，则不再做 OGTT。

(四)正常的血糖水平

空腹不超过 6.0 mmol/L，服 75 g 葡萄糖 0.5 小时、1.5 小时都不超过 11.1 mmol/L，2 小时不超过7.8 mmol/L。

(五)葡萄糖耐量减低

葡萄糖耐量减低应具备以下 3 条。

(1)空腹血糖高于 7.0 mmol/L。

(2)OGTT 中服糖后 2 小时血糖高于 7.8 mmol/L，低于 11.1 mmol/L。

(3)OGTT 中，服糖后 0.5 小时、1 小时、1.5 小时三个时间中至少有一个时间血糖高于或等于 11.1 mmol/L。

三、动态血糖监测系统(CGMS)

动态血糖监测系统(CGMS)是糖尿病监测领域的新突破，俗称“血糖 Holter”，可全面了解患者全天血糖波动情况和趋势，发现未知的高血糖和低血糖，调整和优化治疗方案，也可作为糖尿病各种科研的有力工具。

(一)组成

CGMS 由血糖记录器、电缆、探头、助针器、信息提取器和分析软件等组件构成。

(二)工作原理

仪器探头连续监测组织间液葡萄糖浓度，通过电缆将电信号传输到血糖记录器中，每 10

秒接收1个血糖信号，每5分钟记录1个平均值，每天记录288个血糖值。再利用信息提取器将记录器中的数据下载到电脑中生成各种血糖图谱。

(三)CGMS监测时间

1～3天。

(四)监测范围

CGMS接收的血糖取值范围为2.2～22 mmol/L。

(五)适应证

CGMS可用于各种类型的糖尿病患者，特别是以下情况。

(1)难治性或脆性糖尿病患者。

(2)经常出现低血糖的患者，尤其要关注无症状低血糖和夜间低血糖的患者。

(3)经常发生酮症酸中毒的患者。

(4)有黎明现象的患者。

(5)有隐匿性高血糖的患者。

(6)需要评价或改变糖尿病治疗方案的患者。

(六)操作流程

(1)医师下监测医嘱，完成医患沟通(患者在监测期间不需改变生活状态)，取得患者同意，签署知情同意书。

(2)护士植入动态血糖探头，并进行初始化。

(3)监测期间护士需进行以下操作：每日至少4次指血输入、大事件的录入、报警的处理、察看局部皮肤状况、检查探头信号。

(4)监测结束后，护士需收回患者日记，下载数据并出血糖报告。医师查看报告，根据掌握的信息，修改治疗方案。

(七)实施过程

1.物品准备

血糖记录器、电缆、皮包、腰带夹、备用电缆、备用AAA电池、探头、醇类制剂(用于插入部位)、无菌透明敷料(用于固定探头，如IV3000)、废物容器、9%漂白液或70%异丙醇(用于擦拭设备，进行消毒)、血糖记录器记录表(用于跟踪探头编号、血糖记录器编号、清洗记录、更换电池日期)、患者监测日记、患者血糖仪和备件。

2.血糖记录器的准备

检查探头温度指示“点”和有效期；将血糖记录器序号和探头批号记录在CGMS系统记录表上；清洁血糖记录器及其附件；检查最近一个月是否更换了电池；连接腰带夹；将血糖记录器放在皮包内，并打开血糖记录器；检查血糖记录器上的日期和时间；清除血糖的历史记录；输入患者识别号(选用)；确认电缆与血糖记录器固定连接。

3.患者的教育

为患者提供监测日记；讨论佩戴CGMS系统的目的；确认患者的血糖仪的准确度及测试技术；描述血糖测试的要求；描述血糖记录器上的按钮，并练习滚动显示屏；练习在血糖记录器中输入血糖数据；描述事件代码程序并练习在血糖记录器中输入事件的代码(如果学会有困难,可选用);讨论详细记录的必要性;对报警和相关信息,以及清除报警的过程进行描述;讨论在日常生活过程中对电缆、血糖记录器和探头进行保护。

4.使用部位的准备与探头的插入

选择插入部位,准备探头,插入探头,连接电缆,并确认探头的连接(探头电流 10～200 A),固定探头。

5.初始化操作

开始进行初始化,必要时锁定设置显示屏;向患者解释需用 60 分钟才能完成初始化操作,在初始化过程中不得按任何按钮;60 分钟以后输入血糖读数,开始血糖绘图。

6.取下传感器

监测期结束时,先除去外固定胶布,分开传感器和数据仪;垂直拔出传感器,弃入利器盒;检查传感器电极是否完整和传感器所处位置的皮肤,记录观察结果。

(八)佩戴 CGMS 期间的注意事项

(1)监测期间保持日常生活,不必减少食量和加大运动量。如携带过程中出现痛感,视患者感受而定,一般一段时间后会自行消失,如不缓解应重新更换部位安装。

(2)帮助患者掌握仪器的保养方法,出现问题及时与医师或护士沟通。遇到任何形式的报警,均应寻找原因消除报警,保证监测的准确。开始 10 分钟后每 10 秒报警是数据记录卡故障,可打开记录仪调整数据卡,必要时更换一个新数据卡。6 小时以后每 3 分钟报警是传感器电流异常故障,需要取下传感器及记录仪,交医师处理。

(3)患者洗澡时可带上专用的淋浴袋进行淋浴,但忌盆浴或把仪器泡水中。避免大量出汗、淋雨、浸水、强电磁场和强烈撞击。

(4)记录每次进食开始的时间,锻炼开始的时间,服药或注射胰岛素的时间和剂量。

(5)24 小时内向血糖记录仪内输入至少 4 个指端血糖值,分布在 24 小时的不同时间,两次校正血糖值时间不超过 12 小时,否则将导致监测中断。

(6)测量并记录参比血糖记录采集时间的误差应不大于 2 分钟。否则要重新测试后再输入新的测试值。

四、TRH 兴奋实验

TRH 兴奋试验是利用 TRH 具有兴奋腺垂体(垂体前叶)合成分泌 TSH 的作用,给受试者外源性 TRH 后,连续取血观察血清中 TSH 浓度的变化,了解垂体对 TRH 的反应能力,用于评价下丘脑-垂体-甲状腺轴的调节功能。

(一)临床意义

1.甲减的鉴别诊断

测定静脉注射 TRH 后血清 TSH 浓度变化,可协助鉴别甲减系原发于甲状腺,或继发于下丘脑或垂体疾患。

(1)原发性甲减:此类患者下丘脑和垂体均正常,病变主要在甲状腺,故 TRH 兴奋试验呈过高反应,基础血清 TSH 水平即增高,静脉注射 TRH 后 TSH 显著增高。

(2)继发于垂体病变的甲减:由于病变在垂体,所以基础 TSH 水平低,注射 TRH 后,TSH 水平无变化。

(3)继发于下丘脑的甲减:由于病变在下丘脑,所以基础 TSH 水平低,注射 TRH 后,垂体合成 TSH 的细胞兴奋,血 TSH 水平有所升高。

2.甲亢辅助诊断

弥漫性毒性甲状腺肿时血清 T_4 和 T_3 浓度增高,通过直接负反馈,在垂体前叶阻断 TRH 的作用,因此静注 TRH 后血清 TSH 无增高(无反应),若 TSH 升高(提示有反应)则可排除此种甲亢存在。

3.垂体 TSH 储备功能的鉴定

垂体瘤、希恩综合征、肢端肥大症后期等垂体引起的 TSH 分泌不足,TSH 血清水平低,TRH 兴奋试验反应差,可反映 TSH 分泌物的储备功能差。

(二)方法

1.经典静脉给药法

受试者空腹,休息 30 分钟,取 TRH 制剂 300 μg 用 2 mL 生理盐水稀释后缓慢静脉注射,并于注射前及注射后 15 分钟、30 分钟、60 分钟及 90 分钟(或 120 分钟)分别取静脉血 1 mL,测定血清 TSH 浓度,以时间为横坐标,TSH 浓度为纵坐标,绘制 TSH 的反应曲线。

2.静脉给药两次采血法

其方法与经典法相同,只是减少采血次数,于注射 TRH 前和注射后 15 分钟或 30 分钟两次采血,测定其 TSH 浓度。

3.喷鼻给药两次采血法

受试者取端坐位,头后仰,用 1 mL 生理盐水将 TRH 1.2 mg 稀释后,用喷雾器轮流喷入双侧鼻内,2 分钟内喷完,并避免流入食管内或鼻腔外。于喷鼻前和喷鼻后 30 分钟分别采血测 TSH 浓度。

(三)注意事项

(1)试验前停用雌激素、茶碱、抗甲状腺药物、皮质醇、甲状腺制剂、左旋多巴等药物 1 个月左右。

(2)对甲状腺功能减退的患者,如果怀疑为继发性,则应采用多次取血法,因两次取血法不能反映峰值的延迟表现。

(3)副作用观察:TRH 兴奋试验副作用较轻微,仅 1/3 左右的患者受试后有轻度恶心、面部潮红、尿急等,多在 2 分钟内消失,未见严重反应者。

(四)参考值

正常人静脉注射 TRH20～30 分钟,血清 TSH 水平较注射前增加(29.5±12.2) mU/L,达峰值水平。峰时 15～30 分钟。注射 TRH 2 小时后,血清 TSH 水平恢复至基础水平。

第三章　泌尿外科护理

第一节　肾脏损伤

一、概述

肾脏隐藏于腹膜后，一般受损伤机会很少，但肾脏为一实质性器官，结构比较脆弱，外力强度稍大即可造成肾脏的创伤。肾损伤大多为闭合性损伤，占60%～70%，可由直接暴力，如腰、腹部受硬物撞击或车辆撞击，肾受到沉重打击或被推向肋缘而发生损伤；肋骨和腰椎骨折时，骨折片可刺伤肾，间接暴力如从高处落下、足跟或臀部着地时发生对冲力，可引起肾或肾蒂伤。开放性损伤多见于战时和意外事故，常伴有胸腹部创伤。在临床上按其损伤的严重程度可分为肾挫伤、肾部分裂伤、肾全层裂伤、肾蒂损伤、病理性肾破裂等类型。

二、诊断

（一）症状

1.血尿

损伤后血尿是肾损伤的重要表现，多为肉眼血尿，血尿的轻重程度与肾脏损伤严重程度不一定一致。

2.疼痛

疼痛局限于上腹部及腰部，若血块阻塞输尿管，则可引起绞痛。

3.肿块

因出血和尿外渗引起腰部不规则的弥散性胀大的肿块，常伴肌强直。

4.休克

面色苍白、心率加快、血压降低、烦躁不安等。

5.高热

高热由血、尿外渗后引起肾周感染所致。

（二）体征

1.一般情况

患者可有腰痛或上腹部疼痛、发热。大出血时可有血流动力学不稳定的表现，如面色苍白、四肢发凉等。

2.专科体检

上腹部及腰部压痛，腹部包块。刀伤或穿透伤累及肾脏时，伤口可流出大量鲜血。出血量与肾脏损伤程度及是否伴有其他脏器或血管损伤有关。

(三)检查

1.实验室检查

尿中含多量红细胞。血红蛋白与血细胞比容持续降低提示有活动性出血。血白细胞数增多应注意是否存在感染灶。

2.特殊检查

早期积极的影像学检查可以发现肾损伤部位、程度、有无尿外渗或肾血管损伤及对侧肾情况。根据病情轻重,除需紧急手术外,有选择地应用以下检查。

(1)B型超声检查:能提示肾损害的程度,包膜下和肾周血肿及尿外渗情况。为无创检查,病情重时更有实用意义,并有助于了解对侧肾情况。

(2)CT扫描:可清晰显示肾皮质裂伤、尿外渗和血肿范围,显示无活力的肾组织,并可了解与周围组织和腹腔内其他脏器的关系,为首选检查。

(3)排泄性尿路造影:使用大剂量造影剂行静脉推注造影,可发现造影剂排泄减少,肾、腰大肌影消失,脊柱侧突及造影剂外渗等。可评价肾损伤的范围和程度。

(4)动脉造影:适宜于尿路造影未能提供肾损伤的部位和程度,尤其是伤侧肾未显影,选择性肾动脉造影可显示肾动脉和肾实质损伤情况。若伤侧肾动脉完全梗阻,表示为创伤性血栓形成,宜紧急施行手术。有持久性血尿者,动脉造影可以了解有无肾动静脉瘘或创伤性肾动脉瘤,但系有创检查,已少用。

(5)逆行肾盂造影:易招致感染,不宜应用。

(四)诊断要点

一般都有创伤史,可有腰痛、血尿、腰部肿块等症状体征,出血严重时出现休克。定时查血、尿常规,根据血尿增减、血红蛋白变化评估伤情。检查首选肾脏超声,快速并且无创伤,对于评价肾脏损伤程度有意义,CT检查可以进一步显示肾实质损伤、肾脏出血及肾蒂损伤情况。条件允许时行静脉肾盂造影检查。

(五)鉴别诊断

1.腹腔脏器损伤

腹腔脏器损伤主要为肝、脾损伤,有时可与肾损伤同时发生。表现为出血、休克等危急症状,有明显的腹膜刺激症状。腹腔穿刺可抽出血性液体。尿液检查无红细胞;超声检查肾脏无异常发现;静脉尿路造影(IVU)示肾盂、肾盏形态正常,无造影剂外溢情况。

2.肾梗死

肾梗死表现为突发性腰痛、血尿、血压升高,IVU示肾显影迟缓或不显影。逆行肾盂造影可发现肾被膜下血肿征象。肾梗死患者往往有心血管疾患或肾动脉硬化病史,血清乳酸脱氢酶及碱性磷酸酶升高。

3.自发性肾破裂

突然出现腰痛及血尿病状。体检示腰腹部有明显压痛及肌紧张,可触及边缘不清的囊性肿块。IVU检查示肾盂、肾盏变形和造影剂外溢。B超检查示肾集合系统紊乱,肾周围有液性暗区。一般无明显的创伤史,既往多有肾肿瘤、肾结核、肾积水等病史。

三、治疗

肾损伤的处理与损伤程度直接相关。轻微肾挫伤经短期休息可以康复，多数肾挫裂伤可用保守治疗，仅少数需手术治疗。

（一）紧急治疗

有大出血、休克的患者需迅速给以抢救措施，观察生命体征，进行输血、复苏，同时明确有无并发其他器官损伤，做好手术探查的准备。

（二）保守治疗

（1）绝对卧床休息 2～4 周，病情稳定、血尿消失后才可以允许患者离床活动。通常损伤后 4～6 周肾挫裂伤才趋于愈合，过早、过多离床活动，有可能再度出血。恢复后 2～3 个月不宜参加体力劳动或竞技运动。

（2）密切观察，定时测量血压、脉搏、呼吸、体温，注意腰、腹部肿块范围有无增大。观察每次排出的尿液颜色深浅的变化。定期检测血红蛋白和血细胞比容。

（3）及时补充血容量和热量，维持水、电解质平衡，保持足够尿量。必要时输血。

（4）应用广谱抗生素以预防感染。

（5）使用止痛剂、镇静剂和止血药物。

（三）手术治疗

1.开放性肾损伤

几乎所有这类损伤的患者都要施行手术探查，特别是枪伤或从前面腹壁进入的锐器伤，需经腹部切口进行手术，清创、缝合及引流并探查腹部脏器有无损伤。

2.闭合性肾损伤

一旦确定为严重肾裂伤、肾碎裂及肾蒂损伤，需尽早经腹入路施行手术。若肾损伤患者在保守治疗期间发生以下情况，需施行手术治疗：①经积极抗休克后生命体征仍未见改善，提示有内出血。②血尿逐渐加重，血红蛋白和血细胞比容持续降低。③腰、腹部肿块明显增大。④有腹腔脏器损伤可能。

手术方法：经腹部切口施行手术，先探查并处理腹腔损伤脏器，再切开后腹膜，显露肾静脉、肾动脉，并阻断之，而后切开肾周围筋膜和肾脂肪囊，探查患肾。先阻断肾蒂血管，并切开肾周围筋膜，快速清除血肿，依具体情况决定做肾修补、部分肾切除术或肾切除。必须注意，在未控制肾动脉之前切开肾周围筋膜，往往难以控制出血，而被迫施行肾切除。只有在肾严重碎裂或肾血管撕裂，无法修复，而对侧肾良好时，才施行肾切除。肾实质破损不大时，可在清创与止血后，用脂肪或网膜组织填入肾包膜缝合处，完成一期缝合，既消除了无效腔，又减少了血肿引起继发性感染的机会。肾动脉损伤性血栓形成一旦被确诊即应手术取栓，并可行血管置换术，以挽救肾功能。

（四）并发症及其处理

常由血或尿外渗及继发性感染等引起。腹膜后囊肿或肾周脓肿可切开引流。输尿管狭窄、肾积水需施行成形术或肾切除术。恶性高血压要做血管修复或肾切除术。动静脉瘘和假性肾动脉瘤应予以修补，如在肾实质内则可行部分肾切除术。持久性血尿可施行选择性肾动脉造影及栓塞术。

四、病情观察

(1)观察生命体征,如体温、血压、脉搏、呼吸、神志反应。

(2)专科变化,腹部或腰腹部有无肿块及大小变化,血尿程度。

(3)重要生命脏器,心、肺、肝、脾等脏器及骨骼系统有无合并伤。

五、注意事项

(一)医患沟通

(1)如拟保守治疗,应告知患者及家属仍有做手术的可能性及肾损伤后的远期并发症。

(2)做开放手术,应告知可能切肾的方案,如做保肾手术,则有继续出血、尿外渗的可能。

(3)手术探查决定做肾切除时,应再一次告知家属,并告知术后肾功能失代偿或需做肾代替治疗的可能。如合并腹腔或其他部位脏器损伤,手术时要一期处理,亦应告知家属并签字。

(4)交代病情时要立足于当前患者病情,对于病情变化不作肯定与否定的预测。

(二)经验指导

(1)对于肾损伤的患者应留院观察或住院 1 天,必须每半小时至 1 小时监测 1 次血压、心率、呼吸,记录每小时尿量。并做好血型分析及备血。

(2)对于肾损伤病情明确者,生命体征不稳时,可重复做腹腔穿刺及 CT、B 超影像学检查。

(3)手术后要观察腹部情况,伤口有无渗血,敷料有无潮湿,为防止切口裂开,可使用腹带保护。

(4)肾切除患者要计算每日出入量,了解肾功能变化。

(5)确保引流管无扭曲,密切观察引流量、颜色的变化。

(6)腹部创伤合并肾损伤的比例不是很高,临床工作中易忽视。血尿是肾创伤的重要表现,但与病情严重程度不成比例;输尿管有血块堵塞、肾蒂损伤或低血压休克时可无血尿出现。

六、护理

(一)护理评估

1.健康史

详细了解受伤的原因、部位,受伤的经过,以往的健康状况,等等。

2.身体状况

(1)血尿:肾损伤的主要症状。肾挫伤时血尿轻微,肾部分裂伤或肾全层裂伤时,可出现大量肉眼血尿。当血块堵塞输尿管、肾盂或输尿管断裂、肾蒂血管断裂时,血尿可不明显,甚至无血尿。

(2)疼痛:肾包膜张力增加、肾周围软组织损伤,可引起患侧腰、腹部疼痛;血液、尿液渗入腹腔或伴有腹部器官损伤时,可出现全腹痛和腹膜刺激征;血块通过输尿管时,可发生肾绞痛。

(3)腰、腹部包块:血液、尿液渗入肾周围组织,可使局部肿胀形成包块,可有触痛。

(4)休克:严重的肾损伤,尤其是合并其他器官损伤时,易引起休克。

(5)发热:肾损伤后,由于创伤性炎症反应,伤区血液、渗出液及其他组织的分解产物吸收引起发热,多为低热;由血肿、尿外渗继发感染引起的发热多为高热。

3.心理状况

由于突发的暴力致伤,或因损伤出现大量肉眼血尿、疼痛、腰腹部包块等表现时,患者常有恐惧、焦虑等心理状态的改变。

4.辅助检查

(1)尿常规检查:了解尿中有无大量红细胞。

(2)B型超声检查:能提示肾损害的程度,包膜下和肾周血肿及尿外渗情况。

(3)X线平片检查:肾区阴影增大,提示有肾周围血肿的可能。

(4)CT检查:可清晰显示肾皮质裂伤、尿外渗和血肿范围。

(5)排泄性尿路造影:可评价肾损伤的范围和程度。

(6)肾动脉造影:可显示肾动脉和肾实质损伤的情况。

(二)护理诊断及相关合作性问题

1.不舒适

不舒适与疼痛等有关。

2.恐惧、焦虑

恐惧、焦虑与损伤后出现血尿等有关。

3.有感染的危险

有感染的危险与损伤后免疫力降低有关。

4.体温过高

体温过高与损伤后的组织产物吸收和血肿、尿外渗继发感染等有关。

(三)护理目标

(1)疼痛不适感减轻或消失。

(2)情绪稳定,能安静休息。

(3)患者发生感染和休克的危险性降低,未发生感染和休克。

(4)体温正常。

(四)护理措施

1.非手术治疗及手术前患者的护理

(1)嘱患者绝对卧床休息2～4周,待伤情稳定、血尿消失1周后才可离床活动,以防再出血。

(2)迅速建立静脉输液通路,及时输血、输液,维持水、电解质及酸碱平衡,防止休克。

(3)急救护理:对有大出血、休克的患者,需配合医师迅速进行抢救及护理。

(4)心理护理:对恐惧不安的患者,给予心理疏导、安慰、体贴和关怀。

(5)伤情观察:患者的生命体征;血尿的变化;腰、腹部包块大小的变化;腹膜刺激征的变化。

(6)配合医师做好影像学检查前的准备工作。

(7)做好必要的术前常规准备,以便随时中转手术。

2.手术后患者的护理

(1)卧床休息:肾切除术后需卧床休息2～3天,肾修补术、肾部分切除术或肾周引流术后需卧床休息2～4周。

(2)饮食:禁食24小时,适当补液,肠功能恢复后进流质饮食,并逐渐过渡到普通饮食,但要注意少食易胀气的食物,以减轻腹胀。鼓励患者适当多饮水。

(3)伤口护理:保持伤口清洁干燥,注意无菌操作,注意观察有无渗血、渗尿,应用抗菌药物预防感染。

3.健康指导

(1)向患者介绍康复的基本知识、卧床的意义及观察血尿、腰腹部包块的意义。

(2)告诉患者恢复后3个月内不宜参加重体力劳动或竞技运动;肾切除术后患者应注意保护对侧肾,尽量不要应用对肾有损害的药物。

(3)定期到医院复诊。

第二节　输尿管损伤

一、概述

输尿管位于腹膜后间隙,位置隐蔽,一般由外伤直接引起输尿管损伤不常见,多见于医源性损伤,如手术损伤或器械损伤及放射性损伤。凡腹腔、盆腔手术后患者发生无尿、漏尿,腹腔或盆腔有刺激症状时均应想到输尿管损伤的可能。对怀疑输尿管损伤的患者,应进行系统的泌尿系检查。妇科手术特别是宫外孕破裂、剖宫产等急诊手术或妇科肿瘤根治术中,输尿管被钳夹或误扎等医源性损伤最为常见。

二、护理评估

采集患者外伤史,盆腔、腹腔、腹膜后手术史,妇科手术史及泌尿系手术史,如出现相应的症状应警惕输尿管损伤的可能。

(一)临床表现

手术损伤输尿管引起临床表现需根据输尿管损伤程度而定,术中发现输尿管损伤,立即处理可不留后遗症。倘未被发现,多在3～5天起病。尿液起初渗在组织间隙里,临床上表现为高热、寒战、恶心、呕吐、损伤侧腰痛、肾肿大、下腹或盆腔内肿物、压痛及肌紧张等。

1.腹痛及感染症状

腹痛及感染表现为腰部胀痛、寒战、局部触痛、叩击痛。若输尿管被误扎,多数病例数天内患侧腰部出现胀痛,并可出现寒战、发热,局部触痛、叩击痛并可扪及肿大的肾脏。若采用输尿管镜套石或碎石操作,不慎造成输尿管穿孔破损者,由于漏尿或尿液外渗可引起患侧腰痛及腹胀,继发感染后则出现寒战、发热,肾区压痛并可触及尿液积聚而形成的肿块。

2.尿瘘

尿瘘分急性尿瘘与慢性尿瘘两种。前者在输尿管损伤后当日或数日内出现伤口漏尿、腹腔积尿或阴道漏尿。后者以盆腔手术所致输尿管阴道瘘最常见。尿瘘形成前,多有尿外渗引起感染症状,常见伤后2～3周形成尿瘘。

3.无尿

双侧输尿管发生断裂或误扎,伤后即可无尿,应注意与创伤性休克所致急性肾衰竭的无尿鉴别。

4.血尿

输尿管损伤后可以出现肉眼或镜下血尿,但也可以尿液检查正常,一旦出现血尿,应高度怀疑有输尿管损伤。

(二)辅助检查

1.静脉肾盂造影

静脉肾盂造影可显示患肾积水,损伤以上输尿管扩张、扭曲、成角、狭窄及对比剂外溢。

2.膀胱镜及逆行造影

膀胱镜可观察瘘口部位并与膀胱损伤鉴别,逆行造影对明确损伤部位、损伤程度有价值。

3.B型超声检查

B超可显示患肾积水和输尿管扩张。

4.CT

CT对输尿管外伤性损伤部位、尿外渗及合并肾损伤或其他脏器损伤有一定的诊断意义。

5.阴道检查

阴道检查有时可直接观察到瘘口的部位。

6.体格检查

膀胱腹膜外破裂后尿外渗,下腹耻骨上区有明显触痛,有时可触及包块。膀胱腹膜内破裂后,若有大量尿液进入腹腔,检查有腹壁紧张、压痛、反跳痛及移动性浊音。

(三)护理问题

首先对患者进行心理评估,了解患者的身体和心理状态,患者主要存在以下护理问题。

1.疼痛

疼痛与尿外渗及手术有关。

2.舒适的改变

舒适的改变与术后放置支架管、造瘘管有关。

3.恐惧、焦虑

恐惧、焦虑与尿瘘、担心预后不良有关。

4.有感染的危险

有感染的危险与尿外渗及各种管路有关。

三、护理措施

(一)心理护理

输尿管损伤因为手术的损伤发生率较高,因此心理护理显得尤为重要。要做到详细评估患者的心理状况及接受治疗的心理准备,与患者建立良好的护患关系,掌握患者的心理变化并给予相应的健康指导,减少医疗纠纷的发生。输尿管损伤后患者情绪紧张、恐惧,尤其是发生漏尿或无尿时,护士在密切观察病情的同时要向患者宣讲损伤后注意的问题,鼓励患者树立信心,保持平和的心态,积极配合治疗,减轻患者的焦虑。

(二)生活护理

(1)主动巡视患者,帮助患者完成生活护理,保持“七洁”——皮肤、头发、指甲、会阴、口腔、手足、床单的干净整洁,使患者感到舒适。

(2)观察并保持各种管路的清洁通畅,正确记录引流液的颜色及量,尿袋、引流袋定期更换。

(3)关心患者,讲解健康保健知识。

(4)观察尿外渗的腹部体征、腹痛的程度;观察体温的变化,每天测量体温4次,并记录在护理病历中,发热时及时通知医师。

(5)观察24小时尿量,注意血尿情况,少尿、无尿要立即通知医师处理。

(6)饮食要均衡、富于营养、易消化。不吃易引起腹胀的食物,如牛奶、大豆等。保持排便通畅,必要时服润肠药。

(三)治疗及护理配合

输尿管损伤后治疗采取修复输尿管、保持通畅、保护肾功能的原则。及时采用双J管引流,有利于损伤的修复和狭窄的改善。

1.治疗方法

(1)外伤所致输尿管损伤,应首先注意处理其全身情况及是否合并其他脏器的损伤,断裂的输尿管应根据具体情况给予修补或吻合。除不得已时不宜摘除肾脏。

(2)器械所致的输尿管损伤往往为裂伤,保守治疗多可痊愈。如尿外渗症状不断加重,应及早施行引流术。

(3)手术时误伤输尿管应根据具体情况及时予以修补或吻合。例如:输尿管被结扎,应尽早松解结扎线,并在输尿管内安置导管保留数天。输尿管被切开,可进行缝合修补,然后置管引流。输尿管被切断,则进行端端吻合,置管引流两周左右。输尿管在低位被切断,可行输尿管膀胱吻合术。输尿管被钳夹,损伤轻微时按结扎处理;较重时,为防止组织坏死形成尿瘘,可切除损伤部分,进行端端吻合。若输尿管缺损太多,根据具体情况可以选择输尿管外置造瘘、肾造瘘、利用膀胱组织或小肠做输尿管成形手术。

2.保守治疗的护理配合

(1)密切监测生命体征的变化,记录及时准确。

(2)观察腹痛情况,不能盲目给予止痛剂。

(3)保持各种管路的清洁通畅,正确记录引流液的颜色及量,尿袋定期更换。

(4)备皮、备血、皮试,做好必要时手术探查的准备。

(5)正确记录24小时尿量,注意血尿情况,少尿、无尿要立即通知医师处理。

(6)嘱患者卧床休息,做好生活护理,保持排便通畅,必要时服润肠药。

3.手术治疗的护理

(1)输尿管断端吻合术后留置双J管,在此期间嘱患者多饮水,保证引流尿液通畅,防止感染,促进输尿管损伤的愈合。

(2)预防感染,术后留置导尿管,注意各引流管的护理,定期更换引流袋。更换引流袋应无菌操作,防止感染,尿道口护理每日1～2次。女性患者每日冲洗会阴。

(3)严密观察尿量,间接地了解有无肾衰竭的发生。

(4)高热的护理,给予物理降温,鼓励患者多饮水,及时更换干净衣服,必要时遵医嘱给予药物降温。

4.留置双J管的护理

(1)留置双J管可引起患侧腰部不适,术后早期多有腰痛,主要与插管引起输尿管黏膜充血、水肿及放置双J管后输尿管反流有关。

(2)患者出现膀胱刺激症状,主要由双J管放置不当或双J管下移,刺激膀胱三角区和后尿道所致。

(3)术后输尿管内放置双J管做内支架以利内引流,勿打折,保持通畅,同时防止血块聚集造成输尿管阻塞。

(4)要调整体位保持导尿管通畅,防止膀胱内尿液反流。

(5)观察尿液及引流状况。由于双J管置管时间长,且上下端盘曲刺激肾盂、膀胱黏膜易引起血尿。因此,术后要注意尿液颜色及尿量的变化。观察血尿颜色的方法是每日清晨留取标本,用无色透明玻璃试管,观察比较尿色。若患者突然出现鲜红尿液或肾区胀痛及腹部不适等症状,应及时报告医师。

(6)双J管于手术后1～3个月在膀胱镜下拔除。

四、健康教育

(1)输尿管损伤严重易引起输尿管狭窄,因此告之患者双J管需要定期更换直至狭窄改善为止。

(2)定期复查。了解损伤愈合的情况及双J管的位置。若出现尿路刺激征、发热、腹痛、无尿等症状时,及时就诊。

(3)拔除留置导尿管后,指导患者增加饮水量,增加排尿次数,不宜憋尿。不宜做剧烈运动。有膀胱刺激征患者应遵医嘱给予解痉药物治疗。

第三节　膀胱损伤

一、概述

膀胱深藏在骨盆内,排空后肌肉层厚,一般不易受伤。膀胱充盈时伸展至下腹部高出耻骨联合,若下腹部遭到暴力打击,易发生膀胱损伤。骨盆骨折的骨折断端可以刺破膀胱。难产时,胎头长时间压迫可造成膀胱壁缺血性坏死。膀胱损伤一般分为闭合性损伤、开放性损伤和医源性损伤。

二、病因及临床表现

(一)闭合性损伤

膀胱空虚时位于骨盆深处受到周围组织保护,不易受外界暴力损伤。当膀胱膨胀时,因膀胱扩张且高出耻骨联合,下腹部受到暴力时,如踢伤、击伤和跌伤等可造成膀胱损伤。骨盆骨折的骨折断端可以刺破膀胱。难产时,胎头长时间压迫可造成膀胱壁缺血性坏死。

(二)开放性损伤

其多见于枪弹伤,常合并骨盆内其他组织器官的损伤。

(三)手术损伤

膀胱镜检查、尿道扩张等器械检查可造成膀胱损伤。盆腔和下腹部手术,如疝修补、妇科恶性肿瘤切除等易致膀胱损伤。

(四)挫伤

挫伤是指膀胱壁保持完整,仅黏膜或部分肌层损伤,膀胱腔内有少量出血,无尿外渗,不引起严重后果。

(五)破裂

膀胱破裂可分两种类型。

1.腹膜外破裂

破裂多发生在膀胱前壁的下方,尿液渗至耻骨后间隙,沿筋膜浸润腹壁或蔓延到腹后壁,如不及时引流,可发生组织坏死、感染,引起严重的蜂窝组织炎。

2.腹膜内破裂

破裂多发生于膀胱顶部。大量尿液进入腹腔,可引起尿性腹膜炎。大量尿液积存于腹腔有时要与腕腔积液鉴别。

(六)尿瘘

膀胱与附近脏器相通可形成膀胱阴道瘘或膀胱直肠瘘等。发生瘘后,泌尿系统容易继发感染。

(七)出血与休克

骨盆骨折合并大出血,膀胱破裂致尿外渗及腹膜炎,伤势严重,常有休克。

(八)排尿困难和血尿

膀胱破裂后,尿液流入腹腔或膀胱周围,有尿意,但不能排尿或仅排出少量血尿。

三、护理评估

评估患者受伤的时间、地点、暴力性质、部位、临床表现、合并伤、尿外渗、感染及特殊检查结果。

(一)临床表现

膀胱挫伤因范围仅限于黏膜或肌层,故患者仅有下腹不适、小量终末血尿等。一般在短期内症状可逐渐消失。膀胱破裂则有严重表现,临床症状依裂口大小、位置及其他器官有无损伤而不同。腹膜内破裂会引起弥漫性腹膜刺激症状,如腹部膨胀、压痛、肌紧张、肠蠕动音降低和移动性浊音等。膀胱与附近器官相通形成尿瘘时,尿液可从直肠、阴道或腹部伤口流出,往往同时合并泌尿系感染。

1.腹痛

尿外渗及血肿引起下腹部剧痛,尿液流入腹腔则引起急性腹膜炎症状。伴有骨盆骨折时,耻骨处有明显压痛。尿外渗和感染引起盆腔蜂窝组织炎时,患者可有全身中毒表现。

2.尿瘘

贯穿性损伤可有体表伤口、直肠或阴道漏尿。闭合性损伤在尿外渗感染后破溃,也可形成尿瘘。膀胱与附近脏器相通可形成膀胱阴道瘘或膀胱直肠瘘等。发生瘘后,泌尿系容易继发感染。

(二)辅助检查

根据外伤史及临床体征诊断并不困难。凡是下腹部受伤或骨盆骨折后,下腹出现疼痛、压痛、肌紧张等征象,除考虑腹腔内脏器损伤外,也要考虑到膀胱损伤的可能性。当出现尿外渗、尿性腹膜炎或尿瘘时,诊断更加明确。怀疑膀胱损伤时,应做进一步检查。

1.导尿术

如无尿道损伤,导尿管可顺利放入膀胱,若患者不能排尿液,而导出尿液为血尿,应进一步了解是否有膀胱破裂。可保留导尿管进行注水试验,抽出量比注入量明显减少,表示有膀胱破裂。

2.膀胱造影

经导尿管注入碘化钠或空气,摄取前后位及斜位X线片,可以确定膀胱有无破裂、破裂部位及外渗情况。

3.膀胱镜检查

膀胱镜检查对于膀胱瘘的诊断很有帮助,但当膀胱内有活跃出血或当膀胱不能容纳液体时,不能采用此项检查。

4.排泄性尿路造影

如疑有上尿道损伤,可考虑采用排泄性尿路造影,以了解肾脏及输尿管情况。

(三)护理问题

1.疼痛

疼痛与损伤后血肿和尿外渗及手术切口有关。

2.潜在并发症

潜在并发症为出血,与损伤后出血有关。

3.有感染的危险

有感染的危险与损伤后血肿、尿外渗及免疫力低有关。

4.恐惧、焦虑

恐惧、焦虑与外伤打击、担心预后不良有关。

(四)护理目标

(1)患者主诉疼痛减轻或能耐受。

(2)严密观察患者出血情况,如有异常出血及时通知医师。

(3)在患者住院期间不发生因护理不当造成的感染。

(4)患者主诉恐惧、焦虑心理减轻。

四、护理措施

(一)生活护理

(1)满足患者的基本生活需要,做到"七洁"。

(2)做好引流管护理:①妥善固定、保持通畅。②准确记录引流液量、性质。③保持尿道口清洁,定期更换尿袋。

(3)多饮水,多食易消化食物,保持排便通畅。

(二)心理护理

(1)损伤后患者恐惧、焦虑,担心预后情况。护士主动向患者介绍康复知识,介绍相似病例,鼓励患者树立信心,配合治疗,减少焦虑。

(2)从生活上关心、照顾患者,满足基本生活护理,使其感到舒适。

(3)加强病房管理,创造整洁安静的休养环境。

(三)治疗及护理配合

膀胱挫伤无须手术,通过支持疗法、适当休息、充分饮水、给予抗菌药物和镇静剂,在短期内即可痊愈。

1.紧急处理

膀胱破裂是一种较严重的损伤,常伴有出血和尿外渗,病情严重,应尽早施行手术。护士需协助做好手术前的各项相关检查和护理,积极采取抗休克治疗,如输液、输血、镇静及止痛等各项措施。

2.保守治疗的护理

患者的症状较轻,膀胱造影显示少量尿外渗,可从尿道插入导尿管持续引流尿液,可以采取保守治疗,保持尿液引流通畅,预防感染。

(1)密切观察生命体征,及时发现有无持续出血,观察有无休克发生。

(2)保持尿液引流通畅,及时清除血块防止阻塞膀胱,观察并记录 24 小时尿的色、质、量。妥善固定尿管。

(3)适当休息、充分饮水,保证每日尿量 3 000 mL 以上,以起到内冲洗的作用。

(4)注意观察体温的变化,警惕有无盆腔血肿、感染。观察腹膜刺激症状。

3.手术治疗的护理

膀胱破裂伴有出血和尿外渗,病情严重,必须尽早施行手术。

(1)按外科术前准备进行备皮、备血、术前检查。

(2)开放静脉通道,观察生命体征。

(3)准确填写手术护理记录单,与手术室护士认真交接。

(4)术后监测生命体征,并详细记录。

(5)按医嘱正确输入药物,掌握液体输入的速度,保持均匀的摄入。

(6)保持各种管路通畅,并妥善固定,防止脱落。定期更换引流袋。

(7)观察伤口渗出情况,及时更换敷料,遵守无菌操作原则。

(8)保持排便通畅,避免增加腹压,有利于伤口愈合。术后采取综合疗法,使患者获得充分休息、足够营养、适当水分,纠正贫血,控制感染。

五、健康教育

(1)讲解引流管护理的要点,如防止扭曲、打折,保持引流袋位置低于伤口及尿管,防止尿液反流。

(2)拔除尿管前要训练膀胱功能,先夹管训练 1～2 天,拔管后多饮水,达到冲洗尿路、预防感染的目的。

(3)卧床期间防止压疮,防止肌肉萎缩,进行功能锻炼。

第四节　尿道损伤

尿道损伤较为常见，多发生在男性。男性尿道较长，以尿生殖膈为界，分为前、后两部分，前尿道包括球部和阴茎部，后尿道包括前列腺部和膜部。前尿道损伤多发生在球部，后尿道损伤多在膜部。

一、病因及病理

(一)根据损伤病因分两类

(1)开放性损伤：因子弹、弹片、锐器伤所致，常伴有阴茎、阴囊、会阴部贯通伤。

(2)闭合性损伤：会阴部骑跨伤，将尿道挤向耻骨联合下方，引起尿道球部损伤。骨盆骨折可引起尿生殖膈移位，产生剪力，使膜部尿道撕裂或撕断。经尿道器械操作不当可引起球部膜部交界处尿道损伤。

(二)根据损伤程度病理可分为下列三种类型

(1)尿道挫伤：尿道内层损伤，阴茎筋膜完整，仅有水肿和出血，可以自愈。

(2)尿道裂伤：尿道壁部分断裂，引起尿道周围血肿和尿外渗，愈合后可引起尿道狭窄。

(3)尿道断裂：尿道完全断裂时，断部退缩、分离，血肿和尿外渗明显，可发生尿潴留。

尿外渗的范围以生殖膈为分界，前尿道损伤时，尿外渗范围在阴茎、会阴、下腹壁和阴囊的皮下；后尿道前列腺部损伤时，尿外渗主要在前列腺和膀胱周围，外阴部不明显。

二、临床表现

(一)休克

骨盆骨折所致的尿道损伤，一般较严重，常因合并大出血，引起创伤性、失血性休克。

(二)疼痛

尿道球部损伤时会阴部肿胀、疼痛，排尿时加重。后尿道损伤时，下腹部疼痛、局部压痛、肌紧张，伴骨盆骨折者移动时加剧。

(三)排尿困难

尿道挫伤时因局部水肿或疼痛性括约肌痉挛，出现排尿困难。尿道断裂时不能排尿，发生急性尿潴留。

(四)尿道出血

前尿道损伤即使不排尿时尿道外口也可见血液滴出；后尿道损伤尿道口无流血或仅少量血液流出。

(五)尿外渗及血肿

尿生殖膈撕裂时，会阴、阴囊部出现血肿及尿外渗，并发感染时则出现全身中毒症状。

三、诊断

(一)病史及体格检查

有明显外伤史及上述典型的临床表现。

(二)导尿

轻缓插入导尿管,如顺利进入膀胱,说明尿道是连续而完整的。若一次插入困难,不应勉强反复试插,以免加重损伤及感染,尿道损伤并骨盆骨折时一般不易插入导尿管。

(三)X线检查

可显示骨盆骨折情况,必要时从尿道注入造影剂 20 mL,确定尿道损伤部位、程度及造影剂有无外渗,了解尿液外渗情况。

四、治疗

(一)紧急处理

损伤严重伴失血性休克者,及时采取输血、输液等抗休克措施。骨盆骨折患者须平卧,勿随意搬动,以免加重损伤。尿潴留不宜导尿或未能立即手术者,可行耻骨上膀胱穿刺,吸出膀胱内尿液。

(二)保守治疗

尿道挫伤及轻度损伤,症状较轻、尿道连续性存在而无排尿困难者,无须特殊治疗;排尿困难或不能排尿、插入导尿管成功者,留置尿管 1～2 周。使用抗生素预防感染,一般无须特殊处理。

(三)手术治疗

1.前尿道裂伤导尿失败或尿道断裂

行经会阴尿道修补或断端吻合术,并留置导尿管 2～3 周。病情严重、会阴或阴囊形成大血肿及尿外渗者,施行耻骨上膀胱穿刺造瘘术,3 个月后再修补尿道,并在尿外渗区做多个皮肤切口,深达浅筋膜下,以引流外渗尿液。

2.骨盆骨折致后尿道损伤

病情稳定后,做耻骨上高位膀胱造瘘术。一般在 3 周内能恢复排尿;如不能恢复排尿,则留置造瘘管 3 个月,二期施行解除尿道狭窄的手术。

3.并发症处理

为预防尿道狭窄,待患者拔除导尿管后,需定期做尿道扩张术。对于晚期发生的尿道狭窄,可用腔内技术行经尿道切开或切除狭窄部的瘢痕组织,或于伤后 3 个月经会阴部切口切除瘢痕组织,做尿道端端吻合术。后尿道合并肠损伤应立即修补,并做暂时性结肠造瘘。如并发尿道直肠瘘,应待 3～6 个月再施行修补手术。

五、护理

(一)护理评估

1.健康史

收集病史资料时,要注意询问受伤的原因、受伤时的姿势,是否有骑跨伤、骨盆骨折或经尿道的器械检查治疗史。

2.身体状况

(1)尿道出血:前尿道损伤后,即使在不排尿时也可见尿道外口滴血或流血;后尿道损伤后,尿道外口不流血或仅流出少量血液,排尿时可出现血尿。

(2)疼痛:前尿道损伤时,受伤处疼痛,有时可放射到尿道外口,排尿时疼痛加重;后尿道损伤时，疼痛位于下腹部，在移动时出现或加重。

(3)排尿困难与尿潴留：尿道挫裂伤时，因损伤和疼痛导致尿道括约肌痉挛，发生排尿困难；尿道断裂时，可引起尿潴留。

(4)局部血肿和瘀斑：骑跨伤或骨盆骨折造成尿生殖膈撕裂时，可发生会阴及阴囊部肿胀、瘀斑和血肿。

(5)尿液外渗：前尿道损伤时，尿液外渗至会阴、阴囊、阴茎部位，有时向上扩展至腹壁，造成这些部位肿胀；后尿道损伤时，尿液外渗至耻骨后间隙和膀胱周围。

(6)直肠指检：尿道膜部完全断裂后，可触及前列腺尖端浮动；若指套上染有血迹，提示可能合并直肠损伤。

(7)休克：骨盆骨折合并后尿道损伤，常有休克表现。

3.心理状况

可因尿道出血、疼痛、排尿困难等而出现焦虑，有的患者担心发生性功能障碍而加重焦虑，甚至出现恐惧。

4.辅助检查

(1)尿常规检查：了解有无血尿和脓尿。

(2)试插导尿管：若导尿管插入顺利，说明尿道连续，提示可能为尿道部分挫裂伤；一旦插入导尿管，即应留置导尿管1周，以引流尿液并支撑尿道；若插入困难，多提示尿道严重断裂伤，不能反复试插，以免加重损伤和导致感染。

(3)X线检查：平片可了解骨盆骨折情况；尿道造影可显示尿道损伤的部位和程度。

(4)B型超声检查：可了解尿液外渗情况。

(二)护理诊断及相关合作性问题

1.疼痛

疼痛与损伤、尿液外渗等有关。

2.焦虑

焦虑与尿道出血、排尿障碍及担心预后等有关。

3.排尿异常

排尿异常与创伤、疼痛、尿道损伤等有关。

4.有感染的危险

有感染的危险与尿道损伤、尿外渗等有关。

(三)护理目标

(1)疼痛减轻或缓解。

(2)解除焦虑，情绪稳定。

(3)解除尿潴留，恢复正常排尿。

(4)降低感染发生率或不发生感染。

(四)护理措施

1.轻症患者的护理

轻症患者的护理主要是多饮水及预防感染。

2.急重症患者的护理

(1)抗休克:安置患者于平卧位,尽快建立静脉输液通路,及时输液,严密观察生命体征。

(2)解除尿潴留:配合医师试插导尿管,若能插入,即应留置导尿管;若导尿管插入困难,应配合医师于耻骨上行膀胱穿刺排尿或做膀胱造口术。

3.饮食护理

能经口进食的患者,鼓励其适当多饮水,进高热量、高蛋白、高维生素的饮食。

4.心理护理

对有心理问题的患者,进行心理疏导,帮助其树立战胜疾病的信心。

5.留置导尿管的护理

同膀胱损伤的护理。

6.耻骨上膀胱造口管的护理

同膀胱损伤的护理。

7.尿液外渗切开引流的护理

同膀胱损伤的护理。

8.健康指导

(1)向患者及其亲属介绍康复的有关知识。

(2)嘱患者适当多饮水,以增加尿量、稀释尿液,预防泌尿系统感染和结石的形成。

(3)嘱尿道狭窄患者,出院后仍应坚持定期到医院行尿道扩张术。

第五节　阴囊及睾丸损伤

一、概述

睾丸位于阴囊内、体表外,是男性最容易被攻击的部位。睾丸及阴囊损伤两者常同时存在。闭合性损伤较多见,如脚踢、手抓、挤压、骑跨等;开放性损伤除战争年代外,平时较少见,如刀刺、枪弹伤等。睾丸损伤的程度可以是挫伤、破裂、扭转、脱位,严重时睾丸组织完全缺失。阴囊皮肤松弛,睾丸血液回流丰富,损伤后极易引起血肿、感染。此外,睾丸或其供应血管的严重损伤可导致睾丸萎缩、坏死,可能并发阳痿或其他性功能障碍。有阴茎损伤时要注意是否合并尿道损伤,阴囊皮肤撕脱伤应尽早清创缝合,若缺损过大可行植皮术。阴茎、阴囊损伤的治疗原则与一般软组织的损伤相似。睾丸损伤最常见,本节主要介绍睾丸损伤的护理。

二、护理评估

(一)损伤的类型及临床表现

阴囊及睾丸损伤时常出现疼痛、肿胀,甚至晕厥、休克,有时可危及生命。

1.阴囊损伤

阴囊皮肤瘀斑、血肿,开放性损伤阴囊撕裂,睾丸外露。

2.睾丸损伤的类型及临床表现

(1)睾丸挫伤:睾丸肿胀、硬,剧痛与触痛。

(2)睾丸破裂：剧疼甚至昏厥，阴囊血肿，触痛明显，睾丸轮廓不清。

(3)睾丸脱位：睾丸被挤压到阴囊以外的部位，如腹股沟管、股管、会阴等部位的皮下，局部剧痛、触痛，痛侧阴囊空虚。

(4)睾丸扭转：睾丸或精索发生扭转，造成睾丸急性缺血。近年报告此病在青少年中有逐渐增多趋势，睾丸下降不全或睾丸系带过长时容易发生扭转。临床表现为突然发作的局部疼痛，可以向腹股沟及下腹部放射，可伴有恶心及呕吐。其主要体征是阴囊皮肤局部水肿，患侧睾丸上缩至阴囊根部，睾丸轻度肿大并有触痛，附睾摸不清，体温轻度升高。不及时治疗，睾丸会发生缺血性坏死，颜色发黑，逐渐萎缩以致功能丧失。

(二)辅助检查

1.视诊

阴囊在体表外，损伤的部位、程度可以直接判断。

2.B超检查

彩色超声波检查可以判断睾丸及其血管损伤的程度，能鉴别睾丸破裂与睾丸挫伤，以及睾丸内血肿的存在，因而可为手术探查提供客观的检查依据。

(三)护理问题

1.疼痛

疼痛与外伤有关。

2.舒适改变

舒适改变与疼痛及手术后卧床有关。

3.部分生活自理缺陷

部分生活自理缺陷与外伤及手术有关。

4.知识缺乏

缺乏疾病相关知识。

三、护理措施

(一)生活护理

(1)做好基础护理，协助患者完成“七洁”。

(2)保持会阴部皮肤的清洁，避免排尿、排便污染。

(3)满足患者的护理需求，让患者感到舒适，遵医嘱应用止痛剂。

(4)加强病房管理，创造整洁安静的休养环境。

(二)心理护理

巡视患者或做治疗时多与患者交流，用通俗易懂的语言向患者讲解损伤的治疗及保健知识，缓解患者对突如其来的损伤产生的恐惧和焦虑，认真倾听患者主诉，及时帮助患者解决问题，做好基础护理，满足患者的合理需求，向患者解释每项检查治疗的目的，使患者能积极配合治疗护理。

(三)治疗配合

1.阴囊闭合性损伤

阴囊无明显血肿时应动态观察，卧床休息，将阴囊悬吊，早期局部冷敷；血肿较大时应抽吸或切开引流，放置引流条以充分引流渗液、渗血，给予抗生素预防感染。

2.阴囊开放性损伤

局部彻底清创，除去异物还纳睾丸，注射破伤风抗毒素，给予抗生素预防感染。

3.睾丸损伤破裂

止痛，减轻睾丸张力，控制出血，当有精索动脉断裂或睾丸严重破裂无法修复时，可手术切除睾丸，阴囊放置引流条，减少局部感染。

4.睾丸扭转

睾丸固定术是可靠、有效的治疗方法，术中可将扭转的睾丸松解后，观察血液循环恢复情况，半小时以内，如果血液运行逐渐恢复，睾丸颜色逐渐变红，表示睾丸功能已经恢复，可以保留。如果手术中睾丸颜色呈黑紫色，则表示已经坏死，应该切除。

(四)护理措施

(1)患者卧床休息，注意观察伤口周围的渗出，及时更换敷料，防止感染。

(2)观察生命体征变化，及时发现出血倾向。

(3)遵医嘱给予止痛剂，缓解疼痛不适；给予抗生素治疗，预防感染。

(4)观察局部血运情况，保持尿管和引流管的通畅，多饮水。

四、健康教育

(1)手术近期避免剧烈活动，禁房事。

(2)按时复诊，有不适及时就医，不能随便用药。

第六节　上尿路结石

一、肾结石

肾结石，也称尿路结石。结石病是现代社会常见的疾病之一，且在古代已有所描述。肾结石男性发病率是女性的3倍。肾结石发病高峰年龄为20～30岁，手术虽可以去除结石，但结石形成的趋势往往是终生的。

(一)病因

肾结石形成原因非常复杂，人们对尿石症发病机制的认识仍未完全明了，可能包括的危险因素有外界环境、个体因素和泌尿系统因素等。

1.外界环境

外界环境包括自然环境和社会环境、气候和地理位置等，而社会环境包括社会经济水平和饮食文化等。相关研究表明，结石病的季节性变化很可能与温度有关，出汗导致体液丧失，进而促进结石形成。

2.个体因素

个体因素包括种族遗传因素、饮食习惯、职业因素、代谢性疾病等，其中职业环境中暴露于热源和脱水同样是结石病的危险因素。水分摄入不足可导致尿液浓缩，结石形成的概率增加。大量饮水导致尿量增多，可显著降低易患结石患者的结石发病率。

3.泌尿系统因素

泌尿系统因素包括肾损伤、感染、泌尿系统梗阻、异物等。梗阻可以导致感染和结石形成，而结石本身也是尿中异物，会加重梗阻与感染程度，所以两者会相互促进疾病发展。

上述因素最终都导致人类尿液中各种成分过饱和、滞留因素和促进因素的增加等机制，进而导致肾结石形成。

(二)分类

泌尿系结石最常见的成分是钙，以草酸钙为主，多在肾脏和膀胱处形成。肾结石按照结石晶体的成分，主要分为4类，即含钙结石、感染性结石、尿酸结石和其他结石(表3-1)。

表3-1　肾结石的组成与成分

结石成分	比例/%	外观和性质
含钙结石	80	
草酸钙	60	一水草酸钙呈褐色，铸型或桑葚状，质地坚硬；二水草酸钙呈白色，表面结晶，质地松脆
磷酸钙、磷酸氢钙	20	浅灰色，坚硬，可有同心层
感染性结石	10	
碳酸磷灰石		深灰色或灰白色，鹿角形，松散易碎
磷酸镁铵		
磷酸氢镁		
尿酸结石	10	
尿酸、尿酸盐结石		黄色或砖红色，圆形光滑，结构致密，稍硬
胱氨酸结石、黄嘌呤	1	土黄色、蜡样外观，表面光滑，可呈鹿角形
其他结石		
药物结石	1	

(三)临床表现

1.症状

(1)疼痛：肾结石最常见的症状是肾绞痛，经常突然起病，这通常是结石阻塞输尿管引起的。最常见的是从腰部开始，可辐射到腹股沟。肾盂内大结石和肾盏结石可无明显临床症状，患者活动后会出现上腹或腰部钝痛。40 %～50 %的肾结石患者有腰痛的症状，发生的原因是结石造成肾盂梗阻。通常可表现为腰部酸胀、钝痛。

(2)血尿：绝大多数尿路结石患者存在血尿，通常为镜下血尿，少数也可见肉眼血尿。常常在腰痛后发生。有时患者活动后出现镜下血尿是上尿路结石的唯一临床表现，但当结石完全阻塞尿路时也可以没有血尿。血尿产生的原因是结石移动或结石对集合系统的损伤。血尿的多少取决于结石对尿路黏膜损伤程度大小。

(3)发热：由于结石、梗阻和感染可互相促进，所以肾结石造成梗阻可继发或加重感染，出现腰痛伴高热、寒战。出现脓尿的患者很少见，若出现需要行尿培养，检测是否存在尿路感染。结石继发急性肾盂肾炎或肾积脓时可有畏寒、发热、寒战等全身症状出现。

(4)无尿和急性肾功能不全：双侧肾结石、功能性或解剖孤立肾结石阻塞导致尿路急性梗阻,可以出现无尿和急性肾后性肾功能不全的症状。

2.体征

肾结石典型体征是患侧肾区叩击痛。患者脊肋角和腹部压痛也可不明显,一般不伴有腹部肌紧张。肾结石慢性梗阻时引起巨大肾积水,这时可出现腹部包块。

(四)辅助检查

1.实验室检查

(1)血常规:肾绞痛时可伴血白细胞计数短时轻度增高。结石合并感染或发热时,血中白细胞计数可明显增高。结石导致肾功能不全时,可有贫血表现。

(2)尿液检查:常能见到肉眼或镜下血尿;脓尿很少见,伴感染时有脓尿、感染性尿路结石患者应行尿液细菌培养;尿液分析也可测定尿液 pH、钙、磷、尿酸、草酸等。

2.影像学检查

(1)超声:肾钙化和尿路结石都可通过超声诊断,可显示结石梗阻引起的肾积水及肾实质萎缩等。可发现尿路平片不能显示的小结石和 X 线透光结石,当肾脏显示良好时,超声还可检测到 5 mm 的小结石。无创超声检查应作为首选影像学检查,适合于所有患者包括肾功能不全患者、孕妇、儿童及对造影剂过敏者。

(2)X 线检查:由于大约 90 %的尿路结石不透 X 线,腹部 X 线片对于怀疑尿路结石的患者是一种非常有用的检查。

(3)尿路平片(KUB):KUB 是《CUA 尿路结石诊疗指南》推荐的常规检查方法,KUB 上可显示出致密影。KUB 可初步判断肾结石是否存在,以及肾结石的位置、数目、形态和大小,并且可以初步地提示结石的化学性质。

(4)CT:螺旋 CT 平扫对肾结石的诊断准确、迅速。有助于鉴别不透光的结石、肿瘤、凝血块等,以及了解有无肾畸形。

(5)内镜检查:包括经皮肾镜、软镜、输尿管和膀胱镜检查。通常在尿路平片未显示结石时,静脉尿路造影有充盈缺损不能确诊时,借助于内镜可以明确诊断和进行治疗。

(6)肾盂造影:可以确定透 X 线结石的存在,可以确诊引起患者形成结石的解剖部位。

(四)诊断要点

任何评估之前都应先明确是否有与结石复发有关的代谢性疾病。至少应进行筛选性评估,包括远端肾小管性酸中毒、原发性甲状旁腺功能亢进症、痛风体质等疾病。只有明确了相关疾病才可以从根本上纠正治疗。

尿路结石与腹膜后和腹腔内病理状态引起的症状相似,所以应与急腹症进行全面的鉴别诊断,其中包括急性阑尾炎异位或未被认识的妊娠、卵巢囊肿蒂扭转等,体检时应注意检查有无腹膜刺激征。

(五)治疗原则

肾结石治疗的总体原则:解除疼痛和梗阻、保护肾功能、有效祛石、治疗病因、预防复发。由于约 80 %的尿路结石可自发排出,没必要进行干预,有时多饮水就能自行排出结石。其他结石的性质、形态、大小部位不同,患者个体差异等因素,治疗方法的选择和疗效也大不相同。因此,对尿石症的治疗应该实施患者个体化治疗,通常需要各种方法综合治疗来保证治疗效果。

1.病因治疗

少数患者能找到结石成因如甲状腺旁腺功能亢进(主要是甲状旁腺瘤),应该积极治疗原发病防止尿路结石复发;尿路梗阻的患者,需要解除梗阻,这样可以避免结石复发,因此此类患者积极治疗病因即可。

2.非手术治疗

(1)药物治疗:结石小于0.6 cm且表面光滑、结石以下尿路无梗阻时可采用药物排石治疗。多选择口服α受体拮抗剂(如坦索罗辛)或钙离子通道阻滞剂。尿酸结石选用枸橼酸氢钾钠、碳酸氢钠碱化尿液。口服别嘌醇及饮食调节等方法治疗也可取得良好的效果。

(2)增加液体摄入量:机械性多尿可以预防有症状结石的形成和滞留,每日饮水2 000～3 000 mL,尽量保持昼夜均匀。限制蛋白、钠摄入,避免草酸饮食摄入和控制肥胖都可降低结石的发病概率。

3.微创碎石

(1)体外冲击波碎石术(ESWL):通过X线或超声对结石进行定位,利用高能冲击波聚焦后作用于结石,将结石粉碎成细沙,然后通过尿液排出体外。实践证明它是一种创伤小、并发症少、安全有效的非侵入性治疗,大多数上尿路结石可采用此方法治疗。ESWL术后可能形成"石街",引起患者的腰痛不适,也可能合并继发感染,患者病程也将相应延长。

(2)经皮肾镜碎石取石术(PCNL):它是通过建立经皮肾操作通道,击碎结石并同时通过工作通道冲出结石及取出肾结石。本手术通常在超声或X线定位下操作,在肾镜下取石或碎石。较小的结石通过肾镜用抓石钳取出,较大的结石则粉碎后用水冲出。

(3)输尿管肾镜取石术(URL):适用于中、下段输尿管结石,泌尿系平片不显影结石,因结石硬、停留时间长、患者自身因素(肥胖)而使用ESWL困难者,也可用于ESWL治疗所致的"石街"。下尿路梗阻、输尿管狭窄或严重扭曲等不宜采用此法。

4.开放手术

由于ESWL及内镜技术的普遍开展,现在上尿路结石大多数已不再行开放手术。

(六)临床护理

1.评估要点

(1)术前评估。①健康史:了解患者基本情况,包括年龄、职业、生活环境、饮食饮水习惯等。②相关因素:了解患者的既往史和家族史,有无可能引起结石的相关疾病如泌尿系梗阻、感染和异物史,有无甲状腺旁腺功能亢进、肾小管酸中毒等;了解用药史,如止痛药物、钙剂等药物的应用情况。③心理和社会支持状况:结石复发率较高,患者可能产生焦躁心理,故应了解患者及家属对相关知识的掌握程度和对治疗的期望,及时了解患者及家属心理状况。

(2)术后评估。①术后恢复:结石排出、尿液引流和切口愈合情况,有无尿路感染。②肾功能状态:梗阻解除程度,肾功能恢复情况,残余结石对泌尿系统功能的影响。

2.护理诊断/问题

(1)疼痛:与疾病、排石过程、损伤及平滑肌痉挛有关。

(2)尿形态异常:与结石或血块引起梗阻及术后留置尿管有关。

(3)潜在并发症:血尿、感染、结石导致阻塞、肾积水。

(4)部分生活自理缺陷:与疾病及术后管道限制有关。

(5)焦虑:与患者担心疾病预后有关。

(6)知识缺乏:缺乏疾病预防及治疗相关知识。

3.护理目标

(1)患者自述疼痛减轻,舒适感增强。

(2)患者恢复正常的排尿功能。

(3)患者无相关并发症发生,若发生能够得到及时发现和处理。

(4)患者了解相关疾病知识及预防知识。

(5)能满足患者相关活动需求。

4.护理措施

(1)缓解疼痛。①观察:密切观察患者疼痛的部位及相关生命体征变化。②休息:发作期患者应卧床休息。③镇痛:指导患者采用分散注意力、安排适当卧位、深呼吸、肌肉放松等非药物性方法缓解疼痛,不能缓解时舒缓疼痛。

(2)促进排石:鼓励非手术治疗的患者大量饮水,每日保持饮水量在 2 000 mL 以上,在病情允许的情况下,下床运动,适当做些跳跃、改变体位的活动以促进结石排出。手术治疗后患者均可出现血尿,嘱患者多饮水,以免出现血块进而堵塞尿路。

(3)管道护理。①若患者有肾造瘘管,遵医嘱夹闭数小时开放,应保持通畅并妥善固定,密切观察引流性质及量。②留置尿管应保持管路通畅,观察排石情况。③留置针妥善固定,保持补液的顺利进行。

(4)对采用 ESWL 的患者,在碎石准备前告知其接受治疗前 3 天忌食产气性食物,治疗前 1 天服用缓泻剂,手术当日早晨禁饮食。碎石后应注意观察结石排出效果,协助患者采取相应体位(一般采取侧卧位,肾下盏取头低位),饮水量在 3 000 mL 以上,适当活动促进结石排出。

(5)并发症观察、预防和护理。

血尿:观察血尿变化情况。遵医嘱应用止血药物。肾实质切开者,应绝对卧床 2 周,减少出血机会。

感染:①加强护理观察:监测患者生命体征,注意观察尿液颜色和性状。②鼓励患者多饮水,也有利于感染的控制。③做好创腔引流管护理:患者留置肾盂造瘘管时应注意观察记录并妥善固定,保持通畅。开放性手术术后除注意相应管路护理外,还应注意伤口护理,避免感染。④有感染者遵医嘱应用抗菌药控制感染。

5.健康教育

根据结石成分、代谢状态及流行病学因素,坚持长期预防,对减少或延迟结石复发十分重要。

(1)饮食:大量饮水以增加尿量,稀释尿液,减少晶体沉积。成人保持每日尿量在 2 000 mL以上,尤其是睡前及半夜饮水,效果更好。饮食以清淡易消化饮食为主,可根据结石成分调整饮食种类,例如:含钙结石者宜食用含纤维丰富的食物;含草酸量高者避免大量摄入动物蛋白、精制糖和动物脂肪等;尿酸结石者不宜食用动物内脏、豆制品等。

(2)活动与休息:病情允许的情况下适当活动,注意劳逸结合。

(3)解除局部因素:尽早解除尿路梗阻、感染、异物等因素,可从根本上避免结石形成。

(4)药物成分:根据结石成分,应用药物降低有害成分、碱化或酸化尿液,预防结石复发。鼓励长期卧床者适当进行功能锻炼,防止骨脱钙,减少尿钙含量。

(5)定期复查:术后1个月门诊随访。以后3个月至半年复查排泄性尿路造影。

二、输尿管结石

输尿管结石是泌尿系统结石中的常见疾病,发病年龄多为20～40岁,男性略多于女性。其发病率高,约占上尿路结石的65%。其中90%以上为继发性结石,即结石在肾内形成后降入输尿管。原发于输尿管的结石较少见,通常会合并输尿管梗阻、憩室等其他病变,所以输尿管结石的病因与肾结石基本相同。从形态上看,由于输尿管的塑形作用,结石进入输尿管后常形成圆柱形或枣核形;亦可由于较多结石排入,形成结石串,俗称"石街"。

(一)解剖

输尿管位于腹膜后间隙,上接肾脏下连膀胱,是一根细长的管道结构。男性输尿管全长为27～30 cm,女性为25～28 cm。解剖学上输尿管的3个狭窄部将其分为上、中、下3段:①肾盂输尿管连接部;②输尿管与髂血管交叉处;③输尿管的膀胱壁内段。此3处狭窄部常为结石停留的部位。除此之外,输尿管与男性输精管或女性子宫阔韧带底部交叉处,以及输尿管与膀胱外侧缘交界处管径较狭窄,也容易造成结石停留或嵌顿。结石最易停留或嵌顿的部位是输尿管的上段,约占全部输尿管结石的58%,其中又以第3腰椎水平最多见;而下段输尿管结石仅占33%。在结石下端无梗阻的情况下,直径小于或等于0.4 cm的结石约有90%可自行降至膀胱随尿流排出,其他情况则多需要进行医疗干预。

(二)临床表现

1.症状

(1)疼痛:上中段结石引起的输尿管疼痛为一侧腰痛,疼痛性质为绞痛,输尿管结石可引起肾绞痛或输尿管绞痛,典型表现为阵发性腰部疼痛并向下腹部睾丸或阴唇部放射。

(2)血尿:90%的患者可出现镜下血尿,也可有肉眼血尿,前者多见。血尿多发生在疼痛之后,有时是唯一的临床表现。输尿管结石急性绞痛发作时,可出现肉眼血尿。血尿的多少与结石对尿路黏膜的损伤程度有关。输尿管完全梗阻时也可无血尿。

(3)恶心、呕吐:输尿管结石引起尿路梗阻时,使输尿管管腔内压力增高,管壁局部扩张痉挛或缺血,由于输尿管与肠有共同的神经支配而导致恶心、呕吐等胃肠道症状。

2.体征

结石可表现为肾区和胁腹部压痛和叩击痛,输尿管走行区可有深压痛;若伴有尿外渗,可有腹膜刺激征。输尿管结石梗阻引起不同程度的肾积水,可触到腹部包块。

(三)辅助检查

1.实验室检查

(1)尿液检查:尿常规检查可见尿中红细胞,伴感染时有脓细胞。感染性尿路结石患者应行尿液细菌培养。肾绞痛有时可发现晶体尿,通过观察结晶的形态可以推测结石成分。

(2)血液检查:输尿管绞痛可导致交感神经高度兴奋,机体出现血白细胞升高;当其升到13×10^9/L以上则提示存在尿路感染。血电解质、尿素和肌酐水平是评价总肾功能的重要指标。

(3)24 小时尿分析:主要用于评估结石复发危险性较高的患者,是目前常用的一种代谢评估技术。

(4)结石成分分析:结石成分分析可以确定结石的性质,是诊断结石病的核心技术,也是选择溶石和预防疗法的重要依据。

2.影像学检查

(1)超声:一种简便无创的检查方法,是目前最常用的输尿管结石的筛查手段。能同时观察膀胱和前列腺,寻找结石形成诱因及并发症。

(2)螺旋 CT:螺旋 CT 对结石的诊断能力最高,能分辨出 0.5 mm 以上任何成分的结石,准确测定结石大小。

(3)尿路平片:尿路平片可以发现 90 %的非 X 线透光结石,能够大致地确定结石的位置、形态、大小和数目,并且通过结石影的明暗初步提示结石的化学性质。因此作为结石检查的常规方法。

(4)静脉尿路造影:静脉尿路造影应该在尿路平片的基础上进行,有助于确认结石在尿路上的位置、了解尿路解剖、发现有无尿路异常等。可以显示平片上不能显示的 X 线阴性结石,同时可以显示尿路的解剖结构,对发现尿路异常有重要作用。

(5)逆行尿路造影:逆行尿路造影很少用于上尿路结石的初始诊断,属于有创性的检查方法,不作为常规检查手段。

(6)放射性核素肾显效像:放射性核素检查不能直接显示泌尿系结石,主要用于确定分侧肾功能。提供肾血流灌注、肾功能及尿路梗阻情况等,因此对手术方案的选择及手术疗效的评价具有一定价值。

(四)诊断要点

尿路结石应该与急腹症进行全面鉴别诊断。输尿管结石的诊断应包括:①结石部位数目、大小、形态、成分等;②并发症的诊断;③病因学的评估。通过对病史症状的了解和体检后发现,具有泌尿系结石或排石病史,出现肉眼或镜下血尿或运动后输尿管绞痛的患者应进一步检查确诊。

(五)治疗原则

目前治疗输尿管结石的主要方法有保守治疗(药物治疗和溶石治疗)、体外冲击波碎石、输尿管镜(URSL)、经皮肾镜碎石取石术、开放及腔镜手术。

1.保守治疗

(1)药物治疗:临床上多数尿路结石需要通过微创的治疗方法将结石粉碎并排出体外,少数比较小的尿路结石,可以选择药物排石。使用的排石药物为 α 受体拮抗剂如坦索罗辛等,排石治疗期间应保证有足够的尿量,每日需饮水 2 000～3 000 mL。双氯芬酸钠可以缓解症状并减轻输尿管水肿,有利于排石治疗。钙离子通道拮抗剂及一些中医中药对排石也有一定的效果。

(2)溶石治疗:我国在溶石治疗方面处于领先地位。如胱氨酸结石,口服枸橼酸氢钾钠或碳酸氢钠片,以碱化尿液,维持尿液 pH 在 7 以上,帮助结石治疗。

(3)微创手术：主要有体外冲击波碎石、经皮肾镜碎石取石术、输尿管肾镜取石术等。①体外冲击波碎石：详见本节肾结石内容。②经皮肾镜碎石取石术：详见本节肾结石内容。③输尿管肾镜取石术：和肾结石基本相同，但在治疗输尿管上段结石的过程中发现，碎石后石块容易回流至肾盂，导致术后需要再行经皮取石术，所以现在临床通常会在采取输尿管镜拦截网固定的情况下，采用钬激光碎石术治疗输尿管上段结石。

2.开放手术治疗

随着 ESWL 及腔内治疗技术的发展，目前上尿路结石行开放手术治疗的比例已显著减少，逐渐被腹腔镜手术取代。

(六)临床护理

详见本节肾结石患者的临床护理内容。

第七节　下尿路结石

一、膀胱结石

膀胱结石是较常见的泌尿系统结石，好发于男性，男女比例约为 10∶1，膀胱结石的发病率有明显的地区和年龄差异。总体来说，在经济不发达地区，膀胱结石常见于婴幼儿，主要由营养不良所致。

(一)病因

膀胱结石分为原发性和继发性两种。原发性膀胱结石多发于男性，与营养不良有关。继发性膀胱结石主要继发于下尿路梗阻、膀胱异物等。

1.营养不良

婴幼儿原发性膀胱结石主要发生于贫困饥荒年代，营养缺乏，尤其是动物蛋白摄入不足是其主要原因。

2.下尿路梗阻

下尿路梗阻时，如良性前列腺增生、膀胱颈部梗阻、尿道狭窄、先天畸形、膀胱膨出、憩室、肿瘤等，均可使小结石和尿盐结晶沉积于膀胱而形成结石。

3.膀胱异物

医源性的膀胱异物主要有长期留置的导尿管、被遗忘取出的输尿管支架管、不被机体吸收的残留缝线、膀胱悬吊物等，非医源性异物如子弹头、发卡、电线、圆珠笔芯等。上述异物均可作为结石的核心而使尿盐晶体物质沉积于其周围而形成结石。

4.尿路感染

继发于尿液潴留及膀胱异物的感染，尤其是分泌尿素酶的细菌感染，能分解尿素产生氯，使尿 pH 升高，尿磷酸钙、铵和镁盐沉淀而形成膀胱结石。

5.其他

临床手术后也可能导致膀胱结石发生，如肠道膀胱扩大术、膀胱外翻-尿道上裂等。

(二)病理生理

膀胱结石的继发性病理改变主要表现为局部损害、梗阻和感染。膀胱结石如表面光滑且无感染者,在膀胱内存在相当长时间,也不至造成膀胱壁明显的病理改变。由于结石的机械性刺激,膀胱黏膜往往呈慢性炎症改变。光滑且无感染者继发感染时,可出现滤泡样炎性病变、出血和溃疡,膀胱底部和结石表面均可见脓苔。晚期可发生膀胱周围炎,使膀胱和周围组织粘连,甚至发生穿孔。膀胱结石易堵塞于膀胱出口、膀胱颈及后尿道,导致排尿困难。

(三)临床表现

1.症状

(1)疼痛:疼痛可为下腹部和会阴部钝痛,亦可为明显或剧烈疼痛,常因活动和剧烈运动而诱发或加剧。膀胱结石的典型症状为排尿突然中断,疼痛放射至远端尿道及阴茎头部,伴排尿困难和膀胱刺激症状。由结石刺激膀胱底部黏膜而引起,常伴有尿频和尿急,排尿终末时疼痛加剧。

(2)血尿:膀胱壁由于结石的机械性刺激,可出现血尿,并往往表现为终末血尿。尿流中断后再继续排尿亦常伴血尿。

(3)其他:因排尿费劲,腹压增加,可并发脱肛。若结石位于膀胱憩室内,可仅有尿路感染的表现。少数患者严重时发生急性尿潴留。

2.体征

体检时下腹部有压痛。结石较大和腹壁较薄弱时,在膀胱区可触及结石。较大结石也可经直肠腹壁双合诊被触及。

(四)辅助检查

1.实验室检查

实验室检查可发现尿中有红细胞或脓细胞,伴有肾功能损害时可见血肌酐、尿素氮升高。如并发感染可见白细胞,尿培养可有细菌生长。

2.影像学检查

(1)超声:检查能发现膀胱及后尿道强光团及声影,还可同时发现膀胱憩室良性前列腺增生等。

(2)X线检查:X线平片亦是诊断膀胱结石的重要手段,结合B超检查可了解结石大小、位置、形态和数目,怀疑有尿路结石可能还需做泌尿系平片及排泄性尿路系平片及排泄性尿路造影。

(3)CT检查:所有膀胱中结石在CT中都为高密度,且CT可明确鉴别肿瘤钙化和结石。

(4)膀胱镜检查:膀胱镜检查是最确切的诊断方法,可直接观察膀胱结石的大小、数目和形状,同时还可了解有无前列腺增生、膀胱颈纤维化、尿道狭窄等病变。但膀胱镜检查属于有创操作,一般不常规使用。

(五)诊断原则

膀胱结石的诊断,主要是根据病史、体检、B超、X线检查,必要时做膀胱镜检查。但需要注意引起结石的病因如良性前列腺增生、尿道狭窄等前尿道结石可沿尿道扪及,后尿道结石经直肠指检可触及,较大的膀胱结石可经直肠-腹壁双合诊扪及。虽然不少病例可根据典型症状,如疼痛的特征,排尿时突然尿流中断和终末血尿,做出初步诊断。但这些症状绝非膀胱结石所独有。

(六)治疗

治疗应根据结石体积大小选择合适的治疗方法。膀胱结石的治疗应遵循两个原则:一是取出结石,二是去除结石形成的病因。一般来说,直径小于0.6 cm,表面光滑的膀胱结石可自行排出体外。绝大多数膀胱结石均需行外科治疗,方法包括体外冲击波碎石术、内腔镜手术和开放性手术。

1.体外冲击波碎石术

小儿膀胱结石多为原发性结石,可首选体外冲击波碎石术;成人原发性膀胱结石直径小于或等于3 cm者亦可以采用体外冲击波碎石术。

2.内腔镜手术

几乎所有类型的膀胱结石都可以采用经尿道手术治疗。在内镜直视下经尿道碎石是目前治疗膀胱结石的主要方法,可以同时处理下尿路梗阻病变。目前常用的经尿道碎石方式包括机械碎石、液电碎石、气压弹道碎石、超声碎石、激光碎石等。

3.开放性手术

随着腔内技术的发展,目前采用开放性手术取石已逐渐减少,开放性手术取石不应作为膀胱结石的常规治疗方法,仅适用于需要同时处理膀胱内其他病变或结石直径大于4 cm时使用。膀胱结石采用手术治疗,并应同时治疗病因。膀胱感染严重时,应用抗生素治疗;若有排尿,则应先留置导尿,以利于引流尿液及控制感染。

(七)临床护理

详见本章上尿路结石中肾结石患者的临床护理内容。

二、尿道结石

尿道结石是泌尿外科常见急症之一,但临床比较少见,且多以男性为主。大多数来自肾和膀胱。有尿管狭窄、尿道憩室及异物存在亦可致尿道结石,多数尿道结石位于前尿道。女性只有在有尿道憩室、尿道异物和尿道阴道瘘等特殊情况下才出现。男性尿道结石中,结石多见于前列腺部尿道、球部尿道、会阴尿道的阴茎阴囊交界处后方和舟状窝。女性尿道结石分原发性和继发性两种,传统认为尿道结石常继发于膀胱结石,多见于儿童与老年人。

(一)临床表现

1.症状

(1)疼痛:疼痛一般是钝性的,但也可能是锐利的,并常放射至阴茎龟头。原发性尿道结石常是逐渐长大,或位于尿道憩室内,早期可无疼痛症状。继发性结石多系上尿路排石排入尿道时,突然嵌入尿道内,常常突然感到局部剧烈疼痛及排尿痛。

(2)排尿紊乱:尿道结石的典型症状为排尿困难,点滴状排尿,尿线变细或分叉,射出无力,有时骤然出现尿流中断,并有强烈尿意,阻塞严重时出现残余尿和尿潴留,出现充盈性尿失禁。有时可出现急迫性尿失禁。也可伴尿痛,重者可发生急性尿潴留及会阴部剧痛。

(3)血尿及尿道分泌物:急症病例常有终末血尿或初始血尿,或排尿终末有少许鲜血滴出,伴有剧烈疼痛。慢性病例或伴有尿道憩室者,尿道口可有分泌物溢出,结石对尿道的刺激及尿道壁炎症溃疡,亦可出现脓尿。

2.体征

前尿道结石可在结石部位扪及硬结,并有压痛,后尿道结石应通过直肠指诊扪及后尿道部位的硬结。

(二)辅助检查

1.金属尿道探杆检查

金属尿道探杆检查在结石部位能探知尿道梗阻和结石的粗糙摩擦感。

2.尿道镜检查

尿道镜检查能直接观察到结石,肯定尿道结石的诊断,并可发现尿道并发症。

3.X 线检查

X 线检查是尿道结石的主要诊断依据,因为绝大部分尿道结石是 X 线阳性结石,平片检查即可显示结石阴影和结石的部位、大小、形状。应行全尿路平片检查以明确有无上尿路结石。

4.尿道造影

目前由于内镜的发展及普及,尿道造影已很少应用。大多数辅助检查尿路有无其他病变。

(三)诊断要点

详细询问病史,尿道结石患者过去多有肾绞痛史及尿道排石史,当患者突然感到排尿困难、尿流中断、排尿时尿道刺痛时应考虑尿道结石的可能。与尿道狭窄、尿道息肉、异物等鉴别。尿道狭窄虽有排尿困难,但其排尿时无疼痛及尿中断现象,X 线平片无阳性结石影像。尿道息肉无肾绞痛及排石史,尿道镜及尿道造影可以区别。尿道异物一般有外伤史及异物塞入史,临床上不难诊断。

(四)治疗原则

治疗原则为尽快取出结石,解除痛苦,改善急性情况后再考虑纠正形成结石的原因。

(五)临床护理

详见上尿路结石中肾结石患者的临床护理内容。

第八节　肾肿瘤

肾肿瘤是泌尿系统常见的肿瘤之一,多为恶性,且发病率正逐年上升。在临床上常见的恶性肿瘤肾细胞癌(renal cell carcinoma, RCC)是起源于肾实质泌尿小管上皮系统的恶性肿瘤,又称肾腺癌,简称为肾癌。肾细胞癌在成人恶性肿瘤中占 2 %～3 %,占肾恶性肿瘤的 85 %左右,各国或各地区发病率不同,发达国家高于发展中国家,城市地区高于农村地区。男性肾细胞癌发病率是女性的 2 倍。任何年龄都可能发病,但高峰期在 60 岁左右。肾盂癌较少见。肾母细胞瘤是小儿最常见的恶性实体肿瘤。

一、病因

引起肾癌的病因至今尚未明确,其病因可能与以下因素有关。

(一)职业因素

有报道长期接触金属铬和铅的工人,从事石棉、皮革相关工作的人群等患病危险性会增加。

(二)吸烟

吸烟导致肾癌的发病机制并不十分明确,但国外已经有前瞻性的研究证明吸烟人群的肾癌发病率会有所上升,升高约 50 %。亚硝基复合物可能起到一定作用。

(三)肥胖

越来越多的流行病学研究的证据都趋向肥胖是肾癌的危险因素,机制可能与某些激素水平升高有关。

(四)其他危险因素

肾癌与高血压、饮食、遗传因素、免疫功能障碍有关。有文献报道,在饮食方面多食蔬菜可降低肾癌发病风险。

二、病理生理

绝大多数肾癌多发于一侧肾,常为单个肿瘤,10 %～20 %为多发病灶。多双侧先后或同时发病者占 2 %左右。瘤体多数为类似圆形的实性肿瘤,肿瘤的大小不等,平均直径为 7 cm,与周围肾组织相隔。肾癌的组织病理多种多样,透明细胞癌是其主要构成部分,占肾癌的 89 %,主要由肾小管上皮细胞发生。

三、分类

2010 年美国癌症联合委员会(American Joint Committee on Cancer，AJCC)依据手术前影像学和(或)手术后病理学根据 T、N、M3 个方面的评价结果对恶性肿瘤进行 TNM 分期(表 3-2)。

表 3-2　2010 年 AJCC 肾癌的 TNM 分期

分期	标准
原发性(T)	
T_x	原发肿瘤无法评估
T_0	未发现原发肿瘤的证据
T_1	肿瘤局限在肾内,最大径≤7 cm
	T_{1a}肿瘤局限于肾内,肿瘤最大径≤4 cm
	T_{1b}肿瘤局限于肾内,肿瘤最大径＞4 cm 但＜7 cm
T_2	肿瘤局限于肾内,肿瘤最大径＞7 cm
	T_{2a}肿瘤最大径＞7 cm 但≤10 cm
	T_{2b}肿瘤局限于肾内,肿瘤最大径＞10 cm
T_3	肿瘤侵及主要静脉、肾上腺、肾周围组织,但未超过肾周筋膜
	T_{3a}肿瘤侵及肾上腺、肾周围组织和(或)肾窦脂肪组织,但未超过肾周筋膜
	T_{3b}肉眼见肿瘤侵入肾静脉或肾静脉段分支(含肌层)或膈下下腔静脉
	T_{3c}肉眼见肿瘤侵入膈上下腔静脉或侵犯腔静脉壁
T_4	肿瘤浸润超过肾周筋膜

续表

分期	标准
区域淋巴结(N)	
N_x	区域淋巴结转移无法成功
N_0	无区域淋巴结转移
N_1	单个区域淋巴结转移
远处转移(M)	
M_0	无远处转移
M_1	有远处转移

四、临床表现

有 30 %～50 %的肾癌患者缺乏早期临床表现，大多在健康体检或其他疾病检查时被发现。常见的临床表现如下。

(一)“肾癌三联症”

典型的临床症状是腹部肿块、腰痛和血尿，由于早期肾癌检出增多，临床这些症状只在少数患者中出现，为 6 %～10 %。间歇无痛肉眼血尿为常见症状，大约 50 %的患者都会发生。血尿通常为肉眼血尿，偶尔为镜下血尿。出现血尿表明肿瘤已侵入肾盏、肾盂。疼痛常为腰部钝痛或隐痛，多由肿瘤生长牵张肾包膜或侵犯腰肌、邻近器官所致，血块通过输尿管时可发生肾绞痛。肿瘤较大时在腹部或腰部易被触及。

(二)副瘤综合征

10 %～40 %有症状肾癌患者出现副瘤综合征，表现常有发热、高血压、血沉增快等。发热可能因肿瘤坏死、出血、毒性物质吸收引起，高血压可能因瘤体内动-静脉瘘或肿瘤压迫动脉及其分支，肾素分泌过多所致。20 %的肾癌患者可出现副瘤综合征，容易与其他全身性疾病症状相混淆，应注意鉴别。

(三)转移症状

约有 30 %的患者因转移症状，如病理骨折、咳嗽、咯血、神经麻痹及转移部位出现疼痛等初次就诊，40 %～50 %的患者在初次诊断后出现远处转移。

五、辅助检查

肾癌的临床诊断主要依靠影像学检查，胸部 X 线片和腹部 CT 平扫加增强扫描、MRI 扫描检查是治疗前临床分期的主要依据。

(一)实验室检查

实验室检查包括血、尿、便常规检查和病毒指标、血生化，以及血液肿瘤标志物检查，目前尚没有公认的可用于肾癌诊断、鉴别诊断及预后判断的肿瘤标志物。

(二)影像学检查

1.X 线检查

X 线检查为肾癌患者的常规检查项目，KUB 可见肾外形增大，偶然可见肿瘤散在钙化。胸部X 线片是术前临床分期的主要依据之一。

2.B 超

超声检查经济、简便、普及率高是首选的筛查方法，也是诊断肾肿瘤最常用的检查方法。B 超也可判断恶性的指征，但部分 RCC 需借助 CT 和 MRI 进行鉴别诊断。

3.MRI

MRI 灵敏度与 CT 相似，MRI 检查对肾肿瘤分期的准确性略优于 CT，特别在静脉瘤栓大小、范围及脑转移的判定方面优于 CT，在压脂序列中可以观察到少血供肿瘤。

4.CT

CT 具有密度及空间分辨率高的特点，对肾脏肿块的检出率近 100 %，肿瘤诊断正确率在 95 %以上。

(三)组织学检查

在非肿瘤性肾病中肾穿刺活检已成为常规检测手段。但由于 CT 和 MRI 诊断肾肿瘤的准确性在 95 %以上，而肾穿刺活检有 15 %假阴性率及 2.5 %假阳性率，可能出现并发症，影像学诊断难以判定性质的小肾肿瘤患者，可以选择行保留肾单位手术或定期(1～3 个月)随诊检查，不推荐对能够进行保留肾单位手术的肾肿瘤患者行术前穿刺检查。同时对具有较高的特异性和敏感性，但准备进行手术的患者一般也不推荐穿刺活检。对不能手术治疗，需系统治疗或其他治疗的晚期肾肿瘤患者，治疗前为明确诊断，可选择肾穿刺活检获取病理诊断。

六、治疗原则

(一)局限性肾癌

外科手术是局限性肾癌治疗的首选方法。

1.根治性肾切除

根治性肾切除是肾癌最主要的治疗方法。根治性切除范围包括：肾周筋膜、肾周脂肪、患肾、区域淋巴结及髂血管分叉以上的输尿管。

2.保留肾单位手术

肾癌发生于解剖性或功能性的孤立肾，行根治性肾切除术将会导致肾功能不全或尿毒症的患者，也可以选择保留肾单位手术。

(二)局部进展性肾癌

首选治疗方法为根治性肾切除术。对转移的淋巴结或血管瘤栓应根据病变程度、患者身体状况等选择是否切除。术后尚无标准辅助治疗方案。

(三)转移性肾癌

一般采用综合治疗。应用生物制剂、白细胞介素等免疫治疗对预防和治疗转移癌有一定疗效。肾癌具有多药物耐药基因，对放射治疗及化学治疗不敏感。

七、临床护理

(一)评估要点

1.术前评估

健康史及相关因素：包括家族相关疾病遗传史，了解肾癌的发生时间，有无对生活质量的影响，发病特点。

(1)一般情况：年龄、性别、婚姻和职业等。

(2)发病特点:患者血尿程度,有无排尿形态改变和经常性腰部疼痛。本次病情发现情况,如发病是体检时无意发现、自己扪及包块、持续性腰痛而就医。

(3)相关因素:患者是否吸烟,吸烟的频率及数量。患者是否有饮咖啡的习惯,患者以前长期服用哪些药物等。

2.术后评估

是否有尿瘘、腹腔内脏器损伤、继发出血、感染等并发症发生。

(二)护理诊断/问题

1.营养失调

营养失调,低于机体需要量,与长期血尿、癌消耗、手术创伤有关。

2.恐惧与焦虑

恐惧与焦虑与对癌症和手术的恐惧有关。

3.疼痛

疼痛与疾病本身、手术创伤有关。

4.知识缺乏

缺乏疾病相关知识。

5.潜在并发症

出血、感染。

(三)护理目标

(1)患者营养失调得到纠正或改善。

(2)患者恐惧与焦虑程度减轻或消失。

(3)患者疼痛缓解或消失。

(4)患者了解疾病相关知识。

(5)并发症得到有效预防,或发生后得到及时发现和处理。

(四)护理措施

1.改善患者的营养状况

(1)饮食:指导胃肠道功能健全的患者尽量选择高蛋白、高热量、高纤维素、低脂、易消化、少渣的食物,改善就餐环境,以促进患者食欲。

(2)营养支持:对胃肠功能障碍者,可以通过静脉途径给予营养。

2.心理护理

(1)疏导患者减轻其内在压力:对担心得不到及时有效的诊治的患者,护理人员要主动关心患者,倾听患者诉说,告知手术治疗的必要性和可行性,稳定患者情绪,鼓励患者表达自身感受。

(2)对担心术后恢复的患者,应加强术前各项护理措施的落实,让患者体会到手术前的充分准备,树立战胜疾病的信心。亦可通过已手术患者的现身说法,消除患者的恐惧心理,争取患者的积极配合。

3.并发症的预防和护理

(1)预防术后出血:密切观察病情,定时监测生命体征。观察引流管引流物状况,若患者术后引流量较多，色鲜红且很快凝固，同时伴血压下降、脉搏增快，常提示有出血，应立即通知医师处理。

(2)预防感染：监测体温变化情况，保持伤口干燥，严格无菌操作。若体温升高或伤口出现红、肿、热、痛，有脓性分泌物应及时告知医师。遵医嘱应用抗菌类药物，防止感染的发生。

(五)健康教育

1.康复指导

保证充分的休息，适度进行身体锻炼，循序渐进地运动，加强营养，饮食以清淡、优质蛋白为主，增强体质。

2.用药指导

定时规律用药。由于肾癌对放、化疗均不敏感，生物素治疗可能是此类患者康复期的主要方法。在用药期间，患者出现不良反应如低热、乏力等，应及时就医，在医师指导下用药。

3.定期复查

本病的近、远期复发率均较高，患者需定期复查，术后1个月门诊随访，以后3个月复查1次，遵医嘱行后续治疗。

第九节　膀胱肿瘤

膀胱肿瘤是泌尿系统最常见的肿瘤，绝大多数来自上皮组织，发病年龄多在50～70岁，发病率城市高于农村，男性高于女性，男女比约为4∶1。

一、病因

膀胱癌的发病是一个多因素混合、多基因参与、多步骤形成的过程。下列是与发病相关的危险因素。

(一)职业接触致癌物质

如从事与芳香胺、染料、橡胶、印刷、皮革、油漆等相关的工作，发生膀胱癌的危险性显著增加。对致癌物质的易感性个体差异极大。

(二)吸烟

吸烟是目前明确的致癌因素，约1/3膀胱癌与吸烟有关。吸烟者患膀胱癌的危险性是不吸烟者的2～4倍。致癌可能与香烟中含有多种芳香胺的衍生物致癌物质有关，发病危险与吸烟数量、持续时间和吸入程度有关，并无性别差异。

(三)其他

如长期饮咖啡者、服用大量镇痛药含非那西丁、盆腔放射治疗、膀胱慢性感染与异物长期刺激等，均可能为膀胱癌的病因或诱因。

研究资料显示，异常基因型的积累加上外在环境的作用最终导致恶性表型的出现。

二、病理

膀胱癌与肿瘤组织类型、细胞分化程度、生长方式和浸润深度有关，其中细胞分化程度和浸润对预后影响最大。

(一)组织类型

膀胱癌包括尿路上皮细胞癌(移行细胞癌)、鳞状细胞癌和腺细胞癌,其次还有较少见的转移癌等。其中尿路上皮移行细胞乳头状癌超过 90 %,鳞状细胞癌占 3 %～7 %,腺状细胞癌小于 2 %。1 %～5 %为非上皮性肿瘤,多数为横纹肌肉瘤,可发生于任何年龄,但患者多数为儿童。

(二)膀胱癌的分级

2004 年 WHO 将膀胱等尿路上皮肿瘤分为乳头状瘤、乳头状低度恶性倾向的尿路上皮肿瘤、低级别乳头状尿路上皮癌和高级别乳头状尿路上皮癌。该分类法中肿瘤的分类主要基于光镜下的显微组织特征、相关形态特征的细胞类型和组织构型。

(三)膀胱癌的分期

膀胱癌的分期指肿瘤浸润深度及转移情况。病理分期同临床分期,是判断膀胱肿瘤预后的最有价值的参数。目前常采用国际抗癌联盟的 2010 年第 7 版 TNM 分期法(图 3-1)。

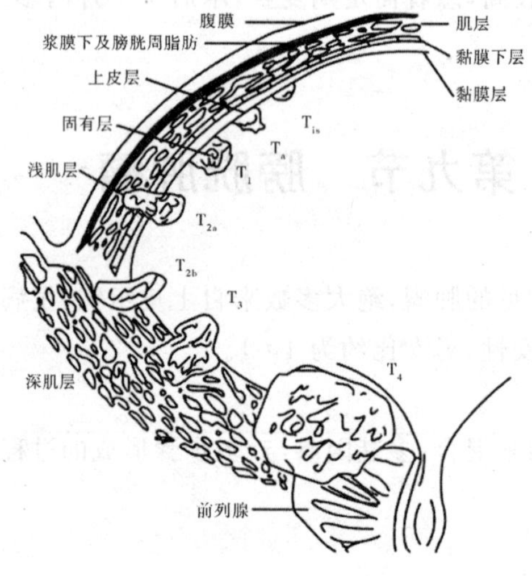

图 3-1　膀胱肿瘤分期

三、临床表现

(一)症状

1.血尿

血尿是膀胱癌最常见和最早出现的症状。约 85 %的患者表现为间歇性肉眼无痛血尿,有时可仅为显微镜下血尿。血尿多为全程血尿,也可表现为初始或终末血尿,可自行减轻或停止,易给患者造成好转的错觉而错过治疗时机。血尿程度与肿瘤大小、数目、恶性程度可不完全一致,非上皮肿瘤血尿情况一般不是很明显。严重时伴有血凝块,可阻塞尿道内口引起尿潴留。

2.膀胱刺激症状

肿瘤坏死、溃疡、合并炎症及形成感染时,患者可出现尿频、尿急、尿痛,多为膀胱肿瘤的晚期表现。

3.梗阻症状

肿瘤进展引起输尿管梗阻可导致肾积水及腰肋部疼痛。

4.其他

骨转移患者有骨痛,腹膜后转移或肾积水患者可出现腰痛。晚期膀胱肿瘤患者有贫血、水肿、下腹部肿块等症状,盆腔淋巴结转移可引起腰骶部疼痛和下肢水肿。

(二)体征

多数患者无明显体征。膀胱癌患者触及盆腔包块多是局部进展性肿瘤的证据。发生肝或淋巴结转移时,可扪及肿大的肝或锁骨上淋巴结。

四、辅助检查

(一)实验室检查

尿检中可见血尿或脓尿,故尿细胞学检查可作为血尿的初步筛选。血常规见血红蛋白值和血细胞比容下降。

(二)影像学检查

1.超声检查

超声检查简单易行,可作为患者的最初筛选的诊断方法,具有较高检出率。超声检查能在膀胱适度充盈下清晰显示肿瘤的部位、数目、大小、形态及基底宽窄等情况。

2.CT 和 MRI 检查

CT 和 MRI 检查多用于浸润性癌,CT 检查能清晰地显示 1 cm 以上的膀胱肿瘤,MRI 诊断原则与 CT 相同,不过 MRI 更有助于肿瘤分期。尿细胞学(UC)检查是膀胱癌的重要检测手段,对于高危人群的筛选有较大的意义。为了防止瘤细胞的自溶漏诊及增加阳性率,一般连续检查 3 天的尿液,留取尿液标本后应及时送检。

3.尿液脱落细胞检查

膀胱镜检查对诊断具有决定性意义,是易患膀胱癌年龄范围出现血尿患者的重要检查手段。可以直接观察到肿瘤所在部位、大小、数目、形态、位置等。

4.其他

膀胱镜检查。

五、治疗原则

以手术治疗为主。根据肿瘤的临床分析、病理并结合患者全身状况,选择合适的手术方式。

(一)手术治疗

1.经尿道膀胱肿瘤切除术(TUR-BT)

经尿道膀胱肿瘤切除术是非肌层浸润性膀胱癌的重要诊断方法,同时也是主要的治疗手段。

2.膀胱部分切除

膀胱部分切除适用于肿瘤比较局限、呈浸润性生长,病灶位于膀胱侧后壁、顶部等,离膀胱三角区有一定的距离。

3.根治性膀胱切除术同时行盆腔淋巴结清扫术(PLND)

该术用于肌层浸润性膀胱癌的治疗,包括根治性放疗、辅助性放疗、姑息性放疗。根据患者不同的情况做出选择。

(二)放射治疗

10 %~15 %的肌层浸润性膀胱癌患者在确诊时已出现转移。术前主要目的是控制局部病变,降低手术难度和消除微转移灶,提高手术远期生存率。也可术后进行辅助化疗。

(三)化学药物治疗

对于身体条件不能耐受根治性膀胱切除术,或不愿接受根治性膀胱切除术的浸润性膀胱癌患者,可以考虑行保留膀胱的综合治疗。包括单纯经尿道电切手术、经尿道电切手术联合化疗、经尿道电切手术联合放疗、联合放化疗。

(四)其他

保留膀胱治疗。

六、临床护理

(一)评估要点

健康史、家族遗传史:包括有无诱发肿瘤的原因,发病时间的初步判断,影响生存质量,等等。

1.术前评估

(1)基本情况:患者的年龄、性别、婚姻和职业等。患者是否有吸烟史。职业是否为长期接触联苯胺及β萘胺的橡胶行业。疾病的临床表现,如排尿是否疼痛,为间歇性还是持续性血尿,有无血块,等等。既往史,如以往是否有过血尿史、手术创伤史。

(2)相关因素:心理和社会支持状况。

(3)身体状况:患者营养情况,重要脏器功能状况,有无转移的表现及恶病质。患者及家属对病情、拟采取的手术方式、排尿态改变的认知程度,可能出现的并发症及患者家庭经济承受能力。

2.术后评估

有无盆腔脓肿、尿瘘、直肠损伤、肠瘘、肠梗阻、术后感染等并发症。

(二)护理诊断/问题

(1)恐惧与焦虑:与对癌症的恐惧、预后缺乏信心有关。

(2)舒适度改变:与手术留置尿管、膀胱冲洗等有关。与膀胱全切除尿流改道、造瘘口或引流装置的存在,不能主动排尿有关。

(3)自我形象紊乱。

(4)潜在并发症:出血、感染。

(三)护理目标

(1)患者恐惧与焦虑减轻或消失,能积极配合治疗。

(2)患者不适症状减轻,舒适感增加。

(3)患者能接受自我形象改变的现实。

(4)患者未发生出血及感染。

(四)护理措施

1.心理护理

减轻患者恐惧与焦虑。对担心手术预后的患者,护士要主动向其解释病情,以消除其恐惧心理。膀胱癌属中等恶性,及时手术治疗效果好,5 年生存率非常高。鼓励患者家属和朋友给予患者关心和支持。

2.帮助患者接受自我形象改变

(1)解释尿流改道的必要性:告知患者尿流改道是膀胱癌治疗的一部分,通过护理和训练,不影响术后生活质量。

(2)造口的护理:保证造瘘处清洁,敷料渗湿后及时更换。保持管路通畅,在回肠内留置导尿管者,需经常冲洗,防止黏液堵塞。

(3)原位排尿新膀胱的护理:术后 3 周内定期冲洗留置导尿管,防止黏液堵塞。拔除导尿管前训练新膀胱,待容量在 300 mL 便可以拔管。告知患者做肛门括约肌功能锻炼,有利于早日恢复控尿功能。

(4)集尿袋护理:指导患者自行定期更换集尿袋。

3.并发症的预防与护理

(1)出血:膀胱全切手术创伤大,术后可发生出血。需密切观察血压、脉搏、引流物性状,若血压下降、脉搏加快、引流管内引出鲜血,每小时超过 100 mL 且易凝固,提示有出血,应及时通知医师处理。

(2)预防感染:观察体温变化情况;加强基础护理,保持切口清洁,敷料渗湿应及时更换;保持引流管引流通畅及牢靠的固定。应用广谱抗菌类药物预防感染。如有体温升高,引物为脓性并有切口疼痛,多提示有感染,应尽快通知医师处理。

(五)健康教育

1.康复指导

适当锻炼,加强营养,多食清淡易消化食物。多饮水,保持尿量在 200～300 mL,禁止吸烟,避免接触联苯胺类致癌物质,降低癌症复发风险。

2.术后坚持膀胱灌注化疗药物

定期膀胱灌注治疗,无论肿瘤是否有复发都需终身灌注。若有肿瘤复发,立即再次手术治疗,1 年后若无肿瘤复发,可将膀胱灌注间隔时间延长至 2 个月,终身灌注,每 2～3 年复查膀胱镜。膀胱灌注药物后需将药物保留在膀胱内 2 小时,每半小时变换体位,俯、仰、左、右侧卧位各半小时。

3.定期复查

定期门诊复查,主要是全身系统检查,以便及时发现转移及复发征象。

4.自我护理

尿流改道术后腹部佩戴接尿器者,应学会自我护理。保持清洁,定期更换尿袋。定期用生理盐水及开水冲洗集尿袋,清除黏液及沉淀物。

第四章　精神疾病护理

第一节　症状性精神病

症状性精神病是指各种躯体疾病，如心、肝、肺、肾疾病、内分泌功能紊乱、代谢和营养障碍及感染中毒等所伴发的精神障碍。这种精神障碍是躯体疾病临床症状表现的一部分，故称之为症状性精神病。症状性精神病的发生除与各种躯体疾病本身直接有关外，尚与个体功能特点、神经系统功能状态等因素有关。

一、病因与病理

常见的病因有感染、中毒、严重贫血，以及心、肝、肺、肾等内脏器官的严重疾病。发病机制不是单一的，与躯体疾病引起体内各系统功能的改变有关，例如：高热、脱水、酸碱平衡失调、电解质代谢异常、中间有毒代谢产物蓄积；脑缺氧、脑微循环改变、血流量减少；微生物毒素侵入；维生素缺乏，特别是维生素 B 族缺乏；各种引起大脑生化代谢的因素，特别是神经递质代谢的改变等。这些都可引起脑功能失调，从而出现精神症状。

二、临床表现

（一）临床特点

症状性精神病的病因虽不同，但临床表现有其共同特点，常见综合征如下。

1.脑衰弱综合征

脑衰弱综合征多见于躯体疾病的初期、恢复期或慢性躯体疾病的过程中，表现为头痛、头昏、疲倦无力、注意力不集中、记忆力减退、睡眠障碍，以及情绪不稳定、易激惹、激动或焦虑不安等。有的患者伴有思维迟钝、理解困难，也可有癔症样发作或疑病症状等。

2.意识障碍

意识障碍多见于躯体疾病的急性期或慢性躯体疾病的症状恶化期。主要表现为不同程度的意识障碍，从嗜睡直到昏迷，但以谵妄状态最常见。这时患者意识清晰水平降低，周围环境定向力或（和）自我定向力障碍，伴有丰富的错觉及幻觉，以恐怖性视、听幻觉多见，内容生动逼真，常伴有紧张、恐惧情绪及兴奋躁动不安，或动作增多而紊乱的不协调性精神运动性兴奋，患者思维不连续并可出现片段的妄想。症状常昼轻夜重，持续时间可数小时到数日不等。意识恢复后，患者可有部分遗忘或全部遗忘。

3.性格行为变化

性格行为变化多见于严重躯体疾病之后，也可由意识障碍清醒后发展而来，但这类变化较少见，主要表现为性格、行为和智力改变。儿童患者多表现为行为障碍、兴奋性增高、好动、残忍或精神萎靡、活动减少，此外往往可影响发育速度，使发育停滞等。常合并有轻重不等的神经系统症状，如肢体瘫痪、抽搐发作等。但有些患者经过积极治疗精神症状可好转或消失。

一般急性躯体疾病伴发的精神症状以意识障碍最常见,恢复期则出现脑衰弱综合征。慢性中毒或代谢营养疾病以脑衰弱综合征多见,随着疾病的发展部分患者可出现性格行为变化。儿童青少年在患躯体疾病时易出现意识障碍,老年患者则易出现性格行为变化。

(二)临床类型

1.感染性精神病

这是指全身感染或脑部感染时所并发的一种精神症状,常见的感染疾病有败血症、流行性感冒、肺炎、尿路感染、伤寒,以及原因不明的发热等。其发病原理认为是由高热、细菌毒素或代谢亢进、体内消耗增加,使某些营养物质缺乏,以及代谢产物蓄积和脑血循环障碍所引起。目前认为感染性精神病是由维生素B族缺乏,影响脑的代谢所致。

主要临床表现为不同程度的意识障碍,可由嗜睡进入谵妄状态,最后可发展成昏睡。大多数患者表现为谵妄,多在发热期出现,一般夜间变重。

2.中毒性精神病

这是指一些有毒因素如重金属(铅、汞、锰、砷等)、有害气体(一氧化碳、硫化氢)、药物(米帕林、溴剂和莨菪碱类)、有机化合物(二硫化碳、苯、硝基苯、汽油、有机磷农药等)及有毒植物(毒蕈、莽草)进入体内造成中枢神经功能紊乱或器质性损害所引起的精神症状。其发生与毒物的理化性质、摄入的速度与数量、身体健康状况、对药物的敏感度及神经系统功能的稳定性有很大关系,因此在同样的中毒情况下,有些人易引起中毒性精神病,而另一些人则不引起精神障碍。

各种原因引起的中毒性精神病,其临床表现大致相同。例如:毒物所致的慢性中毒,多表现为神经衰弱综合征;一次摄入大量毒物所致的急性中毒,多表现为谵妄状态;严重的急性或慢性中毒,可引起记忆、计算、理解、判断能力减退,并伴有思维困难、激惹性增高及大小便失禁等痴呆状态。

3.内脏器官疾病引起的精神障碍

这是由内脏器官的严重病变造成缺氧、中毒、代谢障碍等所致大脑功能紊乱引起的精神障碍。

(1)心力衰竭:由于脑部供血不足引起脑缺氧,临床上可出现健忘、失眠、注意力不集中、情绪不稳定及谵妄状态等。

(2)肝性脑病、病毒性肝炎、急性黄色肝坏死、肝癌和胆道疾病损害肝实质时,肝功能障碍使血氨增高及氨基酸代谢紊乱,可引起精神症状。早期临床表现为情绪改变,患者情绪不稳、易怒、激动、失眠、遗忘、错构及虚构,有的焦虑不安、猜疑,甚至出现被害妄想及幻听。意识障碍最为多见,开始为忧伤,以后可出现意识模糊、嗜睡、木僵状态或昏迷。有时出现谵妄状态、兴奋躁动、幻觉及言语错乱等。

(3)肺性脑病:慢性气管炎及肺部疾患晚期可出现肺性脑病,而出现精神症状。若同时合并肺源性心脏病并发心力衰竭,则肺功能障碍更加严重,精神症状亦更显著。其主要临床表现为头痛、头晕、嗜睡、意识模糊,严重时可出现谵妄状态和昏迷。本病患者的意识障碍具有阵发性的特点,当肺部疾患好转时,意识障碍也逐渐恢复正常。

(4)肾衰竭的精神障碍:肾衰竭出现尿毒症时,血中氮质增高,常出现精神症状,患者可有意识障碍，表现为一时清楚，一时糊涂，同时有兴奋不眠、欣快、言语多，或有猜疑妄想、幻觉及行为异常等。当出现酸碱中毒伴有电解质紊乱时，患者表现为淡漠、嗜睡、意识模糊、谵妄状态，甚至昏迷。当尿毒症并发高血压性脑病时，患者出现头痛、恶心、呕吐、躁动不安、谵妄、昏睡及癫痫发作等。

(5)内分泌疾病的精神障碍：甲状腺功能亢进是常见的内分泌疾病，其中伴发精神障碍者占50%～90%，几乎所有的患者均伴有急躁、易怒、失眠、注意力不集中等脑衰弱综合征。早期患者可出现明显的情绪变化、性格改变，表现为紧张易冲动、过敏猜疑、恐惧不安、抑郁、焦虑或喜悦、愉快等。疾病进一步发展时则出现轻躁狂状态，老年人则以抑郁状态、焦虑状态多见。也可见幻觉妄想状态，以幻听及系统固定的被害、关系妄想为多。甲状腺危象出现之前可有精神运动性兴奋或精神运动性抑制，甲状腺危象时可出现谵妄状态。

(6)溃疡病的精神症状：主要表现为自身感觉不佳、敏感多疑、心情苦闷、情绪焦虑及各种精神衰弱症状。少数患者情绪低落，可有严重的抑郁状态。

(7)严重贫血、中枢神经系统白血病、副肿瘤综合征、中枢神经系统恶性淋巴瘤等精神障碍。

4.结缔组织疾病的精神障碍

如系统性红斑狼疮患者精神障碍的发生率为17%～50%。精神症状颇为复杂多样，如智力障碍、焦虑不安、抑郁、强迫观念、衰弱无力等较轻的精神症状，或幻觉、妄想、错觉甚至谵妄状态等较严重的精神症状。

5.手术后精神障碍

如心脏移植术、肝脏移植术等术后可出现精神障碍。急性者以意识障碍为多见，如麻醉清醒后2～5天又出现嗜睡、谵妄、精神错乱状态。部分患者在谵妄状态后残留幻觉妄想。有的出现抑郁状态、幻觉妄想状态，多发生于术后1～2周。脑衰弱综合征或虚弱状态一般多出现在术后恢复期。整个病程中症状波动性大，历时较短，1～3周消失。

三、治疗

(一)病因治疗

根据躯体疾病病因性质的不同给以相应的治疗。例如：感染引起者应首先控制感染；中毒所致者应积极排毒、解毒；心脏功能衰竭引起者应积极控制心力衰竭，这是首要的。

(二)支持疗法及对症处理

感染中毒及各种严重躯体疾病的理化、生物学致病因素，使机体某些功能明显失调，必须及时纠正，如补充营养及水分，纠正酸碱平衡失调及电解质紊乱，保持心血管系统的功能，补充大量维生素B族及维生素C。对脑衰弱综合征或性格行为变化的患者，可给以促进神经营养代谢药物，如谷氨酸、γ-氨酪酸、三磷酸腺苷、灵芝、蜂皇精等，以促进大脑神经细胞功能的恢复。有脑水肿者可给脱水剂。

(三)精神药物对症治疗

根据精神症状及患者的躯体特点，给以不同的精神药物，但因躯体疾病对药物的耐受力差,特别是急性患者、老年人和儿童,精神药物剂量宜小。对兴奋躁动的患者可选用安定、奋乃静、异丙嗪和氯丙嗪。对心血管疾病或有肝脏功能损害者可给小量氟哌啶醇,年老体弱及儿童使用精神药物更宜慎重。对有明显幻觉妄想者,可行抗精神病药物系统治疗,如奋乃静、氟哌啶醇等,一般在1～2个月即可见效。抑郁情绪严重者,可给小量抗抑郁药物如多塞平。

四、症状性精神病患者的护理

(一)临床护理

1.一般护理

将患者安置于比较安静的单人房间,护士态度要和蔼,操作要认真,给患者以情感支持和心理安慰,解除患者的恐惧。注意营养和液体的补充。注意体温、脉搏、呼吸、血压的变化,仔细观察患者意识改变。门窗应关好(尤其是楼房),必要时加床栏,以免坠床,确保患者安全。对昏迷患者,应定时翻身、搓背,以防褥疮。

2.对症护理

根据不同的病因和主要临床表现而确定对症护理。如中毒引起者,应根据医嘱进行排毒、解毒。急、慢性感染引起者,应注意体温变化、营养状况和是否需加隔离。营养代谢障碍引起者,要特别注意营养的补充。意识不清又有躁动兴奋者往往拒食,对治疗、护理不合作,加重了躯体疾病,同时也打乱了病房的治疗护理秩序,必须及时、有效地控制其躁动兴奋,以便于医疗护理工作的正常进行。对有酒瘾和药物依赖者,应给予鼓励和精神支持,严格护理管理制度,杜绝患者获得有药物依赖性的药物。

3.治疗护理

症状性精神患者的躯体情况多数比较弱,精神异常又往往干扰躯体疾病治疗的进行,因而躯体情况更差。在控制患者的精神症状时,必须照顾患者的躯体情况,这就要求在应用精神药物时,密切观察患者的血压、脉搏、睡眠、意识状态等。尤其是在肺性脑病、肝性脑病时,要慎用吩噻嗪类药物,以免抑制呼吸中枢而引起死亡。禁用麻醉剂和催眠药物。如有失眠或焦虑不安,可用小剂量的安定类抗焦虑药。如患者兴奋、躁动和不合作,可适当进行保护性约束或肌内注射小剂量的氟哌啶醇、奋乃静,以控制其精神症状,防止意外发生。精神症状改善后即刻停药。在服用精神药物治疗期间严密观察药物不良反应。对于药物依赖者,严格遵循缓慢撤药物依赖性药的医疗原则,避免出现戒断反应。

(二)康复护理

症状性精神病患者病情基本恢复,或是精神症状大部消失后,患者躯体情况尚未完全复原。心理上又害怕他人歧视,患者往往在躯体、心理方面都有顾虑,直接影响着他们的生活和交往。此时应创造条件促进患者的体力恢复,防止原发躯体疾病的复发或恶化。至于有些难以完全恢复的躯体病患者,应着重做好心理护理,减轻其思想顾虑,教一些所患疾病的常识,使其了解一些治疗和预后方法。症状性精神病一般不复发。对于药物依赖者,应引导其逐步适应原来的工作,并要求患者亲属及其单位同志予以监督、支持,以巩固其疗效。

第二节 精神分裂症

一、概述

精神分裂症是一种常见的病因未明的精神病，占我国住院精神病患者的 50 %左右。主要症状有特殊的思维、知觉、情感和行为等多方面的障碍和精神活动与环境的不协调，一般无意识障碍及智能障碍。精神分裂症多发于青壮年，尤其好发于青年期。病程迁延、缓慢进展，有相当一部分患者病情缓解后常有复发，部分患者趋向慢性化，甚至最终走向精神衰退。

人们对精神分裂症的认识，经历了一个漫长的过程。早在 4—7 世纪，我国医学就有类似精神分裂症的描述。如隋代医学家巢元方在《诸病源候论》中记载“其状不同，或言语错谬，或啼笑惊走，或癫狂惛乱，或喜怒悲哭……”，清代钱镜湖著《辨证奇闻》中记载“人有呆病，终日闭户独居，口中喃喃，多不可解……”等，生动描述了近似本病症状多种多样的言语荒谬、喜怒无常及行为离奇等特点。19 世纪中叶，现代医学迅速发展，欧洲许多精神病学家对精神分裂症进行观察与研究。德国精神病学家克雷丕林(Kraepelin)在长期临床观察研究的基础上认为：上述多种多样的描述与命名并非多种疾病，而是同一种疾病的不同类型。他观察到这种病多发病于青年时期，最后发展为痴呆，因而建立了“早发性痴呆”的概念。1911 年，瑞士精神病学家保罗·尤金·布鲁勒(Paul Eugen Bleuler，以下简称“布鲁勒”)，在克雷丕林的研究基础上做了进一步细致的临床观察与研究，他通过大量病历资料发现：本病并非都发病于青年期，最终也并不全部出现痴呆的结局。同时，他发现本病主要表现是精神活动的分裂，于是布鲁勒修改了“早发性痴呆”的概念，命名为精神分裂症。以后，布鲁勒及其儿子 M. 布鲁勒(M. Bleuler)对精神分裂症，做了大量艰苦的研究工作。克雷丕林和布鲁勒父子对精神分裂症的研究做出了巨大贡献，被称为精神病学奠基人。他们对精神分裂症基本概念的理解，至今仍被全世界精神病学家所接受，布鲁勒命名的“精神分裂症”的名称沿用至今。

近年来，精神药物的广泛应用，尤其是精神病社区防治工作的发展及管理水平的提高，使精神分裂症患者的寿命普遍延长，因此精神分裂症的患病率也在逐年增长。

二、病因

精神分裂症的病因，虽经多方面研究，但至今尚未完全明了。大量研究资料只能证明其发病与以下因素有很重要的关系。

(一)内在因素

1.遗传因素

致病因素如何造成精神分裂症的病理生理尚不清楚，目前对精神分裂症的研究只限于对患者亲属的调查。国内外的调查发现：一般群体中精神分裂症的患病率约为 1%；而父母一方患精神分裂症，子女患同病的风险约为 15%；父母双方均患精神分裂症，子女患同病的风险高达 40%。20 世纪 80 年代以来，分子遗传学技术的进步，定位了一些染色体的部位，分析并确定了特殊的候选基因。临床遗传学的研究成果，将会对指导精神分裂症的预防产生巨大的应用价值，但目前精神分裂症的遗传方式尚无定论。

2.素质

素质是一个人与生俱来的心理与解剖生理特点，特别是神经系统方面的特点。素质指的是一个人的先天解剖生理学特征，主要包括感觉器官、神经系统及运动系统的生理特点，素质与遗传有密切关系。素质除先天因素，可通过后天的环境因素的作用而逐渐形成。一般是在遗传基础上，经过幼年期环境与躯体作用，逐渐形成个体特性，如由于后天发展与生活经验所塑造的行为反应模式，到青春期即基本定型。素质是大的心理发展的生理条件，素质在生活实践中逐步成熟。素质的一些缺陷可能容易得某些疾病，如受一般的精神刺激即易引起焦虑，反应快速而强烈，一旦反应出现，久久不易平静。有这类表现的人则易于患精神分裂症。

3.年龄

精神分裂症有60 %～70 %在20～30岁发病。25岁是发病的高潮。至于为什么在青壮年时期发病，目前尚无明确解释。

(二)环境因素

1.生物学因素

赫尔辛基一项母孕期环境因素的调查研究发现，胎儿第4～6个月暴露于A2病毒流行者，其成年后精神分裂症的发生率高于对照组，推测病毒感染影响胎儿神经发育。而围生期的产科并发症也会使精神分裂症的患病率增加。

2.家庭环境

母亲是婴儿的第一位教师，母亲的性格直接影响儿童性格的形成。其他成员如父亲、兄弟姐妹等对性格形成虽然都有影响，但最主要的是母亲。母亲患精神分裂症，不但对儿童有遗传影响，而且又形成了环境影响。儿童与精神分裂症患者生活在一起，使他们发病机会增多。家庭成员之间的不和睦，影响着儿童性格的形成与发展。尤其是父母的不和睦及对儿童教育不当，都可使儿童性格怪僻，形成精神分裂症的发病温床。幼年丧亲(17岁以前父母死亡或永久性分离)同样会使精神分裂症的患病率增加，特别是9岁以前丧亲的影响更为明显。

3.社会环境

我国于1982年对全国12个地区精神病流行病学的协作调查发现：精神分裂症的患病率城市明显高于农村；不论城乡，精神分裂症的患病率均与家庭经济水平呈负相关。

三、发病机制

尽管影响精神分裂症发病的因素有很多，但致病因素如何造成精神分裂症的病理生理尚不清楚。近年来，对精神分裂症的病因学研究认为，精神分裂症患者体内有生化代谢异常，尤其是神经介质代谢的异常及脑结构的异常。

(一)神经生化因素

神经生化、生理及精神药理等学科的迅猛发展，推动了本病神经生化基础的研究，目前较成熟的假说包括了多巴胺功能亢进假说、谷氨酸假说及多巴胺系统和谷氨酸系统功能不平衡假说。

1.多巴胺功能亢进假说

吩噻嗪类抗精神病药物能有效地控制精神分裂症的症状，促进了精神药理的研究，从而提出了多巴胺功能亢进的假说。此假说的根据首先是抗精神病的药物的药理作用是通过阻滞

DA受体的功能而发挥治疗作用，是DA受体阻断药，之后进一步证实抗精神病药物的效价与亲和力有关。拟精神病药物苯丙胺能对正常人引起与急性精神分裂症妄想型临床十分相似的症状，而苯丙胺的药理作用是在中枢突触部位抑制多巴胺的再摄取，使受体部位多巴胺的含量增高。高香草酸(HVA)是DA的代谢产物，有研究资料发现血浆HVA与患者精神症状呈正相关，精神症状较重者，血浆HVA水平较高。支持多巴胺功能亢进假说的直接证据来自对患者DA受体的研究，克罗(Crow)等发现基底神经节和隔核D_2受体数目增加，并在之后发现与患者生前评定的阳性症状呈正相关，而阴性症状则否。

2.谷氨酸假说

谷氨酸是皮质神经元的主要兴奋性神经递质，是皮质外投射神经元和内投射神经元的氨基酸神经递质。用放射性配基结合法研究精神分裂症患者尸检脑组织谷氨酸受体，发现受体结合力在边缘皮质下降，而在前额部增高。在临床方面，谷氨酸受体阻滞剂对人类可以引起一过性精神症状，出现幻觉和妄想，也能引起阴性症状。据此推测谷氨酸受体功能障碍在精神分裂症的病理生理中起重要作用。

3.多巴胺系统和谷氨酸系统功能不平衡假说

卡尔森(Carlsson)通过长期对纹状体、丘脑和皮质等不同部位神经通路的研究指出：大脑皮质控制感觉输入和警觉水平的功能，是通过包括纹状体、丘脑、中脑网状结构的反馈系统完成的。刺激DA机制可增加感觉输入和警觉水平；而皮质纹状体系统则相反，起抑制作用。故认为精神分裂症是由皮质下多巴胺系统和谷氨酸功能系统功能的不平衡所致。

4.自体中毒假说

有人实验性地把精神分裂症患者的尿，经无毒处理后给狗做静脉注射。结果发现被实验的狗出现明显自主神经症状或类似紧张症的表现，而注射正常人的尿，狗只出现轻度自主神经症状。

5.其他假说

其他假说还有中枢去甲肾上腺素通路损害假说、单胺氧化酶活性下降与5-羟色胺代谢障碍假说及内啡肽假说等，都对研究精神分裂症的病因与发病机制开辟了新的途径。

(二)大脑结构变化及神经发育异常假说

近年来，CT、MRI的应用发现：与年龄相当的正常人对照，精神分裂症患者有侧脑室扩大，脑皮质、额部和小脑结构小，且此种变化与既往是否治疗无关。在疾病过程中反复检查，并未发现脑室又继续扩大，提示这种异常并非病程的进行性发展所造成的。组织病理学研究则发现患者的海马、额皮质、扣带回和内嗅脑皮质有细胞结构的紊乱。

四、流行病学

(一)发病率

精神分裂症的发病率，由于受早期不易诊断等因素影响，各国统计数字有很大差异。美国为0.72‰，英国为0.3‰，我国为0.09‰～0.27‰。

(二)患病率

精神分裂症见于不同人群，患病率居重性精神疾病首位，这是各国较为一致的看法。2000年一篇总结最近一个世纪精神分裂症流行病学的文章指出其在居民中的患病率为1.4‰～4.6‰。

但由于地区不同,诊断标准不一致而各国统计数字差距很大。1993 年在我国七个地区进行调查,城市患病率明显高于农村,前者总患病率 8.18 ‰,时点患病率6.71 ‰;后者总患病率 5.18 ‰,时点患病率 4.13 ‰。与 1982 年相比城乡患病率均有所上升,但未达显性差异。

(三)发病年龄

各国统计资料一致认为,精神分裂症的好发年龄是青壮年时期,但不同的疾病类型,发病年龄有异。一般说来,偏执型发病较晚,单纯型则较早。

(四)性别

性别差异以 35 岁以上年龄组明显,其他年龄组则无明显差异。35 岁以上年龄组男性患病率低于女性,男女比为 1∶1.6。

近年有人研究,精神分裂症的发病可能与出生季节、月份有一定关系,但尚未有明确的数据加以证明。

五、临床表现

典型的精神分裂症,临床经过可分为早期阶段、症状充分发展阶段、慢性阶段及精神衰退阶段。不同的疾病阶段有不同的症状表现。

(一)早期(初发阶段)

1.起病形式及主要表现

(1)缓慢起病:约占全部精神分裂症的 70%。一般说来,起病缓慢者病程进展也缓慢,有时很难确切估计起病时间。缓慢起病的概念是在数月甚至数年中,精神分裂症的基本症状零散出现。症状的严重程度也呈缓慢演进,开始症状可极轻微,甚至使人觉察不到,经过相当一段时间才较明显。

缓慢起病的早期症状表现多种多样。有的患者初发症状酷似神经衰弱。如一名外贸学院的学生黄某某,性格孤僻,不好交往,入学后因英语学习较吃力而经常开夜车。在第一学期末,他经常感到头痛、失眠,上课注意力不集中,有时情绪急躁,表现为好与同学发脾气。同学们都说他患了神经衰弱,但他自己却对疾病漠不关心,后来由班主任督促并陪同,他才肯到精神科门诊检查。医师询问病史发现,在患者头痛、失眠等症状出现之前,在 1 年之间,他生活明显较前懒散,很少洗漱,不更换衣服,长时间不洗澡以致身上有异味。几个月都不与家里联系。同学们多次催促他去找医师看看"神经衰弱"病,总是被他说声"没什么,不用看"搪塞而过。根据这些情况分析,他患的不是神经衰弱,而是精神分裂症早期。还有的患者疾病初起时表现无端地怕脏、怕自己说错话、怕别人看自己等类似强迫症状。这些患者可逐渐出现焦虑、多疑和疑病观念等症状。也有部分患者无原因地渐渐孤独、淡漠、沉默、消极、懒散、寡言、离群。少数患者疾病早期出现躯体感知综合障碍:感到自己体形变了,认为面孔变得极为难看而常常照镜子。也有的患者早期出现幻觉和妄想。由于早期症状轻微,有的患者尚能工作和学习,故不易被人发现。如果仔细深入观察,与患者交谈时,就能发现其回答问题不中肯,表情较平淡,对任何事物都缺乏应有的热情和相应的内心情感体验。进一步接触及深入交谈会使人感到情感与思想交流困难。

(2)亚急性起病:从可疑症状出现到明显精神异常需要 2 周至 3 个月。多以情感障碍为初发症状，如无原因地忧郁、急躁、看谁都不顺眼、周围一切事物都不称心等，或者出现强迫性症状、疑病症状。精神分裂症的基本症状比缓慢起病者明显。

(3)急性起病：有些患者可在明显的精神刺激下起病，或在躯体感染、中毒或分娩等因素下急性起病。症状在1～2周急骤出现及迅速发展。突出表现是兴奋、冲动，伤人、毁物，思维凌乱，言语破碎，内容荒诞无稽，可出现意识障碍。如黑龙江一名女士杨某某，有一天在清晨起床后，杨某某突然对女伴大喊大叫，只穿内衣往田野里跑去，声称要和世界的美男子举行婚礼，有个国王在向她求婚。时而又大哭不止，说是有人破坏了她的婚姻。由数人陪护送到精神病医院，诊断为青春型精神分裂症。

2.早期阶段持续时间

精神分裂症早期阶段持续的时间，各病例不尽相同，一般为数周、数月，有的长达数年。曾有多位学者统计过入院患者早期症状出现时间，但因所用的调查工具不同，结果也不尽相同，大致范围为2～5年。

3.先兆期症状

哈夫纳(Hafner)于1992年曾对德国232例首次发病的患者在症状缓解后进行症状评定，结合知情人提供的资料，发现大多数患者(73 %)非特异性症状或隐性症状在精神病性症状出现之前已有数年之久。在再次出现精神分裂症典型症状以前，所出现的失眠、多疑、易激惹、反应迟钝、记忆力下降和头痛等，称为先兆症状。先兆症状常随疾病复发。

(二)症状发展期(急性期)

1.主要临床表现

典型的精神分裂症历经早期阶段，进入症状充分发展期。此期的临床标志是精神活动与社会脱节，以及精神活动不协调的特征充分显现出来。患者在短时间内出现大量荒谬离奇的思维联想障碍、思维逻辑障碍或思维内容障碍，如破裂性思维、象征性思维和各种妄想等。与此同时，早期不易被人发觉的细微情感缺乏发展到明显的情感淡漠、情感不稳定或情感倒错。意志行为障碍也常常较严重，如意志减退、生活懒散，终日闭门不出，与世隔绝，或到处裸体乱跑。有的患者受幻觉妄想支配出现病理性意志增强，终日废寝忘食到处告发他的妄想对象。精神分裂症发展到此阶段，整个精神活动的统一性与完整性遭到明显破坏，患者的言行与社会活动格格不入。患者完全生活在自己的病态精神世界之中。尽管精神活动的破坏极为严重，但在一般情况下无智能障碍，全部精神症状多在意识清晰背景下发生，查体缺乏特殊阳性所见，患者不具有自知力，因此坚决否认自己有精神病。

2.临床类型

疾病进入充分发展期，临床症状明朗化，形成各种占主导地位的症状群，临床上据此划分出不同的临床亚型。但应该认识到在疾病过程中不同时期，特殊的亚型可能同时存在或互相转化。

对于精神分裂症的临床分型，自1896年克雷丕林将“早发性痴呆”分为紧张型、青春型、类偏狂型后，1911年布鲁勒又将早发性痴呆命名为“精神分裂症”，增添了单纯型以后，迄今国内外对4个传统性基本类型的划分看法较为接近。众所周知，近年来经典类型如青春型、单纯型、紧张型比较少见了，分析原因可能主要是精神症状得到不同程度的早期干预，使症状不能按照自身的规律发生发展。同时，随着对疾病诊断的研究，有取消精神分裂症分型的趋势。

（1）单纯型（简单型）：此型发病较早，多于青少年时期起病，发病前多无明显精神诱因。缓慢起病，病程多呈缓慢持续进展，很少有自发缓解。临床主要表现为逐渐加重的孤独、淡漠、退缩症状群。如生活懒散，行为乖僻，对亲人冷漠无情，对学习工作缺乏进取心。也可有独语、自笑及窥镜等离奇行为，少有兴奋或躁动不安。患者思维贫乏，少语寡言，交谈时很少有主动言语，思想交流及情感交流均极为困难。单纯型患者精神症状的突出特点是日益加重的情感淡漠、思维贫乏与意志减退、行为退缩等整个精神活动的广泛异常。严重时，患者可终日闭门独居，与他人毫无来往，饮食、起居与大小便均需他人督促。精神活动严重脱离现实，社会功能减退。由于以上症状缓慢发生、零散出现，病程又极缓慢持续进展，因此早期症状往往不被人发现。就诊时往往已经过了数月甚至数年，错过了最佳的治疗时机，预后不良。

部分单纯型患者偶有幻觉、妄想及感知觉障碍等附加症状，但这些症状具有片断、不系统与一过性的特点。

我国统计资料，本型占住院精神分裂症患者的1％～4％。此型多数患者治疗效果不佳，具有明显慢性化倾向，大部分患者最终出现精神衰退。

（2）青春型（混乱型）：本型临床以思维联想障碍为主导症状，主要表现思维联想散漫，严重时出现大量破裂性思维。思维内容支离破碎，荒谬离奇，缺乏逻辑性使人难以理解。青春型患者的情感障碍特点是喜怒无常、变幻莫测，患者可无原因地哈哈大笑或突然号啕大哭不止。有时做鬼脸、出怪相，表情显得轻浮、幼稚、愚蠢可笑，称为愚蠢性欢乐。也可表现为情感倒错。如一名女患者听到母亲去世的噩耗后高声大笑。青春型患者的意志行为障碍极为突出，常常在思维联想障碍与情感反复无常的同时，出现低级意向活动，如裸体外跑、不避亲疏、追随异性、打人毁物。例如，一名男患者在街上突然拥抱一个女青年，声称："我爱你，你一定要和我结婚。"一名女患者表现本能活动亢进，暴食暴饮，抢食别人的东西。一名大学文化程度的女患者表现意向活动倒错，吃大便、喝痰盂中的污水。另一名男患者无端地把自己住所点火焚烧，燃起熊熊大火，患者站在一旁捂嘴笑。

荒谬离奇的思维障碍、反复无常的情感异常及各种奇特行为、荒诞无稽的意向活动常同时出现，构成青春型特有的临床症状群。这种以兴奋性增高为主的整个心理过程四分五裂，临床上称为不协调的精神运动性兴奋，也有人称之为青春性兴奋。

青春型精神分裂症患者的幻觉、妄想等附加症状，具有内容杂乱、片断且多变的特点。患者对妄想内容肯于暴露，但很少支配行为。其临床表现可简单归纳为以下几条：经常出现的思维破裂、不系统的幻觉妄想、情感倒错及不适当的愚蠢行为。

青春型精神分裂症好发于青春期前后，多数患者起病于25岁以前，其主要诊断依据是其特有的临床相。发病年龄仅为参考。我们曾见到30岁以上发病的典型的青春型精神分裂症。

青春型精神分裂症病前部分患者可有精神刺激诱因，呈急性或亚急性起病较多见。部分患者病程进展迅速，患病1～2年病情急骤恶化，很快出现精神衰退，即所谓急骤恶化、预后恶劣的危险型精神分裂症。然而我们观察到，近年由于抗精神病药物的广泛、早期应用，这种类型几乎不见。部分患者可自发缓解，但很快复发。大多数患者经治疗后症状缓解。复发倾向仍较突出。因此，病程呈现多次复发与缓解交替出现。历经多次复发后最终进入慢性期，疾病后期则表现为精神衰退。

青春型精神分裂占住院精神分裂症患者的 8 %～26 %。

(3)紧张型：本型为精神分裂症较少见的类型。占住院精神分裂症患者的 6 %～16 %。近年由于人们对精神疾病认识的提高，患者能够较早地得到治疗，此型具有典型症状的患者在临床上已很少见。

紧张型发病年龄较晚，一般起病于青壮年时期。病前可有一定精神刺激诱因，急性或亚急性起病较多见。临床主要症状是以不同程度的精神运动性抑制占主导地位的紧张综合征。具体表现为紧张性木僵与紧张性兴奋交替出现，或单独出现紧张性木僵。如患者突然表现不同程度的精神运动性抑制。轻者动作缓慢、言语减少。重者则终日卧床不起，不食不动，缄默不语，对外界刺激毫无反应，甚至由于咽喉部的肌肉运动抑制而使唾液含在嘴里不下咽。部分患者可有木僵状态、蜡样屈曲、空气枕头和被动服从。个别患者可有幻觉妄想。需用特殊的检查方法才能使其暴露出来(如麻醉分析法)。

紧张性木僵的患者虽然由于广泛的运动抑制而不吃不喝、不语不动，但这些症状是在意识清晰背景上发生的，对周围环境中发生的一切事物都有感知的能力。因此，在木僵状态的患者面前仍要注意保护性医疗制度。木僵状态可持续数日、数周至数月、数年。不少患者由紧张性木僵突然转为紧张性兴奋。

紧张性兴奋的表现为突然产生的兴奋，但言语及行为单调刻板、不可理解。比如有一名紧张型男患者入院后数日不吃、不喝、不语、不动，天天需鼻饲进餐以维持必要的营养。某天突然下床打毁病房门窗玻璃并打伤一名患者，问其为什么打人与打坏玻璃，患者一言不发，茫然张望四处，并刻板地模仿医师的某一句话。

紧张型精神分裂症的病程具有发作性特点，有些患者不经治疗可自然缓解，因此预后比其他类型好。少数患者会多次复发，最终走向慢性化。

(4)偏执型(妄想型)：临床表现以各种妄想症状群为主，是精神分裂症最常见的一个类型。社区资料和住院患者资料占精神分裂症患者的一半以上。

偏执型发病年龄较晚，常在 30 岁以后起病，病前精神刺激因素不明显。多数患者缓慢起病，疾病初期常先有多疑、敏感，逐渐发展形成各种系统妄想。近年发现不少偏执型患者呈急性或亚急性起病，突然产生大量原发性妄想。

偏执型患者的妄想有以下特点：①妄想具有发生-泛化-系统化的过程，如患者开始只怀疑单位某人迫害他。以后随病情加重，妄想对象的范围逐渐扩大，邻居也与单位某人合谋加害于己。由于患者自知力缺乏，否认自己有精神病而把送他住院的亲人、为他医疗的医护人员也视为仇敌，以至坚信这些人勾结在一起对他进行种种迫害。②妄想内容多为被害妄想、关系妄想、嫉妒妄想或钟情妄想等，妄想内容互有联系，结构较完整。③与妄想同时，常伴随幻觉，两者互为因果。除原发性妄想以外，可伴有幻觉及与幻觉内容有关的继发性妄想。④偏执型患者的妄想常常隐蔽不肯暴露，但多支配情感与行为。不少偏执型患者衣着整洁如常人，生活能自理，可在一段时间内能上班工作，使周围人看不出他是一个精神患者，实际上存在着严重的思维内容障碍，将顽固、系统的妄想隐蔽着，如果恰好是他妄想中的攻击对象，他可出人意料地实行攻击与伤害。因此，偏执型精神分裂症对社会及他人安全的危害性极大。例如：一名患者长时间怀疑他的班组长给他向领导做了不好的汇报，后来坚信班组长对他进行暗算与迫害，预谋将班组长杀害。一天正在干活时，趁班组长不备，用斧头将其击伤。另一名男性患者受嫉妒妄想支配，认为妻子不贞，与某男性有不正当性关系，他的一子一女均不是自己的孩子，这种妄想从未向别人泄露，妻子也毫无防备，一天深夜用菜刀将妻、子、女砍死。有的患者受妄想支配，可能伴有病理性意志增强，用尽各种办法，经受千辛万苦，长途跋涉到北京控告他想象中的仇人。也有的患者上街演讲，到公共场所出丑闹事。因此，偏执型精神分裂症在症状活跃时应严加管理，及早采取必要的医疗措施。

(5)未分化型：精神分裂症的临床症状常常同时存在，致使难以分型者并不少见，称为未分化型。未分化型精神分裂症指的是患者的精神症状符合精神分裂症的诊断标准，有明显的精神病症状，如幻觉、妄想、破裂思维或严重的行为紊乱，但又不完全符合单纯型、紧张型、青春型或偏执型的诊断。往往这时患者存在不止一个类型的精神症状，但又难以判断何种为主要临床相。

(三)慢性期

1.慢性期的划分

精神分裂症历经早期阶段、症状充分发展阶段后，不少患者发展为慢性阶段，即精神分裂症慢性期。部分患者起病后可在早期即表现慢性期的临床相，缺乏从早期症状充分发展期过渡到慢性期的典型的临床演变过程，对这类患者也称为慢性精神分裂症。

急性精神分裂症与慢性精神分裂症的区别在于前者急性起病，临床症状急骤出现，活跃而明显，有治愈的可能，后者则相反。多数慢性期精神分裂症是由急性发展而来。

2.慢性期的临床标志

精神分裂症充分发展期的丰富症状逐渐平淡，不再有新的症状出现，预示慢性期开始。原有内容复杂的幻觉妄想变得单调、刻板与支离破碎。患者对妄想的内容已不认真对待，与残留幻觉能“和平共处”。如与患者交谈，涉及其被害妄想时，患者听之任之，既无动怒与气愤的情感体验，也无与之抗争的举动。慢性期患者思维内容逐渐贫乏，表现了整个精神活动的减少。各种治疗只能改善症状，减缓疾病向不良结局的演变进程，而不能使症状全部消失。因此，慢性精神分裂症的临床标志是阳性症状消失、病情相对稳定、各病型界限模糊、治疗效果不佳。以上 4 条并非同时出现，而是历经一个临床过程，在这个过程中，只具备4 条中的 1～3 条时，称慢性化倾向。4 条全部出现后连续病期 5 年以上，才应诊断为慢性精神分裂症或慢性期精神分裂症。

3.慢性期临床类型

当精神分裂症演变到慢性期，充分发展期各类型的特别症状群已不多见。

为了便利分类管理及采取恰当的康复治疗措施，国内曾有精神病工作者将慢性期的种种临床表现进行总结归类，试分成各种临床类型，以精神活动的某些特征性症状群分为以下 4 种类型。①孤独型:长年孤独离群,淡漠无欲,不能情感交流,突出表现为情感障碍。②兴奋冲动型:意志减退、易激惹、常冲动伤人、毁物、意向倒错,以意志行为障碍为主。③思维紊乱型:平时安静,交谈时可引出大量思维联想障碍、破裂性思维或片断、零散的幻觉妄想。以认知活动障碍为主。④安静合作型:此型患者情感淡漠、意志低下、思维贫乏、安静合作,无主动要求,能简单自理生活但不能出院。在工作人员督促下,可从事简单劳动。突出表现为社会功能减退。

临床上更常用到且得到公认的慢性精神分裂症临床类型则包括以下几类。

(1)残留型:精神分裂症的慢性期,疾病从明显的精神活动期进入晚期,以长期但并非不可逆转的阴性症状为特征。残留症状可以是某些片段、零散的阳性症状、阴性症状或人格改变,以及以缓慢形式起病,经短暂急性发作后症状的明显性很快消失,突出表现思维障碍、情感淡漠、社会功能减退但尚能维持简单生活。此类患者在某种程度上酷似单纯型。

(2)衰退型:一组缓慢起病、病程进展缓慢冗长,突出表现行为孤僻退缩、思维杂乱无章、孤独淡漠、整个精神活动与社会隔绝的病例。此型以缓慢起病、病情急骤恶化、迅速走向精神衰退的青春型为主。

(3)老年期精神分裂症:首次发病于60岁以后,或在60岁之前发病且症状持续到60岁之后未缓解或存在残留症状。临床以持续的偏执观念为主要特征,思维松散、情感不协调比青壮年发病者少见。患者意识清楚,人格保持完整,且有充分的依据排除脑器质性疾病所致的精神病。

(4)分裂症后抑郁:克雷丕林曾提出过抑郁症状是精神分裂症的常见症状,有数据显示精神分裂症患者抑郁症状的发生率为20%～70%。原发因素复杂,发生机制是否类似抑郁症与神经递质有关还在探索之中。而继发因素则可能与长期用药导致药源性抑郁,自知力恢复时社会心理因素的影响,以及反复发作的病程给患者造成的压力有关。

(四)精神衰退

克雷丕林提出早发性痴呆概念时,认为此病最后结局为全部出现痴呆。布鲁勒命名为精神分裂症后提出有1/4发展为痴呆(精神衰退)。目前精神病临床工作者对衰退的看法和意见尚不一致。人们通过临床观察认识到精神分裂症的精神衰退,不同于器质性痴呆,而是由长期情感淡漠、意志低下、对周围事物不关心所造成的一种特殊痴呆状态。精神衰退产生于精神分裂症慢性期的症状基础之上,但并非所有慢性精神分裂症最后都产生精神衰退。

精神衰退的本质及临床相较为复杂,很多问题目前正在研究与探讨之中。临床见到的精神衰退临床相与精神分裂症慢性期症状群缺乏严格界限,它们的区别在于慢性期的症状不像急性期那样丰富、活跃。通过治疗不能使症状消失,但能取得某些症状的好转。在经过精心调整治疗,药物维持在一定剂量时,某些类型患者可较好地从事文娱治疗。而精神衰退患者则是整个精神活动的广泛缺损,各种治疗难以使这种衰退状态有所改善,如果让这些患者从事简单劳动,也需花费大气力进行训练与再教育后才能做到。

精神衰退的临床标志应该是整个精神活动表现缺损,社会功能丧失,治疗无效,病情不可逆转。

精神衰退是精神分裂症最恶劣的结局,其标准应严格掌握。

六、诊断与鉴别诊断

(一)诊断

在精神分裂症的病因与发病机制尚未明了之前,其诊断方法仍有赖于详尽可靠的病史、精神检查所见、症状的动态变化、病程特点、病前个性等综合性临床资料,即建立在临床观察和描述性精神病理学的基础上。

(1)完整的病史能为诊断提供重要线索。采集病史时,要设法向家属询问对诊断有帮助的各种资料,如准确的发病年龄、起病时间、起病形式、异常表现等。弄清上述情况对诊断和鉴别诊断都有重要意义。

在采集病史时,还要对患者有同情态度,使病史提供者感到亲切而愿意提供真实的资料。医师在询问病史时,不要用暗示性语句,如"某某患者有骂人症状吗?",而应使用提醒式的询问,如"有没有……表现"或"怎么不正常"。有时病史提供者说些笼统的话,如"患者经常胡说八道",医师应详细询问具体内容,有助于诊断及精神检查。在询问病史时,对个人史、家族史、既往史等应予以注意,尤其是个人史。对有助于诊断及鉴别诊断的内容详细记载。

(2)精神检查通过对患者听其言、观其行及深入交谈,以获得患者全面精神活动的全部情况。当接触患者进行精神检查时,要设法与患者做深入交谈。可发现谈话缺乏主题、内容松散,使人难以理解等对诊断有特殊意义的症状。同时在交谈过程中应详细观察患者面部表情。有时一次精神检查不易成功,应多次检查才能发现症状。医师与患者交谈时,需进行情感交流、思想交流,要注意交流的困难程度,兴奋患者可有哭笑无常或情感倒错。与患者完全不能进行思想与情感交流时,则应依靠观察。精神检查时,应注意相似症状之间的区别,边查边肯定或否定,并记录具体的症状内容。一般情况下精神分裂症患者应意识清晰,因此判断患者的意识情况对诊断极为重要。

(二)鉴别诊断

典型的精神分裂症病例按照诊断标准操作,诊断并不困难。但在疾病早期或者精神症状尚未充分发展的阶段,明确诊断就存在一定的困难,所以在诊断精神分裂症时须与下列疾病鉴别。

1.情感性精神障碍

青春型精神分裂症常有兴奋、话多,需与躁狂症鉴别。其区别在于躁狂症情感高涨、思维奔逸、行为增多,其精神活动互相配合、协调,症状富有感染力。部分躁狂患者,当其行为受到约束时,可能产生妄想,但其多持续时间短暂,缺乏系统、泛化、固定的妄想结构的特点,其内容与情感、行为一致。而精神分裂症则思维紊乱、情感反复无常、行为古怪奇特,精神活动呈现互不统一的不协调的精神运动性兴奋,具有杂乱、四分五裂的青春性兴奋特点。

单纯型精神分裂症的情感淡漠及紧张型精神分裂症的精神运动性抑制,常常需要与抑郁症区别开来,尤其当抑郁症患者也出现听幻觉时。要注意到抑郁症的情感低落是一种负性情感增强的表现,患者情绪低沉,终日忧心忡忡、愁眉不展、悲观失望,抑郁症的幻觉常与精神抑郁内容相一致。如有自罪妄想的抑郁症,患者听到说他有罪、应该死等声音。抑郁症的情感淡漠与精神分裂症的情感淡漠有本质区别,而且精神分裂症的情感淡漠常与思维贫乏、意志低下同时存在。

2.偏执性精神病

偏执型精神分裂症，除了具有精神分裂症基本症状，同时有各种系统的妄想，应与偏执性精神病进行鉴别。

偏执性精神病包括偏执狂、偏执状态与妄想痴呆。

偏执性精神病的临床突出症状是妄想。妄想多具有顽固、系统、持久的临床特征。其内容多不荒谬和现实生活有一定联系，与精神分裂症妄想的荒谬、离奇及脱离现实的临床特征截然不同。偏执性精神病从精神病理学角度来看，除妄想外其他心理、社会功能多保持正常。而精神分裂症则是整个精神活动的损害。偏执性精神病的妄想具有治疗效果不佳，甚至持续终生，不出现精神衰退的特点；而精神分裂症的妄想多数在各种抗精神病药物治疗后变得淡化，甚至消失。

3.心因性精神障碍

部分急性起病的精神分裂症，病前具有明显发病诱因，疾病早期酷似心因性精神障碍，要注意鉴别。

心因性精神障碍的急性应激障碍是由急剧、重大精神刺激作用而发病的。不仅发病时间与精神刺激因素的时间密切相关，而且精神症状也与精神刺激因素有内在联系，其病程和预后也取决于精神因素是否能及早去除。而精神分裂症的临床症状经常与精神因素联系不密切。开始时，言语内容可能与精神刺激因素有些联系，但随病程发展逐渐背离，精神刺激去除后也不能使疾病获得缓解。

4.神经症

不少单纯型精神分裂症早期具有类神经衰弱症状群，表面看上去酷似神经衰弱。曾有一例男性患者误诊为神经衰弱达 3 年之久，失去了早期治疗机会。

神经衰弱与精神分裂症的主要区别在于：前者为轻性精神病，疾病无论多严重，大脑精神活动始终保持着完整性与统一性。患者虽周身不适，主诉颇多，但能坚持学习与上班工作，精神活动的社会功能保持良好，人际关系及进行情感与思想交流全无障碍，对疾病关心，迫切求医。而精神分裂症则在“神经衰弱”症状群掩盖下，存在着精神分裂症的蛛丝马迹，如症状虽多，但缺乏应有的内心痛苦体验，无迫切求医的积极性，与其交谈能发现患者的谈话内容空洞，思维结构显得松散，缺乏主题，自知力也欠完整。偶可有呆愣、窥镜等行为异常或感知综合障碍等。

癔症与精神分裂症的共同点是临床表现症状均多种多样。但其疾病本质却迥然不同。青春型精神分裂症急性起病时，常突然表现兴奋躁动、话多，个别患者呈癔症情感暴发样表现，情感色彩显得较突出，确需进行鉴别。癔症患者全部由明确的心理因素致病，各种症状都只有明显的暴发性，而精神分裂症发病多无明显诱因，大部分患者缓慢起病。癔症患者的症状多具有明显暗示性，通过暗示治疗可获得戏剧性效果。如经言语暗示后给一次电针或电痉挛治疗即可疾病痊愈，完全恢复常态。精神分裂症的兴奋、躁动等症状则较持久，暗示治疗无效。非经系统精神药物治疗不能使症状缓解。

有些精神分裂症，突出表现强迫症状，需与强迫性神经症进行区别（表 4-1）。

表 4-1　强迫性神经症与精神分裂症的区别

区别方面	强迫性神经症	精神分裂症
病因	多有明显精神症状	多无明显诱因
病前个性	强迫个性	分裂个性
症状特点	单调而容易理解	同时有两个以上症状，荒谬不可理解
对症状的体验	深刻	不深刻
要求摆脱症状态度	迫切	不迫切
社会适应能力	良好	不良
病程	症状持久，病程冗长	症状多变，病程可短可长
预后	良好	差

5.器质性精神障碍

青春型、紧张型精神分裂症急性起病，伴有意识障碍时，应注意与急性脑器质性精神病相鉴别。前者意识障碍程度往往较浅，持续时间短暂；后者则意识障碍较深，伴随意识障碍出现进行性加重的智能障碍。缓慢起病的精神分裂症及精神分裂症慢性期的临床相酷似器质性痴呆。慢性脑器质性精神障碍以突出的进行性智能障碍为特点，而精神分裂症则以精神活动的四分五裂为特征。两者表面相似，但有本质区别，可用智力检查的方法进行鉴别。

总之，对于精神分裂症诊断与鉴别诊断，目前多以临床表现、症状学特点进行综合分析。不少诊断标准可作为日常工作参考。典型病例的诊断并不困难，疑难病例则需经临床动态观察，根据病程演变、症状的转归，到一定时间后才能做出肯定诊断。如临床曾有病例经病程 5 年、3 次住院才被确定诊断。

七、治疗

（一）治疗原则

根据疾病不同阶段和临床症状特点，应掌握以下原则。

（1）早期及症状充分发展期：在精神症状活跃阶段，应采取药物或合并物理治疗充分治疗以尽快控制精神症状。药物包括第一代抗精神病药如氯丙嗪、奋乃静、氟哌啶醇等，第二代抗精神病药如氯氮平、利培酮、奥氮平等；物理治疗则包括电痉挛、经颅磁刺激等治疗。

（2）当精神症状减轻，疾病进入恢复阶段时，有针对性的治疗方案是药物治疗合并心理及工娱治疗，用来帮助患者认识症状，恢复自知力，解除因患精神病带给患者的精神负担，鼓励他们积极参加活动，较好地配合治疗，以达到早日康复的目的。

（3）慢性阶段：精神分裂症慢性期，患者处于不同程度的精神缺损状态，有各种残留症状。如好发脾气或情感反应迟钝或对任何事缺乏意向活动（缺乏进取、上进心），以及零散的幻觉、片断的妄想等。设法加强这些患者与社会的联系，活跃患者生活，以延缓或避免进入精神衰退是治疗的总原则。因此，慢性阶段的合理治疗措施是必要的药物维持治疗合并有组织的工娱治疗及行为治疗。

总之，精神分裂症的治疗在急性阶段以药物治疗为主，慢性阶段必须药物维持治疗，心理社会康复指导也很重要。

(二)治疗方法

1.药物治疗

抗精神病药物,又称为神经阻滞剂,能有效地控制精神分裂症的症状。自20世纪50年代发现的氯丙嗪,至现在临床上已普遍应用的第二代抗精神病药物,各种抗精神病药物都有控制精神分裂症症状的作用。从临床治疗实践中也可以体会到某些药物对某些症状群有相对选择性。

(1)急性期药物治疗:首次发病或者缓解后复发的患者,抗精神病药物治疗力求充分和系统,以达到较高的临床缓解。一般急性期治疗需要8～10周。常用的抗精神病药物如下。

氯丙嗪:在无躯体禁忌证情况下,氯丙嗪为控制兴奋的首选药物。立即控制兴奋,可采取静脉注射途径给药。常用剂量为盐酸氯丙嗪50～100 mg,溶于0.9 %氯化钠20 mL中。缓慢静注,每日1～2次,能有效地控制青春型精神运动性兴奋及偏执型受各种幻觉妄想支配而兴奋躁动。亚急性兴奋者,可用复方氯丙嗪(盐酸氯丙嗪与盐酸异丙嗪混合液)做臀部深层肌内注射,每次50～100 mg,每日2～3次。各种类型精神分裂症,兴奋控制后可改为口服法给药,做系统的疗程治疗。

氟哌啶醇:兴奋躁动同时伴肝功异常,或以行为障碍为突出症状者,应选用氟哌啶醇。开始可肌内注射5～20 mg,每日3～4次。

有效地控制精神分裂症的兴奋躁动与使用抗精神病药物治疗的同时,可辅助以一般镇静安眠药,如肌内注射或静注地西泮注射液10～20 mg,睡前口服水合氯醛等。

氯丙嗪与氟哌啶醇不但能有效地控制兴奋,而且对精神分裂症的幻觉妄想也有良好效果。这两种方法目前在临床上也在广泛应用。第一代抗精神病药物中还有其他种类的药物,但在急性期治疗中多受到起效时间的限制,使用时常合并上述的两种治疗方式。如奋乃静、三氟拉嗪、氟哌噻吨及舒必利等。这几种药物及氯丙嗪、氟哌啶醇都对幻觉、妄想有良好的效果,其中氟哌噻吨、舒必利还对阴性症状有一定的改善作用。具体用法见药物治疗章节。

20世纪90年代以来,出现了第二代抗精神病药物。这类药物的药理作用不仅限于D_2受体,同时作用于5-HT_2受体及其他受体。其特点是锥体外系不良反应明显低于第一代抗精神病药物。其代表药物为氯氮平。

氯氮平:虽然其具有明显的抗精神病作用,且锥体外系不良反应轻,曾有多项研究显示,氯氮平是目前唯一一个对难治性精神分裂症有效的药物,但因其有引起粒细胞减少甚至缺乏的可能,而使其在临床的应用一波三折,故在使用此药治疗时需要定期监测粒细胞,一旦出现粒细胞减少,应立即停药。如果长期应用,有引起血糖增高、血脂代谢异常的可能性,比其他药物所致的风险更高,因此定期检查血糖和血脂也是必要的。由于氯氮平长期应用常引起难以处理的代谢综合征,因此选用氯氮平治疗应当慎重考虑,可将氯氮平作为三线用药。

利培酮:较早出现的新型抗精神病药物,特点是5-HT_2/D_2受体平衡拮抗剂,除对阳性症状有效外,也能改善阴性症状。此药有片剂、口服液及长效针剂3种剂型,可适用于不同的患者,是目前临床上使用比较广泛的第二代抗精神病药。常见的不良反应有锥体外系不良反应和月经间隔延长或停经等。利培酮有长效注射剂,对依从性不良者可以应用。

奥氮平:药理作用与氯氮平相似,但罕见粒细胞减少或缺乏的不良反应,也很少见锥体外系不良反应。对阳性和阴性症状均有疗效。在不良反应方面,应当注意体重增加、血脂代谢异常和镇静作用。

喹硫平:对精神分裂症的阳性症状的治疗作用较弱,但可改善情感症状,并对精神分裂症伴随的强迫症状有一定的改善作用。常见不良反应有镇静作用。

阿立哌唑:结构和药理作用都较特殊,是DA和5-HT系统稳定剂。对精神分裂症的阳性和阴性症状及抑郁症状都有改善作用。无催乳素升高的不良反应,对糖脂代谢无明显影响。常见的不良反应有恶心、呕吐,随用药时间加长而逐渐减轻或消失。

齐拉西酮:该药与餐同服可使其生物利用度增加到100%,因此服药时间应在进餐时,或最晚不超过饭后半小时。其特点为对精神分裂症的阳性和阴性症状及抑郁症状都有改善作用。基本不影响糖脂代谢和体重。此药有胶囊、片剂和针剂3种剂型。针剂用于快速控制精神分裂症的兴奋、激越、冲动,疗效与氟哌啶醇注射液相当。常见不良反应有镇静作用,可引起嗜睡或睡眠失调,表现为入睡困难,昼间睡眠时间过长。

帕利哌酮:为利培酮代谢物的有效成分,特点是起效迅速,每日1次服药,不良反应较少,有的病例可能出现和利培酮相似的不良反应,一般程度较轻。对改善患者的社会功能有一定作用。

氨磺必利:具有独特的药理学特性,对精神分裂症阳性和阴性症状疗效较好,不良反应轻。

(2)继续治疗与维持治疗:在急性期症状得到控制后,应继续使用抗精神病药物治疗,剂量维持时间目前尚无统一意见,但是近年来趋向于长时间用药,多数学者建议维持治疗不低于3年或5年,有复发的病史的患者应当长期用药。有关维持其治疗药物的剂量问题,争论的时间已经很久。选用第一代抗精神病药,其维持治疗的剂量可用急性期有效剂量的1/3～1/2。而第二代的维持治疗剂量就是急性期治疗的有效剂量。有的研究显示(2010年),在维持治疗期降低利培酮原用的有效剂量,复发率和再住院率都明显提高,可见维持治疗的药物剂量保持其急性期治疗量将减少患者病情复发的概率。

维持治疗的目的在于减少复发或症状波动,有资料表明药物的维持治疗对预防本病的复发十分重要。有学者报道维持治疗3年的观察,发现抗精神病药物维持治疗组在预防复发上较安慰剂组高2～3倍。因间断治疗症状再现,恢复治疗后其疗效不如连续服药治疗。

在继续治疗与维持治疗阶段,对于有明显症状而拒绝服药,以及处于巩固疗效、预防复发阶级的患者可使用长效针剂。长效针剂主要有氟奋乃静癸酸酯、癸酸氟哌啶醇、哌泊噻嗪棕榈酸酯及棕榈酸帕利哌酮,这几种针剂均为每月注射1次。还有利培酮微球注射液,需要每月注射2次。另外,还有一种五氟利多片,可每周服用1次。

2.心理治疗

除兴奋躁动、不合作的患者外,在精神分裂症的不同疾病阶段,均应配合药物对患者给予心理治疗。

3.工娱治疗

疾病恢复期及慢性期,要在药物维持治疗基础上,组织患者从事各种工娱治疗活动。

八、精神分裂症患者的护理

(一)临床护理

1.一般护理

由于这些患者的精神活动脱离现实和情感淡漠,护士应督促、提醒或协助其料理个人卫生,使其注意自己的仪表,督促患者进食、饮水。对因疑心而不敢进食者,可让其从饭菜中挑选,也可由护士尝吃,以释其疑。对退缩和木僵患者,要劝吃、喂吃,实在不吃即鼻饲。应鼓励患者多饮水。为保证患者安全,对有冲动、攻击、自伤及伤人行为者,应适当隔离、保护,定时进行危险物品的检查。

2.对症护理

精神分裂症患者行为多退缩,爱幻想,喜欢孤居独处。可通过为患者更衣、扫床、理发、剪指甲等,引导其与别人交流、来往。劝其参与学唱歌、做游戏、下象棋、打扑克等,以与现实外界接触,将其注意力转移到外部世界。对于幻觉和妄想,患者多信以为真,护士尽量不与其争辩,但可列举其他患者的事例来说明,尽量不给当事人以直接否定。事实上,与患者争论幻觉和妄想的真实性是无济于事的,应使其随着治疗的进行而逐渐动摇、消失。对于那些具有迫害、嫉妒妄想患者的叙述,最好是只听不表态。

3.治疗护理

精神分裂症患者一般病期较长,治疗显效较慢,即便病情缓解,仍有相当一部分患者复发。患者本人及其家属往往对治疗信心不足,配合不够默契。这就要做好其心理护理,使其积极协助、配合治疗的进行。患者服药时一定亲自看着其将药服下,并注意观察药物不良反应。对胰岛素休克治疗的患者,一定要观察患者的进食情况,督促进餐,减少继发性低血糖反应的发生。电痉挛治疗者,治疗前晚 8 点后禁食,执行治疗前药物注射等。

(二)康复护理

抗精神病药物的维持治疗,是巩固治疗效果、预防病情复发、进行康复治疗和护理的基础。药物的品种和剂量因人而异。但以能够保持原来的治疗效果,而又无明显不良反应的最小剂量为宜。药物维持治疗贵在持之以恒。药物剂量可以适当减低,但绝不能停止应用。一定要定期门诊复查,在医师的指导下用药。注意工作技能训练,有利于促进康复并重返社会,其具体措施是发掘患者原有的才能,促使其特长得以发挥,同时给予一定的经济报酬,以激励其向正常人身份的角色转移。也可通过工娱治疗或集体活动,改善其社会活动能力,以减轻脱离社会现实的倾向。通过对患者家属进行教育、讲课,改善其家庭气氛,提高帮助患者对付应激的保护能力,减少病情的波动和复发。也可为精神分裂症患者创设一个"模拟社会生活区",该生活区由几名医护人员做指导,进行必要的医疗照顾,生活上患者自己管理自己,贴近现实生活。白天各自去工作、学习,晚上回生活区休息。通过一个阶段的过渡,然后重返社会。

九、预防

对精神分裂症的预防包含着两个内容,即预防发病和防止复发。

(一)预防发病

精神分裂症的发病与病前个性有密切关系。因此,幼儿期的心理卫生教育及个性锻炼,对去除发病因素有重要作用。

加强精神卫生科普宣传，提高人民的精神病常识，使精神分裂症能被早期发现，得到早期治疗。优生优育，减少遗传因素对儿童的影响，以减少精神分裂症的发病率。如建议育龄期患者处于症状活跃期时不宜生育等。

精神分裂症的一级预防尚未能实施以前，预防的重点应放在早期发现、早期治疗和预防复发上。

(二)预防复发

精神分裂症有明显复发倾向，经临床资料调查，导致复发的重要因素是患者不能按医嘱坚持服药。因此，反复向患者与家属强调维持治疗的重要性，说服动员患者坚持服药，是预防复发的重要措施。在维持治疗期间应当制定后续康复措施，以降低复发率，增加回归社会的机会。

另外，掌握患者复发前症状特点，及时调整治疗也是预防复发的有力措施之一。合理安排患者生活、学习，使患者过有规律的疗养生活，经常对患者做心理治疗，均对预防复发起积极作用。

第三节 创伤后应激障碍

一、心理护理的定义及简析

(一)心理护理的定义

心理护理指在护理过程中，护士通过各种方式和途径(包括主动运用心理学的理论和技能)，积极地影响患者的心理活动，帮助患者在自身条件下获得最适宜身心状态。

心理护理的概念有广义和狭义之分。广义的心理护理，指不拘泥具体形式，给患者心理活动以积极影响的护士的一切言谈举止；狭义的心理护理，指护士主动运用心理学的理论和技能，按照程序、运用技巧，把患者的不佳身心状态调控至最适宜身心状态的过程。

上述定义中“帮助患者获得最适宜身心状态”，与既往同类定义中“促进患者身心康复”的最大不同，是“患者的最适宜身心状态”可涵盖所有患者，而“促进患者身心康复”却无法涵盖最需要给予关怀、现代医疗回天乏术的患者。“患者的身心状态”并非仅与其疾病严重程度成正比，更主要取决于其自身的主观体验，如有人偶染微恙就终日愁眉不展，有人身患绝症却始终笑对病魔。创伤后应激障碍(posttraumatic stress disorder，PTSD)患者同样可因其自身主观体验而呈现身心状态的显著差异，当PTSD患者充分感受到家人与医护人员的关爱，能够平静地面对生活时，他就获得了最适宜身心状态；反之，当PTSD患者未能与家人或医护人员较充分沟通而满腹狐疑、心事重重时，他就未能获得较适宜身心状态。

虽然患者能否获得身心康复或其进程顺利与否，并不仅仅取决于护理方式，但护士却可以竭尽护理之手段，控制一切不利于患者身心的消极影响，帮助PTSD患者获得最适宜身心状态。患者的最适宜身心状态，并非恒定的绝对值，而是动态的相对值，它随时可因患者的病程及一切可能影响患者主观体验的因素而上下波动。

(二)心理护理是运用于护理领域的独特概念

"心理护理"的概念,已成为现代护理模式——整体护理的核心概念。心理护理既强调运用心理学的理论和方法,更要求实施者紧密结合护理专业的临床实践,倡导充分发挥护士与患者最密切接触的专业优势,致力于患者病程过程中心理问题的研究和解决,为患者营造良好的身心健康氛围等。

当前不少临床护士对心理护理的理解存在误区,有人将心理护理等同于心理治疗,认为所有护士均需要接受心理治疗与咨询等系统培训;有人把心理护理混同于思想工作,用"树立共产主义人生观"为 PTSD 患者做"宣教";有人强调工作忙、时间紧,无暇顾及心理护理。上述 3 种对心理护理的片面理解在临床护士中颇具代表性,这也是我国临床心理护理深入发展的最主要症结。

根据心理护理的广义、狭义概念,可将其简要地概括为三个"不":①不同于心理治疗;②不同于思想工作;③不限于护患交流。

二、心理护理与心理治疗的异同点

心理治疗又称精神治疗,是一大类方法的总称。心理治疗是一种治疗形式特殊的人际关系过程,即以心理学理论体系为指导,以治疗者和来访者的关系为桥梁,由经过专业训练的治疗者运用相关理论和技术,对来访者进行帮助的过程。其目的是帮助来访者减轻情绪障碍,改变适应不良的行为方式,促进人格成长,以及更有效地应对和处理生活中的问题。

"心理护理"与"心理治疗"是两个既有联系亦有区别的不同概念。两者虽有共同的实施对象,但各自侧重点不同。心理治疗主张运用心理学的理论和技术协同精神医学专业治疗精神障碍的患者;心理护理则更侧重精神健康人群的心理保健,强调对心身疾病、躯体疾病而无明显精神疾病患者及健康人群提供心理健康的指导或干预。

"心理护理"是运用于护理领域、有别于"心理治疗"的独特概念。实施心理护理,不宜模仿或照搬心理治疗技术,必须有自成体系的先进科学理论和规范操作模式。心理护理理论作为护理心理学理论体系的重要组成,是护理人员不可或缺的知识结构。心理护理必须紧扣护理过程的每个环节,借鉴"他山之石",逐步发展成为具专业特色的系统理论和运用技术。此外,心理护理不同于一般的人生观、价值观等思想教育工作,心理护理的效用随时、处处体现在护士与患者交往的举手投足之间。

三、心理护理的实施形式

开展临床心理护理,借鉴现有的临床分级护理模式(依据患者病情轻重,将其护理等级依次区分为特别护理、一级护理、二级护理和三级护理),依据患者身心状况的好、中、差,区分轻重缓急地实施心理干预,有望显著增强心理护理的针对性、有效性。例如:对有严重心理危机的患者,相当于基础护理的特别护理或一级护理对象,可实施狭义的心理护理;对心理状态较稳定的患者,相当于基础护理的二级或三级护理对象,宜实施广义的心理护理。这样可较大程度地减少心理护理的盲目性,把有限的护理资源首先用于心理激烈冲突、随时可能发生意外的患者。

现以 PTSD 患者的心理护理为例,对上述观点做一诠释。虽然多数 PTSD 患者均有不同程度的恐惧、抑郁,PTSD 患者因严重抑郁而自杀的事件也屡有发生,但自杀的 PTSD 患者相对于整个PTSD患者群体毕竟是极少数，这提示临床医务人员，实施PTSD患者的心理护理不宜采用“蜻蜓点水”的方式，把精力、时间平均分配到每个PTSD患者。否则，处于严重抑郁状态、有自杀前兆的患者就可能被忽略，其心理危机得不到及时甄别、干预，发生无可挽回的悲剧。若医护人员能因人而异地对PTSD患者分别实施广义或狭义的心理护理，尤其在医护人员少、患者多的条件下，把干预重点锁定在有严重心理危机的PTSD患者身上，方可有效地避免PTSD患者的意外死亡。

临床心理护理的实施形式可依据不同的方法分类。以下是临床心理护理的两种分类形式。

(一)个性化心理护理与共性化心理护理

这是依据患者心理问题的特征性进行分类。

1.个性化心理护理

个性化心理护理指目标较明确、针对性较强，用以解决患者特异性、个性化心理问题的心理护理。它要求护士准确地把握患者在疾病过程中表现出来的对患者身心健康有明显危害的不良心理状态，及时采取有的放矢的对策，迅速缓解患者承受的强大心理压力。例如，针对PTSD患者的极度恐惧、创伤毁容患者的痛不欲生等十分突出的心理问题，必须通过个性化心理护理，尽快解除患者的危机性心理负荷。

2.共性化心理护理

共性化心理护理指目标不明确、针对性不强，仅从满足患者需要的一般规律出发，用以解决患者同类性质或共同特征心理问题的心理护理。它要求护士善于归纳和掌握患者心理问题的共性规律，在实践中运用各种规律对某患者尚未明确、随时可能发生的潜在心理问题予以提前干预，以防其严重心理失常的发生。

患者心理问题的共性化和个性化是相对的，共性化问题可含有个性化特征，个性化问题又具有共性化规律。例如：PTSD患者的心理问题，基本可涵盖所有PTSD患者心理活动的共性规律；但PTSD患者共性化问题相对于其他患者，其心理反应又有独特个性(个性化)；PTSD患者群体中，又有少数患者因无法承受痛苦而选择结束生命的个案。判断患者心理问题的特征，最关键的环节是掌握患者的人格特征，体察患者的主观体验。

(二)有意识心理护理与无意识心理护理

这是根据护士心理护理意识的差异进行分类。

1.有意识心理护理

有意识心理护理也可称“狭义的心理护理”，指护士自觉地运用心理学的理论和技术，以设计的语言和行为，实现对患者的心理调控、心理支持或心理健康教育的过程。如根据患者的特别需要，运用心理学原理设计规范化指导语，可收到很好的效果。有意识心理护理需要相应的科学理论体系和规范化操作模式做支撑条件，要求实施者接受过专业化培训，有心理护理的主动意识。这也是当前心理护理领域迫切需要解决的问题和难点。

2.无意识心理护理

无意识心理护理也可称“广义的心理护理”，指客观存在于护理过程的每个环节、随时可能对患者心理状态产生积极影响的护士的一切言谈举止，包括建立良好的护患关系等，无论护士能否主动意识到，都可发挥心理护理的效应。护士良好的言谈举止，可向患者传递慰藉，使患者产生轻松愉快的情感体验，有助于患者保持较适宜身心状态。正有如患者之感受：护士的微笑，胜过一剂良药。无意识的心理护理，要求护士经常、主动地自省并随时调控在患者面前的一切言谈举止，使之尽可能地成为患者身心康复的催化剂。如某护士在一次护理实践操作中无意发现，当她把好心情用微笑传递给患者时，所有患者无一例外地感叹道："护士，今天您打针打得特别好，一点都不疼。"之后这位护士反思到：为何以往自己从未得到过患者的如此认同？最终她悟出了"职业微笑对患者普遍具有积极暗示作用"的结论，随之她要求自己在日后的临床护理实践中，把这种无意识的心理护理形式转化为有意识的心理护理，把职业微笑贯穿于护患沟通的整个过程中。

临床护理无论属于哪种形式，具体实施的效益绝非以护士的主观意志或自觉意识为转移，人为地分为"有心理护理"或"无心理护理"。护士对患者心理状态的影响，随时随地出自护士的角色行为模式，源于护士有意或无意的举手投足。若护士的言行不能给患者心理以积极的影响，就可能对患者心境造成消极影响。护士应特别注意约束随意性语言，预防不经意间对患者身心产生的不利影响。

四、PTSD患者心理反应特征

（一）再体验

再体验即个体会产生闯入性的创伤情景再现，而且再现的内容非常清晰、具体。尤其生活中与创伤可能产生联系的任何事物，都可能引起个体对创伤情境的再体验。这种体验会给个体带来极大的痛苦，并有可能进一步恶化，产生一些PTSD相关的共病（如焦虑、恐惧、自责、失望、抱怨等）。

（二）回避

反应出于对再体验的痛苦，个体会主动回避一些可能引发创伤体验的事物。这种回避反应一方面对个体是一种保护机制，但另一方面会延缓个体PTSD相关障碍的复原。

（三）高警觉

高警觉就是对许多小的细节都引起比较强烈的反应。不少患者则出现难以入睡、易惊醒等睡眠障碍，表现出易激惹或易发怒、容易受惊吓、注意力不集中等警觉性增高的症状。

五、PTSD患者临床心理评估及常用方法

（一）临床心理评估的基本概念

心理评估即依据心理学的理论和方法对人的心理现状及其水平做出综合性评价、鉴定等，可视作过程、手段或技术。提及心理评估的方法，人们便联想到心理测验或将两者等同。其实心理测验只是心理评估的手段之一，后者需综合运用观察法、访谈法、量表法等各种心理学方法，有时还需采用实验法。

临床心理评估指将心理评估的通用理论与方法运用于临床，以临床患者为主要评估对象，可评定及甄别患者心理状态的一系列应用性评估手段和技术。与心理评估相比，临床心理评估所涉及范畴、内容相对局限，更侧重个体身心健康及其影响因素。如临床心理评估较多关注与个体健康密切关联的人格特质倾向，而较少关注个体的智力等心理测验结果。故有人认为临床心理评估方式较接近于临床诊断，可判定和鉴别患者的心理问题或障

碍及其心理特征。

（二）护理领域的临床心理评估

护理领域的临床心理评估，则是进一步限定临床心理评估的应用范围，即依据护理心理学的护理对象之研究侧重点，排除精神异常人群，可由全体护士参与并熟练掌握，区别于医学心理学的临床心理评估。护理领域的临床心理评估，遵循心理评估的原理、方法及原则，融合心理学、医学、护理学、社会学等综合知识技能的科学评估技术，是体现专业特色的最基础方法。以下所述"临床心理评估"，均指"护理领域的临床心理评估"。

（三）PTSD 患者临床心理评估的常用方法

1.观察法

（1）观察法的概念：观察法属于定性或半定量的心理评估方法。护士对 PTSD 患者的个别、代表性的行为实施直接或间接观察，推论其行为活动所反映的心理特征，是临床心理评估的方法。

（2）观察法的特点。①结果较客观真实：观察法评估多用于 PTSD 患者行为发生的当时、当地，可为护士提供患者自然的表情动作、行为方式所表征的心理反应，甚至患者试图掩饰的部分情绪状态，使护士随时获得患者身心状态的基本、真实资料。护士还可用观察法验证和评价 PTSD 患者及其亲属等提供或心理测评所获相关评估信息，且观察法多次评估的结果不易重复。②患者可不受干扰：与访谈法、量表法相比，观察法无须患者做任何配合，尤其适用于卧床不起、言谈举止力不从心的重症患者，可弥补其他方法不便实施之不足。③简便、快捷、易操作：观察法的最大优点在于不受任何时间、场景、条件的限制，一般无须特别安排时间，可随时随地从患者的举手投足中采集信息。④受护士个体水平限制：观察法的评估结果，在相当的程度上受制于护士个体的临床经验和专业水平。例如：新护士初到临床的观察视野较局限，易被 PTSD 患者的某些表面现象所蒙蔽；经验丰富的高年资护士则观察视野开阔，能识别 PTSD 患者外在的行为潜台词及其性质。护士的洞察力、综合分析能力，对观察法的评估影响很大。

（3）观察法的设计。①确定观察目标行为：患者行为观察的内容可包括仪表、身体状况、言谈举止、气质特征、性格向性、疾病认知态度、应对方式和应变能力等。但护士不能谋求一次把 PTSD 患者的所有行为均列为观察目标，否则将顾此失彼，达不到观察目的。②选择适宜的观察方式：确定观察目标行为后，还需选择适宜的观察方式。使用连续性或轮转性观察，是否采用隐蔽性观察等，均需与所设计观察目标一致。

（4）观察资料的记录方式。①叙述性记录：为常用的观察资料记录法。可用笔记、录音、录像等，或联合使用上述各类方法，也可按时间顺序编制成建议观察记录表。此法不仅便于记录所观察行为，还可进行推理判断。②事件性记录：记录一次观察期内目标行为或事件的发生频率，又称时间样本。PTSD 患者在疾病诊疗过程中，经常遇到一些特殊事件，不同程度地干扰其心理活动及行为能力。

（5）观察法注意事项：①确定观察的目标行为（单个行为或被分解的某类行为），明确界定可能影响目标行为的各种因素。②确定并记录每天观察的次数、时间和地点，记录被观察者的行为如何被周围环境影响。③注意被观察者的行为如何被他人的言语、非言语因素所改变，尽快记录某一时间的发生（间隔性记录例外）。④叙述或记录中，详尽记录被观察者叙说重要内容的表达方式、说话时周边情况。⑤记录时间发生的全过程,尽可能客观、完整和准确地记录观察时间或目标行为。⑥观察记录中使用日常语言,少用术语,采用描述式记录目标行为时避免使用解释方式,注意他人对被观察者的行为反应。⑦观察者需认知、评价其在被观察者心目中的整体影响,观察和评估过程中,观察者要经常意识自身角色,特别是自己的感觉和反应,观察者需自控,不对与目标行为关系不大的特殊行为和突发事件表现兴趣。⑧对于观察者年龄或文化背景悬殊的结果分析,尽可能从被观察者的角度理解其行为,合理探索和解释所观察行为的产生原因。

2.访谈法

(1)访谈路径与主题。①患者的主观表达:护士通过倾听患者主观表达,大体可了解以下信息,如患者的疾病认知及相关常识的掌握程度、当前主导需求、对疾病所持态度、患者角色的适应程度、对医疗环境及医院人文环境(医护人员、其他病患所形成的氛围)的评价、对亲友等社会支持系统的期望、常用应对方式等。②患者的客观他评:患者亲属、其他医务工作者、相邻患者对某患者的评价,也可为护士的访谈评估提供大量的信息。特别是典型的内倾人格的患者,多羞于向他人披露自己的内心世界,凡事只与最亲近的家人窃窃私语。此类患者的亲属是护士评估患者的最适宜访谈对象。③患者的个人背景:访谈还可涉及患者的生长地、文化背景、经济能力、婚姻状况、成长经历、心理或精神类病史、家庭结构模式,以及主要家庭成员的心理或精神健康状况、职业、与患者的关系信息等。这些访谈结果可为分析患者的心理失衡原因、制定针对性对策提供实质性依据。

(2)访谈内容:为弥补观察访谈的不足,有临床工作者提出一种半定式方法。访谈者可根据其需要编制半定式的访谈检查表。

(3)访谈的类型。①结构式访谈:也叫封闭式访谈,根据特定目的预先设定谈话的结构、程序并限制谈话内容,效率较高。②自由式访谈:也叫开放式访谈,较少约束患者,能自由表述意见,交谈气氛轻松。③半结构式访谈:护士事先准备粗线条的访谈提纲,根据评估的内容向患者提问,同时也允许患者积极参与。

(4)访谈的技巧。①措辞:包括以适宜称谓尊称患者、简要说明谈访目的、对患者的合作致谢等;访谈用词应通俗易懂,尽量避免方言或少用专业术语,以舒缓语气引导患者的默契配合。②提问:根据提问的要点可归纳为5种提问方式,但开放性提问使用频率最高。③记录:无论采用何种记录方式,均可获得患者的认同,并向患者承诺不播散其私密资料。④倾听:诚恳、专业、耐心地倾听患者的表述,才能抓住问题的关键。倾听时需把握4个要素,即距离、姿态、举止和应答。适宜的角度和距离、身体稍前倾的姿势、适时点头微笑、注视、简短的赞许性语言等,均可体现护士对患者的接纳、肯定、关注、鼓励等情绪,使患者感受其真诚关怀。此外,访谈时护士需关注患者说什么,还可通过患者的声音、表情、姿势等关注其如何说;从患者的话外音察觉尚未表述的潜台词以获得准确信息。⑤回应:访谈过程中护士对患者的言行所做的反应,包括言语反应和非言语反应。护士的反应不仅直接影响患者的访谈方式和内容,也可在一定程度上限定访谈的整体结构和运行节奏。回应方式有以下几种。认可,指患者对护士所说的话表示已经听见,且希望对方继续说。通常表示认可也包括两类行为:一类是言语行为,如“嗯”“是吗”“很好”等;另一类是非言语行为,如点头、微笑、鼓励的目光等。鼓励,指护士适当地鼓励和支持。适当地自我暴露，如访谈中有时患者会询问护士的兴趣爱好、星象等私人问题，若护士能适当地自我暴露可拉近与患者的距离。若访谈的形式仅局限于刻板的一问一答，会使患者感到十分紧张，没有足够的心理空间进行自我探索。若护士能描述自己的经验，可使患者在倾听的过程中更积极地探索自己的内心世界。

3.量表法

选择通用、标准的心理量表对患者进行心理状态的测评，也是心理测验中的常用方法。量表由一些经过严格选择、较准确、较可靠反映人的某些心理特点的问题或操作任务所组成。患者临床心理评估使用最多的是心理卫生评定量表。

六、PTSD 患者早期护理干预

PTSD 目前还没有很好的根本性治疗方法，因此早期给予干预显得尤为重要。干预的目的是预防 PTSD 的发生，缓解症状，减少共病，防止迁延。

(一)PTSD 的观察与评估

详细了解患者病史，密切观察患者创伤后生命体征的变化，如神志、瞳孔、脉搏、呼吸、血压、体温及面色、四肢末梢循环等，评估患者创伤程度和机体应激状态。根据 PTSD 诊断标准的三大核心症状结合相关诊断量表，目前国内以刘贤臣等编制的创伤后应激障碍自评量表(post-traumatic stress disorder self-rating scale，PTSD-SS)为首选，重点观察伤后患者情绪、表情、言语、行为、睡眠的改变，调查了解其对护理支持的需求，制定干预措施。

(二)早期心理干预

早期有效的心理干预在 PTSD 的治疗和康复过程中起着重要的作用。主要的心理治疗有认知行为治疗、暴露治疗、精神动力治疗。其中最常见的是认知行为治疗，它通过矫正患者错误的思维模式来进行认知重建，是一种非常有效的治疗方法。患者创伤后即开始干预，在就医诊疗流程中建立良好的护患关系是 PTSD 干预的基础，特别是对 PTSD 易感人群，护士应主动关心、体贴照顾患者的生活，认真落实各项治疗及护理，及时发现患者细微的情绪波动和心理变化，鼓励患者说出内心的感受。采用放松训练、语言沟通交流、情感疏导支持等方式，耐心倾听，理解、迁就患者的各种不寻常行为，并给予及时、正确、合理的解释。用暗示和鼓励性语言，指导患者及时调整心态，帮助找到正确的应对方式。使患者振作精神，充满信心，积极面对伤病。干预的形式可以多样化，如一对一的面谈、电话咨询、团体辅导等，根据实际情况灵活采用，如结合儿童的心理特点可采用游戏治疗等。

(三)药物治疗

药物治疗是心理干预的辅助工具，目前主要是使用选择性 5-羟色胺再摄取抑制药类抗抑郁药物，它能够明显缓解抑郁、焦虑症状，改善睡眠质量，减少回避症状。我国还尝试性应用了中西医结合治疗 PTSD，结果显示起效快，不良反应少，患者的依从性高。另外，躯体症状的改善可以影响个体情绪的改变，因此创伤事件发生后，应针对个体的躯体症状及时给予药物对症治疗。

(四)对症护理

1.舒适护理

疼痛是引起应激反应的重要因素之一，既可成为一个强烈而持久的应激源，引起器官、脏器功能代谢的变化,又可导致患者恐惧、焦虑、抑郁等不良心理反应发生。因此,在明确病因的前提下,早期镇痛治疗是预防 PTSD 的有效措施之一。护理人员应尽可能改善患者的休养环境,积极为患者创造温馨、宽松、安静的舒适环境,激发患者对良好预后的期望及自我控制能力。集中进行护理操作,尽量减少患者身体的疼痛和暴露。避免暗示性语言,不将其与症状较多的患者安排在同一病室,以免增加新症状或使原有症状加重。加强不安全因素和危险物品的管理,预见性地采取一切措施,及时发现自杀、自残或冲动行为的发生。

2.睡眠护理

减少各种外界刺激,保证充足睡眠,不但有利于患者的诊疗,亦可降低 PTSD 发生率。PTSD 患者中约 90.2 %存在睡眠障碍,主要表现为难以入眠、易惊醒、出现创伤性内容的噩梦等,这主要是由 PTSD 的持续性觉醒亢进症状引起。同时睡眠障碍会导致疲劳、焦虑、易怒,严重影响创伤的救治效果,加重 PTSD。在病情允许的情况下,进行适当的娱乐活动,分散注意力,尽可能满足患者的合理需要。如应用音乐疗法,缓和创伤患者交感神经的过度紧张,抑制各种压力反应,必要时可以适当应用安眠药物改善患者睡眠。

3.社会支持

良好的家庭和积极的社会支持是创伤后应激障碍发生的保护因素。重视和加强家属心理行为的健康促进,积极进行沟通和交流,以取得家属的积极配合。护士可根据治疗、护理的具体情况改善探视条件,让家属、亲友多陪伴患者,给予心理上的支持和安慰。在患者出院前帮助其建立良好的家庭社会支持系统,定期随访、指导复查,为患者和家属提供各种形式的疾病健康教育和咨询,消除患者担心自身伤病加重社会和家庭成员负担的不良情绪。

4.健康教育

加强全民健康教育,提高人群对突发创伤事件的应对适应能力,特别是医务人员的健康教育。医务人员及时正确认识伤前、伤后的易感因素,发现 PTSD 的早期症状,提供临床治疗护理干预,帮助患者采取正确的应对措施,可避免 PTSD 的发生。

七、PTSD 患者心理护理方法

(一)护理原则

1.心理护理与躯体护理具有统一性和整体性

对患者进行躯体疾病护理,防止因躯体疾病而产生的情绪反应。阻断"患者心理因素加重躯体疾病,躯体疾病产生不良的情绪状态,不良情绪加重躯体疾病"这一恶性循环,帮助患者建立一个心身的良性循环,达到心身协调。注重个性调整:许多心身疾病患者均有不同程度的个性问题,因此在护理过程中要注意顺应患者个性,稳定其情绪,减少应激,进而重塑患者个性,从根本上预防疾病发生。

2.以患者为中心,在护理过程中体现个性化

虽然同一种疾病的患者具有某些相似的心理反应与躯体反应,但由于其个性特征不同、文化背景不同、遗传素质不同,其情绪障碍的方式也不同,心理问题的症结各异,因此在护理上应强调心身护理的个性化,应根据患者不同的情况及情绪、个性进行护理,不能以疾病为中心,而应以患者为中心,进行人性化护理。

3.确立护理的主要目标

在疾病的急性期,应注重缓解其躯体症状和体征。而在慢性期,则应着重解除病因和消除病理变化。护士应注意根据患者的具体情况选择合适护理目标来着重进行相应的护理。

4.重视其家属的心理健康教育

护士应注重对心身疾病患者家属的健康教育,因为家属在心身方面相互影响,其中一个人患病,对患者本身和家庭中其他成员都是一个较为强烈的应激源,而家属的焦虑、恐惧、担忧情绪如果随意表达出来,可影响患者,并加重患者的心理反应。所以在疾病的护理过程中,护士应善于发现患者家属的心理卫生问题,并积极向其宣教,用适当的方式进行指导,防止其影响患者的情绪。

(二)护理措施的实施

1.共性心理的护理

这是一种目标不太明确、针对性不太强,仅从满足患者需要的一般规律出发,用以解决患者中同类性质或共同特征心理问题的心理护理。要求护士归纳和掌握同类患者心理问题的内在规律,并在实践中运用各种规律。对患者尚未明确,但随时可能发生的潜在的心理问题进行必要的提前干预,以防止其严重的心理失常发生。

(1)建立良好的护患关系:心理护理在临床上能否获得实效,在很大程度上还取决于患者是否积极地进行配合。同其他疾病的患者一样,创伤后应激障碍并发躯体疾病的患者到医院看病后,也可以出现选择护士的现象,经过比较患者便会感到哪位护士比较善解人意,哪位护士是自己可以信赖的人,自己能够无所顾忌地把心思甚至自己的隐私告诉护士。良好的护患关系不仅仅是心理护理成功的关键,而且还是患者康复的关键。建立良好的护患关系,这主要取决于护士,护士对患者要有同情心和责任感,使患者确确实实地感觉到护士可亲可信,并能够把心底的郁闷倾吐出来,减轻患者的精神负担,并通过语言信息来沟通和密切护患关系,取得患者的配合。一旦建立了良好的护患关系,患者对护士实施的心理护理的合作就会比较主动,通常效果也较好。若在心理护理的过程中得不到患者的良好合作,即使护士对患者的心理问题有较准确的评估和较高明的对策,最终也只能是孤掌难鸣、纸上谈兵,难以获得实效。有时护士在遇到危重患者或在自己非常劳累的情况下,会产生一系列的心理应激,从而产生负性情绪,因而服务态度不好、不耐心,甚至训斥患者的现象也出现了,这样可在一定程度上影响护患关系的建立。在护患关系的建立过程中应注意以下几个问题:①以自己职业角色的人格影响力来赢得患者的基本信任。②注重了解患者的个性特征,尽可能地采用他们较能接受的方法实施。③护士必须维护患者的个人尊严及隐私权,在向患者本人了解感受或做相关调查时,应采用征询的口吻和关切的态度,不宜用质问的口气和刨根问底的做法。尤其是在与患者进行沟通的初始阶段,护士对患者不愿涉及但又的确事关其身心康复的问题,可用婉转的方式加以引导,切不可操之过急地强加于患者。④在心理护理过程中,护士还应尊重患者的主观意愿和个人习惯,包括考虑患者原有的社会角色,选择较适当的场合及适宜的方式,避免命令或说教式,多用协商、建议的方式为患者实施心理护理,这样有利于建立融洽的护患关系,增进护患之间的了解、信任与合作。良好的人际关系必须遵循无损于患者的身心健康,不违背患者的主观意愿,不泄露患者的个人隐私的原则,一旦良好的护患关系建立,应将其贯彻到心理护理的始终。

(2)心理信息的采集:在进行心理护理时,护士应全面掌握患者的心理状态,全面地采集能反映患者心理状态的各种信息。收集患者心理信息时,应与收集患者其他的资料同步进行,分析患者基本状态,根据在心理过程中的需要,把它们从资料中提取出来,分离出来。采集心理信息的方法有以下两种:①观察法,通过观察患者的各种表现动作,观察其是否有异常表现来发现患者的心理状态;②调查法,倾听患者的主诉或其亲属的反映,来收集患者的心理状态的信息。

(3)客观量化的心理评定:客观量化的心理评定是指护士借助现代心理学的研究方法和工具如心理测评量表,为确定患者的心理状态提供客观依据。这种评定可保证心理护理的有效性和科学性,并可使心理护理发展。应用不同的评定方法和心理测评工具能够客观地分析出患者的心理问题的性质、程度及主要原因,采用有的放矢的心理护理对策。

(4)确定患者的基本心理状态:确定患者的基本心理状态,可减少心理护理的盲目性,而保证一些患者的严重心理失衡得到重点调控。应从两个方面来确定患者的心理状态。①确定患者基本心理状态的性质,从总体上判断患者的心理状态是好、中、差,并重点分析出患者占主导地位、具有本质特征的消极心态,判断患者是否存在焦虑、紧张、恐惧、抑郁、担忧等负性情绪。②确定患者存在着消极心态的基本程度,并用"轻度、中度、重度"来进行区分。通过对患者心理状态的评定,可针对性地将患者的负性情绪调整到适宜的范围内,以确保心理护理真正起到增强患者心理应对机制,增进其身心康复的积极作用。

(5)分析心理状态产生的主要原因和影响因素:一个人的人格特征决定了他对疾病等挫折所采取的态度。生性乐观的人,即使是身患绝症也不会终日以泪洗面、郁郁寡欢,一般在经历了短时间的痛苦之后很快寻找到新的人生支点,决不会轻率地结束自己的生命。另外,不同的个性特征,决定了患者是否能把自己的负面情绪宣泄出去。

(6)创造良好的心理护理环境:护士在进行心理护理的过程中,要创造良好的心理护理环境,这主要包括社会环境和自然环境。①社会环境。护士除了让患者很快地熟悉医师、护士,还应当介绍他们与病友相识,让其与患者有思想交流的机会。也可以请一些患者进行现身说法,介绍其进行自我心理调节,战胜心身疾病的经验。另外还应努力做好患者亲友及单位领导和同事的工作,请他们密切配合,给患者强有力的社会支持,以解除患者的后顾之忧。②自然环境。心身疾病患者的病房应当干净整齐、空气新鲜,病区的光照、色彩、布局等要合理科学。

(7)选择适宜对策:"状态-特质焦虑量表"可用于鉴别个体在应激状态下产生焦虑值,将个体的焦虑特征分为两类,即状态焦虑和特质焦虑。"状态焦虑"分值高而"特质焦虑"分值不高的人属于心理素质较好的人,而"状态焦虑"和"特质焦虑"分值均高的人,则属于潜在心理素质较差的人,通过应用奥尔波"状态-特质焦虑量表"对患者进行分类,针对其心理素质进行护理。对那些"状态焦虑"分值高,而"特质性焦虑"分值不高的人,其心理护理对策的重点应放在调动患者内在潜力上,通过改变他们对疾病的认知等途径,强化他们对疾病的心理承受能力,并帮助他们掌握积极的心理应对方式,使其在疾病过程中能长期维持相对的心理平衡;而对那些"状态焦虑"和"特质性焦虑"分值均高的患者,其心理对策的重点则应较多地考虑如何控制围绕在他们周围的各种外来干扰因素,充分顾及此类患者人格特质中对刺激敏感、反应强烈且难排遣等倾向,应尽可能减少不良外来应激源给他们造成的较大心理压力，并结合患者的其他特点因人而异地进行心理护理。

(8)观察评估效果：心理护理效果的评价是综合性评价。一是根据患者的主观体验进行评价，二是通过观察患者的一系列心理生理表现来评价，看一看经过心理护理之后，患者的极度焦虑是否有明显下降或缓解，其身心康复的速度是否明显加快。尽管如此，对于心理护理效果的评定，目前还缺乏客观的评定指标，无规范化的衡量标准，这就需要护士在今后的临床实践中不断探索，逐一解决。

(9)确定新方案：护士在心理护理效果评定后，对前一阶段的心理护理及时进行总结，并根据其护理结果及不足，提出改进方案，并及时确定新的心理护理方案。如果经心理护理后患者获得了最佳的身心状态，可适当中止对患者的观察，护士在以后的心理护理过程中应注意巩固和加强心理护理效果。对于消极的心理状态持续未得到改善的患者，护士应仔细地分析其未改善的原因，积极调整下一步的护理对策。

(10)共性心理护理的基本技巧。①鼓励：护士可以通过语言与患者进行沟通，鼓励患者；医师、护士也可采取一些非语言的沟通技术，如用微笑、点头、眼神、手势及其他动作等进行交流，鼓励患者树立战胜疾病的信心。②理解：设身处地替患者着想，根据沟通所得到的信息，深入患者的角色中去体察，取得一致的认识。心理护理不能仅仅停留在表面上，而应深入患者的内心深处去护理，不仅要理解其所患疾病及心理状态，而且还要了解其内心症结，并动员患者一起来寻找心理应激源，从而把握疾病的发展规律，沿着正常健康的发展方向发展。③同情：患者在患病后常常处于焦虑、紧张、不安、恐惧、抑郁之中，护士在此时应对患者具有高度的责任心和同情心，应急患者之所急，想患者之所想，细心护理患者，从而取得患者的信赖与好感。④安抚：对久病、重病的患者进行心理护理时，切记对患者的安抚作用，如在心理护理时，对久病患者应给予安抚，可握着患者的手，帮助患者整理一下凌乱的头发，都可起到安抚的作用。对长期卧床的患者可以给予其局部轻轻的按摩，对于患儿可以抱一抱、摸一摸头，这些都可以使患者感到亲切、温暖，并能从中体会到护士在护理过程中的体贴和关心，从而达到心理满足。⑤支持：在心理护理过程中，护士对心身疾病的患者一定要给予强有力的支持，对此护士可以劝导、启发、理解、同情。提供保证、消除顾虑的交谈方法，帮助患者认识疾病，面对疾病，改善不良心境，提高自信心，从而有效地促进患者的身心健康。

2.个性护理

个性心理护理是根据个性心理学的理论提出的，这是一种目标比较明确、针对性比较强，用以解决患者特异性、个性化心理问题的心理护理。这种护理在心身疾病中尤有意义。它要求护士在临床心理护理中，准确地把握患者在疾病过程中所表现出来的，对患者身心健康有很大危害的不良心理状态。护士在临床心理护理中应注意个性心理，及时采取因人而异的有效对策，迅速缓解个人所承受的强大心理压力，个性心理护理主要包括以下几个方面：①个性倾向性护理，即根据患者的需要、动机、兴趣、理想和理念等进行护理；②个性心理特征护理，包括能力护理、气质护理和性格护理；③角色人格护理；④变态个性护理；⑤性别个性护理。

第四节 焦 虑

焦虑是指在缺乏充分的客观因素时，患者产生的紧张、不安或恐惧的情绪体验，常伴有相应的自主神经功能失调。主要表现包括：警觉水平升高，严重者有大祸临头、惶惶不可终日之感；运动性不安、坐卧不宁，好似热锅上的蚂蚁；自主神经功能失调，表现为心悸、出汗、尿频、震颤、眩晕、恶心等。

惊恐障碍又称急性焦虑障碍。其特点是患者在没有客观危险的环境下，突然产生的一种惊恐体验，伴濒死感或失控感及严重的自主神经功能紊乱。患者觉得灾难、死亡将至，奔走、惊叫、四处呼救，可伴胸闷、心动过速、呼吸困难、头痛头晕、四肢麻木等自主神经症状。起病急骤，终止迅速，一般历时5～20分钟，很少超过2小时，但日后还可突然再发，也可能发作越来越频繁。发作期间始终意识清楚，高度警觉，发作后焦虑体验不再突出，而以虚弱无力感为主，常需数小时至数天才能恢复，发作间期仍心有余悸，担心再次发作。

一、观察要点

(一)精神

运动焦虑：对声音敏感、坐立不安、注意力不集中及常有担心的想法。

(二)自主神经功能紊乱

例如：口干、吞咽困难、上腹不适、过度胀气、肠蠕动频繁或腹泻；胸部紧缩感、吸气困难；心悸、胸部不适、意识到脉搏脱漏；尿频或尿急、勃起障碍、月经不适、停经。

(三)肌紧张

如震颤、头痛、肌痛。

(四)过度换气

如眩晕、手足刺痛感、呼吸急促。

(五)睡眠紊乱

如失眠、惊醒。

二、心理护理

(一)焦虑的护理

(1)熟悉病历，掌握病情，建立良好的护患关系：护理人员应了解患者的发病原因及经过、性格特征及家庭社会背景，以尊重、信任、真诚、支持、理解的态度对待患者，使患者感到被接纳、被关心。适当鼓励患者表达其感受，护理人员应以接受的态度耐心倾听。

(2)教会患者缓解焦虑的方法：如放松训练、深呼吸运动、静坐、散步、慢跑等，鼓励患者积极参加工娱治疗和各项文体活动。也可辅以生物反馈仪进行训练。

(3)帮助患者渡过困境：护理人员可与患者共同探讨导致焦虑的应激原及应对方法，协助患者消除应激。最重要的是帮助患者认识其过去常用的应对方式，对成功的方式给予肯定，并鼓励其学习新的应对方法。可适当提供环境让患者学习和训练这些技巧，训练后可鼓励其互相交流心得体会。

(4)反复强调患者的能力和优势,而忽略其缺点及功能障碍:护理人员应鼓励患者正视疾病,对于患者所取得的进步,应予以及时表扬,有利于增强患者的自信心和减轻其无助感。不可过分关照及满足患者的不合理要求,以免强化其病理信念;也不应使用不恰当的暗示性语言,而增加其对焦虑的敏感程度。

(二)惊恐发作的护理

(1)心理支持:患者在惊恐发作时,护理人员首先要保持镇静、稳重,有条不紊地进行护理,并明确地向患者表示,发作不会危及生命,病情一定能够控制。护理人员可陪伴在患者身旁,态度和蔼,耐心倾听和安抚,以理解和同情的态度对待患者,允许患者以可控方式适当自我发泄,并可适当对其进行按摩和安慰。

(2)暂时隔离家属:惊恐发作有时可表现为挑衅和敌意,护理人员应对患者适当限制,针对可能出现的问题,应预先制定相应的处理措施。惊恐发作时,应将患者与家属暂时隔离,避免情绪互相传染,加重病情。

(3)宽松的环境:患者若坐立不安,或不愿独处,或不愿到人多的地方,应尊重患者,创造有利的治疗环境,允许患者保留隐私,必要时可设专人陪护。

(4)遵医嘱用药:遵照医嘱给予适当的药物,以控制病情,减少惊恐发作,取得患者合作。

(5)发作间期的护理:发作间歇期可教会患者放松技术,适当应用药物,避免再次发作。配合医师做好行为治疗,并争取家属的理解和支持,使患者相信该病有治愈的希望。

三、指导要点

(1)帮助患者正确认识疾病表现,告知其恰当宣泄焦虑,减轻痛苦。

(2)告知患者应与他人建立良好的人际关系,培养良好的社会适应能力。

(3)指导患者正确认识心理、社会因素与疾病的关系。

(4)做好患者家属工作,争取家庭和社会支持。

第五节　暴力行为

一、心理护理的目的

心理护理的目的在于缓解患者兴奋、紧张、焦虑、恐惧等心理,使其时积极配合治疗护理,树立战胜疾病的信心,正确认识精神病患者的暴力行为系精神症状所致,说明暴力行为的不恰当之处,指导患者学习如何恰当地表达个人需要及焦虑、愤怒等恶劣情绪,提高患者对暴力行为的责任心,逐步掌握用非暴力形式宣泄自己的情绪。

二、患者发生暴力行为后的心理护理

(一)建立良好的护患关系

良好的护患关系是心理护理的前提和保证。护士要关心和尊重患者,接触患者时态度要和蔼,有耐心,语言要委婉,不要激惹患者,更不能训斥、威胁、恐吓患者,避免使用刺激性语言。良好的护患关系,不仅有利于护士开展工作和避免成为被攻击的对象,还会使护士获得更多的与患者有关的信息,如一些患者会及时向护士汇报其他患者间的矛盾、摩擦,这为护士采取有

效干预措施赢得了时间,从而将暴力行为消灭于萌芽之中。适时满足患者的合理要求,使患者体会到病房的温暖而安心住院,能减少或消除暴力行为的发生。对兴奋、无理要求多的患者,要给患者必要的解释,让患者感到被关注和尊重,消除其不安和敌对的情绪。

(二)帮助患者找到暴力行为的原因

对发生冲动行为的患者,让患者讲述冲动的原因和经过,以便进一步制定防范措施。在建立良好的护患关系的基础上,尊重、关心患者,及时掌握患者的需要,帮助患者了解自己的病情,以利于缓解不良情绪,增进自控力。

(三)注重倾听,加强疾病知识教育

耐心倾听患者的主诉,能使患者自由地倾诉内心的烦恼和痛苦,产生一种满足、被信任、被接纳、被尊重和被理解的感受,压抑的情感得以表达和疏导,有助于缓解患者的紧张、焦虑情绪,防止情绪升级引起暴力行为。

加强疾病知识教育,帮助患者了解疾病的有关信息,包括诊断、治疗、预后、护理等方面的知识,减少因知识缺乏引起的想象性恐惧或焦虑,增强自我控制感及心理安全感;另外,向其讲解疾病发生前的征兆、心理感受、情绪反应、暴力行为发生的后果等知识,有利于提高患者对疾病的自控能力。

(四)积极的语言,恰当的肢体语言

护理人员要注意自身的言行举止和掌握恰当的沟通技巧,与患者交谈时要讲究语言艺术,语气要真诚、和蔼、委婉,表情要端庄可亲,举止要大方,对患者提出的问题要重视。在患者出现暴力行为先兆时,适时、恰当地使用肢体语言,如按压患者的肩膀等,可起到安抚激动情绪的作用。

(五)适应病房的环境

创造轻松的休养环境,减少因环境因素带来的暴力行为。在封闭病房,人口密度较大,活动范围较小,加之每个人都有自己的生活习惯,病友之间也常会因一些小事而发生矛盾冲突,如因为抢烟蒂、抢食等而发生暴力行为,以致伤及患者及护理人员。因此,护理人员应注意缓和病友间的矛盾,启发患者发扬互相帮助、互相友爱的精神,适应住院期间的生活,在住院期间保持平和的心态。

(六)建立良好的家庭、社会支持系统

帮助患者利用周围的支持系统,如家人、朋友、医务人员的支持等,并鼓励患者多与他们参加活动,分散精力,以减少暴力行为。

(七)掌握全身放松技术

当感到心理紧张、焦虑、恐惧时,可使用深呼吸、固定视物深呼吸,听音乐或其他美妙的自然声音来改变不良心境。

(八)教会患者善于控制情绪,正确疏导内心冲突

学习宣泄情绪情感的方法,教会患者利用言语方式或体力活动发泄不良情绪而非采取暴力行为;引导患者参与喜爱的活动,如简单的小手工制作以分散注意力。向患者讲解如何缓解压力、如何控制情绪、如何应对愤怒等,以提高患者对自己行为负责的能力,如愤怒时从1数到100、绞衣角、撕纸头等,从而不轻易伤害别人,逐步掌握以非暴力行为方式处理紧张和攻击意图,提高与他人建立良好关系和遵守社会规范的能力。如果一旦出现情绪无法自控的现象,应尽早寻求医护人员帮助。

(九)建立合理的自我认知系统

让患者知道他所被期望的行为标准,提高与他人建立良好的关系的能力,使患者逐步建立起被社会所接受的行为模式。

(十)进行自我心理保健训练

鼓励患者加强意志锻炼,多了解有关康复患者的事例,提高控制力,恢复战胜疾病的信心,指导患者重建自尊心和信任感。

第五章　耳鼻喉科护理

第一节　内耳疾病

一、耳硬化症

耳硬化症是内耳骨迷路发生反复的局灶性吸收并被富含血管和细胞的海绵状新骨所代替，继而血管减少，骨质沉着，形成骨质硬化病灶而产生的疾病。好发于前庭窗前区和圆窗边缘。好发年龄为20～40岁，女性多于男性。

（一）病因

病因尚无定论，可能与遗传、种族、代谢紊乱及内分泌障碍等因素有关。

（二）护理评估

1.健康史

仔细询问患者是否有代谢紊乱、内分泌障碍等疾病，家族中是否有类似病例，女性患者是否怀孕。

2.身体状况

(1)缓慢进行性听力下降：可因妊娠、分娩、外伤、过劳及烟酒过度等而致听力减退加剧。

(2)耳鸣：一般以“轰轰”或“嗡嗡”低音调为主，可为持续性或间歇性。

(3)韦氏错听(亦称闹境返聪)：在嘈杂环境中，患者的听觉反较在安静环境中为佳，此现象称为韦氏错听。

(4)眩晕：少数患者在头部活动时出现轻度短暂眩晕。

3.辅助检查

(1)耳镜检查：可见外耳道宽大，皮肤菲薄，鼓膜完整，标志清楚，可见 Schwartze 征。

(2)听力检查：可表现为单纯传导性聋或伴有不同程度耳蜗功能损失之混合性聋。

(3)声导抗测试：显示 A 型鼓室导抗图。

(4)颞骨 CT 扫描：明确病变部位。

4.心理社会状况

注意评估患者的性别、年龄、对疾病的认知程度及压力应对方式等。

5.治疗原则

各期镫骨硬化患者以手术治疗为主，可采用镫骨部分或全部切除、人工镫骨术等，另可选配助听器和采用药物治疗。据报道，氟化钠肠衣片、硫酸软骨素片等药物对本病有一定的防治作用。

(三)主要护理诊断和医护合作性问题

1.焦虑

焦虑与双耳听力下降及担心手术效果有关。

2.感知改变:双耳听力下降

双耳听力下降与耳骨迷路病变有关。

3.有受伤的危险

有受伤的危险与双耳聋有关。

4.知识缺乏

缺乏耳硬化症的治疗和护理知识。

(四)主要护理措施

(1)多与患者接触,了解患者焦虑的原因、程度,让家人经常探望和陪伴患者。告知其治疗方法和目的,鼓励患者勇敢面对疾病,积极配合治疗。

(2)人工镫骨术后应嘱患者保持头部制动 48 小时,以防镫骨移位。

(3)注意患者安全,避免车辆等物体的撞击。外出检查和活动要有人陪伴。在可能出现危险的地方安置警示牌。

(4)不宜手术或不愿意接受手术的患者,可佩戴助听器。应告知患者助听器的类型、适配对象和佩戴效果,协助患者选配合适的助听器。

(5)健康教育:①佩戴助听器的患者应每天清洗耳模和套管,耳部感染时不可佩戴。不用时关闭助听器,准备备用电池,夜间将电池盖打开,以免漏电。②口服氟化钠肠衣片等药物者应注意饭后服用。③手术后注意休息,避免剧烈活动,尤其是头部过度晃动和撞击。④伤口未愈不可洗头,以防污水流入耳内。⑤注意保暖,防止感冒,防止致病菌进入鼓室。

二、梅尼埃病

梅尼埃病是一种原因不明的以膜迷路积水为主要病理特征,以发作性眩晕、波动性耳聋、耳鸣、耳内胀满感为临床特征的内耳疾病。多见于 50 岁以下的中青年。

(一)病因

病因未明,主要学说有耳蜗微循环障碍,内淋巴液生成、吸收平衡障碍,变态反应与自身免疫异常,另外可能与遗传、病毒感染等有关。

(二)护理评估

1.健康史

评估患者是否患过各种耳病,有无其他自身免疫性疾病,有无家族遗传史,有无反复发作的眩晕、耳鸣和听力障碍等情况。

2.身体状况

(1)眩晕:多为无先兆突发旋转性眩晕,伴有恶心、呕吐、面色苍白、出冷汗、脉迟缓、血压下降等症状。

(2)耳鸣:多出现在眩晕发作之前,眩晕发作时加剧,间歇期自然缓解,但常不消失。

(3)耳聋:一般为单侧,多次发作后明显。发作期加重,间歇期减轻,呈明显波动性听力下降,耳聋随发作次数增加而加重。

(4)耳胀满感:发作期患侧头部或耳内有胀满、沉重或压迫感,有时感耳内灼热或钝痛。

3.辅助检查

(1)耳镜检查:鼓膜多正常,咽鼓管功能良好。

(2)听力检查:呈感音性聋,多年长期发作者可能呈感音神经性聋。

(3)前庭功能试验:早期患者前庭功能正常或轻度减退。发作期可见自发性水平型或水平旋转型眼震,发作过后眼震逐渐消失。多次发作后,可出现向健侧的优势偏向。晚期出现半规管轻瘫或功能丧失。

(4)甘油试验:阳性反应提示耳聋系膜迷路积水。

(5)颞骨 CT 扫描:偶显前庭导水管周围气化差,导水管短而直。

4.心理社会状况

注意评估患者的年龄、文化层次、心理状况及对本病的认知程度。

5.治疗原则

采用以调节自主神经功能、改善内耳微循环,以及解除迷路积水为主的药物综合治疗或手术治疗。手术有保存听力的颈交感神经节普鲁卡因封闭术、内淋巴分流术、前庭神经切除术及非听力保存的迷路切除术等。

(三)主要护理诊断和医护合作性问题

1.焦虑

焦虑与眩晕反复发作影响生活和工作有关。

2.舒适的改变:眩晕、恶心、呕吐

眩晕、恶心、呕吐与膜迷路积水有关。

3.有外伤的危险

有外伤的危险与眩晕有关。

4.知识缺乏

缺乏本病的预防保健知识。

(四)主要护理措施

(1)向患者讲解本病的有关知识,使其主动配合治疗和护理,消除其紧张、恐惧心理,使之心情愉快、精神放松。对久病、频繁发作、伴神经衰弱者要多做耐心解释,消除其思想负担。心理精神治疗的作用不容忽视。

(2)观察眩晕发作的次数、持续时间,以及患者的自我感觉及神志、面色等情况。眩晕发作前,可有耳鸣为先发症状。

(3)按医嘱给予镇静药、改善微循环药及减轻膜迷路积水等药物,同时观察药物疗效和不良反应,如长期使用利尿剂者,应注意补钾。

(4)急性发作时应卧床休息,避免意外损伤。给予高蛋白、高维生素、低脂肪、低盐饮食,适当减少饮水量。休养环境宜暗并保持安静舒适。

(5)症状重或服用镇静药者,起床时动作要慢,下床活动时有人搀扶,防止跌倒。

(6)对发作频繁、症状重、保守治疗无效而选择手术治疗者,应告知其手术目的和注意事项,做好各项术前准备,围手术期护理按耳科手术患者护理常规。

(7)健康教育:①指导患者在治疗的同时配合适当的体育运动,如做呼吸操、散步、做静功等助气血运行的运动,增强体质。②指导患者保持健康的心理状态和良好的生活习惯,起居规律、睡眠充足。戒除烟酒,禁用耳毒性药物。③对眩晕发作频繁者,告知其不要骑车、登高等,以免发生危险。④积极治疗因病毒引起的呼吸道感染及全身性疾病。

三、良性阵发性位置性眩晕

良性阵发性位置性眩晕是由体位变化而诱发症状的前庭半规管疾病,是由多种病因引起的一种综合征。

(一)病因

病因尚不明确,可能与下列疾病有关或继发于下列疾病:头部外伤、病毒性神经炎、椎-基底动脉短暂缺血性眩晕、内耳血循环障碍、耳部疾病如中耳及乳突感染、药物性耳中毒等。

(二)护理评估

1.健康史

评估患者有无头部外伤史,是否患有其他耳病,是否使用过耳毒性药物;询问眩晕发作的时间特征、次数与频率、伴发症状等情况。

2.身体状况

发病突然,患者在头位变化时出现强烈旋转性眩晕,常持续于60秒之内,伴眼震、恶心和呕吐。症状常发生于坐位至躺下或从躺卧位至坐位时。严重者于头部轻微活动时即出现。眩晕发作后可有较长时间的头重脚轻、漂浮感和不稳定感。

3.辅助检查

(1)变位性眼震试验:显示眼震为旋转性、有潜伏期、持续时间短,为典型性位置性眼震。

(2)正旋转试验:呈阳性反应。

(3)听力学检查:一般为正常。

(4)其他:姿势图检查可呈现异常,但无特征性。前庭功能检查、神经系统检查及CT或MRI检查主要用于鉴别诊断或病因诊断。

4.心理社会状况

注意评估患者的文化层次、职业、心理状况等。

5.治疗原则

采用抗眩晕药、头位变位管石复位疗法等,上述疗法无效,且影响生活工作质量者,可行后壶腹神经切断术或半规管阻塞术。

(三)主要护理诊断和医护合作性问题

1.焦虑

焦虑与眩晕影响正常生活与工作有关。

2.知识缺乏

缺乏疾病的治疗和护理知识。

3.意外受伤的危险

意外受伤的危险与突发眩晕有关。

(四)主要护理措施

(1)针对患者的心理特点,及时给予心理疏导,使其情绪稳定,安心休息,积极配合治疗。

(2)发作时嘱患者卧床休息,保持环境安静、整洁,空气清新,光线宜暗,避免对患者的刺激。

(3)给予低盐、低脂、高蛋白、高维生素、清淡的饮食。少饮水,多食新鲜的水果、蔬菜,戒烟、酒、咖啡等刺激性食物及饮料。

(4)指导患者做体位疗法:患者闭眼,从坐位到侧卧位,当眩晕消失后或无眩晕时保持体位30 s后再向另一侧侧卧,两侧交替进行直至症状消失为止,或3～5次结束。第一次疗法应在清晨进行,每天进行3次,可进行2～3个星期,通常7～10天症状可消失。

(5)遵医嘱给予抗眩晕药物治疗,观察治疗的效果及用药后的反应。

(6)需手术的患者,按耳部手术护理常规进行护理。

(7)健康指导:①保持情绪稳定,心情舒畅,避免急躁、暴怒情绪。②生活规律,劳逸结合,加强锻炼,避免劳累、紧张,提高自身的代偿适应能力。③从事驾驶、舞蹈、体操等工作者,不要急于恢复训练,休息2～4周再恢复原工作。④避免使用耳毒性药物,身边常备地西泮、抗眩晕等药物,以防止眩晕突然发作。⑤发作时立即扶住身边物体,闭眼,停止移动或蹲下,防止跌倒受伤。

第二节　中耳疾病

一、大疱性鼓膜炎

大疱性鼓膜炎又称出血性大疱性鼓膜炎,是鼓膜及其邻近外耳道皮肤的急性炎症。

(一)病因

一般认为此病由流感病毒所致,常发生于流感感染之后。少数病例与药物或物理刺激及过敏等因素有关。

(二)护理评估

1.健康史

评估近期有无流感、脊髓灰质炎等病毒感染史;询问耳痛程度,耳道内有无液体流出等。

2.身体状况

常于流感热退后2～3天时突发剧烈耳痛,多伴有轻度听力障碍、耳鸣及同侧偏头痛,部分病例有眩晕感。大疱破裂后有稀薄血性分泌物自外耳道流出,耳痛随之减轻。

3.辅助检查

耳镜检查可见鼓膜红肿,以松弛部为甚,在鼓膜后上方出现大小不同的水疱,表面可有明显血管。

4.心理社会状况

因本病好发于儿童及青年人,应注意评估患者的年龄、性别、文化层次、职业、生活习惯等。

5.治疗原则

全身抗病毒治疗，给予镇痛剂缓解耳痛，局部及全身应用抗生素预防继发感染。大疱可待其自破或吸收自愈，较大血疱可行穿刺抽液。

(三)主要护理诊断及医护合作性问题

1.急性疼痛

急性疼痛与鼓膜和外耳道的急性炎症反应有关。

2.知识缺乏

缺乏大疱性鼓膜炎的防治和护理知识。

3.有感染的危险

有感染的危险与鼓膜大疱破裂或穿刺后用药或护理不当有关。

(四)主要护理措施

(1)卧床休息，多饮水，进营养丰富的软食。

(2)患者诉说疼痛时耐心倾听，指导患者放松和分散注意力的方法，遵医嘱给予止痛药物，并观察药物疗效。

(3)大疱破裂前按医嘱局部用消炎镇痛类滴耳液。大疱破裂后，拭净外耳道，停用酚甘油，改用抗生素滴耳液，同时全身应用抗生素预防继发感染。

(4)行大疱穿刺者，注意严格消毒，避免刺破鼓膜全层，以免引起中耳腔感染。

(5)耳部可应用热敷或透热疗法促进吸收，加速血疱消退。

(6)健康教育：①指导患者或家属掌握正确的滴耳药方法。②耳痛加剧时应及时就诊。③锻炼身体，增强体质，积极防治上呼吸道感染等。

二、急性乳突炎

急性乳突炎是乳突气房黏膜及其骨壁的急性化脓性炎症。好发于儿童，2 岁以下婴幼儿乳突尚未发育，仅发生鼓窦炎。

(一)病因

本病多为急性化脓性中耳炎的并发症。与患者抵抗力差，致病菌毒力强、耐药、对常用抗生素不敏感，中耳脓液引流不畅等因素有关。

(二)护理评估

1.健康史

评估患者急性化脓性中耳炎的病程；耳痛、耳流脓、耳聋等症状是否加重，耳流脓后疼痛是否减轻；有无体温再度升高；等等。

2.身体状况

在急性化脓性中耳炎第 3 周左右，各种症状不轻反重，鼓膜穿孔后耳痛不减轻，或一度减轻后又逐渐加重。听力进一步下降。耳流脓不见减少反渐增加，引流受阻时流脓突然减少并伴同侧颞区头痛。同时全身症状加重，体温再度升高，重者可在 40 ℃以上。乳突部皮肤轻度肿胀，鼓窦区及乳突尖区有明显压痛。

3.辅助检查

(1)耳镜检查：可见鼓膜充血，松弛部膨出。一般穿孔小，穿孔处有脓液搏动。

(2)乳突X线片或CT摄片:可见乳突腔密度改变。

(3)血常规检查:显示白细胞升高。

(4)细菌培养及药物敏感试验:以确定致病菌和敏感抗生素。

4.心理社会状况

注意评估患者的心理状况及家庭支持系统状况。

5.治疗原则

早期需按照细菌培养及药物敏感试验的结果,及早静脉给予大剂量敏感的抗菌药物;注意改善局部引流;如炎症得不到控制或出现可疑并发症时,应立即行乳突凿开术。

(三)主要护理诊断及医护合作性问题

1.体温升高

体温升高与急性乳突炎引起全身反应有关。

2.急性疼痛

急性疼痛与乳突急性化脓性炎症有关。

3.潜在并发症

硬脑膜外和硬脑膜下脓肿、乙状窦血栓性静脉炎、脑脓肿、耳后骨膜下脓肿等颅内外感染。

4.知识缺乏

缺乏急性乳突炎的治疗和护理知识。

(四)主要护理措施

(1)按医嘱全身给予抗生素治疗,直至症状完全消失后继续治疗数天。注意观察药物疗效及不良反应。

(2)遵医嘱给予1%的麻黄碱滴鼻,以保持咽鼓管引流通畅。必要时配合医师行鼓膜切开术,以利排脓。

(3)观察体温的变化,高热患者给予物理降温或遵医嘱给予退热药物。

(4)对于耳痛明显的患者,应分散患者注意力以降低机体对疼痛的感受性,必要时给予止痛药。

(5)密切观察病情变化,有剧烈头痛、恶心、呕吐、烦躁不安等症状时应警惕颅内并发症的产生。发现耳郭后上方红肿压痛加剧并有波动感应注意颅外并发症的可能。

(6)注意休息,多饮水,鼓励进食高蛋白、高热量、高维生素的易消化的流质或半流质饮食,疏通大便。重症者应注意支持疗法。小儿患者必要时请儿科医师协同观察处理。

(7)对需要手术者,认真做好手术前后护理。

(8)健康教育:①向患者和家属讲解急性乳突炎的危害,特别是引起颅内外并发症的严重性。②告知有鼓膜穿孔或手术后的患者,短期内不宜游泳,淋浴或洗头时可用干棉球塞于外耳道口,防止污水流入耳内。③告知乳突凿开术患者3个月内耳内会有少量渗出,注意保持外耳道清洁,防止感染。④教会正确的滴耳药方法,滴耳药前先用生理盐水清洗外耳道的脓液并用棉签拭干。⑤定期复诊,病情有变化时及时就诊。⑥增加营养,提高机体抵抗力,积极预防和治疗上呼吸道感染。⑦按时进行各种传染病的预防接种。⑧宣传正确的哺乳姿势。哺乳时应将婴儿抱起,使头部竖直;乳汁过多时应适当控制其流出速度。

三、分泌性中耳炎

分泌性中耳炎是以中耳积液(包括浆液、黏液或浆黏液)及听力下降为主要特征的中耳非化脓性炎性疾病,可分为急性和慢性两种。急性中耳炎症未愈、病程大于8周者称为慢性分泌性中耳炎。

(一)病因

病因尚不完全明了,可能与咽鼓管功能障碍、感染、免疫反应等有关。

(二)护理评估

1.健康史

了解病程;询问患者发病前有无感冒、腺样体肥大、鼻炎、鼻窦炎、中耳感染等,近期有无乘坐飞机。

2.身体状况

(1)听力下降:急性发病者大多于感冒后有听力减退,听力可因头位不同而改变。慢性者起病隐匿。

(2)耳痛:急性者可有隐隐耳痛,慢性者耳痛不明显。

(3)耳鸣:有"噼啪"声、"嗡嗡"声及流水声等。当头部震动时耳内可有气过水声。

(4)耳内闭塞感:本病尚有耳内闭塞或闷胀感,按压耳屏后可暂时减轻。

3.辅助检查

(1)耳镜检查:急性期可见鼓膜充血、内陷;鼓室积液时可见液平面或鼓膜呈淡黄、橙红或琥珀色,慢性者鼓膜可呈灰蓝或乳白色。

(2)听力测试:示传导性聋。

(3)声阻抗测定:鼓室压曲线常呈平坦型或高负压型。

(4)乳突X线检查:多发现乳突气房模糊,密度增加。

(5)鼓膜穿刺:可抽出积液。

4.心理社会状况

评估患者年龄、性别、文化层次、对疾病的认知、家庭功能状况、情绪反应等。

5.治疗原则

清除中耳积液(鼓膜穿刺抽液、鼓膜切开、鼓室置管术等);控制感染,改善咽鼓管通气引流,病因治疗。

(三)主要护理诊断和医护合作性问题

1.感知改变:听力下降

听力下降与中耳积液及负压有关。

2.舒适改变:耳鸣、耳痛、耳闷塞感

耳鸣、耳痛、耳闷塞感与咽鼓管阻塞、鼓室积液有关。

3.知识缺乏

缺乏分泌性中耳炎的相关的治疗配合和自我护理知识。

(四)主要护理措施

(1)向患者及其家人介绍本病的致病原因和各种治疗方法,增强患者信心,使其积极配合治疗。

(2)遵医嘱给予抗生素类、类固醇激素类药物以控制感染,减轻炎性渗出和机化。注意观察用药效果和不良反应。

(3)教会患者正确的滴鼻药方法,遵医嘱给予1%的麻黄碱滴鼻,保持鼻腔及咽鼓管通畅。

(4)行咽鼓管吹张时,应先清除鼻腔分泌物。行鼓膜穿刺抽液时,严格按操作规程执行。行鼓膜切开或鼓室置管术者,向其解释目的及注意事项,以利其配合。

(5)健康指导:①加强体育锻炼,增强体质,防止感冒。乘飞机起飞或降落时,做吞咽或张口说话动作,使咽鼓管两侧压力平衡。②嘱患者积极治疗鼻咽部疾病,如腺样体肥大、鼻窦炎、扁桃体炎等。③对10岁以下儿童,告知家长定期行筛选性声阻抗检测。④掌握正确的擤鼻方法,压一侧鼻翼擤出或吸至咽部吐出。⑤行鼓室置管术后,勿自行用棉棒擦拭外耳道,以防小管脱出。通气管取出前或鼓膜切开者,禁止游泳及淋浴,以防耳内进水,导致中耳感染。⑥本病急性期,应尽早、彻底治愈,以免迁延成慢性。

四、急性化脓性中耳炎

急性化脓性中耳炎是中耳黏膜的急性化脓性炎症。

(一)病因

主要致病菌为肺炎链球菌、流感嗜血杆菌、乙型溶血性链球菌、葡萄球菌及铜绿假单胞菌等。感染途径以咽鼓管途径为最常见,也可经外耳道鼓膜途径感染,血行感染者极少见。

(二)护理评估

1.健康史

评估患者是否有上呼吸道感染和传染病史。近期是否接受过鼓膜穿刺或置管、咽鼓管吹张等治疗。了解擤鼻习惯、婴幼儿吮乳姿势,以及是否有污水入耳等情况。

2.身体状况

(1)耳痛:早期患者感耳深部锐痛或搏动性跳痛,疼痛可向同侧头部或牙齿放射。鼓膜穿孔流脓后疼痛减轻。

(2)耳鸣及听力减退:患耳可有搏动性耳鸣,听力逐渐下降。耳痛剧烈者,轻度的耳聋可不被察觉。鼓膜穿孔后听力反而提高。

(3)耳漏:鼓膜穿孔后耳内有液体流出,初为血水脓样,以后变为脓性分泌物。

(4)全身症状:轻重不一。可有畏寒、发热、怠倦、食欲缺乏。小儿症状较成人严重,可有高热、惊厥,常伴有呕吐、腹泻等消化道症状。鼓膜穿孔后,体温逐渐下降,全身症状亦明显减轻。

3.辅助检查

(1)耳镜检查:可见鼓膜充血、肿胀,鼓膜穿孔后可见穿孔处有搏动亮点,脓液从该处涌出。

(2)耳部触诊:乳突部可有轻压痛,鼓窦区较明显。

(3)听力检查:多为传导性聋。

(4)血常规检查:显示白细胞总数和多形核白细胞增加,鼓膜穿孔后血象恢复正常。

(5)乳突X线检查:乳突部呈云雾状模糊,但无骨质破坏。

4.心理社会状况

注意评估患者的年龄、文化层次、生活习惯、心理状态及对疾病的认知程度。

5.治疗原则

控制感染、通畅引流、去除病因。

(三)主要护理诊断及医护合作性问题

1.急性疼痛

急性疼痛与中耳急性化脓性炎症有关。

2.体温过高

体温过高与急性化脓性中耳炎引起全身反应有关。

3.潜在并发症

急性乳突炎、耳源性脑脓肿等。

4.知识缺乏

缺乏本病的治疗和护理知识。

(四)主要护理措施

(1)遵医嘱给予足量广谱抗生素控制感染,同时观察药物的疗效及不良反应。

(2)正确使用滴耳药。禁止使用粉剂滴耳,以免其与脓液结块而影响引流。对并发上呼吸道感染或有鼻炎鼻窦炎者,给予血管收缩药滴鼻,以利咽鼓管引流通畅。

(3)耳痛剧烈者,遵医嘱酌情应用镇静、止痛药物。

(4)观察体温变化,对高热者给予物理降温或遵医嘱使用退热药。

(5)注意观察耳道分泌物性质、量和伴随症状,注意耳后是否有红肿、压痛。如出现恶心、呕吐、剧烈头痛、烦躁不安等症状时,应警惕并发症的发生。

(6)必要时配合医师做鼓膜切开术,以利排脓。

(7)注意休息,多饮水,进食易消化营养丰富的软食,保持大便通畅。

(8)健康教育:①告知正确的擤鼻方法,指导母亲采取正确的哺乳姿势。②及时清理外耳道脓液,指导正确的滴耳药方法。嘱患者坚持治疗,按期随访。③有鼓膜穿孔或鼓室置管者,避免游泳等可能导致鼓室进水的活动。禁滴酚甘油。④加强体育锻炼,增强抗病能力,做好各种传染病的预防接种工作。患上呼吸道感染等疾病时积极治疗。

五、急性坏死性中耳炎

急性坏死性中耳炎是中耳黏膜、鼓膜和听小骨急性的严重破坏,炎症深达骨质。

(一)病因

本病常为小儿流感、麻疹尤其是猩红热的并发症。

(二)护理评估

1.健康史

评估近期有无患流感或猩红热、麻疹等传染病等。

2.身体状况

与急性化脓性中耳炎类似,但程度更严重。听力下降明显,鼓膜穿孔较大,鼓室内常伴有肉芽形成,脓液稀,有臭味。

3.辅助检查

(1)耳镜检查:可见鼓膜穿孔较大,多呈肾形。

(2)听力检查:常为较严重的传导性耳聋。

(3)乳突X线或颞骨CT检查:显示听骨链、乳突气房、鼓室和乳突天盖及乙状窦骨质破坏。

4.心理社会状况

评估患者的年龄、文化层次、生活习惯和心理状况及家属的支持情况等。

5.治疗原则

全身应用大剂量抗生素控制感染,手术引流、清除病灶。

(三)主要护理诊断和医护合作性问题

1.焦虑

焦虑与急性坏死性中耳炎导致听力明显下降有关。

2.感知改变:听力下降

听力下降与鼓膜穿孔、鼓室肉芽、急性坏死性炎症破坏听骨链有关。

3.急性疼痛

急性疼痛与中耳急性坏死性炎症反应有关。

4.潜在并发症

慢性化脓性中耳炎、耳源性脑脓肿、耳后骨膜下脓肿等颅内外感染等。

5.知识缺乏

缺乏急性坏死性中耳炎的治疗和护理知识。

(四)主要护理措施

(1)耐心倾听患者主诉,向患者和家属讲解疾病发生的原因和治疗方法,消除其紧张焦虑情绪,鼓励患者积极配合治疗。

(2)遵医嘱给予大剂量广谱抗生素控制感染,注意药物的疗效及不良反应。

(3)评估患者疼痛程度,给予精神安慰,分散注意力,必要时按医嘱给予镇痛剂。

(4)正确使用滴鼻药和滴耳药。鼓膜穿孔、持续流脓者可局部滴用无耳毒性抗生素,如泰利必妥滴耳液,滴前先用3 %过氧化氢溶液清洗外耳道脓液。

(5)耳科手术主要包括耳前瘘管摘除术、乳突手术、鼓膜修补术、鼓室成形术、人工镫骨植入术、电子耳蜗植入术、颞骨切除术等,围手术期的护理如下。①耳科患者术前护理常规:心理护理,了解患者的心理状态,有针对性地向患者介绍手术的目的和意义,说明术中可能出现的情况、如何配合、术后的注意事项,使患者有充分的思想准备。耳部准备,对于慢性化脓性中耳炎耳内有脓的患者,入院后根据医嘱给予3 %双氧水溶液清洗外耳道脓液,并滴入抗生素滴耳液,每天3～4次,初步清洁耳道。术前1天剃除患侧耳郭周围头发,一般为距发际5～6 cm(颞骨切除术患者需剃除10 cm,男患者建议剃光头),清洁耳郭及周围皮肤,术晨将女患者头发梳理整齐,术侧头发结成贴发三股辫,如为短发,可用凡士林将其粘于旁边,或用皮筋扎起,以免污染术野。需植皮取脂肪者应备皮,备皮部位多为腹部或大腿。术前按医嘱予以全身使用抗生素,预防术后感染。术前检查各项检验报告是否正常,包括血尿常规、出凝血试验、肝肾功能、胸片、心电图等,了解患者是否有糖尿病、高血压、心脏病或其他全身疾病,有无手术禁忌证,以保证手术安全。局部各项检查要齐全,包括电测听、前庭功能、耳部CT、面神经功能等。根据需要完成药物皮肤敏感试验。预计术中可能输血者,应做好定血型和交叉配血试验。术前1天沐浴、剪指(趾)甲，做好个人卫生工作。术前晚可服镇静剂，以便安静休息。术晨更衣，局部麻醉者不穿高领内衣，全身麻醉者病服贴身穿。取下所有贵重物品和首饰交予家属保管。活动性义齿要取下。不涂口红和指甲油。不戴角膜接触镜。按医嘱予术前用药，并做好宣教工作。局麻患者术晨可进少量干食。全麻者术前6小时开始禁食、禁水。术前有上呼吸道感染者、女患者月经来潮者，暂缓手术。术前禁烟酒及刺激性食物。②耳科患者术后护理常规：全麻患者按全麻术后护理常规护理至患者清醒。全麻清醒后，可选择平卧或健侧卧位或半卧位，如无发热、头痛、眩晕等症状，第2天可起床轻微活动。人工镫骨手术需绝对卧床48小时。观察敷料的渗透情况及是否松脱，如渗血较多，及时通知医师，可更换外面敷料重新加压包扎。饮食护理，如术后无恶心、呕吐，全麻清醒3小时后可进流质或半流质饮食，3天后视病情逐步改为普食，以高蛋白、高热量、高维生素的清淡饮食为宜。注意观察有无面瘫、恶心、呕吐、眩晕、平衡失调等并发症，进颅手术注意患者有无高热、嗜睡、神志不清、瞳孔异常变化等颅内并发症发生。嘱患者防止感冒，教会其正确擤鼻方法，即单侧轻轻擤，勿用力擤，以免影响移植片，并利于中耳乳突腔愈合，按需要应用呋麻滴鼻液，保持咽鼓管通畅。根据医嘱使用抗生素，预防感染，促进伤口愈合。耳部手术患者因听力都有不同程度的损害，所以护士要注意与患者沟通的方式，如面对患者、大声说话、语速减慢，必要时用图片、写字或用简单的手语。避免患者烦躁不安，情绪不稳。术后6～7天拆线，2周内逐渐抽出耳内纱条，拆线后外耳道内应放置挤干的酒精棉球，保持耳内清洁并吸收耳内渗出液。嘱患者洗头洗澡时污水勿进入外耳道。

(6)注意观察病情变化，注意有无恶心、呕吐、头痛、表情淡漠或耳后红肿、明显压痛等症状，防止发生颅内外并发症。

(7)健康教育：①向患者及家属讲解疾病的危害，嘱患者积极治疗，按期随访，病情变化时及时就医。②告知鼓膜穿孔或鼓室成形术后不宜游泳，洗头和沐浴时可用干棉球塞于外耳道口，谨防污水流入耳内。③忌用氨基糖苷类抗生素滴耳液(如新霉素、庆大霉素等)滴耳，以防耳中毒。④行鼓室成形术患者术后2～3个月不要乘坐飞机，以防气压突然变化影响手术效果。并告知其术后3个月耳内会有少量渗出，此为正常现象，注意保持外耳道清洁，防止感染。⑤加强锻炼，增强机体抵抗力，认真做好各种传染病的预防接种工作。

第三节　外耳疾病

一、耳郭假性囊肿

耳郭假性囊肿为耳郭外侧面出现的一个半球形的无痛囊性隆起，曾被称为耳郭非化脓性软骨膜炎、耳郭浆液性软骨膜炎、耳郭软骨间积液等。

(一)病因

目前认为耳郭假性囊肿与机械性刺激、挤压有关，造成局部微循环障碍，引起组织间的无菌性炎性渗出而发病。

(二)护理评估

1.健康史

评估患者耳郭不适和局部隆起的时间。有无明显诱因如耳郭长期受到挤压等。

2.身体状况

(1)耳郭外侧面出现半球形囊性隆起,表面肤色正常,刺激后可迅速增大。

(2)无痛,有胀感、灼热感和痒感。

(3)囊肿增大时隆起明显,有波动感,无压痛感。

(4)穿刺可抽出淡黄色液体。

3.辅助检查

(1)对抽出液做生化检查,含有丰富蛋白质。

(2)对抽出液进行细菌培养,无细菌生长。

因本病容易确诊,故临床上较少使用辅助检查。

4.心理社会状况

评估患者的年龄、性别、文化层次、职业、生活习惯等。

5.治疗原则

囊肿早期或小囊肿可用冷敷、微波照射;较大囊肿一般采用穿刺抽液,穿刺后可加压包扎或注入硬化剂或高渗剂;可口服抗生素预防感染。

(三)主要护理诊断及医护合作性问题

1.知识缺乏

缺乏有关本病治疗的配合知识和自我保健知识。

2.感染的危险

感染的危险与无菌技术操作不当和患者缺乏预防感染的知识有关。

(四)主要护理措施

(1)对需要冷敷或微波照射的患者,应教会患者或家属冷敷的方法,微波照射的频率、时间和注意事项。

(2)对需进行穿刺抽液和石膏加压固定的患者,应严格按照"耳郭假性囊肿石膏固定法"的相关内容操作:①患者取坐位,向其解释操作目的和方法。②用安尔碘消毒囊肿皮肤,在囊肿最低处穿刺抽出囊肿内液体。进针点用棉球压迫止血后,用胶布封住。③患者头部侧卧,患耳朝上。用棉球塞住外耳道。④将石膏粉调匀,涂于囊肿及耳郭周围固定耳郭。⑤待石膏干燥后可坐起。严格执行无菌技术,预防感染。

(3)健康指导:①注意保护患耳,使耳郭清洁干燥,加压包扎或固定物如石膏不能弄湿,防止污染。加压包扎或固定期间,如有耳郭剧烈疼痛等不适,应及时就诊。②养成良好的卫生习惯,经常修剪指甲,避免用手搔抓耳郭。③避免长期挤压耳郭。

二、外耳道炎

外耳道炎是外耳道皮肤或皮下组织广泛的急、慢性炎症。由于在潮湿的热带地区发病率高,又被称为"热耳病"。根据病程可将外耳道炎分为急性弥漫性外耳道炎和慢性外耳道炎。较为常见的是急性弥漫性外耳道炎。

(一)病因

(1)温度升高,空气湿度大,影响腺体分泌,降低局部防御能力。

(2)外耳道局部环境的改变,游泳、洗头或沐浴时水进入外耳道,浸泡皮肤,角质层被破坏,微生物侵入,同时改变了外耳道酸性环境使外耳道抵抗力下降。

(3)挖耳时损伤外耳道皮肤,引起感染。

(4)中耳炎分泌物的持续刺激使皮肤损伤感染。

(5)全身性疾病使身体抵抗力下降,引起外耳道感染,如糖尿病、慢性肾炎、内分泌紊乱、贫血等。

(二)护理评估

1.健康史

(1)评估患者耳部不适及疼痛、分泌物流出发生和持续的时间。

(2)有无明显诱因如挖耳损伤皮肤,游泳、洗头时污水进入外耳道等。

(3)有无全身性疾病史,如糖尿病、慢性肾炎、内分泌紊乱、贫血等。

2.身体状况

(1)急性外耳道炎:①发病初期耳内有灼热感,随后疼痛剧烈,甚至坐卧不宁,咀嚼、说话、牵拉耳郭、按压耳屏时加重,伴有外耳道分泌物。②外耳道皮肤弥漫性肿胀、充血。③可伴发热,耳周淋巴结肿大。

(2)慢性外耳道炎:①自觉耳痒不适,可有少量分泌物流出。游泳、洗头或耳道损伤可使之转为急性。②检查可见外耳道皮肤增厚,有痂皮附着,去除后皮肤呈渗血状。耳道内可有少量稠厚或豆腐渣样分泌物。

3.辅助检查

(1)耳窥镜检查,了解外耳道皮肤肿胀及鼓膜情况。

(2)分泌物细菌培养和药敏试验。

4.心理社会状况

评估患者的文化层次、职业、卫生习惯、居住环境等。

5.治疗原则

清洁外耳道,使局部干燥和引流通畅,并使外耳道处于酸性环境。合理使用敏感抗生素。外耳道红肿严重时,可用消炎消肿纱条置于外耳道。耳痛剧烈时可适当予以止痛剂。

(三)主要护理诊断和医护合作性问题

1.急性疼痛

急性疼痛与外耳道急性炎症反应有关。

2.舒适改变

舒适改变与耳道痒、分泌物流出引起的不适有关。

3.焦虑

焦虑与炎症引起多种不适和担心预后有关。

4.知识缺乏

缺乏有关治疗配合和自我预防保健知识。

(四)主要护理措施

1.心理护理

向患者简单说明发病的原因和治疗的情况,并告知患者不要担心,密切配合医师治疗,使病情得到控制。

2.根据医嘱使用敏感抗生素

全身或局部使用敏感抗生素,控制炎症。外耳道红肿可根据医嘱局部覆用鱼石脂甘油,消炎消肿。耳痛剧烈影响睡眠时,按医嘱给予止痛药和镇静剂。进食流质或半流质食物,减少咀嚼引起的疼痛。

3.仔细清除耳道内分泌物

可用无菌棉签蘸生理盐水擦拭,并教会患者或家属正确擦拭的方法,以保持局部清洁干燥,减少刺激,又不会损伤外耳道。

4.健康指导

(1)教会患者或家属正确滴耳药的方法。

(2)用药后如有耳部症状加重,应及时就医,确定是否局部药物过敏。

(3)无论慢性或急性外耳道炎,均应坚持治疗至完全治愈,防止复发或迁延不愈。

(4)加强个人卫生,经常修剪指甲,避免挖耳损伤皮肤。

(5)炎症期间不要从事水上运动。

(6)游泳、洗头、沐浴时不要让水进入外耳道,如有水进入外耳道内,可用无菌棉签或柔软纸巾放在外耳道口将水吸出。或患耳向下,蹦跳几下,让水流出后擦干。保持外耳道清洁干燥。

(7)如有中耳疾病,应积极治疗。

(8)积极治疗全身性疾病。

三、外耳道疖

外耳道疖是外耳道皮肤的局限性化脓性炎症。好发于外耳道软骨部。多发生在热带、亚热带地区或炎热潮湿的夏季。

(一)病因

致病菌大多为金黄色葡萄球菌,也有白色葡萄球菌。诱发因素包括:挖耳引起外耳道皮肤损伤;游泳、洗头、洗澡时不洁水进入外耳道;化脓性中耳炎脓液刺激;全身性疾病如糖尿病、慢性肾炎、营养不良等使全身或局部抵抗力下降。

(二)护理评估

1.健康史

(1)评估患者耳部疼痛、脓液流出发生和持续的时间。

(2)了解有无上述诱因。

2.身体状况

(1)耳痛剧烈,咀嚼或说话、压耳屏或牵拉耳郭时疼痛加重。

(2)疖破溃时有脓液流出,严重者体温升高伴有全身不适。

(3)耳镜检查可见外耳道软骨部局限性红肿隆起,中央有白色脓栓。

(4)可引起耳前或耳后淋巴结肿大疼痛。

3.辅助检查

(1)实验室检查可有白细胞升高。

(2)抽取脓液做细菌培养和药敏试验。

4.心理社会状况

评估患者的年龄、性别、文化层次、职业、卫生习惯、工作环境和居住环境等。

5.治疗原则

(1)局部治疗:根据疖的不同阶段采取不同治疗方法。①早期可覆用鱼石脂甘油纱条,局部配合物理治疗、微波治疗,可起到消炎消肿作用。②脓肿形成后可行切开排脓,脓腔置引流条,每天换药。未成熟疖禁忌切开。

(2)全身治疗:合理使用敏感抗生素。

(三)主要护理诊断和医护合作性问题

1.焦虑

焦虑与炎症引起的剧烈疼痛和担心预后有关。

2.急性疼痛

急性疼痛与外耳道疖引起的炎症反应有关。

3.知识缺乏

缺乏有关治疗配合的知识和自我预防保健知识。

四、外耳湿疹

外耳湿疹是发生在外耳道、耳郭、耳周皮肤的变态反应性皮炎。

(一)病因

病因不清,可能与变态反应因素、神经功能障碍、内分泌功能失调、代谢障碍、消化不良等因素有关。引起变态反应的因素可为食物(如牛奶、海鲜等)、吸入物(如花粉、动物的皮毛、油漆等)、接触物(如药物、化妆品、化纤织物、助听器的塑料外壳、眼镜架、肥皂、化学物质等)等,也可从头面部和颈部皮炎蔓延而来,潮湿和高温常是诱因。外耳道湿疹还可由化脓性中耳炎的脓性分泌物持续刺激引起。

(二)护理评估

1.健康史

(1)评估患者外耳不适和出现红斑、丘疹、水疱等症状的时间,发作的频次。

(2)了解患者有无上述诱因或过敏体质等。

2.身体状况

急性期主要表现为外耳奇痒、灼热感、有渗液。外耳皮肤出现红肿、红斑、粟粒状丘疹、小水疱等,慢性期患处皮肤增厚、粗糙、皲裂,有脱屑和色素沉着,易反复发作。

3.心理社会状况

评估患者的年龄、性别、文化层次、职业、生活习惯、饮食习惯、生活和工作环境等。

4.治疗原则

去除变应原,口服抗过敏药,局部对症治疗。如有继发感染加用抗生素。

(三)主要护理诊断和医护合作性问题

1.舒适改变

舒适改变与局部痒、渗液、灼热不适有关。

2.皮肤完整性受损

皮肤完整性受损与脓液、过敏原刺激皮肤引起各种损害有关。

3.知识缺乏

缺乏有关治疗配合和自我预防保健知识。

4.焦虑

焦虑与疾病易转为慢性和反复发作有关。

(四)主要护理措施

1.指导患者服用抗过敏药和抗生素

根据医嘱指导患者服用抗过敏药和抗生素,减轻不适反应。

2.根据医嘱指导患者局部用药的方法

(1)急性期渗液较多时,用炉甘石剂清洗渗液和痂皮后,用3 %硼酸溶液湿敷1～2天。干燥后可用10 %氧化锌软膏涂擦。

(2)亚急性湿疹渗液不多时局部涂擦2 %甲紫溶液。

(3)慢性湿疹局部干燥时,局部涂擦10 %氧化锌软膏、抗生素激素软膏或艾洛松软膏等。干痂较多时先用过氧化氢清洗局部后再用上述膏剂。皮肤增厚者可用3 %水杨酸软膏。

3.饮食护理

进清淡饮食,禁忌食用辛辣、刺激或有较强变应原食物,如牛奶、海鲜类等。

4.心理护理

向患者讲解发病的原因和治疗的方法、效果等预防再次发作的措施,使患者情绪稳定,密切配合医师治疗。

5.清除外耳道脓液

慢性化脓性中耳炎患者尤应注意清除外耳道脓液,减少刺激。保持耳郭清洁干燥。

6.健康指导

(1)嘱患者不要搔抓挖耳,不用热水肥皂擦洗患处。

(2)根据医嘱坚持用药和复诊,积极治疗慢性化脓性中耳炎、头颈面部湿疹。

(3)加强个人卫生,经常修剪指甲,避免挖耳损伤皮肤。

(4)不进行水上运动,洗头洗澡时注意保护耳郭。

(5)避免食用鱼、虾、海鲜类、牛奶等易过敏食物,不吃辛辣、刺激性食物。

(6)避免接触变应原物质,如化妆品、耳环、油漆和化纤织物等。

(7)锻炼身体,均衡营养,充足睡眠,提高机体抵抗力。

第四节　鼻窦炎

鼻窦炎是鼻窦黏膜的炎症性疾病，多与鼻炎同时存在，所以也称为鼻-鼻窦炎，发病率为15 %左右，是鼻科常见的疾病之一。

一、急性鼻窦炎

(一)病因

1.局部因素

局部因素如鼻腔疾病(如急或慢性鼻炎、鼻中隔偏曲、异物及肿瘤等)、邻近器官的感染病灶(如扁桃体炎、上列第 2 前磨牙和第 1 及第 2 磨牙的根尖感染、拔牙损伤上颌窦等)、直接感染(鼻窦外伤骨折、异物进入窦腔、跳水不当或游泳后用力擤鼻导致污水进入窦腔)、鼻腔填塞物留置过久、气压骤变(航空性鼻窦炎)等。

2.全身因素

全身因素如过度疲劳、营养不良、维生素缺乏、变应性体质、贫血及糖尿病、内分泌疾病(甲状腺、脑垂体或性腺功能不足)等。

(二)治疗原则

消除病因，清除鼻腔、鼻窦分泌物，促进鼻腔和鼻窦的通气引流，控制感染，防止并发症或病变迁延成慢性鼻窦炎。

1.全身治疗

全身治疗包括对症处理、抗感染治疗等。

2.局部治疗

局部治疗包括鼻内用药、上颌窦穿刺冲洗、物理疗法等。

(三)护理评估

1.健康史

(1)评估患者有无上呼吸道感染史，有无鼻部疾病。

(2)了解患者以往健康状况，有无全身其他疾病。

(3)了解患者最近有无乘坐飞机、潜水或跳水等。

2.身体状况

(1)全身症状：畏寒、发热、食欲缺乏、周身不适等。儿童可出现咳嗽、呕吐、腹泻等。

(2)局部症状：①持续性鼻塞，常有闭塞性鼻音。②大量黏液脓性或脓性涕，牙源性上颌窦炎有恶臭脓涕。③涕中带血或自觉有腥臭味。④局部疼痛和头痛。不同鼻窦炎疼痛的程度、位置和规律不同。急性上颌窦炎疼痛部位在颌面部或上列牙，晨起时不明显，后逐渐加重，至午后最明显；急性额窦炎为前额部疼痛，晨起后明显，渐加重，中午最明显，午后渐减轻；筛窦炎为内眦或鼻根处疼痛，程度较轻，晨起明显，午后减轻；蝶窦炎表现为枕后痛或眼深部痛，晨起轻，午后重。

(3)体征：鼻镜检查可见鼻黏膜充血肿胀，中鼻道或嗅裂有脓性分泌物。局部压痛，额窦炎压痛点在眶内上壁,筛窦压痛点在内眦,上颌窦压痛点在犬齿窝。

3.辅助检查

(1)实验室检查。

(2)鼻内镜检查、鼻窦 X 线或 CT 检查了解炎症程度和范围。

4.心理社会评估

评估患者的年龄、性别、文化层次、对疾病认知程度、职业、情绪状态、生活方式、饮食习惯等。

(四)护理措施

1.用药护理

向患者解释疼痛的原因和缓解方法,遵医嘱指导患者正确用药,尤其是抗生素使用要及时、足量、足够时间,不可随意停药,并教会患者正确的点鼻和擤鼻的方法,同时告知患者不宜长期使用鼻内血管收缩剂类药物。

2.饮食护理

嘱患者注意休息,多饮水,多食柔软易消化、富含维生素的食物,避免辛辣刺激性食物。

3.健康指导

(1)嘱患者注意生活环境的卫生,保持适宜的温度和湿度,要多开窗通风。

(2)治疗期间要定期随访至痊愈。

(3)抵抗力低下或者年老、体弱、婴幼儿,应当注意预防上呼吸道感染,增强体质。

(4)养成良好的生活和饮食习惯,不熬夜,不过度疲劳,饮食均衡,保证营养全面摄入。

(5)对于有鼻部或全身疾病的患者,应嘱其积极治疗原发病。

(6)飞行员、乘务员、潜水员应指导其及时保持鼻窦内外压力平衡的方法。

二、慢性鼻窦炎

急性鼻窦炎反复发作或急性鼻窦炎、鼻炎治疗不当,病程超过 2 个月,即为慢性鼻窦炎,以筛窦和上颌窦最为多见。

(一)病因

主要发病因素有细菌感染、变态反应、鼻腔和鼻窦的解剖变异、全身抵抗力差、鼻外伤、异物、肿瘤等。

(二)治疗原则

控制感染和变态反应导致的鼻腔鼻窦黏膜炎症。改善鼻腔鼻窦的通气、引流。病变轻者及不伴有解剖畸形者,采用药物治疗(包括全身和局部药物治疗)即可取得较好疗效;否则应采取综合治疗手段,包括内科和外科治疗。

1.全身用药

抗生素、糖皮质激素、黏液稀释及改善黏膜纤毛活性药、抗组胺类药物。

2.局部用药

鼻腔减充血剂、局部糖皮质激素、生理盐水冲洗。

3.局部治疗

上颌窦穿刺冲洗、额窦环钻引流、鼻窦置换治疗、鼻内镜下吸引。

4.手术治疗

手术治疗以解除鼻腔鼻窦解剖学异常造成的机械性阻塞、结构重建、通畅鼻窦的通气和引流、黏膜保留为主要原则。

(三)护理评估

1.健康史

(1)了解患者有无急性鼻窦炎反复发作史,了解其治疗过程。

(2)了解患者有无鼻部其他疾病或全身病。

2.身体状况

(1)全身症状:可有头昏、易倦、精神抑郁、记忆力减退、注意力不集中等现象。

(2)局部症状:鼻塞;流脓涕,牙源性鼻窦炎时,脓涕多带腐臭味;嗅觉障碍;局部疼痛及头痛,多在低头、咳嗽、用力或情绪激动时症状加重。

(3)后组筛窦炎和蝶窦炎偶可引起视力减退、视野缺损或复视等。

(4)检查可见鼻黏膜充血、肿胀,中鼻道、嗅裂及鼻咽部有脓。

3.辅助检查

(1)鼻内镜检查和鼻窦 CT 扫描可帮助了解鼻腔解剖学结构异常、病变累积的位置和范围。

(2)细菌培养或免疫学检查可进一步确定鼻窦炎的主要致病因素和特征。

4.心理社会评估

评估患者年龄、性别、文化层次、对疾病的认知程度、职业、性格特点、生活方式、情绪反应等。

(四)护理措施

1.鼻腔冲洗指导

向患者解释鼻腔冲洗的目的及操作方法,协助并指导患者进行鼻腔冲洗,使患者熟练掌握正确的冲洗方法。

2.病情观察

注意观察患者体温变化,有无剧烈头痛、恶心、呕吐等,鼻腔内有无清水样分泌物流出,如发现应及时报告医师处理。

3.饮食护理

饮食要清淡易消化,禁烟酒,禁辛辣刺激性食物。

4.健康指导

(1)告知患者尽量克制打喷嚏,如果克制不住,打喷嚏时一定把嘴张大。

(2)告知患者不用手挖鼻,防止损伤鼻黏膜。

(3)防止感冒,避免与患感冒的人接触。冬春季外出时应戴口罩,减少花粉、冷空气对鼻黏膜的刺激。

(4)保持大便通畅,勿用力排便。

(5)定期门诊随访鼻腔黏膜情况,清理痂皮。

第五节　鼻息肉

鼻息肉是鼻、鼻窦黏膜的慢性炎性疾病，以极度水肿的鼻黏膜在中鼻道形成息肉为临床特征。

一、病因

病因尚未完全清楚。由鼻部黏膜长期水肿所致，以变态反应和慢性炎症为主要原因。

二、治疗原则

现多主张以手术为主的综合治疗，使用糖皮质激素及功能性鼻内镜手术。

三、护理评估

（一）健康史

评估患者以往健康状况，是否有过敏性鼻炎、慢性鼻炎、哮喘史。有无慢性炎症刺激及诱发因素。

（二）身体状况

(1)进行性鼻塞，逐渐转为持续性鼻塞、流涕。有鼻塞性鼻音。

(2)嗅觉障碍及头痛。

(3)外鼻可形成"蛙鼻"。

(4)前鼻镜检查可见鼻腔内有一个或多个表面光滑，呈灰白色或淡红色、半透明的新生物，触之柔软，可移动，不易出血，不感疼痛。

（三）辅助检查

(1)鼻内镜检查。

(2)X线鼻窦摄片，明确病变的部位和范围。

(3)病理学检查。

（四）心理社会评估

评估患者的年龄、性别、对疾病的认知程度、文化层次、生活习惯、饮食习惯等。观察患者对疾病的情绪反应。

四、护理措施

（一）心理护理

向患者及家属介绍疾病的特点、治疗方法和一般预后情况、如何预防复发等，使患者增加对疾病的认识，树立战胜疾病的信心。

（二）用药护理

鼓励患者多喝水，口唇干燥时涂以润唇膏。根据医嘱使用糖皮质激素，减轻鼻塞症状，缓解不适。

（三）术前护理

1.一般准备

(1)术前检查各项检验报告是否正常，包括血尿常规、出凝血试验、肝肾功能、胸片、心电图等，了解患者是否有糖尿病、高血压、心脏病或其他全身疾病，有无手术禁忌证，以保证手术安全。

(2)准备好鼻部CT或X线片。

(3)根据需要完成药物皮肤敏感试验。

(4)预计术中可能输血者，应做好定血型和交叉配血试验。

(5)术前1天沐浴、剪指(趾)甲，做好个人卫生工作。

(6)术前晚可服镇静剂，以便安静休息。

(7)按医嘱予术前用药，并做好宣教工作。

(8)局麻患者术晨可进少量干食。全麻者术前6小时开始禁食、禁水。

(9)术前有上呼吸道感染者、女患者月经来潮者，暂缓手术。

(10)术前禁烟酒及刺激性食物。

2.鼻部准备

(1)剪去术侧鼻毛，男患者需理发，剃净胡须。如果息肉或肿块过大，已长至鼻前庭，则不宜再剪鼻毛。

(2)检查患者有无感冒、鼻黏膜肿胀等急性炎症，如有应待其消失后手术。

(四)术后护理

1.麻醉护理

局麻患者术后给予半卧位，利于鼻腔分泌物渗出物引流，同时减轻头部充血。全麻按全麻护理常规护理至患者清醒后，改为半卧位。

2.用药护理

按医嘱及时使用抗生素，预防感染。注意保暖，防止感冒。

3.病情观察

注意观察鼻腔渗血情况，嘱患者如后鼻孔有血液流下，一定要吐出，以便观察出血量，并防止血液进入胃内，刺激胃黏膜引起恶心呕吐。24小时内可用冰袋冷敷鼻部和额部。如出血较多，及时通知医师处理，必要时按医嘱使用止血药，床旁备好鼻止血包和插灯。

4.饮食护理

局麻患者术后2小时、全麻患者术后3小时可进温凉的流质或半流质饮食，可少量多餐，保证营养，避免辛辣刺激性食物。

5.口腔护理

因鼻腔不能通气，患者需张口呼吸，口唇易干裂，所以要做好口腔护理，保持口腔清洁无异味，防止口腔感染，促进食欲。

6.病情指导

(1)因鼻腔内有填塞物，患者会感觉非常不舒适，如鼻部疼痛、头痛、头胀、流泪、咽痛、咽干等，向患者解释不舒适的原因、可能持续的时间，采用适当吸氧、雾化吸入等方法减轻不舒适症状。

(2)叮嘱患者不要用力咳嗽或打喷嚏，以免鼻腔内纱条松动或脱出而引起出血。教会患者如果想打喷嚏，可用手指按人中、做深呼吸或用舌尖抵住硬腭以制止。

(3)鼻腔填塞纱条者,第2天开始滴液状石蜡以润滑纱条,便于抽取。纱条抽尽后改用呋麻滴鼻液,防止出血并利于通气。

(五)健康指导

(1)保持良好的心理状态,避免情绪激动,适当参加锻炼。

(2)选择含有丰富维生素、蛋白质的饮食增强机体抵抗力,促进疾病康复。

(3)避免挤压、挖鼻、大力擤鼻等不良习惯。

(4)冬春季外出时可戴口罩,减少花粉、冷空气对鼻黏膜的刺激。

(5)遵医嘱按时正确做鼻腔冲洗,定时服药、滴鼻。

(6)尽量避免上呼吸道感染,减少对鼻腔的强烈刺激。

(7)术后定期进行窥镜检查。

(8)2个月内避免游泳。

第六章　儿科疾病的护理

第一节　新生儿及护理

从出生到满 28 天的婴儿称新生儿，它是胎儿的延续，又是人类发育的基础阶段。

围生期是指产前、产时和产后的一个特定时期。在我国，围生期一般指从妊娠 28 周（此时胎儿体重约 1 000 g）至出生后 7 天的一段时期。国际上常以新生儿死亡率和围生期死亡率作为衡量一个国家卫生保健水平的标准。

一、新生儿的分类

（一）根据胎龄分类

1.足月儿

胎龄满 37 周至未满 42 周（260～293 天）的新生儿。

2.早产儿

胎龄满 28 周至未满 37 周（196～259 天）的新生儿，其中第 37 周的早产儿因成熟度已接近足月儿，故又称过渡足月儿。

3.过期产儿

胎龄 42 周（294 天）以上的新生儿。

（二）根据体重分类

1.正常出生体重儿

出生体重为 2 500～3 999 g 的新生儿。

2.低出生体重儿

出生 1 小时内体重不足 2 500 g 者为低出生体重儿，其中体重不足 1 500 g 者为极低出生体重儿，体重不足1 000 g者称超低出生体重儿或微小儿。低出生体重儿一般为早产儿和小于胎龄儿。

3.巨大儿

出生体重超过 3 999 g 者，包括正常和有疾病者。

（三）根据体重和胎龄关系分类

1.适于胎龄儿（AGA）

出生体重在同胎龄儿平均体重的第 10 %～90 %者。

2.小于胎龄儿（SGA）

出生体重在同胎龄儿平均体重的 10 %以下的婴儿。我国习惯上将胎龄已足月而体重在 2 500 g 以下的婴儿称足月小样儿，是小于胎龄儿中最常见的一种。

3.大于胎龄儿(LGA)

出生体重在同胎龄儿平均体重的 90 %以上的婴儿。

二、高危儿

高危儿指已发生或有可能发生危重情况的新生儿。定为高危新生儿的有:①异常妊娠史,如母亲有糖尿病病史、孕期阴道流血史、感染史、吸烟、吸毒、酗酒史及母亲为 Rh 阴性血型;②异常分娩史,如母亲有妊高征、先兆子痫、子痫、异常分娩被胎粪污染、各种难产,手术产如高位产钳、臀位抽出、胎头吸引、分娩过程中使用镇静和(或)止痛药物史及过去有死胎、死产史;③异常分娩的新生儿,如出生时 Apgar 评分低于 7 分者,脐带绕颈、早产儿、小于胎龄儿、巨大儿、各种先天性畸形及疾病。

三、正常新生儿

胎儿自母体娩出后会有许多生理变化,了解新生儿的正常生理特征,在执行各项护理时有很大的帮助。

(一)新生儿的外表特征

1.身长与体重

我国新生儿身长的平均数值男婴为 50 cm,女婴为 49 cm;体重男婴为 3.4 kg,女婴为3.1 kg。

出生后 3～4 天体重减轻,8～10 天恢复至出生时的体重,此为生理性体重减轻。减轻的范围为出生体重的 5 %～10 %(平均第 1 天减少 110～120 g,第 2 天减少 50～70 g)。减轻的原因及比例如下。

(1)由膀胱直肠排出的尿和胎粪占 10 %～20 %。

(2)肺和皮肤的液体丧失约占 70 %。

(3)消耗所积蓄的脂肪占 10 %～15 %。

(4)胎脂的去除。

2.头部

(1)头和身长之比:头和身长之比为 1∶4(成人为 1∶8),前额大且突出。

(2)头围:由枕骨绕前额,正常头围的范围为 33～37 cm,平均 35 cm,若超过 37 cm 或低于 33 cm 时,要仔细检查有无神经损害。

(3)囟门。

①前囟门是两个顶骨及两个融合额骨间的开口,呈菱形,2～3 cm 宽,3～4 cm 长。出生后 16～18 个月关闭。

②后囟门是顶骨和枕骨的连接处,呈三角形,大约 1 cm 长。出生后 6～8 周关闭。

③当囟门张力增加,可能是颅内压增加、脑水肿、脑膜炎或颅内出血所致,但是生理性膨出可因咳嗽、用力解便、强烈哭叫或呕吐而发生,此时若见脉搏跳动而张力降低可能是失水或休克。

④囟门未立即关闭的目的有二:一是为了脑部的发育;二是具缓冲作用,助幼儿学走路跌倒时不会受伤。

(4)儿头变形:儿头通过产道时,为了顺应产道会发生儿头变形现象,即顶骨重叠,儿头变形程度与受压时间的长短有关。头较正常新生儿长，此种情况在数周内不治疗亦可消失。

3.脸部

新生儿的脸部是没有表情的，当给予刺激时下巴会有哆嗦的情形。因为有脂肪“吸吮热”的存在，新生儿的脸颊是饱满的。上唇中央有唇结节，唇部对触觉敏感，易激发其吸吮反射。

4.眼睛

(1)新生儿的眼睛为成人的1/4大小，到12～14岁时眼球已和成人一般大小，视力到5～6岁时和成人一般。

(2)出生时没有泪腺功能，眼泪要到几周或3～4周才出现。

(3)正常的两瞳孔间距是3.5～5.5 cm。若大于5.5 cm为过距症，怀疑有唐氏综合征，若小于3.5 cm则有小眼症的可能。

(4)新生儿是常闭眼睛的，当他睁开时只睁一眼，除对明暗有视觉外无其他视力。瞳孔对光反射很快有光觉，在强光之下闭上双眼。第4周开始，眼睛会注视鲜明的物体。

(5)玩偶眼睛反应，即在出生10天内移动头时，眼睛并不转动，当他的头在被慢慢地做最大弧度的转动过程中，眼睛仍在原来的位置。

(6)新生儿由于眼部神经肌肉的控制能力较差，可能会有暂时性斜视，3～4个月时即会渐渐消失，至出生9个月时眼球已有能力自由转动，如仍有斜视现象应找眼科医师诊治。

(7)新生儿远视是因为眼球的直径短，而使影像的焦点落在视网膜之后。

5.耳朵

出生时耳朵的传导系统是完整的，对大的声音有惊吓反应。耳朵已形成且有软骨存在，位置应与外眼角线平齐，偏低是某些先天性畸形的特征，尤其与肾脏疾患有关。

6.口腔

唇部被触摸时会有吸吮动作产生，唾液较少，味觉在出生前已发育完全，可以分辨甜味及苦味。口腔内改变：新生儿上腭中线和齿龈切缘上常有黄白色小斑点，分别俗称为“上皮珠”和“马牙”，由上皮细胞堆积或黏液腺分泌物积聚所致，于生后数周至数月自行消失。其两颊部的脂肪垫俗称“螳螂嘴”，对吸乳有利，不应挑割，以免发生感染。

7.鼻部

新生儿的鼻子小而狭窄，常以打喷嚏的方式来清除阻塞物，若嘴部闭起而能自然呼吸表示鼻内通畅。出生时嗅觉即已存在，此能力可显示在新生儿寻乳上，不论是喂母奶或牛奶，新生儿皆会将其头部转向乳汁来源。

8.颈部

颈短且有皱褶，可自由转动，如活动受限或摸到肿块则可能是斜颈症。颈部淋巴结直径应小于1 cm。在颈动脉区如听到杂音，可能患有心脏疾病。颈部肌肉未发育完全无法支持头部。

9.胸部

出生时胸部的横切面是圆的，随着年龄增加逐渐变为椭圆形。出生时胸围比头围少1～2 cm，至1岁时即与头围相等。要注意有无胸骨凹陷、锁骨骨折或胸部扩张时不对称的现象。

不管男女婴儿，因受母体雌激素的影响在产后头3天常见乳房肿胀，有些受母体催乳素的影响可见乳头有乳汁流出，这些现象会自然消失。

10.腹部

腹部呈圆形且凸出比胸部大，脐带于出生时呈白色胶状潮湿，出生后 1 小时开始干燥，2～3 天变黑色，7～14 天脱落。

11.皮肤

(1)皮肤颜色：出生时皮肤呈蓝色，经过氧化作用后，皮肤立即转变成暗红色或粉红色。第 3～14 天皮肤出现黄染。

(2)皮肤张力：水分充足的皮下组织有饱满的感觉。以拇指及食指抓起皱褶的皮肤，当放松时皮肤立即恢复平滑、柔软的表面，则显示出皮肤的弹性。严重脱水时，皮肤不会恢复平滑而仍然维持凸起状。

(3)胎脂：覆盖在新生儿身上的油性、白色像乳酪样的物质，包括皮脂腺的分泌物、上皮细胞、胎毛。过熟儿胎脂明显减少，早产儿胎脂多。

(4)胎毛：胎毛像绒毛似的盖在身上，胎儿 4 个月时有，8 个月时消失。出生时胎毛可能尚留大部分在肩上、背、耳垂、前额。2 周左右时胎毛便自然消失不会再长，早产儿胎毛过多。

(5)汗腺：新生儿期的汗腺功能不全，第 1 周调节功能不好，故婴儿体温不稳定。

(6)脱皮：出生 24 小时后，大部分新生儿的皮肤变得很干、脱屑，手掌和脚掌特别明显，像日晒后的脱皮，在第 1～2 周全身表皮呈片状脱落。

(二)新生儿的生理特征

1.呼吸系统

胎儿在宫内不需要肺的呼吸，但有微弱的呼吸运动。胎儿肺内充满液体，出生时经产道挤压，1/3 肺液由口鼻排出，其余由肺间质毛细血管和淋巴管吸收。出生后 30 秒内建立正常的呼吸通道。足月儿生后 1 小时内呼吸频率可为 60～80 次/分，有三凹征、周围青紫、呻吟和肺部啰音，1 小时后呼吸频率降至 40 次/分，常以腹式呼吸为主。

2.循环系统

胎儿出生后，血液循环由胎儿循环到新生儿血循环发生了巨大变化。

(1)脐带结扎。

(2)肺血管阻力降低。

(3)卵圆孔闭锁在出生时发生，解剖上的闭锁则在 3～4 个月时。

(4)动脉导管功能性关闭在出生后的第 4 天，解剖上的闭锁则在 2～3 个月时。

(5)心率波动较大，100～150 次/分，血压平均为 70/50 mmHg。

3.消化系统

足月儿的消化道面积相对较大，有利于吸收。而胃呈水平位，贲门括约肌发育较差，幽门括约肌发育较好，易发生溢乳和呕吐。新生儿肠壁较薄，通透性高，有利于吸收母乳中的免疫球蛋白，也易使肠腔内毒素及消化不全的产物通过肠壁进入血循环，引起中毒症状。足月儿除胰淀粉酶不足外，其余消化酶均已满足生理需要。

胎粪呈墨绿色，由肠黏膜脱落上皮细胞、羊水及消化液组成。出生后 12 小时内开始排泄，约 3～4 天排完，若超过 24 小时还未见胎粪排出，应检查是否为肛门闭锁。

新生儿肝葡萄糖醛酸转移酶的活力低，是新生儿生理性黄疸的主要原因。

4.泌尿系统

肾脏在胚胎10～12周即有排尿功能，14周时肾小管有主动或被动转运功能，35周肾发育完成，但内部结构仍不成熟。婴儿出生时肾小球滤过率低，浓缩功能差，易造成水肿或脱水症状。同时婴儿肾脏排出同样量的溶质需比成人多2～3倍的水，排磷的功能较差，因此牛奶喂养儿易导致低钙血症。

5.血液系统

胎儿期处于相对缺氧状态，足月儿出生时血液中红细胞数和血红蛋白量较高，血红蛋白中胎儿血红蛋白约占70％，以后逐渐被成人血红蛋白所替代。由于胎儿血红蛋白对氧有较强的亲和力，氧解离曲线左移，不易将氧释放到组织，所以新生儿缺氧时发绀不明显。足月儿刚出生时白细胞数较高，第3天又开始下降。足月儿的血容量为50～100 mL/kg。

6.神经系统

新生儿的脑相对较大，重300～400 g，占体重的10％～20％(成人占2％)，出生后头围生长速率为每月1.1 cm，至生后40周左右逐渐减缓，脊髓末端约在第3、第4腰椎下缘，故腰椎穿刺应在第4、第5腰椎间隙进针。

新生儿期间视、听、味、触、温觉发育良好，痛觉、嗅觉(除对母乳外)相对差些。足月儿出生时已具有原始神经反射如觅食反射、吸吮反射、握持反射、拥抱反射和交叉伸腿反射，新生儿巴氏征、克氏征、低钙周面征(佛斯特征)阳性属正常现象。

7.体温调节

新生儿的体温调节功能差，皮下脂肪薄，体表面积相对较大，容易散热。其产热主要靠棕色脂肪的代谢，棕色脂肪多分布在中心大动脉、肾动脉周围、肩胛间区、颈及腋窝等部位。新生儿的环境温度要适宜，室温过高时易发生“脱水热”，室温过低则可引起硬肿症。

8.能量和体液代谢

新生儿需要的热量取决于维持基础代谢和生长的能量消耗。在适中的环境温度下，基础热量消耗为209.2～313.8 kJ/kg (50～75 kcal/kg)，加上活动、特殊动力作用、大便丢失和生长需要等，每日共需热量为418～502 kJ/kg (100～120 kcal/kg)。

出生婴儿的液体需要量与其体重及日龄有关。新生儿出生后10天内血钾水平较高，一般不需补钾，以后每日需要量为1～2 mmol/kg，每日钠的需要量为1～2 mmol/kg。新生儿患病时易发生酸碱失衡，特别易产生代谢性酸中毒。

9.免疫系统

胎儿可从母体通过胎盘得到免疫球蛋白IgG，因此不易感染一些传染病如麻疹；而免疫球蛋白IgA和IgM则不能通过胎盘，故新生儿易患呼吸道、消化道感染和大肠埃希菌、葡萄球菌败血症。新生儿单核吞噬细胞系统和白细胞的吞噬作用较弱，血清补体比成人低，白细胞对真菌的杀灭能力也较弱，这是新生儿易患感染的另一种原因，人乳的初乳中含较多分泌型免疫球蛋白IgA，应大力提倡母乳喂养，提高新生儿的抵抗力。

10.常见的几种特殊生理状态

(1)生理性体重下降：新生儿出生数日内，因丢失水分较多出现体重下降，但一般不超过10％，生后10天左右恢复到出生时的体重。

(2)乳腺肿大:生后 3～5 天,男、女足月新生儿均可发生乳腺肿胀,如蚕豆到鸽蛋大小。这是由于母体孕酮和催乳素经胎盘至胎儿,出生后母体雌激素影响中断所致。新生儿生后切勿强烈挤压,以免继发感染。生后 2～3 周消退。

(3)假月经:部分女婴生后 5～7 天阴道可见带血性分泌物,持续 2～3 天,称假月经。一般不必处理。

四、新生儿的护理

(一)新生儿室的条件

1.环境

新生儿室应安排在阳光充足、空气流通的朝南区域,病室内备有空调和空气净化设备。

2.室温

室温维持在 22～24 ℃,相对湿度在 55 %～65 %。

3.室内设计

每张病床占地面积 2.5 m^2,床间距离为 60 cm 以上。应设置隔离室、早产儿室、危重监护室,另配 1～2 间空房间,供临时隔离或空气消毒时轮换使用。

(二)预防感染

1.建立严格的消毒隔离制度

(1)入室更衣换鞋。

(2)接触新生儿前后勤洗手,避免交叉感染。

(3)每季度对工作人员做 1 次咽拭子培养,对带菌者及患感染性疾病者应暂时调离新生儿室。

(4)定期进行全面的清洁消毒,每日用湿式法进行清洁,每天用紫外线进行空气消毒 30 分钟以上。

2.脐部护理

每天检查脐部,保持其干燥,每日沐浴后用消毒液消毒脐部及周围皮肤,如有感染者可用 3 %过氧化氢洗净后再用 3 %碘酊消毒,或局部使用抗生素。

3.皮肤黏膜护理

刚出生的婴儿可用消毒植物油轻拭皱褶及臀部,每日沐浴 1 次以减少皮肤菌群集聚。每日大便后用温水洗臀部,以免发生红臀。口腔黏膜不宜擦洗,可喂温开水清洗口腔。

(三)保持呼吸道通畅

(1)在新生儿娩出后、开始呼吸前,应迅速清除口鼻部的黏液、羊水,保持呼吸道通畅,以免引起吸入性肺炎。

(2)经常检查鼻孔是否通畅,清除鼻孔内的分泌物。

(3)一般取右侧卧位,如仰卧时避免颈部前屈或过度后仰;给予俯卧时应由专人看护防止窒息。

(四)保暖

新生儿的体温调节功能不完善,出生后应立即采取保暖措施,方式可因地制宜,如采用辐射式保暖、暖箱、热水袋等。保暖时应注意以下几个方面。

(1)新生儿头部占体表面积的 20.8 %,经头颅散热量大,低体温婴儿应戴绒布帽。

(2)体温低或不稳定的婴儿不宜沐浴。

(3)室温较低时,可在暖箱内放置隔热罩,以减少辐射散热。暖箱内有湿化装置,有利于"水生菌"繁殖,应每日换水,并加 1∶10 000 硝酸银 2 mL。

(4)使用热水袋时应注意避免烫伤。

(5)放置母亲胸前保暖时,应注意避免产妇因疲劳熟睡而致新生儿口鼻堵塞,窒息死亡。

(五)喂养

正常足月儿提倡早哺乳,一般生后半小时即可给予母乳,鼓励按需喂奶,在无法由母亲喂养的情况下则可首先试喂 10 %葡萄糖水 10 mL,吸吮及吞咽功能良好者可给配方乳,乳量遵循由小量渐增的原则。人工喂养者的奶具专用并消毒,奶流速以能连续滴出为宜。

(六)确保新生儿安全

避免新生儿处于危险的环境,如高空台面,可能触及的热源、电源及尖锐物品,工作人员的指甲要短而钝。

(七)健康教育

1.促进母婴建立感情

提倡母婴同室和母乳喂养。婴儿出生后应尽早(30 分钟内)让其吸吮母亲乳头,进行皮肤接触,促进感情交流,有利于产妇分泌乳汁,有利于婴儿的身心发育。

2.宣传育儿保健知识

(1)向家长介绍喂养(包括添加辅食)、保暖、防感染、预防接种等有关知识。

(2)营养评估磅体重,定时、定磅称,每次测定前均要调节。

第二节　呼吸窘迫综合征的护理

呼吸窘迫综合征又称肺透明膜病,是指出生后不久即出现进行性呼吸困难、发绀、呼气性呻吟、吸气三凹征和呼吸衰竭,主要发生在早产儿,是早产儿死亡的主要原因。

一、护理评估

(一)病因

主要由于缺乏肺泡表面活性物质而引起,肺泡表面活性物质可维持肺泡的稳定性。从胚胎的第 24 天,肺开始从内胚层发育出来,胚胎的 16～20 周时,肺的立方上皮细胞开始分化成第一型与第二型两种不同的细胞:第一型细胞是空泡状细胞,含有类脂物质,为换气所需的构造;第二型细胞是非空泡状细胞,类似结缔组织细胞,能够产生一种脂蛋白物质(肺泡表面活性物质),在胎儿的呼吸生理上占极重要的分量。因为胎儿出生时肺部及呼吸道充满了液体,必须靠表面活性物质降低液体的表面张力,使肺部扩张而保持呼吸道畅通,如这种表面活性物质不足,肺就不易扩张,会发生呼吸困难,形成呼吸窘迫症。

表面活性物质可减少使肺泡塌陷的压力,是维持正常呼吸所需要的抗扩张不全因子,若缺乏将使肺的可扩张性减少,呼吸更费力,使婴儿疲劳,导致肺泡换气不全,肺泡扩张不全,肺泡血液灌流少,减少肺部的新陈代谢,进而使表面活性物质的产生减少。

对肺扩张的影响：①肺的可扩张性减少到正常婴儿的1/5；②有50%～60%的肺缺少血液灌流；③有相当大的血液量(30%～60%)由右到左分流；④肺体积减小，造成缺氧代谢性酸中毒、呼吸性酸中毒、心跳加快；⑤肉眼可见到肺组织萎陷、肺变小，坚硬呈暗红色似肝样；⑥显微镜下见到肺泡萎陷，肺泡管过度扩张，肺泡表面覆盖染成粉红色的透明薄膜(由渗血及肺泡细胞脱落所造成)，故称之为肺透明膜病；⑦肺泡表面活性物质的产生缺乏。

(二)身心状态

1.症状

出生时可以正常，也可以无窒息，在出生后6～12小时出现呼吸困难，呈进行性加重，伴呼气时呻吟，吸气时胸廓凹陷。出现鼻翼扇动、发绀、肌张力低下、呼吸暂停甚至出现呼吸衰竭。

2.体征

肺部听诊呼吸音低，若出现捻发音或细湿啰音，则要警惕肺水肿或感染。

3.并发症

气胸，肺炎，阻塞性毛细支气管炎。

(三)辅助检查

1.胸廓X线检查

有特征性表现，早期两肺野普遍透光度降低，内有散在的细小颗粒和网状阴影，以后出现支气管充气征；严重时可整个肺野不充气呈"白肺"。

2.胃液振荡试验(泡沫稳定试验)

阳性有助于确诊。

3.实验室检查

(1)动脉血中的氧分压降低，小于50 mmHg；二氧化碳分压增加，大于45 mmHg。

(2)代谢性酸中毒，pH降低，小于7.35。

(3)羊水中卵磷脂与饱和髓磷脂之比小于2。

二、护理诊断

1.不能维持自主呼吸

不能维持自主呼吸与缺乏肺泡表面活性物质导致的进行性肺不张有关。

2.气体交换受限

气体交换受限与缺乏肺泡表面活性物质导致肺透明膜的形成有关。

3.营养失调：低于机体需要量

低于机体需要量与摄入量不足有关。

4.焦虑(家长)

焦虑与病情危重有关。

三、护理目标

(1)维持正常的呼吸。

(2)维持适宜的血氧浓度。

四、护理措施

(一)保证呼吸道通畅

(1)观察分泌物的形态、色、量及肺分泌液的变化，了解肺是否有液体滞留或感染的现象。

(2)清理呼吸道，鼻咽、气管内分泌物多时可用抽吸机抽吸，抽吸机负压不超过－80 mmHg，每次抽吸时间为5～10秒，抽吸时间长会发生窒息。

(二)供氧

1.头罩给氧

应选择与患儿相适应的头罩。头罩过大，氧气易外溢；头罩过小，不利于 CO_2 排出。二者均降低实际吸入的氧浓度，用氧流量不少于5 L/min，防止 CO_2 积聚在头罩内。

2.持续正压呼吸给氧

早期可用呼吸机吸氧，或者经鼻给氧，一般的压力在4～5 cmH_2O，氧流量为5 L/min。

3.气管插管用氧

如用纯氧治疗后病情无好转者，采用间歇正压通气加呼气末正压通气。

(三)气管内滴入表面活性物质

(1)滴药前彻底清理气道分泌物。

(2)采取适当的体位，使头稍后仰，气道伸直。

(3)滴入药物，患儿分别取平卧、左侧、右侧卧位，从气管内滴入药物，然后用复苏来加压吸氧，有利于药液更好地弥散。用药后4～6小时禁止气道内吸引。

(四)其他护理措施

(1)注意喂养，保证营养供给，不能吸乳吞咽者可用鼻饲法或补充静脉高营养液。

(2)注意保暖。室内环境温度为22～24 ℃，相对湿度为55 %～65 %，以减少水分消耗。维持婴儿的体温在36.5～37 ℃，以减少氧耗。护理工作中尽量减少开保温箱打扰婴儿，采取集中护理的方式。

(3)严密观察病情：有条件者使用监护仪和专人陪护，定期对病婴进行评估，认真做好护理记录，随时掌握病情变化的动态，与医师密切联系。

(4)做好消毒隔离：注意无菌操作，预防感染。

(5)不要忽略病婴触觉、视觉及听觉的需要，多给予关怀。

(6)协助家属度过忧伤时期，让家属了解治疗过程，取得最佳配合，同时做好育儿知识的宣教工作。

第三节　高胆红素血症的护理

高胆红素血症即新生儿黄疸，是由于体内胆红素增高而引起皮肤、巩膜等的黄染现象。

一、护理评估

(一)新生儿胆红素代谢的特点

1.胆红素生成较多

新生儿每日生成的胆红素为成人的两倍以上，这是由于：①新生儿出生时红细胞数相对较多；②其红细胞寿命比成人红细胞短20～40天，且破坏快；③旁路胆红素来源多和血红素加氧酶在出生后7天内含量高，产生胆红素的潜力大。

2.肝功能不成熟

肝细胞内 Y、Z 蛋白的含量低,对胆红素的摄取能力差,5～15 天达到成人水平;肝细胞内尿苷二磷酸葡萄糖醛酸基转移酶(UDPGT)的量及活力不足,形成结合胆红素的功能差。

3.肝肠循环特殊

新生儿刚出生时肠道内的正常菌群尚未建立,不能将进入肠道的胆红素转化为尿胆原和粪胆原,且新生儿肠道内 β-葡萄糖醛酸苷酶的活性较高,将肠道内结合胆红素水解成葡萄糖醛酸和未结合胆红素,后者又被肠壁吸收经肝门静脉到达肝,加重了肝的负担。

新生儿摄取、结合、排泄胆红素的能力仅为成人的 1 %～2 %,极易出现黄疸。

(二)新生儿黄疸的分类

1.生理性黄疸

大部分足月儿在生后 2～3 天出现黄疸,5～7 天最重,10～14 天消退,早产儿可延迟至 3～4 周,一般情况良好。将早产儿血清胆红素小于 257 μmol/L(15 mg/dL)作为生理性黄疸的上界目前认为欠妥,因较小的早产儿即使胆红素小于 171 μmol/L (10 mg/dL)也可能发生胆红素脑病。

2.病理性黄疸

(1)特点:①黄疸在 24 h 内出现;②黄疸程度重、发展快,血清胆红素大于 205 μmol/L (12 mg/dL)或每日上升大于 85 μmol/L(5 mg/dL);③黄疸持续过久(足月儿大于 2 周,早产儿大于 4 周)或退而复现,并进行性加重;④血清结合胆红素大于 26 μmol/L(1.5 mg/dL)。

(2)原因。

感染性:①新生儿肝炎,大多因病毒通过胎盘传给胎儿或通过产道时被感染,以巨细胞病毒、乙型肝炎病毒最为常见;②新生儿败血症、尿路感染,由细菌毒素加快红细胞破坏、损坏肝细胞所致。

非感染性:①新生儿溶血;②胆道闭锁;③母乳性黄疸;④胎粪延迟排出;⑤遗传性疾病,如葡萄糖-6-磷酸脱氢酶(G-6-PD)缺乏症等;⑥药物性黄疸,如由维生素 K_3 等引起者;⑦其他,如低血糖、酸中毒、缺氧、体内出血和失水等均可加重黄疸。

(三)新生儿溶血病

新生儿溶血病是指母婴血型不合,母血中 IgG 血型抗体经胎盘进入胎儿循环后引起胎儿红细胞破坏,出现溶血。

二、护理诊断

1.活动无耐力

活动无耐力与红细胞大量被破坏引起贫血有关。

2.潜在并发症:胆红素脑病

胆红素脑病与胆红素通过血-脑脊液屏障有关。

3.知识缺乏(家长)

缺乏对黄疸的认识。

三、护理目标

(1)患儿黄疸尽快消失。

(2)尽量不发生潜在的并发症。

(3)避免药物对肝的损害作用。

四、护理措施

(1)观察了解皮肤黄染的情况,估计血清胆红素以判断其发展速度。

(2)光照疗法护理。

(3)精心喂养,护理人员应按需调整喂养方式,如少量多次、间歇喂养等,保证奶量摄入。

(4)严密观察生命体征、神经系统,主要观察患儿哭声、吸吮力和肌张力,从而判断有无胆红素脑病的发生。

(5)观察大小便次数、量及性质,促进大便及胆红素排出。

(6)及时纠正酸中毒,根据不同补液内容调节相应速度,切忌快速输入高渗性药物,以免血-脑脊液屏障暂时开放,使已与白蛋白结合的胆红素进入脑组织。

(7)健康教育。

①让家长了解病情,取得家长的配合。

②母乳性黄疸者暂停喂母乳,黄疸消退后再恢复母乳喂养。

③G-6-PD 缺陷者,需忌食蚕豆及其制品,患儿衣物保管时勿放樟脑丸,注意治疗药物的选用,以免诱发溶血。

④发生胆红素脑病者,应注意后遗症的出现,给予康复治疗和护理。

⑤对于新生儿溶血症,做好产前咨询及孕妇预防性服药。

第四节　新生儿窒息的护理

新生儿窒息是指胎儿因缺氧发生宫内窘迫或在娩出过程中引起的呼吸、循环障碍,也是引起伤残死亡的主要原因之一。

一、护理评估

凡能使胎儿或新生儿血氧浓度降低的任何因素都可引起窒息。病因包括妊娠期、分娩期及胎儿本身的因素,尤以产程开始后为多见。

1.妊娠期

①母亲全身疾病如糖尿病等;②产科疾病如妊娠高血压疾病等;③产妇吸毒等;④母亲年龄大于 35 岁或小于 16 岁、多胎妊娠等。

2.分娩期

①脐带受压、打结、绕颈;②手术产如高位产钳等;③产程中药物使用不当(如麻醉、镇痛剂、催产药)等。

3.胎儿因素

①早产儿、小于胎龄儿、巨大儿;②畸形如呼吸道畸形等;③羊水或胎粪吸入气道;④宫内感染所致神经系统受损等。

发病机制主要为母体与胎儿间血液循环和气体交换障碍,导致呼吸衰竭继而引起循环、中枢神经、消化系统和代谢方面的改变。

二、护理诊断

1.气体交换受损

气体交换受损与胎盘血液循环障碍有关。

2.有窒息的危险

有窒息的危险与羊水、胎粪吸入气道有关。

3.潜在并发症:缺氧缺血性脑病

缺氧缺血性脑病与各种围生期因素引起的缺氧缺血有关。

三、护理目标

(1)预防窒息的发生。

(2)预防并发症。

四、护理措施

(1)早期预测:估计胎儿娩出后有窒息危险时,应做好充分准备工作,包括人员、技术和仪器物品。

(2)及时复苏:按 A、B、C、D、E 步骤进行。A.尽量吸尽呼吸道黏液;B.建立呼吸,增加通气;C.维持正常循环,保证足够的心排出量;D.药物治疗;E.评价。A、B、C 最为重要,其中 A 是根本,B 是关键。

(3)复苏后处理:保暖和监护,维持内环境和血压稳定,控制惊厥,治疗脑水肿。

(4)严密观察呼吸频率:有无鼻翼扇动,给氧后发绀有无改善。

(5)注意动脉血的 pH、氧分压、二氧化碳分压的情况。

(6)保证供给足够的营养。

第五节 新生儿败血症的护理

新生儿败血症指细菌侵入血循环并生长繁殖,产生毒素而造成的全身感染。

一、护理评估

(一)病因

致病菌的种类随地区和年代的不同而异,目前大多数以葡萄球菌、大肠杆菌、B 族溶血性链球菌及革兰氏阴性细菌为常见。

(二)感染途径

1.产前感染

母孕期血内有细菌时可经胎盘血行感染胎儿。

2.产时感染

胎膜早破、产程延长时,细菌上行污染羊水,或胎儿通过产道时吸入污染的羊水使胎儿感染等。

3.产后感染

最常见的是脐部、皮肤黏膜损伤处细菌侵入。细菌也可由呼吸道、消化道等侵入血液。

4.其他原因

如用于婴儿的急救设备、奶瓶不洁等均可将外在环境污染的病原体带入人体。

(三)身体状态

早期出现精神、食欲欠佳，哭声减弱，体温不稳定等，病情发展较快，迅速进入精神萎靡、嗜睡、不吃、不哭、不动、面色欠佳的阶段。常伴有黄疸等症状。

(四)实验室检查

1.血培养

阳性率高，羊水发臭和感染性头颅血肿者宜做厌氧菌培养。

2.直接涂片找细菌

产时感染者于生后 12 h 内应采取胃液、外耳道拭子涂片找细菌。

3.血沉

微量血沉大于 15 mm/h 提示败血症。

二、护理诊断

1.有体温改变的危险

有体温改变的危险与感染有关。

2.有皮肤完整性受损的危险

有皮肤完整性受损的危险与脐炎、脓疱疮有关。

3.营养失调:低于机体需要量

低于机体需要量与吸吮无力、摄入量不足有关。

三、护理目标

(1)维持体温稳定。

(2)清除局部病灶。

(3)保证营养供给。

四、护理措施

1.维持体温稳定

患儿体温变化除感染因素外还易受环境因素影响，当体温偏低或不升时，应及时给予保暖措施，当体温过高时，可给予物理降温及多喂水。

2.清除局部病灶

清除局部病灶如脐炎、脓疱疮、鹅口疮等，防止感染继续蔓延扩散。

3.注意观察用药反应

保证药物有效进入体内。用氨基糖苷类药物时，注意药物稀释浓度及对肾、听力的影响，按时检查尿液。

4.保证营养供给

合理喂养。

5.严密观察病情变化

护理人员应熟悉该病种患儿的临床表现，预计可能发生的护理问题及给予对症护理。

6.做好卫生宣教工作

讲解与败血症有关的护理知识，如接触患儿前洗手、保持皮肤清洁卫生与脐部护理等。

第六节 急性上呼吸道感染的护理

急性上呼吸道感染简称上感，为外鼻孔至环状软骨下缘包括鼻腔、咽或喉部急性炎症的概称。其特点是起病急、病情轻、病程短、可自愈、预后好，但发病率高，并具有一定的传染性。本病是呼吸道最常见的一种感染性疾病，发病不分年龄、性别、职业和地区，免疫功能低下者易感。全年皆可发病，以冬春季节多见，多为散发，但在气候突变时可小规模流行。

主要病原体是病毒，少数是细菌。人体对病毒感染后产生的免疫力较弱、短暂，病毒间也无交叉免疫，故可反复发病。

一、病因与发病机制

1.病因

常见病因为病毒，少数由细菌引起，可单纯发生或继发于病毒感染之后发生。病毒包括鼻病毒、冠状病毒、腺病毒、流感和副流感病毒，以及呼吸道合胞病毒、埃可病毒和柯萨奇病毒等。细菌以口腔定植菌溶血性链球菌为多见，其次为流感嗜血杆菌、肺炎链球菌和葡萄球菌等，偶见革兰阴性杆菌。

2.发病机制

正常情况下健康人的鼻咽部有病毒、细菌存在，一般不会发病。接触病原体后是否发病，取决于传播途径和人群易感性。淋雨、受凉、气候突变、过度劳累等可降低呼吸道局部防御功能，致使原存的病毒或细菌迅速繁殖引起发病。老幼体弱，免疫功能低下或有慢性呼吸道疾病如鼻窦炎、扁桃体炎者更易发病。病原体主要通过飞沫传播，也可由于接触患者污染的手和用具而传染。

二、临床表现

1.临床类型

(1)普通感冒：俗称“伤风”，又称急性鼻炎或上呼吸道卡他。以冠状病毒和鼻病毒为主要致病病毒。起病较急，主要表现为鼻部症状，如打喷嚏、鼻塞、流清水样鼻涕，早期有咽部干痒或烧灼感。2 天后鼻涕变稠，可伴咽痛、流泪、味觉迟钝、呼吸不畅、声嘶、咳嗽等，有时由咽鼓管炎致听力减退。严重者有发热、轻度畏寒和头痛等。体检可见鼻腔黏膜充血、水肿、有分泌物，咽部可轻度充血。若无并发症，一般经 5～7 天痊愈。

(2)急性病毒性咽炎和喉炎：急性病毒性咽炎常由鼻病毒、腺病毒、流感病毒、副流感病毒、肠病毒、呼吸道合胞病毒等引起。临床表现为咽痒和灼热感，咽痛不明显，但合并链球菌感染时常有咽痛。体检可见咽部明显充血、水肿。急性喉炎多为流感病毒、副流感病毒及腺病毒等引起，临床表现为明显声嘶、讲话困难，可有发热、咽痛或咳嗽，咳嗽时咽喉疼痛加重。体检可见喉部充血、水肿，颌下淋巴结轻度肿大和触痛，有时可闻及喉部的喘息声。

(3)急性疱疹性咽峡炎：多由柯萨奇病毒 A 引起，表现为明显咽痛、发热，病程约为 1 周。查体可见咽部充血，软腭、腭垂、咽及扁桃体表面有灰白色疱疹及浅表溃疡，周围伴红晕。多发于夏季，儿童多见，成人偶见。

(4)急性咽结膜炎:主要由腺病毒、柯萨奇病毒等引起。表现为发热、咽痛、畏光、流泪、咽及结膜明显充血。病程4～6天,多发于夏季,由游泳传播,儿童多见。

(5)急性咽扁桃体炎:病原体多为溶血性链球菌,其次为流感嗜血杆菌、肺炎链球菌、葡萄球菌等。起病急,以咽、扁桃体炎症为主,咽痛明显,伴发热、畏寒,体温可为39 ℃以上。查体可发现咽部明显充血,扁桃体肿大、充血,表面有黄色脓性分泌物。有时伴有颌下淋巴结肿大、压痛,而肺部查体无异常体征。

2.并发症

一般预后良好,病程常在1周左右。少数患者可并发急性鼻窦炎、中耳炎、气管-支气管炎。以咽炎为表现的上呼吸道感染,部分患者可继发溶血性链球菌引起的风湿热、肾小球肾炎等,少数患者可并发病毒性心肌炎。

三、辅助检查

1.血液检查

病毒感染者,白细胞计数常正常或偏低,伴淋巴细胞比例升高。细菌感染者可有白细胞计数与中性粒细胞增多和核左移现象。

2.病原学检查

因病毒类型繁多,一般无须进行此检查。需要时可用免疫荧光法、酶联免疫吸附法、血清学诊断或病毒分离鉴定等方法确定病毒的类型。细菌培养可判断细菌类型并做药物敏感试验以指导临床用药。

四、诊断要点

根据鼻咽部的症状和体征,结合周围血象和胸部X线检查可做出临床诊断。一般无须病因诊断,特殊情况下可进行细菌培养和病毒分离,或病毒血清学检查等确定病原体。但须与初期表现为感冒样症状的其他疾病鉴别,如过敏性鼻炎、流行性感冒、急性气管-支气管炎、急性传染病前驱症状等。

五、治疗要点

治疗原则以对症处理为主,以减轻症状、缩短病程和预防并发症。

1.对症治疗

病情较重或发热者或年老体弱者应卧床休息,忌烟,多饮水,室内保持空气流通。如有发热、头痛,可选用解热镇痛药如复方阿司匹林、索米痛片等口服。咽痛可用消炎喉片含服,局部雾化治疗。鼻塞、流鼻涕可用1 %麻黄素滴鼻。

2.抗菌药物治疗

一般不需用抗生素,除非有白细胞数升高、咽部脓苔、咳黄痰和流鼻涕等细菌感染证据,可根据当地流行病学史和经验用药,可选口服青霉素、第一代头孢菌素、大环内酯类或喹诺酮类。

3.抗病毒药物治疗

如无发热,免疫功能正常者,发病超过两天一般无须应用。对于免疫缺陷患者,早期常规使用广谱的抗病毒药,如利巴韦林和奥司他韦,可缩短病程。具有清热解毒和抗病毒作用的中药亦可选用,有助于改善症状、缩短病程,如板蓝根冲剂、银翘解毒片等。

六、护理要点

1.生活护理

症状轻者适当休息,避免过度疲劳;高热患者或年老体弱者应卧床休息。保持室内空气流通,温湿度适宜,定时空气消毒,进行呼吸道隔离,患者咳嗽或打喷嚏时应避免对着他人,防止交叉感染。饮食应给予高热量、高维生素的流质或半流质,鼓励患者多饮水及漱口,保持口腔湿润和舒适。患者使用的餐具、毛巾等可进行煮沸消毒。

2.对症护理

高热者遵医嘱物理降温,如头部冷敷、冰袋置于大血管部位、温水或乙醇擦浴、4 ℃冷盐水灌肠等。注意30分钟后测量体温并记录。必要时遵医嘱药物降温。咽痛者可用淡盐水漱咽部或含服消炎喉片,声嘶者可行雾化疗法。

3.病情观察

注意观察生命体征,尤其是体温变化及咽痛、咳嗽等症状的变化。警惕并发症,例如:中耳炎患者可有耳痛、耳鸣、听力减退、外耳道流脓;并发鼻窦炎者会出现发热、头痛加重,伴脓涕,鼻窦有压痛。

4.用药护理

遵医嘱用药,注意观察药物不良反应。

5.健康教育

积极体育锻炼,增强机体免疫力。生活饮食规律,改善营养。避免受凉、淋雨、过度疲劳等诱发因素,流行季节避免到公共场所。注意居住、工作环境的通风换气。年老体弱易感者应注意防护,上呼吸道感染流行时应戴口罩。

第七节　儿童脑水肿的护理

脑水肿是指脑实质液体增加引起的脑容积和重量增多而引起的一系列临床表现。在病理学上,脑细胞组织间隙中游离液体的积蓄称为脑水肿,而脑细胞内液体的增多则称为脑肿胀,但在实际临床工作中对此二者无从区分,或为同一病理过程的不同阶段,到后期往往同时存在,故常统称为脑水肿。

一、病因

(一)颅内外感染

脑膜炎、脑炎、中毒性菌痢、肺炎等。

(二)颅内占位性病变

①脑肿瘤(包括脑膜白血病),大多源自小脑幕下后颅凹,以星形细胞瘤、髓母细胞瘤较多见;②寄生虫(如猪囊尾蚴病);③脑脓肿或脑血管畸形等;④各种疾病引起的颅内出血和血肿。

(三)脑缺血缺氧

各种病因所造成的窒息、呼吸心搏骤停和休克等。

(四)脑脊液循环异常

先天及后天的各种疾病引起脑脊液产生过多或脑脊液循环受阻。

(五)其他

如高血压脑病、Reye综合征等。

二、病理机制

在正常情况下,密闭颅腔内的脑实质、脑脊液及脑血流量保持相对恒定,使颅内压维持在正常范围内。脑组织、脑脊液或颅内血管床中任何一种内容物的体积增大时,其余内容物的容积则相应地缩小或减少,以缓冲颅内压的增高。当代偿功能超过其所能代偿的限度时即发生颅内压增高,严重时迫使部分脑组织嵌入孔隙,形成脑疝,导致中枢性呼吸衰竭甚至呼吸骤停,危及生命。

三、护理评估

(一)身心状态

1.头痛

头痛可呈广泛性或局限性,早起时重,当咳嗽、用力大便或改变头位时可使头痛加重,持续时间不定。婴幼儿表现为烦躁不安、尖叫或拍打头部,新生儿表现为睁眼不睡或尖叫。

2.呕吐

多不伴恶心,常为喷射性呕吐。开始早,起时重,以后可不定时,呕吐可减轻头痛。

3.意识改变

颅内压增高影响脑干网状结构,产生意识改变,早期有性格变化、淡漠、迟钝、学习记忆力下降、嗜睡或不安、兴奋,以后可致昏迷。

4.头部体征

头围对1岁以内小儿有诊断价值,头围增长过快多见于慢性颅内压增高。婴儿可见前囟紧张隆起,失去正常搏动,前囟迟闭可与头围增长过快并存,同时可有颅骨骨缝裂开,叩诊MacEwen征阳性等。颅部听诊如有异常血管杂音提示颅内血管异常。

5.眼部体征

颅内压增高可导致第Ⅵ对脑神经单或双侧麻痹,表现为复视;上丘受压可产生上视受累(落日眼);第Ⅲ脑室或视交叉受压产生双颞侧偏盲、一过性视觉模糊甚至失明等;眼底多有双侧视神经乳头水肿,但婴儿期前囟未闭者不一定发生。

6.生命体征改变

生命体征改变多发生在急性颅内压增高时,一般血压(收缩压为主)最先升高,继而脉率减少,呼吸节律慢而不规则。生命体征改变乃因脑干受压所致,若不能及时治疗,颅内压将继续上升发生脑疝。

7.脑疝

各类脑疝的早期表现为意识状况恶化、肌张力改变、呼吸节律更加不整、惊厥或瞳孔变化等。

(1)小脑幕切迹疝:表现为四肢张力增高;意识障碍加深;同侧瞳孔先缩小或忽大忽小,继而扩大,对光反射减弱或消失,有时出现该侧上睑下垂或眼球运动受限及对侧肢体麻痹。如不能及时处理，患儿昏迷加重，可呈去大脑强直至呼吸循环衰竭。

(2)枕骨大孔疝：早期小儿多有颈项强直，呈强迫头位，逐渐发展出现四肢强直性抽搐，可突然出现呼吸中枢衰竭或呼吸猝然停止，双瞳孔缩小后扩大，眼球固定，意识障碍甚至昏迷。

小儿颅内压增高的症状、体征按起病急缓与发病年龄的不同而异，如急性颅内压增高者多见生命体征改变，而慢性者则多见前囟迟闭、头围过大，但急、慢性者均可有呕吐。婴儿多有前囟饱满，年长儿童常见眼底视乳头水肿，而意识障碍则在任何年龄均可见到。

(二)辅助检查

1.血、尿、粪常规检查及必要的血液生化检查

如电解质、血氨、肝功能等。

2.腰椎穿刺

术前应给予甘露醇等脱水剂，以细针缓慢放液。脑脊液除常规检查外应做细胞学检查以排除肿瘤。

3.颅透照

颅透照适用于囟门未闭的婴儿，方法简便、无损伤而易行，可发现脑室扩大或硬膜下积液等。

4.头颅 X 线摄片

颅内高压的头颅 X 线片表现为颅骨指压痕增多、蝶鞍扩大及前后床突骨质变薄或剥蚀(鞍上如有钙化则提示颅咽管瘤)，12 岁以内小儿有颅缝增宽等。

5.颅部 B 超检查

颅部 B 超检查适用于前囟未闭的婴幼儿，可发现脑室扩大、血管畸形及肿物等。

6.脑 CT 检查

凡疑似颅内肿瘤或其他占位性病变所致颅内压增高的患儿，应及时进行此项检查，尽早发现病因，及时处理。

7.其他

可按需要检查单光子发射计算机体层摄影(SPECT)、MRI、脑血管造影等。

四、治疗原则

急性颅内压增高患儿均应有专人守护并做特护记录，严密监测血压、呼吸、脉搏、体温、瞳孔、肌张力及有无惊厥、意识状态改变等，并记录出入量。

(一)急诊处理

意识障碍或昏迷者需做气管插管保持气道通畅，以气囊通气或呼吸机控制呼吸，监测血气，维持 $PaCO_2$ 在 3.3～4.7 kPa、PaO_2 在 12 kPa 左右。快速静脉注入 20 %甘露醇 1 g/kg。血压下降者需补液。

有脑干受压体征和症状者应行颅骨钻孔减压术，也可做脑室内或脑膜下穿刺以降低和监测颅内压。

(二)穿刺放液或手术处理

硬膜下积液、积脓或积血、脑脓肿、脑内血肿、硬膜外血肿等导致的颅内压增高，均需借此

降低颅内压。因脑脊液循环梗阻所致颅内高压者，则需进行脑脊液分流术。少数颅内压持续增高者尚需除去1块颅骨以减压。

(三)降低颅内压

可使用高渗脱水剂，首选20 %甘露醇，每次(0.5～1) g/kg，6～8小时重复1次。重症患儿可合并使用利尿剂如呋塞米及大剂量短程地塞米松治疗。为避免大剂量甘露醇引起脱水或静脉压下降，可同时使用白蛋白、血浆等保持胶体渗透压。

(四)病因治疗

去除病因，防止病变发展，如抗感染、纠正休克与缺氧、改善通气、消除颅内占位病变等。

(五)对症治疗

如抗惊厥，控制体温，保持水、电解质及酸碱平衡，等等。

五、护理诊断

1.潜在并发症：生命体征改变

生命体征改变与颅内压升高导致的脑疝形成有关。

2.有窒息的危险

有窒息的危险与惊厥、呕吐物吸入有关。

3.有受伤的危险

有受伤的危险与惊厥发作有关。

4.疼痛

疼痛与颅内压增高引起的头痛有关。

六、护理目标

(1)患儿生命体征维持在正常范围。

(2)患儿不发生窒息。

(3)患儿惊厥发作时有足够的安全保护措施，不发生意外损伤。

(4)患儿头痛减轻或消失，舒适感增加。

七、护理措施

(一)密切观察病情变化，维持患儿生命体征平稳

(1)密切观察患儿神志、瞳孔、生命体征、肢体活动等情况，出现异常时及时报告医师并协助抢救。

①意识：意识是判断是否发生脑疝及严重程度的主要指征；通过护理人员的细心观察，判断患儿处于意识障碍的哪个阶段(嗜睡、朦胧、浅昏迷、深昏迷)。

②瞳孔：仔细观察瞳孔是否等大、等圆，直接及间接对光反射是否灵敏，同时排除药物(阿托品、哌替啶)对瞳孔的影响。若出现一侧瞳孔进行性散大、对光反射迟钝或消失，伴有意识障碍，则提示小脑幕切迹疝。

③生命体征：先测呼吸，再测血压、体温，以免患儿躁动影响其准确性，注意是否出现库欣综合征甚至呼吸骤停。

④肢体活动：若出现偏瘫或原有偏瘫加重并伴有意识改变，则提示小脑幕切迹疝。

⑤其他：剧烈头痛、频繁呕吐为急性颅内压增高的表现，伴有意识改变时应警惕脑疝的发生。

(2)精确记录24小时出入量,监测血生化指标,及时纠正水、电解质及酸碱平衡紊乱。

(3)降低颅内压:可使用高渗脱水剂,首选20%甘露醇。重症或脑疝患儿可合并使用利尿剂如呋塞米,以提高血浆渗透压而达到迅速消除脑水肿、降低颅内压的效果;为避免使用大剂量甘露醇引起脱水或静脉压下降,可同时使用白蛋白、血浆等保持胶体渗透压。使用甘露醇的时间不宜过长,一般3～7天,并应监测水、电解质及渗透压。大剂量短程使用地塞米松可以稳定血-脑脊液屏障,多用于重症。

(4)护理过程中,应注意避免引起颅内压增高的各种诱因。

①保持病室安静,绝对卧床休息,抬高床头15°～30°,避免影响睡眠和情绪的不良刺激。

②呕吐时头偏向一侧,随时清除呕吐物。

③翻身时动作轻柔,避免颈部屈曲、扭转。

④吸痰时避免反复强烈刺激患者,导致剧烈咳嗽。

⑤及时处理高热,以减轻或控制癫痫发作。

⑥控制输液量和速度,每天的输液量不可在短时间内输完,应于24小时内均衡输入。

⑦保持大小便通畅,便秘时用润滑剂或低压灌肠通便,防止膀胱充盈过度。

⑧躁动患者的约束不可过度。

(二)维持呼吸功能

高流量输氧、保持呼吸道通畅、提高血氧含量是患者康复的保证。

(1)吸氧:一般可采用高流量输氧,对于呼吸功能障碍、不能维持血氧含量及昏迷时间长或程度深的患者,应及时行气管切开或机械通气供氧,以保证脑组织有充分的氧气供应。

(2)吸痰:随时吸痰及呼吸道分泌物,保持气道通畅,为了防止缺氧,每次吸痰前加大氧流量或吸入纯氧,必要时先行气道雾化或湿化后再吸痰,以达到吸尽气道分泌物、痰液的目的。在患儿进食1小时内避免刺激患儿剧烈咳嗽,以免呕吐或食物反流导致窒息。

(3)给患儿喂食时应抬高床头30°,进食1小时内尽量不搬动患儿,防止食物反流引起窒息。

(4)患儿发生惊厥,使用安定类药物时应静脉缓慢注射并注意观察有无呼吸抑制的发生。高热患儿采用冬眠疗法降温时,因大剂量氯丙嗪注射可促进气道分泌物增多,需注意及时清除呼吸道分泌物以保持呼吸道通畅。

(三)采取各种安全保护措施以避免患儿受伤

请参考“小儿惊厥”防止受伤的护理措施。

(四)疼痛的护理

(1)保持病室安静、整齐、清洁,减少噪声,室内光线柔和,工作人员操作轻柔。

(2)绝对卧床休息,患儿半卧位,抬高床头15°～30°。

(3)遵医嘱使用高渗脱水剂如利尿剂,以达到迅速消除脑水肿、降低颅内压和减轻疼痛的目的。

(4)遵医嘱给予止痛剂和镇静剂,仔细观察药物的反应并随时提供讯息给医师,以便调整剂量或改变药物种类,达到有效控制疼痛的目的。

(5)对于年长患儿,可教他们在疼痛时想其他事情或数数、唱歌、听音乐、看电视等,以减轻疼痛。

(6)必要时配合医师做好腰穿及脑室穿刺引流以减轻颅内压，做好术后护理，腰穿后去枕平卧4～6小时，以免发生脑疝。

(五)侧脑室引流术后护理

(1)穿刺成功后，在无菌条件下连接脑室引流装置。

(2)妥善悬挂引流装置：引流管的最高处与侧脑室的距离应为10～15 cm，以维持正常颅内压。

(3)禁忌引流过快：引流早期应密切观察引流量和速度，防止引流过量、过快导致低颅内压性头痛、呕吐，而且在原有颅内压高的情况下骤然减压可导致硬脑膜下或硬脑膜外血肿、脑卒中、脑疝。

(4)控制引流脑脊液的量：年长儿的引流量24小时一般不超过150～200 mL，婴幼儿24小时一般不超过100 mL。引流同时应注意监测血清电解质，及时纠正水、电解质及酸碱平衡紊乱。

(5)保持引流通畅：引流管不可受压、扭曲、折叠，适当限制患者头部的运动。做各种治疗及护理操作时应注意保护引流管，避免牵拉，防止脱出。引流管内如无脑脊液流出，应查明原因，不可强行冲洗。确认为阻塞者，需更换引流管。

(6)防止感染

①每日在严格无菌操作下更换引流装置：夹闭引流管；接头处严格消毒并以无菌纱布包裹；穿刺伤口消毒后盖无菌敷料。

②保持穿刺部位的敷料清洁干燥，如引流管脱落或敷料被脑脊液浸湿，必须在无菌操作下及时更换。

③保持室内清洁，病房每日消毒1次。

(7)密切观察并记录脑脊液的量和性状：正常脑脊液为无色透明，无沉淀，术后1～2天脑脊液可略带血色，以后转为橙色。

①若术后脑脊液中有大量鲜血或脑脊液颜色加深，常提示有脑室内出血，应紧急行手术止血。

②脑室引流时间较长时易发生颅内感染，感染后的脑脊液混浊，呈毛玻璃状或有絮状物，患儿有颅内感染的征象。此时应引流感染性脑脊液送化验。

(8)拔管：持续脑脊液引流一般不超过1周，拔管前可试行将引流瓶挂高到20～25 cm，观察两天，注意有无颅内压增高症状的出现，无不适则夹管两天，两天后正常可拔管。拔管前后切口如有脑脊液漏出应通知医师缝合，以免引起颅内感染。

第八节　小儿癫痫的护理

癫痫是由多种原因引起的一种脑部慢性疾患，其特征是脑内神经元群反复发作性过度放电引起突发性、暂时性脑功能失常，临床出现意识、运动、感觉、精神或自主神经功能障碍。癫痫发作的表现与放电的部位、范围及强度有关，因而表现十分复杂。每次发作均起病突然，持续短暂，恢复较快，但有时可呈持续状态。

小儿癫痫的患病率为 3 ‰～6 ‰，大多癫痫患者起病于儿童时期。近年来，由于小儿癫痫基础与临床研究的不断深入及有关知识的普及，大多患儿得到了正规治疗，约 80 %的患儿可获完全控制，其中大部分能正常生活和学习。

一、病因

小儿癫痫根据病因可分为 3 类。①特发性(原发性)癫痫：脑部未能找到有关的结构变化和代谢异常的癫痫，而与遗传因素有较密切的关系。②症状性(继发性)癫痫：具有明确脑部病损或代谢障碍的癫痫。③隐源性癫痫：虽怀疑症状性癫痫但尚未找到病因者。引起癫痫的原因很多，但可归为以下几类。

1.遗传因素

癫痫患儿的家系调查、孪生子研究、脑电图分析等均已证实遗传因素在癫痫的发病中起重要作用。近年来有关癫痫基因的研究取得了一定进展，如已将良性家族性新生儿惊厥的基因定位于染色体 20q13.3 和 8q 24 上，这两种基因均编码钾离子通道蛋白，其突变可能与该病的发生有关。

不同的癫痫遗传方式不一致，一般认为对癫痫的易感性属于多基因遗传，许多特发性癫痫综合征与单基因遗传有关。此外，许多单基因遗传病和染色体病常伴有症状性癫痫。

2.脑部病变或代谢异常

先天性或后天性的脑损害，均可能成为继发性癫痫的病因。①脑发育异常：如脑回畸形、胼胝体发育不全、灰质易位症、神经皮肤综合征、先天性脑积水、遗传代谢病或染色体病引起的脑发育障碍等。②脑血管疾病：如颅内出血、血管畸形、血管炎等。③感染：如病毒、细菌等引起的颅内感染。④外伤：产伤或生后外伤。⑤中毒、脑缺血缺氧或代谢异常。⑥颅内占位病变：如肿瘤、脓肿、囊肿、结核瘤、寄生虫等。⑦变性疾病：如脑灰质变性病等。

3.诱发因素

大多特发性癫痫好发于某一特定的年龄阶段，女性患儿在青春期某些癫痫发作加频，有的癫痫常在睡眠中发作，这说明年龄、内分泌、睡眠等与癫痫发作有一定关系。此外疲劳、缺睡、饥饿、便秘、饮酒、感情冲动、过度换气、过度饮水、过敏反应及一过性代谢紊乱等均可诱发某些癫痫发作。只在某种刺激(如光、声等)作用下才发作的癫痫称为反射性癫痫。

二、临床表现

(一)癫痫发作的临床表现

1.部分性发作

神经元过度放电起始于一侧大脑的某一部位，临床表现开始仅限于身体的一侧某部。

(1)简单部分性发作(没有意识障碍)：①运动性发作。多表现为一侧某部位的抽动，如肢体、手、足、指、趾、口角、眼睑等处；也可表现为旋转性发作、姿势性发作或杰克逊发作等。杰克逊发作是指异常放电沿着大脑皮层运动区扩展，其所支配的肌肉按顺序抽动，例如发作先从一侧口角开始，依次波及手、臂、肩、躯干、下肢等。部分运动性发作后，抽动部位可以出现暂时性瘫痪，称为 Todd 瘫痪。②感觉性发作。表现为发作性躯体感觉异常或特殊感觉异常。③自主神经症状发作。发作时可有各种植物神经症状，如上腹不适、呕吐、苍白、潮红、出汗、竖毛、瞳孔散大、肠鸣或尿失禁等。这些症状常伴随其他的发作形式，单独自主神经发作性癫痫少见。④精神症状性发作。可表现为幻觉、错觉、记忆障碍、认知障碍、情感障碍或语言障碍等，但精神症状性发作单独出现得很少，多见于复杂部分性发作。

(2)复杂部分性发作：见于颞叶癫痫和部分额叶癫痫。该类发作与简单部分性发作的根本区别是有不同程度的意识障碍，可有简单部分性发作的各种表现，一般都有精神症状。同时常伴反复刻板的自动症，如吞咽、咀嚼、舔唇、拍手、摸索、自言自语等。

(3)部分性发作演变为全身性发作：由简单部分性或复杂部分性发作泛化为全身性发作，也可先由简单部分性发作发展为复杂部分性发作，然后继发全身性发作。

2.全身性发作

全身性发作指发作一开始就是两侧大脑半球同时放电，发作时常伴有意识障碍。

(1)失神发作：以意识障碍为主要症状。典型失神发作时起病突然，没有先兆，正在进行的活动停止，两眼凝视，持续数秒钟恢复，一般不超过 30 秒，发作后常可继续原来的活动，对发作不能回忆。失神发作常常发作频繁，每天数次至数十次，脑电图显示对称、同步、弥漫性双侧 3 Hz的棘慢综合波。不典型失神发作时起止均较缓慢，且肌张力改变较典型失神发作明显；脑电图显示 1.5～2.5 Hz 的棘慢波，且背景活动异常。

(2)肌阵挛发作：表现为某部位的肌肉或肌群，甚至全身肌肉突然快速有力地收缩，引起肢体、面部、躯干或全身突然而快速的抽动。可单个发生，也可为连续发作。发作时脑电图为多棘慢波或棘慢、尖慢综合波。

(3)阵挛性发作：肢体或躯干呈节律性反复抽动，发作时脑电图为 10 Hz 或 10 Hz 以上的快活动及慢波，有时为棘慢波。

(4)强直性发作：表现为强烈的肌肉收缩，使身体固定于特殊体位，如头眼偏斜、双臂外旋、呼吸暂停、角弓反张等。发作时脑电图为低波幅快活动，或 9 Hz 以上的快节律，频率渐减而波幅渐高。

(5)强直-阵挛发作：又称大发作，主要表现是意识障碍和全身抽搐，典型者可分 3 期，即强直期、阵挛期和惊厥后期，但小儿发作常不典型。发作时意识突然丧失，全身肌肉强直收缩；也可尖叫一声突然跌倒、呼吸暂停、面色发绀、双眼上斜、瞳孔散大、四肢躯干强直，有时呈角弓反张状态；持续数秒至数十秒钟进入阵挛期，出现全身节律性抽动，口吐白沫，持续 1～5 分钟逐渐停止，患儿可有尿失禁；发作后入睡，醒后可有头痛、乏力等。脑电图在强直期表现为每秒 10 次或 10 次以上的快活动，频率渐慢，波幅渐高；阵挛期除高幅棘波外，间断出现慢波。发作间期可有棘慢波、多棘慢波或尖慢波。

(6)失张力发作：发作时肌张力突然丧失，表现为头下垂、双肩下垂、屈髋屈膝或跌倒。脑电图在发作时为多棘慢波或平坦低幅快活动。

(二)常见小儿癫痫和癫痫综合征的临床特点

1.中央-颞区棘波的小儿良性癫痫

这是小儿癫痫中常见的类型之一，约占小儿癫痫的 20 %。发病年龄在 2～14 岁，5～10

岁多见,男孩多于女孩。本病与遗传有关,常有癫痫家族史。发作与睡眠关系密切,约75 %的患儿只在睡眠中发作,而且以入睡后不久或清晨要醒时发作多见。发作时症状开始多局限于口面部,表现为一侧咽部、舌及颊部感觉异常,疼痛或麻木,舌强直收缩,喉头异常发声,唾液不能吞咽而外流。患儿意识清楚,但不能言语。同侧面部可有抽动,也可扩展到同侧上下肢阵挛性抽动。不少患儿泛化为全身性发作,意识丧失。大多患儿发作持续时间较短。发作频率不一,发作间期脑电图背景波正常,在中央颞区出现负性、双向或多向的棘波或尖波,入睡后增加。本病神经系统影像学检查正常,不影响智力发育,预后良好,16 岁前大多停止发作。对发作频繁者,可给予托吡酯、卡马西平等药物治疗,易于控制。

2.婴儿痉挛(West 综合征)

主要特点为婴儿期起病、频繁的强直痉挛发作、高峰失律脑电图和智力发育障碍。

患儿 4～7 个月发病者最多,发作时表现为两臂前举,头和躯干前屈,似点头状,少数患儿可呈头背后屈。有人把强直痉挛发作分为屈曲型、伸展型和混合型 3 种,其中以混合型最多见,单纯伸展型少见。患儿常成串发作,入睡不久或刚醒时容易连续发生,发作时有时伴喊叫或痛苦状,脑电图显示持续不对称、不同步的高幅慢波,杂以尖波、棘波或多棘波,即高峰失律脑电图。本病大多可找到病因,如遗传代谢病、脑发育异常、神经皮肤综合征或其他原因引起的脑损伤。常合并严重的智力和运动发育落后,易转为 Lennox-Gastaut 综合征或其他形式的发作。

3.Lennox-Gastaut 综合征

主要特点是多在学龄前起病,兼有多种形式的发作,发作间期脑电图可出现慢的棘慢复合波,智力发育大多落后。

起病年龄在 1～7 岁,3～5 岁为高峰,男孩略多。常见发作形式为强直性、不典型失神、肌阵挛和失张力发作,也可有全身强直-阵挛发作,患儿可同时具有 2 种或 2 种以上发作形式,也可由一种形式转变为另一种形式。发作期间脑电图背景波不正常,且显示 1.5～2.5 Hz 的棘慢波。另外,在慢睡眠期可见到双侧同时出现的 10 Hz 快节律或多棘波。本病预后不良,不仅治疗困难,而且精神运动发育落后。

(三)癫痫持续状态

癫痫持续状态指一次癫痫发作持续 30 分钟以上,或反复多次发作 30 分钟以上,发作间期意识不恢复者。惊厥性癫痫持续状态最常见,占小儿全部癫痫持续状态的 75 %以上,主要表现为持续性阵挛,易发生脑损伤。非惊厥性癫痫持续状态多见于 Lennox-Gastaut 综合征,表现为不典型失神发作,长时间意识混乱,可伴肌阵挛或失张力发作。有时复杂部分性癫痫也可呈持续状态,表现为精神错乱、自动症或行为异常等。癫痫患儿出现持续状态常可找到诱因,如突然停药、更换药物不当、感染、高热等。原无癫痫病史的患儿发生癫痫持续状态多与急性脑损伤有关,如颅内感染、中毒、外伤、急性脑病、脑血管意外等。高热惊厥也可出现持续状态。癫痫持续状态是小儿急症,需及时处理。

三、实验室检查

脑电图是诊断癫痫重要的客观指标之一,如果出现棘波、尖波、棘慢波、尖慢波、多棘慢波或阵发性的高幅慢波，对癫痫的诊断有重要意义，但是癫痫患儿发作间期脑电图近40％正常，因此1次正常脑电图不能排除癫痫，必要时可做24小时长程脑电图或录像脑电图（Video-EEG）。CT和MRI可发现脑结构异常，凡有局灶性症状体征、抗癫痫治疗效果不好或进行性恶化或有颅内压增高症状者，均应及时做CT或MRI检查，以明确病因。SPECT和正电子发射断层扫描（PET）可检测脑血流量和代谢率，有利于确定癫痫灶。根据需要还可选做遗传代谢病筛查、基因分析、染色体检查、血生化检查、脑脊液检查等。

四、治疗

对癫痫患儿的治疗应控制发作，提高患儿的生活质量。

（一）一般治疗

要使患儿家庭、学校和社会正确认识癫痫，帮助患儿树立信心，坚持正规治疗。合理安排患儿生活与学习，避免一切诱发因素，注意安全。

（二）病因治疗

对症状性癫痫的某些可治性病因，如颅内占位、代谢异常等应及时治疗。

（三）药物治疗

合理应用抗癫痫药物是治疗癫痫的主要手段。

1.抗癫痫药物的使用原则

（1）早期治疗：癫痫诊断明确后应尽早给予抗癫痫药物，但对首次发作，如症状不重、平素健康、智力正常、查体及影像学检查无异常者，可暂不用药物，但需密切观察。

（2）根据发作类型选药：抗癫痫药物的选择主要根据发作类型，也要考虑到药物的毒副作用等。一般全身性发作多首选丙戊酸钠，部分性发作多首选卡马西平。

（3）尽量采用单药治疗：以避免多药联合应用时的相互作用或增加毒性。但是临床上遇有难治性癫痫患儿，有时也联合用药，此时必须了解各药物的作用机制和相互作用，以达增加疗效、减少副作用之目的。

（4）用药剂量要个体化：因药物代谢有个体差异，用药剂量和血药浓度之间的关系不完全一致，而且每个患儿对药物的敏感性也不同，因此主张用药先从小剂量开始，逐渐增加，直到达有效血浓度或临床有效为止。

（5）服药要规律、疗程要长：每日给药次数应视药物的半衰期而定，要保证患儿规律服药，在服药5个半衰期后才能达稳态血浓度。一般在停止发作后还要继续服药2～4年。

（6）停药过程要慢：患儿停药前要有个缓慢减量的过程，一般要1年左右，如突然停药易引起癫痫持续状态。

（7）定期复查：注意观察疗效和药物毒副作用，特别是用药初期，应定期查血常规、尿常规、肝功等。有条件时应做血药浓度检测。

2.常用抗癫痫药物

儿科常用的抗癫痫药物有丙戊酸钠（VPA）、卡马西平（CBZ）、苯巴比妥（PB）、氯硝西泮（CNP）、扑痫酮（PRM）、苯妥英钠（PHT）等。

3.抗癫痫新药

近年来有不少新型抗癫痫药上市，主要用于难治性癫痫的治疗。例如：①托吡酯，有广谱的抗癫痫作用。服药从小剂量开始,维持量是每日 4～8 mg/kg。主要副作用有嗜睡、烦躁、易惊、厌食等。②拉莫三嗪,主要用于肌阵挛发作、失张力发作、全身强直-阵挛发作等。从小剂量开始,维持量是每日 5～15 mg/kg。若与丙戊酸钠合用,则每日维持剂量是 1～5 mg/kg。③氨己烯酸,对婴儿痉挛等有较好效果。但近来因发现可影响视野而限制了本药的应用。④其他还有加巴喷丁、非尔氨酯、奥卡西平等,在国内尚无应用经验。

(四)手术治疗

手术治疗主要适应于药物治疗无效或效果不佳、频繁发作影响患儿的日常生活者。主要手术方法有癫痫灶切除、胼胝体部分切开、立体定向手术等。部分性癫痫,定位明确,切除癫痫灶不引起神经功能缺陷者手术效果较好,如颞叶癫痫。

五、常见护理诊断

1.有窒息的危险

有窒息的危险与喉痉挛、呼吸道分泌物增多有关。

2.有受伤的危险

有受伤的危险与突然意识丧失、抽搐有关。

3.潜在并发症

脑水肿、酸中毒、呼吸及循环衰竭。

4.知识缺乏

知识缺乏与缺乏信息来源有关。

六、护理措施

1.保持呼吸道通畅

发作时应平卧,松开衣领、裤带,防呼吸道受压,尤其是强直-阵挛发作时,头偏向一侧,使分泌物易从口角流出。如有舌后坠,用舌钳将舌拉出,防止呼吸道堵塞。必要时用吸引器清除痰液,或行气管切开给予持续低流量吸氧。

2.防止受伤

了解患儿抽搐前有无前驱症状,嘱患儿在有前驱症状时立即平卧,或迅速让患儿就地平卧,防止摔伤;用牙垫或厚纱布包裹的压舌板置于上、下臼齿之间,防止舌咬伤;保护抽动的肢体,防止骨折或脱臼;拦起床档,移开一切可导致患儿受伤的物品,抽搐的患儿需专人守护。

3.密切观察病情变化

(1)严密观察抽搐患儿的意识状态、生命体征、瞳孔大小和对光反射、动脉血气变化。立即遵医嘱给予有效的抗癫痫药物,迅速控制抽搐发作,给予脱水剂甘露醇和利尿药呋塞米以减轻脑水肿,判断用药效果。详细记录 24 小时出入水量。

(2)观察患儿的呼吸形态,有无发绀,监测动脉血气分析及结果。保持呼吸道通畅,持续低流量吸氧,或给予碱性溶液纠正酸中毒。

(3)严密观察患儿的生命体征,注意有无呼吸、循环衰竭的征象,备好各种抢救物品及药物,做好气管切开和人工辅助呼吸的准备。

七、保健指导

(1)教会家长在患儿癫痫发作时的紧急处理措施。缓解期可自由活动,但不能单独外出,尤应禁止各种危险活动,如游泳、登高等。

(2)强调规律用药的重要性,不能随便增减药物的剂量,要在医师的指导下,长期有规律地服药,以配合治疗。

(3)指导患儿养成良好的生活作息习惯,注意生活有规律,保证足够的休息及睡眠,避免过度劳累和剧烈运动。

(4)饮食应清淡,避免过饱、情绪紧张,预防感染。避免诱发癫痫发作的因素。

(5)癫痫患儿多有不同程度的心理行为障碍,如自卑、退缩、孤独等,应配合家长对患儿进行鼓励、疏导,解除患儿的精神负担,克服自卑心理。

第九节 小儿惊厥的护理

惊厥是全身或局部骨骼肌群突然发生的不自主收缩,常伴意识障碍,是儿科较常见的急症,发生率很高,为成人的5~10倍,尤以婴幼儿多见。这种神经系统功能的暂时紊乱,主要是由于小儿大脑皮质功能发育尚未完全,各种较弱刺激也能在大脑引起强烈的兴奋与扩散,导致神经细胞突然发生大量异常反复放电活动而产生惊厥。

一、病因

引起惊厥的病因很多,大致分为感染性及非感染性惊厥两大类。

(一)感染性(热性惊厥)

1.颅内感染

细菌、病毒、原虫、寄生虫、真菌等引起的脑膜炎、脑炎、脑膜脑炎、脑脓肿等。

2.颅外感染

(1)高热惊厥。年幼儿的任何突发高热颅外感染均可能引起惊厥,其发病率为2%~8%,这是小儿惊厥最常见的原因。典型的高热惊厥具有以下特点:①多见于6月至3岁小儿,6岁后罕见;②患儿体质较好;③惊厥多发生在病初体温骤升时,常见于上呼吸道感染;④惊厥呈全身性,次数少、时间短、恢复快,无异常神经症,一般预后好。30%~50%的患儿以后发热时亦易惊厥,一般到学龄期不再发生。

(2)中毒性脑病。其特点为:①在急性感染性疾病过程中出现类似脑炎的表现;②任何年龄、各种体质的小儿均可发生;③多见于中毒性菌痢、伤寒、百日咳、败血症、肺炎等疾病的极期;④惊厥可呈局限性,次数多、时间长,常有意识障碍及神经系统体征,预后较差。

(3)其他如破伤风、Reye综合征等。

(二)非感染性(无热惊厥)

1.颅内疾病

①各型癫痫;②颅内占位病变如肿瘤、囊肿、血肿等;③颅脑损伤如产伤、外伤等;④颅脑畸形,如脑积水、脑血管畸形、神经皮肤综合征等;⑤其他如脑白质营养不良、脱髓鞘病等。

2.颅外疾病

(1)中毒性:①药物,如中枢神经兴奋药、氨茶碱、异烟肼、阿司匹林、安乃近等;②植物,如白果、苦杏仁、毒蕈、苍耳子等；③农药，如有机磷类；④杀鼠药，如磷化锌、安妥等；⑤其他，如一氧化碳、氰化物等。

(2)水、电解质紊乱：脱水热、水中毒、高血钠或低血钠、低血钙和低血镁等。

(3)肾源性：尿毒症、多种肾性高血压。

(4)缺氧缺血性脑病、窒息、溺水、心肺严重疾病等。

(5)代谢性疾病：①低血糖症；②半乳糖血症；③果糖血症；④苯丙酮尿症和糖尿病等。

二、护理评估

(一)根据病史、年龄、季节进行评估

1.病史

根据不同年龄询问病史非常重要。

(1)有热惊厥：大多为感染所致，但应注意非感染性惊厥有时亦可发热，如持续性癫痫、白果中毒、胆红素脑病等。有发热时应详细询问传染病史。

(2)无热惊厥：大多为非感染性，但反应差的小儿在严重感染时可无发热。新生儿感染尤其是早产儿常无发热，反呈体温不升，故对新生儿无热惊厥应询问有无缺氧、产伤、胎膜早破、产程延长史；对婴儿应注意喂养史，有无新生儿窒息史，家中有无类似患者；对年龄较大者应询问过去有无类似发作、有无误服毒物及颅脑外伤史。

2.年龄

①新生儿应考虑产伤、窒息、颅内出血、颅脑畸形等；②6 个月以内婴儿应考虑有无婴儿手足搐搦症或中枢神经系统感染；6 个月至 3 岁的患儿则高热惊厥、中枢神经系统感染的可能性大；3 岁以上的年长儿如为无热惊厥以癫痫为多。

3.季节

传染病所致者发生在流行季节：①夏秋季应多考虑菌痢和肠道病毒感染，冬春季应多考虑流行性脑膜炎(2～4 月)等呼吸道传染病，乙型脑炎的季节性最强(7～9 月)；②维生素 D 缺乏引起的低钙惊厥在冬春多见，低血糖致小儿惊厥则在夏秋季清晨多见。

(二)身心状况

(1)惊厥发作前可有先兆，但多数为突然发作，意识丧失，双眼凝视、斜视或上翻，头后仰，面肌及四肢呈强直性或阵挛性抽搐；可伴喉痉挛、呼吸暂停甚至发绀。惊厥后可昏睡，少数抽搐时意识清楚如手足搐搦症，惊厥呈持续状态表示病情严重。高热惊厥多于惊厥后神志清楚，继而疲倦而睡觉。

(2)评估家庭状况及家长对本病的认识及心态。

(三)辅助检查

1.三大常规

血常规、大小便常规。

2.血生化检查

如血糖、血钙、血镁、血钠、血尿素氮、肌酐等。

3.脑脊液检查

患儿精神萎靡、嗜睡，不能排除颅内感染时，均应做脑脊液检查，高热惊厥与中毒性脑病时

脑脊液常规正常,颅内感染时脑脊液化验大多异常。

4.脑电图

80 %～90 %的癫痫患儿经诱发试验和反复检查后的脑电图都有癫痫波形。

5.脑 CT

脑 CT 对蛛网膜下腔出血等颅内出血、各种占位性病变和颅内脑畸形等均很有价值。

6.MRI

MRI 比 CT 更精确,尤其是对脑内细小病变。

三、治疗原则

(一)控制惊厥发作

惊厥持续的时间过长易引起缺氧性脑损伤,故应尽快控制发作。儿科门诊、急诊室和病房都应备有止惊药物,医护人员要熟悉其剂量与用法,常用的止惊药如下。

1.安定

每次 0.3～0.5 mg/kg,小婴儿 1 次剂量不得超过 5 mg,儿童不超过 10 mg,缓慢静脉注射,必要时 15 分钟后可重复。也可保留灌肠,同样有效。

2.10 %水合氯醛

每次 0.5 mL/kg,1 次最大量不超过 10 mL,加等量生理盐水保留灌肠的作用较快。必要时 30 分钟后可重复,也可口服。

3.苯巴比妥

每次 5～8 mg/kg,肌注后 20 分钟达药效水平,常与其他止惊药联合应用。

4.针刺治疗

可针刺人中、合谷。

(二)病因治疗

尽快找出病因,给予相应治疗。

四、护理诊断

(一)潜在并发症

1.窒息

窒息与呼吸道分泌物增加、抽搐时舌后坠及喉痉挛有关。

2.生命体征改变

生命体征改变与反复惊厥致脑水肿有关。

(二)体温过高

体温过高与感染或癫痫持续状态有关。

(三)有受伤的危险

有受伤的危险与抽搐有关。

(四)恐惧

恐惧与担忧疾病的预后有关。

五、护理目标

(1)患儿生命体征维持正常。

(2)患儿发病期间不发生窒息。

(3)患儿体温逐渐降低并保持正常。

(4)患儿在抽搐时有足够的安全保护措施,不发生意外伤。

(5)患儿家长的情绪稳定,能掌握止痉、降温等应急措施。

六、护理措施

(一)保持呼吸道通畅,防止窒息的发生

(1)惊厥患儿应取侧卧位,立即松解患儿颈部衣扣,清除口鼻咽分泌物,保持呼吸道通畅,防止分泌物吸入引起窒息。

(2)备急救药物、气管插管和吸痰用物于床旁。

(3)抽搐时用舌钳夹住舌头,避免舌后坠堵塞呼吸道。

(4)避免诱发抽搐、喉痉挛的各种因素。

(5)根据医嘱迅速使用止惊药,必要时给予氧气吸入。

(6)喂奶、服药后轻拍背部,将头偏向一侧,以防止呕吐窒息。

(二)密切观察病情变化,保持患儿生命体征平稳

(1)注意随时观察呼吸、脉搏、血压、体温、瞳孔大小及对光反射等重要的生命体征,以便及时发现脑水肿的早期症状。

(2)对反复惊厥不止者应及时通知医师,遵医嘱使用脱水剂,预防脑疝的发生。同时要注意有无休克与呼吸衰竭,以便及时协助抢救。

(三)高热的护理

(1)卧床休息,测量生命体征,每 4 小时 1 次,体温突然升高或骤降时要随时测量并记录。

(2)保持室内空气新鲜,每天通风 2 次,每次半小时,室内温度控制在 18～20 ℃,湿度控制在 50 %～60 %。

(3)高热时可使用物理和(或)药物降温,并观察记录降温效果。物理降温可选用 30 %～50 %酒精擦浴、冷盐水灌肠及冰敷降温,冰袋放置于颈旁、腋下及腹股沟等大血管处。也可用安乃近 10 mg/kg 滴鼻、肌内注射或口服,其退热作用较其他解热镇痛药强。

(4)观察降温过程中有无虚脱表现,出现虚脱时应立即处理。

(5)降温后出汗较多,应及时更换汗湿的衣服及被褥,注意保暖。

(6)鼓励患儿多饮水或饮料。进食高热量、高蛋白、高维生素、易消化的流质或半流质饮食。

(7)做好口腔护理,每天 2～3 次,鼓励勤漱口,口唇干燥者涂液状石蜡或唇膏保护。

(8)遵医嘱静脉补液及使用抗生素,并注意观察抗生素的疗效及副作用。

(9)指导患儿家长识别体温异常的早期表现。

(四)采取各种安全保护措施,避免患儿受伤

(1)专人守护,松开颈部的紧身衣物,并移开周围可能造成身体伤害的物品、家具。

(2)设置床栏、围垫,防止坠床及碰伤。

(3)牙关未紧闭时,可用纱布包裹的压舌板或适当厚度的布类放在患儿上、下齿列之间,以防舌咬伤。但牙关紧闭时不要强力撬开,以免损伤牙齿。

(4)抽搐时不要过分约束患儿的肢体,以防骨折,可用双手轻轻抓住患儿的双手或头部,以减轻抽搐的加剧及对地板或床板的碰撞。

(5)保持安静,避免各种刺激(如强光、噪声等),治疗及护理操作应尽量集中进行,动作宜轻柔敏捷。

(6)加强皮肤护理,保持衣、被、床单的清洁、干燥、平整,以防皮肤感染及压疮的发生。

(五)心理护理

(1)关心体贴患儿,处置操作熟练、准确,取得信任,消除其恐惧心理。

(2)对家长予以安慰,了解其对患儿病情掌握的程度及需要了解的知识,减轻心理压力及焦躁情绪。

(3)告诉家长:①单次的发热抽搐并不表示以后会有慢性癫痫;②有发热抽搐倾向的患儿,通常会随着年龄增长而消失;③偶尔、短暂的抽搐对患儿的发展并没有不良影响。

(4)说服患儿及家长主动配合各项检查及治疗,使诊疗工作得以顺利进行。

(5)指导家长掌握止惊的紧急措施(如针刺人中、合谷)及物理降温的方法。

第十节　小儿麻疹的护理

麻疹是感染麻疹病毒引起的急性呼吸道传染病,具有很强的传染性,在人口密集而未普种疫苗的地区易发生流行。临床上以皮肤出现红色斑丘疹和颊黏膜上有麻疹黏膜斑(Koplik斑)及全身斑丘疹为特征。

一、病因

麻疹病毒属副黏病毒科,呈球形颗粒,直径为100～250 nm,有6种结构蛋白。在前驱期和出疹期内,可在鼻分泌物、血和尿中分离出麻疹病毒。在人胚胎或猴肾组织中培养5～10天,细胞出现病理改变,可见多核巨细胞伴核内嗜酸性包涵体。麻疹病毒只有一个血清型,抗原性稳定。病毒不耐热,对日光和消毒剂均敏感,但在低温中能长期保存。

二、流行病学

麻疹传染源主要是急性期患者和亚临床型带病毒者。患儿从接触麻疹后7天至出疹后5天均有传染性,病毒存在于眼结膜、鼻、口、咽和气管等分泌物中,通过喷嚏、咳嗽和说话等由飞沫传播。本病传染性极强,易感者接触后90%以上均发病,过去在城市中每2～3年流行1次,1～5岁小儿发病率最高。麻疹减毒活疫苗使用后,发病率已下降,但因免疫力不持久,故发病年龄后移。目前发病者在未接受疫苗的学龄前儿童、免疫失败的十几岁儿童和青年人中多见,甚至可形成社区内的流行。

婴儿可从胎盘得到母亲抗体,生后4～6月有被动免疫力,以后逐渐消失;虽然绝大部分婴儿在9个月时血内的母亲抗体已测不出,但有些小儿仍可持续存在,甚至长达15个月,会影响疫苗接种。易感母亲的婴儿对麻疹无免疫力,可在分娩前后得病。

三、发病机理

麻疹病毒侵入上呼吸道上皮细胞及局部淋巴结并在此繁殖,同时有少量病毒侵入血液;此后病毒在远处器官的单核巨噬细胞系统中复制活跃，在感染后第5～7天大量进入血液，此即为临床前驱期。在此时期，患儿全身组织如呼吸道上皮细胞和淋巴组织内均可找到病毒，其出现在鼻、咽、尿及血液等分泌物和体液中，此时传染性最强。皮疹出现后，病毒复制即减少，到感染后第16天，仅尿内病毒尚能持续数日。出疹后第2天，血清内抗体几乎100％阳性，临床症状也开始明显改善。由于此时全身及局部免疫反应尚受抑制，故部分患者常继发鼻窦炎、中耳炎和支气管肺炎。10％的患儿脑脊液中淋巴细胞明显增多，50％在病情高峰时有脑电图改变，但仅0.1％有脑炎的症状和体征，其出现常在急性起病数天后，此时血清中抗体已增高，且已找不到病毒，因此考虑为自身免疫性脑炎。

四、临床表现

(一)典型麻疹表现

1.潜伏期

潜伏期一般为10～14天，亦有短至1周左右的。在潜伏期内可有轻度体温上升。

2.前驱期

前驱期也称发疹前期，一般为3～4天。这一期的主要表现类似上呼吸道感染症状。

(1)发热：见于所有病例，多为中度以上发热。

(2)咳嗽、流涕、流泪、咽部充血等卡他症状：以眼症状突出，结膜发炎、眼睑水肿、眼泪增多、畏光、下眼睑边缘有一条明显充血横线，对诊断麻疹极有帮助。

(3)麻疹黏膜斑：在发疹前24～48小时可于双侧近臼齿颊黏膜处出现细砂样灰白色小点，绕以红晕，称为麻疹黏膜斑，为本病早期特征，也可见于下唇内侧及牙龈黏膜，偶见于上腭，一般维持16～18小时，有时1～2天，多于出疹后1～2天消失。

(4)偶见皮肤荨麻疹：隐约斑疹或猩红热样皮疹，在出现典型皮疹时消失。

(5)部分病例可有一些非特异症状，如全身不适、食欲减退、精神不振等。婴儿可有消化系统症状；幼儿常有呕吐、腹泻等症状。

3.出疹期

多在发热后3～4天出现皮疹。体温可突然升高至40.5℃，皮疹开始为稀疏不规则的红色斑丘疹，疹间皮肤正常，始见于耳后、颈部、沿着发际边缘，24分钟内向下发展，遍及面部、躯干及上肢，第3天皮疹累及下肢及足部，病情严重者皮疹常融合，皮肤水肿，面部浮肿变形。大部分皮疹压之褪色，但亦有出现瘀点者。全身有淋巴结肿大和脾大，并持续几周，肠系膜淋巴结肿可引起腹痛、腹泻和呕吐。阑尾黏膜的麻疹病理改变可引起阑尾炎症状。疾病极期特别是高热时常有谵妄、易激惹及嗜睡状态，多为一过性，热退后消失，与以后中枢神经系统合并症无关。此期肺部有湿性啰音，X线检查可见肺纹理增多。

4.恢复期

出疹3天后皮疹开始消退，消退顺序与出疹时相同；在无合并症发生的情况下，食欲、精神等其他症状也随之好转。疹退后，皮肤留有糠麸状脱屑及棕色色素沉着，7～10天痊愈。

(二)非典型麻疹表现

1.轻症麻疹

轻症麻疹多见于在潜伏期内接受过丙种球蛋白或成人血注射者，或小于8个月的体内尚有母亲抗体的婴儿。低热，上呼吸道症状较轻，麻疹黏膜斑不明显，皮疹稀疏，病程约1周，无并发症。

2.重症麻疹

发热在40 ℃以上，中毒症状重，伴惊厥、昏迷。皮疹融合呈紫蓝色者，常有黏膜出血，如鼻出血、呕血、咯血、血尿、血小板减少等，称为黑麻疹，可能是弥散性血管内凝血的一种形式；若皮疹少，色暗淡，常为循环不良表现。此型患儿死亡率高。

3.无疹型麻疹

注射过麻疹减毒活疫苗者可无典型黏膜斑和皮疹，甚至整个病程中无皮疹出现。此型诊断不易，只有依赖前驱症状和血清中麻疹抗体滴度增高才能确诊。

4.异型麻疹

异型麻疹为接种灭活疫苗后引起。其表现为：高热、头痛、肌痛，口腔无麻疹黏膜斑；皮疹从四肢远端开始延及躯干、面部，呈多形性；常伴水肿及肺炎。国内不用麻疹灭活疫苗，故此类型少见。

5.成人麻疹

由于麻疹疫苗的应用，成人麻疹发病率逐渐增加，与儿童麻疹不同之处为：肝损坏发生率高；胃肠道症状多见，如恶心、呕吐、腹泻及腹痛；骨骼肌病，包括关节和背部痛；麻疹黏膜斑存在时间长，可达7天，眼部疼痛多见，但畏光少见。

五、并发症

(一)喉、气管、支气管炎

麻疹病毒本身可导致整个呼吸道炎症。由于小于3岁的小儿喉腔狭小、黏膜层血管丰富、结缔组织松弛，如继发细菌或病毒感染，可造成呼吸道阻塞而需行气管切开术。临床表现为声音嘶哑、犬吠样咳嗽、吸气性呼吸困难及三凹征，严重者可窒息死亡。

(二)肺炎

肺炎是麻疹最常见的并发症。由麻疹病毒引起的间质性肺炎常在出疹及体温下降后消退。支气管肺炎更常见，为细菌继发感染所致，常见致病菌有肺炎链球菌、链球菌、金黄色葡萄球菌和嗜血性流感杆菌等，故易并发脓胸或脓气胸。艾滋病患者合并麻疹肺炎，伴有皮疹，常可致命。

(三)心肌炎

心肌炎较少见，但一过性心电图改变常见。

(四)神经系统

1.麻疹脑炎

发病率为1 ‰～2 ‰，多在出疹后2～5天再次发热，外周血白细胞增多；出现意识改变、惊厥、突然昏迷等症状。脑脊液改变为轻度单核细胞及蛋白增多，糖正常。病死率为10 %～25 %；存活者中20 %～50 %留有运动、智力或精神上的后遗症。

2.亚急性硬化性全脑炎

亚急性硬化性全脑炎是一种急性感染的迟发性并发症，表现为大脑机能的渐进性衰退，发病率约为0.000 1 %；在神经系统症状出现前若干年有典型麻疹史，并完全恢复。85 %的患者起病在5～15岁，开始症状很隐匿，有轻微的行为改变和学习障碍，随即智力低下，并出现对称性、重复的肌阵挛，间隔为5～10秒；随疾病进展，肌阵挛消失，出现其他各种异常运动和神经功能障碍，有共济失调、视网膜病变、视神经萎缩等；最后发展至木僵、昏迷、自主功能障碍、去大脑强直等。病程快慢不一，大部分患者在诊断后1～3年死亡，个别能存活10年以上。

3.其他

格-巴综合征、偏瘫、大脑血栓性静脉炎和球后视神经炎均少见。

(五)结核病情恶化

麻疹患儿的免疫反应受到暂时抑制，对结核菌素的迟发性皮肤超敏反应消失，可持续几周，使原有潜伏结核病灶变为活动甚至播散而致粟粒型肺结核或结核性脑膜炎者不鲜见。

(六)营养不良与维生素A缺乏症

麻疹过程中高热、食欲不振，可使患儿营养状况变差、消瘦；常见维生素A缺乏，角膜呈混浊、软化，且发展极迅速，最后导致失明。

六、实验室检查

1.周围血象

出疹期白细胞计数常降为4 000～6 000/mm^3，尤以中性粒细胞下降为多。

2.分泌物涂片检查多核巨细胞

鼻、咽、眼分泌物或尿沉渣涂片，瑞氏染色后，显微镜下可见脱落的上皮多核巨细胞。在出疹前后1～2天即可阳性，比麻疹黏膜斑出现早，对早期诊断有帮助。

3.病毒学检查

应用荧光标记特异抗体检测鼻黏膜印片或尿沉渣，可在上皮细胞或白细胞内找到麻疹抗原，阳性有诊断价值。早期从鼻咽部及眼分泌物和血液白细胞中分离到麻疹病毒可肯定诊断。恢复期血清血凝抑制及补体结合抗体有4倍以上增高或发病1个月后抗体滴度大于1∶60，均有助诊断。特异性IgM测定也有早期诊断价值。

七、诊断

根据麻疹接触史、前驱期出现Koplik斑、皮疹形态和出疹顺序、初诊与发热关系、退疹后皮肤脱屑及色素沉着等特点，诊断较容易。在出疹1～2天时测出麻疹抗体可确诊。

八、治疗

无特殊治疗，治疗原则是加强护理，对症治疗，预防感染。

1.一般治疗

卧床休息，室内保持适当的温度和湿度，有畏光症状时房内光线要柔和；给予容易消化的富有营养的食物，补充足量水分；保持皮肤、黏膜清洁。

2.对症治疗

高热时可用小量退热剂；烦躁时可适当给予苯巴比妥等镇静剂；剧咳时用镇咳祛痰剂；继发细菌感染可给抗生素。麻疹患儿对维生素A需要量大，WHO推荐在维生素A缺乏地区的麻疹患儿应补充维生素A，小于1岁者每日给10万U，年长儿给20万U，共2天，有维生素A缺乏干眼症状者1周后应重复。

九、预防

(一)管理传染源

对患者应严密隔离,对接触者隔离检疫3周;流行期间托儿所、幼儿园等儿童密集机构应暂停接送和接收易感儿入所。

(二)切断传播途径

病室注意通风换气,充分利用日光或紫外线照射;医护人员离开病室后应洗手、更换外衣,或在空气流通处停留20分钟方可接触易感者。

(三)保护易感人群

1.自动免疫

麻疹活疫苗的应用是预防麻疹最有效的办法。可在流行前1个月,对未患过麻疹的8个月以上幼儿或易感者皮下注射0.2 mL,12天后产生抗体,1个月达高峰,2～6个月逐渐下降,但可维持一定水平,免疫力可持续4～6年,反应强烈的可持续10年以上,以后尚需复种。由于注射疫苗后的潜伏期比自然感染潜伏期短(3～11天,多数5～8天),故易感者在接触患者后两天接种活疫苗,仍可预防麻疹发生。若于接触两天后接种,则预防效果下降,但可减轻症状和减少并发症。对8周内接受过输血、血制品或其他被动免疫制剂者,因其影响疫苗的功效,应推迟接种。有发热、传染病者应暂缓接种。孕妇、过敏体质、免疫功能低下者、活动性肺结核均应禁忌接种。现在我国进行麻疹疫苗接种为8月龄初始一针,6岁加强一针。个别省份定为18～24个月时复种一针,另接种剂量为0.5 mL。

2.被动免疫

有密切接触史的体弱、患病、年幼的易感儿应采用被动免疫。肌注丙种球蛋白0.1～0.2 mL/kg,胎盘球蛋白0.5～1.0 mL/kg,接触后5天内注射者可防止发病,6～9天注射者可减轻症状,免疫有效期为3周。

十、常见护理诊断

1.体温过高

体温过高与病毒感染有关。

2.皮肤黏膜完整性受损

皮肤黏膜完整性受损与病毒引起皮肤出疹及黏膜感染有关。

3.营养失调:低于机体需要量

低于机体需要量与食欲下降、高热消耗增加有关。

4.潜在并发症

肺炎、喉炎、脑炎。

5.有传播感染的危险

有传播感染的危险与呼吸道排出病毒有关。

十一、护理措施

(一)发热的护理

(1)绝对卧床休息至皮疹消退、体温正常。保持室内空气新鲜,室内温度维持在18～22 ℃,湿度为50 %～60 %,避免直接吹风,防止受凉。

(2)处理麻疹高热时需兼顾透疹，不宜用药物及物理方法强行降温，尤其禁用冷敷及酒精擦浴，因体温骤降可引起末梢循环障碍而使皮疹突然隐退。如体温在 40 ℃以上，可用小剂量退热药或温水擦浴，使体温稍降，以免惊厥。

(二)保证皮肤黏膜完整性

1.皮肤护理

保持皮肤清洁，每日用温水擦浴。观察皮疹的变化，如出疹不畅，可用鲜芫荽煎服或外用。勤剪指甲，勿搔抓皮肤，避免患儿抓伤皮肤引起继发感染。

2.口、眼、耳、鼻部的护理

加强口腔护理，常用生理盐水洗漱口腔，也可用朵贝尔溶液含漱，每日 2～3 次。眼部因炎性分泌物多而形成眼痂，应避免强光刺激眼睛，并用生理盐水清洗双眼，再滴入抗生素眼药水或眼膏，一日数次，可加服鱼肝油或维生素 A 预防干眼症。防止眼泪及分泌物流入耳道，引起中耳炎。及时清除鼻痂，可用生理盐水湿润后轻轻擦除，保持鼻腔通畅。

(三)保证营养的供给

(1)发热及出疹期应给予清淡、易消化、营养丰富的饮食，如牛奶、豆浆、米粥等，少量多餐。鼓励患儿多饮开水、热汤，以利于排毒、退热、透疹。

(2)恢复期应逐渐增加高蛋白、高维生素饮食，如肉类、鸡蛋等。除生冷油腻外，无须忌口。

(四)预防并发症

麻疹并发症多且重，应密切观察病情，及时发现，早期治疗。如患儿出现持续高热、咳嗽加剧、鼻翼扇动、透疹不畅、疹色紫暗、肺部啰音增多，为并发肺炎的表现；如患儿出现频咳、声嘶、吸气性呼吸困难、三凹征，为并发喉炎表现；如患儿出现嗜睡、惊厥、昏迷，为脑炎表现。如出现上述表现应给予相应护理。

(五)预防感染的传播

1.隔离患儿

对上呼吸道感染患儿应加强预检，一旦确诊应早期隔离，一般患儿隔离至出诊后 5 天，并发肺炎者延长至出疹后 10 天。密切接触的易感儿，应隔离观察 3 周，若接触后接受过免疫制剂者则延长至 4 周。

2.切断传播途径

室内应经常通风，每天用紫外线消毒患儿房间，患儿的衣物玩具应在阳光下暴晒。医务人员接触患儿前后应洗手、更换隔离衣或在流动的空气中停留半小时。

3.保护易感儿童

流行期易感儿应尽量避免去公共场所。在接触麻疹后 5 天内立即注射免疫血清球蛋白，可预防发病，有效免疫期一般为 8 周。为提高易感者免疫力，对 8 个月以上未患过麻疹的小儿可接种麻疹疫苗，预防效果可达 90 %。

十二、保健指导

无并发症的患儿可在家隔离治疗。向患儿家长讲解疾病的有关知识，指导家长做好消毒隔离、皮肤护理、饮食护理及病情观察，以防并发症的发生。

第十一节　儿童病毒性心肌炎的护理

病毒性心肌炎，是病毒侵犯心脏所致的，以心肌炎性病变为主要表现的疾病，有的可伴有心包或心内膜炎症改变。本病临床表现轻重不一，预后大多良好，但少数可发生心力衰竭、心源性休克，甚至猝死。

一、病因

现已发现20多种可引起心肌炎的病毒，包括柯萨奇病毒(乙组和甲组)、埃可病毒、脊髓灰质炎病毒、腺病毒、传染性肝炎病毒、流感和副流感病毒、麻疹病毒、单纯疱疹病毒及流行性腮腺炎病毒等，其中以柯萨奇病毒乙组(1～6型)最常见。

二、发病机制

(一)病毒直接侵犯心脏学说

一般认为病毒及其毒素在疾病早期系经血液循环直接侵犯心肌细胞产生病理变化。可在心肌炎死亡病例的心肌组织中直接分离出病毒，并在心肌组织上找到特异性病毒抗原，有力地支持了病毒直接侵犯心脏的学说。

(二)变态反应或自身免疫反应参与

临床上在病毒感染后，往往经过一段潜伏期才出现心脏受累的征象，符合变态反应性疾患的规律；患者血中可测到抗心肌的抗体增加；部分患者表现为慢性心肌炎，符合自身免疫反应。

三、病理

病变分布可为局灶性、散在性或弥漫性，病变轻重不等，以心肌间质组织和附近血管周围单核细胞、淋巴细胞及中性粒细胞浸润为主，少数有心肌变性，包括肿胀、断裂、溶解及坏死等变化。病毒性心肌炎多伴有浆液纤维素性心包炎，渗液量较小。慢性病例多有心脏扩大、心肌间质炎症浸润及心肌纤维化形成的瘢痕组织。病变可波及传导系统，甚至导致终身心律失常。

四、临床表现

心肌炎临床表现轻重悬殊，起病前多有呼吸道或消化道病毒感染的前驱症状，主要为发热、周身不适、咽痛、肌痛、腹泻及皮疹等。某些病毒感染疾患，如麻疹、流行性腮腺炎等，则有其特异性征象，继之出现心脏症状，患儿常诉心前区不适、胸闷、心悸、头晕及乏力等。体检可发现心脏轻度扩大，伴心动过速、心音低钝及奔马律，一般无明显器质性杂音。伴有心包炎者可听到心包摩擦音。心电图多表现为频发早搏、阵发性心动过速或Ⅱ度以上房室传导阻滞，可导致心力衰竭和昏厥等。重症患者可突然发生心源性休克，表现为烦躁不安、面色灰白、四肢冷湿和末梢发绀等，可在数小时或数日内死亡。如心力衰竭反复发作，则心脏明显扩大，可并发严重心律失常或栓塞等，预后很差。

五、辅助检查

(一)心电图检查

常有QRS波群低电压，ST段偏移和T波低平、双向或倒置。Q-T间期延长多发生在重症病例。也可见各种心律失常，如窦房、房室或室内传导阻滞，其中以Ⅰ度传导阻滞最多见。

各种期前收缩中以室性期前收缩最常见；可有阵发性心动过速、心房扑动或颤动，甚至心室颤动。

(二)X 线检查

可见心影呈轻度至重度普遍扩大，心脏搏动大多减弱，可伴有肺瘀血或肺水肿，有时可见少量胸腔积液。

(三)血液检查

急性期白细胞总数多增高，以中性粒细胞为主，血沉略增快。血清谷草转氨酶(SGOT)在急性期大多增高，但恢复较快。血清肌酸激酶(CK)在早期多有增高，以来自心肌的同工酶(CK-MB)为主，且较敏感。血清乳酸脱氢酶特异性较差，但其同工酶在心肌炎早期亦多增高。

(四)病毒学诊断

疾病早期可从咽拭子、咽冲洗液、心包积液中分离出特异病毒，但需结合血清抗体测定才更有意义，一般采用病毒中和实验、补体结合实验及血凝抑制试验，如恢复期血清抗体滴度在1∶128以上亦有诊断意义。此外，尚有应用免疫荧光技术及免疫电子显微镜检查等方法证实心肌标本中确有某一型病毒的存在。还可应用聚合酶链反应(PCR)或病毒核酸探针原位杂交法，自患儿心肌或血中查到病毒核酸。

六、治疗

(一)休息

急性期至少应休息到退热后3周。有心功能不全及心脏扩大者应强调绝对卧床休息至少3个月，病情好转或心脏缩小后可逐步开始活动。

(二)激素

激素可提高心肌糖原含量，促进心肌中酶的活力，改善心肌功能，同时可减轻心肌的炎性反应，并有抗休克作用。一般用于较重的急性病例，轻症病例及病程早期多不主张应用。常用泼尼松，日服剂量为1～1.5 mg/kg，共2～3周，症状缓解后逐渐减量。对危重病例可应用地塞米松静脉滴注，每日0.2～0.4 mg/kg。

(三)控制心力衰竭

多呈急性发作，常用地高辛或毛花苷C(西地兰)等。由于心肌炎时心肌应激性增高，对洋地黄制剂较敏感，容易中毒，故剂量应偏小，一般用有效剂量的1/2～2/3即可。重症加用利尿剂，但要避免引起电解质紊乱。烦躁不安者可给苯巴比妥、安定等镇静剂。

(四)大剂量维生素C及能量合剂

维生素C能清除自由基，增加冠状动脉血流量，改善心肌代谢，有助于心肌炎的恢复。急性期最好使用大剂量维生素C 100～200 mg/kg静脉注射，5～10分钟注射完毕，每日1次，疗程1个月。能量合剂有加强心肌营养、改善心肌功能的作用。常用三磷酸腺苷2 mg、辅酶A 50 U、胰岛素4～6 U及10％氯化钾8 mL溶于10％葡萄糖液250 mL中静脉滴注，每日或隔日1次。

(五)抢救心源性休克

加速静脉滴注大剂量肾上腺皮质激素或静脉推注大剂量维生素C常可获得较好效果。及时应用调节血管紧张度药物，如多巴胺、异丙肾上腺素和间羟胺等加强心肌收缩能力，维持血压及改善微循环。

六、常见护理诊断

1.舒适度的改变——胸闷

胸闷与心肌炎有关。

2.活动无耐力

活动无耐力与心肌受损、收缩无力及组织供氧不足有关。

3.潜在并发症

心律失常、心力衰竭、心源性休克。

4.知识缺乏

家长或患儿对心肌炎缺乏了解。

七、护理措施

(一)休息,减轻心脏负担

保持病室安静、舒适、空气新鲜;绝对卧床休息,一般急性期卧床休息至少 3 周,病情好转后,逐渐增加活动量,以不出现心悸为宜,总休息时间不少于 3 个月。

(二)给氧

胸闷气促时给予氧气吸入,有效给氧,氧浓度为 30 %～50 %,采用鼻导管法或面罩给氧法;遵医嘱静脉给予大剂量维生素 C 和能量合剂。

(三)病情观察

严密观察病情变化,记录心率、脉搏的强弱和节律,注意体温、呼吸、血压及精神状态的变化。对有明显心律失常者应进行连续心电监护,发现多源性期前收缩、频发室性期前收缩、完全性房室传导阻滞、心动过速、心动过缓时应立即报告医师,采取紧急处理措施。烦躁不安时给予少量镇静剂;静脉用药时注意控制输液速度和输液总量,以免加重心脏负荷;应用洋地黄类药物时应注意观察用药后的反应。

(四)保持大便通畅

多吃蔬菜、水果,必要时给开塞露通便。

八、保健指导

(1)向患儿和家长做有关此病的常识介绍,减少其焦虑、恐惧心理。

(2)对带抗心律失常药物出院的患儿,应让患儿和家长了解药物的名称、剂量、用药方法及其不良反应。

(3)出院后嘱患儿注意休息,避免过度劳累,少去公共场所,继续遵医嘱服药并定期到门诊复查。

(4)嘱家长给患儿进食含优质蛋白质、富含维生素、易消化的食物,避免酸、辣、刺激性食品,少食多餐,注意食物烹调时的色、香、味,以适合患儿胃口。

第十二节　儿童充血性心力衰竭的护理

临床上心力衰竭是各种心脏病的严重阶段，是一个综合征，由4部分组成：心功能障碍运动耐力减低，体、肺循环充血，以及后期出现心律失常。早期机体通过加快心率、心肌肥厚和心脏扩大等进行代偿，调整心排血量以满足需要，这个阶段为心功能代偿期，临床上无症状。后期心功能进一步减退，上述代偿机制已不能维持足够的心排血量，因而出现静脉回流受阻、体内水分潴留、脏器瘀血等，在临床上即表现为充血性心力衰竭，简称心衰。

一、病因

婴儿期较儿童期多见，婴儿期引起心衰的原因以先天性心脏病最多见。病毒性或中毒性肌炎、心内膜弹力纤维增生症、心糖原累积症等亦为重要原因。儿童时期以风湿性心脏病和急性肾炎所致的心衰最为常见；其他少见的原因如克山病、重度贫血、甲状腺功能亢进、维生素 B_1 缺乏、电解质紊乱和缺氧等。

二、临床表现

心衰患者的症状和体征由代偿功能失调引起，并因原发心脏病及患儿年龄有所不同，年长儿心衰的症状与成人相似，主要表现为乏力、劳累后气急、食欲减退、腹痛和咳嗽。安静时心率增快，呼吸浅快，颈静脉怒张，肝增大、有压痛，肝颈静脉回流试验阳性。病情较重者尚有端坐呼吸，肺底部可听到湿啰音，并出现浮肿，尿量明显减少。心脏听诊除原有疾病产生的心脏杂音和异常心音外，常可听到心尖区第一音减低和奔马律。

新生儿早期表现常不典型，但其心衰发展迅速，常见症状为呼吸快速、表浅，频率可为50～100次/分，喂养困难，体重增长缓慢，烦躁多汗，哭声低弱，肺部可闻及干啰音或哮鸣音。颈静脉怒张和浮肿均不明显，只能通过量体重判断有无浮肿存在，严重时鼻唇三角区呈现青紫。

三、实验室检查

1.胸部X线检查

心影多呈普遍性扩大，搏动减弱，肺纹理增多，肺门或肺门附近阴影增加，肺部淤血。婴儿正常的胸腺心脏影，可被误诊为心脏扩大，应予注意。

2.心电图检查

心电图检查对心律失常及心肌缺血引起的心力衰竭有诊断及指导治疗意义。

3.超声心动图检查

可见心室和心房腔扩大，M型超声心动图显示心室收缩时间间期延长，射血分数降低。心脏舒张功能不全时，二维超声心动图对诊断和引起心衰的病因判断有帮助。

四、治疗

治疗原则是消除病因及诱因，改善血流动力学，维护衰竭的心脏。

(一)病因治疗

在治疗心力衰竭的同时，应初步确定病因。心衰由甲状腺功能亢进、重度贫血或维生素

B_1 缺乏、病毒性或中毒性心肌炎等引起者须及时治疗原发疾病；如为先天性心脏病所致，则内科治疗往往是术前的准备，而且手术后亦需继续治疗一个时期。

(二)一般治疗

保证患儿休息，防止躁动，可以平卧或取半卧位，必要时可适当应用苯巴比妥等镇静剂，用吗啡(0.05 mg/kg)进行皮下或肌内注射常能取得满意效果，但须警惕抑制呼吸；给予易消化和富有营养的食物，每次进食量应少些，婴儿喂奶宜少量多次，年长儿钠盐摄入量每日应控制在1.0 g以下；重症和进液量不足的婴儿，可给予静脉补液，每日总量宜控制在 75 mL/kg，以10 %葡萄糖液为主。对有气急和发绀的患儿应及时给予吸氧。

(三)洋地黄类药物

洋地黄能使心肌收缩力增强、心排血量增加，改善组织灌注及静脉淤血状态。还作用于心脏传导系统，减慢心率。其疗效随病因和病理情况有所不同。一般对慢性心功能不全或心室负荷加重所引起的心衰，如先天性心脏病和慢性风湿性瓣膜病等疗效较好，而对贫血、心肌炎引起者疗效较差。小儿时期最常用的洋地黄制剂为地高辛，它可供口服及静脉注射，起作用快，蓄积少。如需迅速洋地黄化，除地高辛静注外，尚可应用毛花苷 C 等药物。

1.剂量和用法

基本原则是首先达到洋地黄化量，即心肌收缩达到最大效果必需的剂量，然后根据病情需要继续用维持量来补充每天从体内消失的量以维持疗效。

(1)洋地黄化法：如病情较重或不能口服者，可选用毛花苷 C 或地高辛静注，在 24 小时内投以负荷量，首次用量为总量的 1/2，余量分两次，相隔 6～12 小时一次，负荷量 12 小时后再加用维持量。

(2)维持量：洋地黄化后 12 小时可开始给予维持量。维持量的疗程视病情而定：急性肾炎合并心衰者往往不需用维持量或仅需短期应用；短期难以去除病因者，需持续用药数年，如心内膜弹力纤维增生症患儿需用 2 年以上，应注意随患儿体重增长及时调整剂量，以维持小儿血清地高辛的有效浓度 1～3 ng/mL 为宜。

2.使用洋地黄注意事项

用药前应了解患儿在 2～3 周的洋地黄使用情况，肾功能不全、心肌疾病、低血钾、低血镁、酸中毒、缺氧等患儿对洋地黄耐受性差，一般按常规剂量减去 1/3。未成熟儿和小于 2 周的新生儿因肝肾功能尚不完善，易引起中毒，洋地黄化剂量应偏小，可按婴儿剂量减少 1/3～1/2。钙剂对洋地黄有协同作用，故用洋地黄类药物时应避免用钙剂。

3.洋地黄毒性反应

小儿洋地黄中毒最常见的表现为心律失常，如窦性心动过缓、不完全性房室传导阻滞、室性期前收缩和阵发性心动过速等；胃肠道反应有食欲不振、恶心、呕吐等；神经系统症状，如嗜睡、头昏、视力障碍则不多见。

洋地黄中毒时应立即停用洋地黄和利尿剂，同时补充钾盐。小剂量钾盐能控制洋地黄引起的室性期前收缩和阵发性心动过速。轻者给氯化钾每日 0.075～0.1 g/kg，分次口服；重者可给予氯化钾每小时 0.03～0.04 g/kg 静脉滴注，总量不超过 0.15 g/kg，滴注时用 10 %葡萄糖稀释成0.3 %浓度。肾功能不全和合并房室传导阻滞时忌用静脉给钾。

(四)利尿剂

通过利尿可以减轻肺水肿,降低血容量、回心血量及左室充盈压,减轻心脏前负荷,故合理应用利尿剂为治疗心衰的一项重要措施。当使用洋地黄类药物而心衰仍未完全控制,或伴有显著水肿者,宜加用利尿剂。

(五)其他药物治疗

非洋地黄类正性肌力药可增加心肌内钙含量或增加心肌细胞对钙的敏感性而发挥正性肌力作用,可用多巴胺,每分钟 5～10 μg/kg 静脉滴注,必要时剂量可适当增加,一般不超过每分钟 30 μg/kg。如血压显著下降,宜给予肾上腺素每分钟 0.1～1.0 μg/kg 持续静脉点滴,这有助于增加每搏输出量、提高血压而心率不一定明显增快。

血管扩张剂主要通过扩张容量血管和外周阻力血管,减轻心脏前后负荷,提高心排血量;并可使室壁应力下降,心肌耗氧降低,改善心功能。对左室舒张压增高的患儿更为适用。常用药物有肼屈嗪、卡托普利、依那普利、硝普钠、酚妥拉明。

五、常见护理诊断

1.心排血量减少

心排血量减少与心肌收缩力降低有关。

2.体液过多

体液过多与体内水钠潴留有关。

3.气体交换受损

气体交换受损与肺循环瘀血有关。

4.潜在并发症

药物副作用、肺水肿。

5.焦虑

焦虑与疾病的危重程度及住院环境改变有关。

六、护理措施

(一)减轻心脏负荷

(1)休息,以降低代谢,减少氧耗,减轻心脏负担。患儿可取半卧位,青紫型先天性心脏病患儿取膝胸卧位,以减少静脉回流。集中进行护理,避免患儿烦躁、哭闹,必要时可适当应用镇静剂。衣服要宽松,被子要松软,以利于呼吸。根据心衰的不同程度安排不同的休息:1 度心功能不全者,可起床在室内轻微活动;2 度心功能不全者应限制活动,增加卧床时间;3 度心功能不全者应绝对卧床休息,随着心功能的恢复,逐步增加活动量。

(2)遵医嘱应用洋地黄制剂、利尿剂,评估用药后效果。

(3)保持大便通畅,鼓励患儿多食蔬菜水果,避免用力排便,必要时可给予甘油栓、开塞露通便,或每晚睡前服用少量食用油。

(二)控制水盐摄入

一般给予低盐饮食,钠盐摄入每日不超过 1 g,重症患儿有时给无盐饮食。无盐饮食影响食欲,可适当加调味品,如糖、醋或无盐酱油等,并可更换烹调方法,使患儿易于接受。静脉补液时滴速不可过快，以防加重心衰，每日液体量应控制在 80 mL/kg 以下，输入速度以每小时小于5 mL/kg为宜。

(三)给氧改善气体交换

患儿呼吸困难和发绀时给予吸氧，有急性肺水肿如咳粉红色泡沫样痰时，可将湿化瓶中放入 30 %酒精，间歇吸入，每次 10～20 分钟，间隔 15～30 分钟，重复 1～2 次，因乙醇吸入后可使泡沫表面张力减低，改善气体交换。

(四)密切观察病情

注意观察生命体征的变化，必要时进行心电监护和监测电解质，详细记录出入量，定时测量体重，了解水肿增减情况，病情变化时及时通知医师。

(五)合理用药，观察用药后的反应

1.洋地黄类药物

(1)应用洋地黄制剂时应特别注意给药方法和药物剂量，密切观察应用洋地黄类药物后的反应。注意按时按量服药。为了保证洋地黄剂量准确，应单独服用，勿与其他药物混合。

(2)应用此类药物达到疗效的主要指标是心率减慢、肝脏缩小、气促改善、尿量增加、安静、情绪好转、食欲好转。因此，每次用药前应测量脉搏，必要时听心率。婴儿脉率小于 90 次/分，年长儿小于 70 次/分时需暂停用药。如患儿服药后出现心率过慢、心律失常、恶心呕吐、食欲减退、色视、视力模糊、嗜睡、头晕等毒性反应，应先停服洋地黄，并与医师联系及时采取相应措施。

2.利尿剂

(1)应用利尿剂时注意用药的时间和剂量，利尿药宜于清晨或上午给予，以免夜间多次排尿影响睡眠。

(2)用药期间应鼓励患儿进食含钾丰富的食物，如牛奶、柑橘、菠菜、豆类等，以免出现低血钾症和增加洋地黄的毒性反应。

(3)应注意观察低钾的表现，如四肢无力、腹胀、心音低钝、心律失常等，一经发现，应及时通知医师。

3.血管扩张剂

(1)应用血管扩张剂时，应密切观察心率和血压的变化，避免血压过度下降，同时注意观察药物的副作用。

(2)给药时避免药液外渗，以防局部的组织坏死。

(3)硝普钠应新鲜配制，放置 4 小时后即不能再用，整个输液系统必须用黑纸包裹遮光。

七、保健指导

向患儿及家长介绍心力衰竭的有关知识，指导家长根据患儿病情制定合理的生活作息制度和饮食方案，避免不良刺激。教会年长儿自我检测脉搏的方法，教会家长掌握出院后的一般用药及家庭护理方法和应急措施。

第十三节　大脑性瘫痪的康复护理

一、概述

大脑性瘫痪(cerebral palsy，CP)简称脑瘫，是自受孕开始至婴儿期各种原因所致的非进行性脑损伤综合征，主要表现为运动障碍及姿势异常。随着新生儿急救医学的发展，早产儿、低体重出生儿成活率的提高，病因复杂、发病机制复杂、临床表现多样、可能伴有多种并发症等，使脑瘫的预防与康复治疗成为世界性的难题，多年来世界范围内脑瘫发病率和患病率没有明显下降趋势。

(一)流行病学

脑瘫的发病率在世界范围内为1.5 ‰～4 ‰，平均约为2 ‰。我国幅员辽阔，各地经济发展、生活水平及医疗条件差别很大。据文献报道，我国脑瘫发病率为1.8 ‰～4 ‰。从调查结果看，脑瘫发病率各国差别不大，城乡差别不大，男性略高于女性。近50年来，由于产科技术、围生医学、新生儿医学的发展，新生儿死亡率、死胎发生率均有明显下降，但脑瘫发病率并无减低，而重症脑瘫的比例有增多趋势。这种现象与当今新生儿重症监护室(NICU)监护技术提高有关，使许多过去很难存活的早产儿和极低出生体重儿得以存活，而这些婴儿患脑瘫的机会明显高于足月儿和正常体重儿。

(二)病因

脑瘫的直接病因是在脑发育成熟前，脑损伤和(或)发育缺陷导致以运动障碍和姿势异常为主的综合征。造成脑瘫的病因按时间可划分为3个阶段，即出生前、围生期和出生后。

1.出生前

①母体因素。母亲孕期大量吸烟、酗酒、理化因素、妊娠期感染、先兆流产、用药、妊娠中毒症、外伤、风湿病、糖尿病、弓形虫病、胎儿期的循环障碍、母亲智力落后、母体营养障碍、重度贫血等。②遗传因素。近年来研究认为，遗传因素对脑瘫的影响很重要，双胞胎同时患脑瘫、家族中已经有脑瘫患儿再发生脑瘫的概率偏高。

2.围生期

①患脑瘫的危险性随着出生体重偏离同胎龄标准体重的程度而增加，低出生体重儿或巨大儿患脑瘫的概率可高于正常体重儿数十倍；②早产是目前发现患脑瘫的主要因素之一；③胎盘功能不全、缺氧缺血等被认为与脑瘫有关。

3.出生后

新生儿期惊厥、呼吸窘迫综合征、吸入性肺炎、败血症、缺氧缺血性脑病、颅内出血、脑积水、胆红素脑病，以及颅内感染、低血糖症、脑外伤等都被认为是脑瘫的危险因素。

(三)分型

1.脑瘫按异常运动的特征分为6型

①痉挛型；②不随意运动型；③强直型；④共济失调型；⑤肌张力低下型；⑥混合型。

2.脑瘫按瘫痪部位分为5型

①单瘫;②双瘫;③三肢瘫;④偏瘫;⑤四肢瘫。

二、临床表现

1.痉挛型

痉挛型最常见,占脑瘫的60 %～70 %,主要损伤部位是锥体系。患儿肌张力增高、姿势异常,被动屈伸肢体时有"折刀"样感觉。主要表现为:上肢手指关节掌屈,拇指内收,腕关节屈曲,前臂旋前,肘关节屈曲,肩关节内收;坐位时出现拱背坐位、W状坐位;下肢髋关节屈曲、内收、内旋,膝关节屈曲或过伸展,足内、外翻,尖足,行走时呈剪刀步态;由于关节活动受限,自主运动困难,严重者可出现肌肉痉挛和关节畸形。

2.不随意运动型

不随意运动型约占脑瘫的20 %,损伤部位为锥体外系。表现为肌张力动摇不定,在紧张兴奋时肌张力增高,安静和睡眠时肌张力变化不明显,难以用意志控制头部、手、脚、上肢等部位的运动,动作不稳,走路摇晃,头部控制差,分离动作困难,当进行有意识、有目的的运动时不自主运动增多,安静时不随意运动消失。常伴有流涎、咀嚼吞咽困难、挤眉弄眼、表情奇特等。原始反射持续存在并通常反应剧烈,尤其以非对称性紧张性颈反射(ATNR)姿势多见。本型可表现为手足徐动、舞蹈样动作、扭转痉挛等,也可同时具有上述几种表现。此型患儿易紧张、怕受刺激,护理人员应注意采取相应的护理措施避免刺激。

3.强直型

强直型较为少见,由锥体外系损伤所致。表现为肢体僵硬,活动减少,被动运动时伸肌和屈肌持续抵抗,肌张力呈铅管状或齿轮状增高,无腱反射亢进,常伴有智力落后、情绪异常、语言障碍、癫痫、斜视、流涎等。此型一般临床症状较重,护理困难。

4.共济失调型

共济失调型不多见,多与其他型混合,约占脑瘫的5 %。主要损伤部位为小脑,表现为平衡障碍,肌张力低下,无不自主运动。本体感觉及平衡感觉丧失,不能保持稳定姿势。患儿步态不稳,走路呈醉酒步态,容易跌倒,步幅小,重心在足跟部,身体僵硬,方向不准确,过度动作或多余动作较多,动作呆板而机械。常伴手和头部轻度震颤,眼球震颤极为常见。语言缺少抑扬声调,而且徐缓。

5.肌张力低下型

肌张力低下型表现为肌张力低下,肌力降低,四肢呈软瘫状,自主动作减少,仰卧位四肢外展、外旋,似仰翻的青蛙,俯卧位不能抬头,四肢不能支撑,腹部贴床,由于肌张力低下,易发生吸吮、吞咽困难和呼吸道堵塞,可伴有智力落后、癫痫等合并症。

6.混合型

混合型为两种或几种类型的症状同时存在于一个患儿身上,以痉挛型和不随意运动型症状同时存在为多见。

三、主要功能障碍

(一)运动障碍

脑瘫患儿的运动发育一般不能达到同龄正常儿的发育水平,常表现为运动模式及姿势异常、原始反射延迟消失、肌张力异常等，不同类型的脑瘫患儿其运动功能障碍表现不同。①脑瘫患儿运动发育异常，翻、坐、爬、站、走等明显落后于正常儿童。②脑瘫患儿肌张力机制受到损伤，可出现肌张力增高导致肢体僵硬；肌张力降低导致肢体松软，不能维持正常体位；肌张力波动导致肢体不随意运动；肌张力不协调导致共济失调。③脑瘫患儿神经反射异常，原始反射及病理反射不能如期消失。

(二)视觉障碍

视觉中枢或传导路损伤在脑瘫患儿中占一定比例，控制运动功能的眼部肌肉受累而导致斜视的脑瘫患儿几乎占半数。主要表现为内、外斜视，视神经萎缩，动眼神经麻痹，眼球震颤及皮质盲。部分脑瘫可存在弱视。

(三)听力损害

脑瘫患儿可伴有听觉神经通路的损伤，易见于不随意运动型。由于是由耳至脑的部分神经损伤，因此称之为中枢性听力障碍，应与儿童常见的由感染所造成的传导性听力障碍相区别。中枢性听力障碍目前尚无有效方法修复损伤的神经，但应根据损伤的程度，尽早采取积极措施。

(四)言语障碍

部分脑瘫患儿控制语言和发音的肌肉受累，出现语言交流困难，表现为语言发育迟缓、构音不清、发音困难、不能成句说话、不能正确表达甚至完全失语。有1/3～2/3的脑瘫患儿存在不同程度的言语障碍，包括发音障碍、共鸣障碍及发音迟缓等。

(五)癫痫或惊厥

癫痫在脑瘫患儿中比较常见，大约50％的脑瘫患儿容易发生惊厥，有的发生新生儿惊厥，有的只是在儿童时期发生一两次而无严重的惊厥。发作时表现可为全身性阵挛、部分发作和继发性大发作。发作时一般以意识丧失和全身抽搐为特征，表现为上睑抬起、眼球上翻、口吐白沫、呼吸增快及大小便失禁等。

(六)心理行为异常

脑瘫患儿可以出现行为异常，如自残行为、暴力倾向、睡眠障碍、性格异常等。脑瘫患儿对社会、家庭的适应性低于正常儿童，心理适应力低。体质的安定度、个人的安定度低于正常儿童，呈现性格的不安定倾向及发展的不平衡特征。因此，要注意观察脑瘫患儿的行为，采取有效措施预防异常行为的发生，同时要积极矫治，避免症状加重。

(七)学习困难

大约50％的脑瘫患儿伴有轻度或中度学习困难，他们的智商一般低于80。有的脑瘫患儿看似没有大的问题，但可能存在阅读困难或计算困难。有的患儿阅读和计算非常好，但却难以建立形状的概念，从而画图画的能力极差。严重的学习困难，更使脑瘫患儿走路、说话、活动等学习十分缓慢。

(八)生活功能障碍

由于运动发育落后和感觉障碍，患儿日常生活活动能力降低，如吞咽咀嚼困难、流涎、易受伤、缺乏自理能力等。

(九)智力障碍

智力障碍以痉挛型脑瘫患儿多见,不随意运动型脑瘫患儿多数智力正常。

(十)其他

脑瘫患儿因肌张力增高可伴有进食困难和排泄困难,同时免疫力降低,易发生呼吸系统、消化系统等疾病。

四、康复评定

(一)整体发育水平的评定

常采用适合患儿年龄阶段的发育量表,如贝利婴幼儿发育量表、丹佛发育筛查测验、儿童社会适应量表等,用以判断患儿发育损害的范围和程度,确定是否存在智力低下、语言障碍和交往障碍等伴随障碍。同时也要了解患儿家属对疾病知识的了解程度和对治疗的要求和希望,以判断其对治疗的依从性和参与性。

(二)运动功能评定

1.运动功能发育评定

如 Peabody 运动发育量表和脑瘫儿童粗大运动功能评估。

2.异常姿势和运动模式的评定

如观察仰卧位、俯卧位、坐位、跪立位及立位行走的姿势和运动模式等。

3.肌力评定

常用的肌力测定方法有徒手肌力检查(MMT)、简单器械的肌力测试、等速肌力测试。

4.肌张力评定

常用修订的 Ashworth 痉挛评定量表对肌张力进行评定。

5.关节活动度(ROM)评定

可选用不同的测量工具,如各种量角器、皮尺等,必要时也可用 X 线或摄像机拍摄后进行计算分析。临床上应用最普遍的是量角器。

五、康复治疗

脑瘫的康复是针对患儿存在的各种功能障碍进行全面的、多样化的康复治疗和护理,帮助患儿获得最大的运动、智力、语言和社会适应能力,以改善生活质量,适应家庭和社会生活。

(一)物理治疗(PT)

物理治疗包括运动疗法及物理因子疗法。

运动疗法是小儿脑瘫康复治疗广泛采用的康复治疗技术,例如:关节活动技术的主动运动、主动助力运动和被动运动;关节松动技术;软组织牵伸技术;肌力训练技术的主动助力运动、主动运动、抗阻力运动;牵引技术;神经生理治疗技术中最常应用的是神经发育疗法(NDT)。上述各类技术中,最为广泛采用的是 NDT。我国于 20 世纪 80 年代初期最早引入的是治疗小年龄组脑瘫的诱导疗法(Vojta 疗法)及被广泛应用的神经发育学疗法(Bobath 疗法),Rood 技术、Brunnstrom 技术、本体感觉神经肌肉促进技术(PNF)、TempleFay 技术、Domain 技术、运动再学习等被不同程度地应用。其他技术如强制性诱导疗法、减重步态训练、平衡功能训练等,以及借助于辅助器具的训练都有不同程度的开展。

(二)作业治疗(OT)

1.保持正常姿势

按照儿童发育的规律,通过包括游戏在内的各种作业活动训练,保持患儿的正常姿势。

2.促进上肢功能的发育

通过应用各种玩具,以游戏的形式促进患儿正常的上肢运动模式和视觉协调能力;通过使用木棒、鼓棒、拔起插棒等方法,促进患儿手的抓握能力;矫正患儿拇指内收。

3.促进感觉、知觉运动功能的发育

进行感觉统合训练,对于扩大患儿感知觉运动的领域,促进表面感觉和深部感觉的发育,正确判断方向、距离、位置关系等都十分重要。

4.促进日常生活动作能力

作业疗法的最终目的是发展患儿的生活自理能力,例如:训练饮食动作时需要头的控制,手眼协调,手的功能,咀嚼、吞咽时相应部位的运动;训练更衣动作、洗漱动作、排泄动作、洗浴动作、书写动作等。

5.促进情绪的稳定和社会适应性

从婴幼儿起,调整其社会环境适应性,通过游戏、集体活动来促进脑瘫患儿的社会性和情绪的稳定。

(三)言语治疗(ST)

言语治疗包括:①日常生活交流能力的训练;②进食训练;③构音障碍训练;④语言发育迟缓训练;⑤利用语言交流辅助器具进行交流的能力训练。

(四)引导式教育

引导式教育又称 Peto 疗法。不同年龄的脑瘫患儿,尤其是 3 岁以上的脑瘫患儿和不随意运动型脑瘫患儿效果最好。

(五)其他疗法

其他疗法包括传统医学康复疗法、药物治疗、手术治疗、辅助器具及矫形器、水疗、马术治疗、多感官刺激、游戏及文体治疗、音乐治疗等。

六、康复护理

(一)环境指导

康复机构治疗环境应设有特殊防护装置,如把手、护栏、防滑地毯等,以保证患儿活动安全。由于脑瘫患儿运动功能障碍及肌张力异常,应采取各种护理措施防止患儿发生意外。保持呼吸道通畅,进食、进水时防止呛入气道,防止分泌物及残存食物阻塞呼吸道,对卧床患儿加用床档等保护具避免坠床,暖水瓶、热水袋等物品远离患儿,防止烫伤。

(二)纠正异常姿势

1.适宜的卧位

正确的体位摆放能使患儿保持正确姿势,从而纠正异常姿势、抑制异常运动模式。①侧卧位,保持双上肢前伸,两手靠近,髋膝屈曲向前,以利于前臂及手的控制,促进双手正中指向,抑制异常反射。侧卧位有利于降低肌张力和促进动作的对称,是痉挛型患儿最佳床上卧位。②俯卧位,可通过颜色、声音及训练手法刺激促使患儿抬头,有利于训练小儿头控制能力。也可在其胸前放一低枕头,使其双臂向前伸出,当患儿能向前抬起或能转动时,可以抽去枕头。

痉挛型屈曲严重的患儿可采取俯卧位，但有严重 TLR 姿势反射持续存在时，不宜长时间采取俯卧位。③仰卧位，将患儿头及肩垫起，屈髋屈膝，以防身体挺直。也可将患儿放置在恰当的悬吊床内，悬吊床中间凹陷的特殊形状可以限制头背屈和四肢过度伸展，保持头部在中线位置。为避免患儿的视野狭窄和斜视，可在床上方悬挂一些玩具，吸引患儿的视线，同时应将患儿双手放在胸前，以利于患儿手部功能的恢复。对于身体和四肢以伸展为主的脑瘫患儿，可采用仰卧位。

2.正确的抱姿

通过怀抱患儿可以刺激患儿的头部控制能力、纠正异常姿势。①痉挛型脑瘫患儿的抱姿：此型患儿身体长期处于僵直状态，因此抱这类患儿时应先控制患儿于屈曲模式，与患儿对面而立抱起患儿，将患儿双腿先分开、屈曲，双手分开，略微低头，也可让患儿把头枕于抱者肩上。②不随意运动型脑瘫患儿的抱姿：此型患儿不自主运动增多，头部控制能力差，因此抱这类患儿时应注意促进头部稳定和正中指向，使患儿的双手合在一起，双腿靠拢、屈曲，抱者站在患儿背面将患儿抱起，尽量贴近抱者胸部。③其他抱姿：共济失调型脑瘫患儿合并痉挛型或不随意运动型特点，故对这类患儿的抱法与前面基本相同，注意采取相应体位，抑制异常姿势。肌张力低下型脑瘫患儿身体像“软面条”一样无力，当抱这类患儿时，除了帮助把双腿蜷起、头微微下垂，最重要的是给他一个很好的依靠。混合型脑瘫患儿应根据其临床表现以哪一类型为主，采取相应抱姿。

3.睡姿调整

脑瘫患儿由于非对称性紧张性颈反射持续存在，头偏向一侧，不能保持头的中立位，应时常调整患儿的睡姿，可采用侧卧位，睡眠时将患儿双手合拢放于胸前，使患儿双手趋近身体中心位，缩短两上肢之间的距离，并抑制角弓反张及头部、躯干和四肢的非对称姿势，也可采用悬吊式软床上的仰卧位与侧卧位交替。

4.坐位体位

(1)椅或凳坐位：脑瘫患儿可通过坐椅子或凳子维持正确的坐位体位，进而使双下肢承重，提高整个身体的协调能力。痉挛型脑瘫患儿可选用不带靠背的凳子或小木箱练习坐姿，保持头颈与脊柱成一直线，同时髋关节屈曲，膝关节屈曲，全足底着地；不随意运动型脑瘫患儿，可选用高度适合的靠椅，令其髋、膝和踝关节均屈曲成 90°角，促进髋关节的屈曲，也可将其两腿分开，置于靠椅的两侧，令患儿骑跨在有靠背的椅子上，双手抓住靠背；肌张力低下型患儿坐在椅子上表现为脊柱不能竖直，不能抬头，可用两手扶持在患儿的两侧腰骶部，四指在外侧，拇指放于脊柱的两侧，轻轻向下推压，给患儿一个支点，促进患儿抬头与躯干伸直。

(2)床上坐位：痉挛型脑瘫患儿，操作者在患儿身后，用两上肢从患儿双腋下伸向大腿，扶住大腿内侧，将患儿拉向自己，使患儿躯干的重量负荷于他自己的坐位支撑面上，并要保持两下肢外展的姿势；不随意运动型的患儿，床上的最佳坐位应该是屈曲患儿的双下肢，使患儿形成一种腹部紧贴大腿的坐位，然后握住患儿的双肩，缓慢加压的同时将两肩向前向内推压，使患儿将两手伸出，在前面支持身体或抓玩具。

5.站立体位

站立是行走的基础，正确的静态站立体位是两腿站直脚底踩平，头居中，躯干伸展，双肩与双髋分别处于水平位。动态的站立体位是指站立时头、躯干、四肢各部位可任意进行，适当活动而仍能保持平衡。患儿能保持坐位平衡后，可进行站立训练。

(1)扶站。①肌张力低下患儿：用身体支持患儿站立，操作者先固定患儿双足，然后一只手扶住其胸部，另一只手扶住其膝关节，若该患儿腰腹肌无力，脊柱不能充分伸展，则用胸部给予支撑，令其站立。②痉挛型双瘫患儿：操作者首先鼓励其站立，在必要时，从其后面给予膝部一定的支撑，引导其向前、后、左、右进行慢慢地摆动；使身体保持平衡，并训练其在身体前屈时，足跟随之移动。③具有抓握能力的患儿：令患儿两手抓住栏杆，操作者固定其双脚后，双手扶住其膝关节并向后拉伸，同时用上臂抵住其臀部，然后用语言诱导其双下肢节律性地用力向上起，在此过程中，扶膝关节的手要一松一紧；或者令患儿站于平行杠之间，双手扶杠，若患儿不能很好地抓紧双杠，操作者可用手掌压在其手背上，固定其双上肢，并给予一定的扶持，使其习惯扶杠站。

(2)靠站。脑瘫患儿靠墙站立，操作者可帮助患儿把双手放置身体两侧，臀部、躯干靠墙，双足分开等于肩宽，并固定患儿的双足，平放于地面。对于脊柱前凸的患儿，操作者可用手轻轻地推顶其腹部，使其脊柱伸展或在腹部加用一定的重力，使患儿的重心垂直于地面，置于双足中间。对于腰腹肌无力的患儿，操作者用双手握持患儿双肩，以达到能够靠墙站的目的，之后再固定其双足。为使患儿的平衡能力得到进一步提高，可使用左右移动其骨盆的办法来调节患儿的重心。

为使患儿膝关节得到很好的控制，可握住患儿双膝，使其处于一定角度的前屈位。对于膝关节呈前屈位的患儿，操作者可采用夹板和双手被动矫正，达到使其主动用力的目的后，解除夹板；对于膝关节过伸展的患儿，则采用膝关节固定，在其靠墙站时，双手握住双膝关节，使其处于一定角度的前屈位，使患儿膝关节得到很好的控制。

(3)独站。对于所有的脑瘫患儿来讲，学会正确的站立是学会正确行走的基础，逐渐减轻对患儿的扶持，直到能独站为止。正确的站立姿势为：头部保持在正中位，上身挺直，髋、膝伸展，双腿稍分开，脚掌平放在地面上，双足与肩同宽。操作者双手控制患儿肩部和腰部，双足置于其双足外缘并夹紧，将操作者的双足踩在患儿的足面上固定，然后根据情况，操作者的双手从半脱离到全脱离其身体的方法以训练其单独站能力，根据患儿在脱离帮助的情况下所表现的各种姿势进行调整及诱导，如让患儿的双手做向前伸或向后伸等动作来诱导患儿的保持性反应。同时，操作者应计算患儿站立的时间，用数“一、二、三、四、五……”等来激发患儿的积极性，以配合各种训练动作能够完成，采用不固定双足的方法进行训练。

患儿能独站后，可进行立位平衡训练。患儿能保持静态站立平衡后，可进行动态站立平衡训练，例如：让患儿站立时，身体向前、后、左、右倾斜，使身体重心向两侧髋、膝部转移，或让患儿双下肢在一前一后情况下，倾斜身体，令其一侧下肢承重的情况下，控制另一侧下肢向前做小幅度的跨步动作，双下肢交替进行。当患儿能够支撑这一动作之后让患儿脱离帮助，自己站起并反复诱导，更好地提高患儿的平衡能力及头、躯干、下肢的协调能力。

(三)促进日常生活活动能力

1.进食护理

(1)进食姿势的选择：应以避免全身肌张力升高，避免不必要的不自主运动或异常运动模式出现，保持身体左右对称，促进正中指向为原则，可采用抱坐进食、面对面进食和坐姿矫正进食等方法。对于坐位困难的患儿可用靠垫等予以支撑，调整双手的位置靠近胸前正中，进而辅助进食；也可让患儿坐在固定的椅子上进食，通过固定坐姿矫正，维持有利的进食体位。

(2)辅助进食：对于咀嚼、吞咽困难的患儿，护理人员要积极进行辅助进食，将食物喂到患儿口内时，要立即用手托起小儿下颌，促使其闭嘴，若食物不能及时吞咽，可轻轻按摩患儿颌下舌根部，以促进吞咽动作的完成。

(3)进食注意事项：进食时保持颈部竖直，利于吞咽，避免呛咳，在喂食时，切勿在患儿牙齿紧咬的情况下，强行将食匙抽出，以防损伤牙齿及口腔黏膜，应待患儿自动松口时，将食匙迅速抽出，喂食时要使患儿保持坐位或半坐位，头处于中线位，避免患儿头后仰时导致异物吸入。同时，患儿进食时应创造良好的进食环境，避免精神刺激，鼓励较大年龄的患儿学习进食动作，完成独立进食。

2.穿脱衣物的护理

(1)衣服的穿脱：穿套头衫或背心时，先穿上患侧或功能较差侧袖子，再穿上健侧或功能较好侧袖子，然后以健手为主将衣服套入头部，拉下衣角；脱衣时，先以健侧或功能较好的手为主拉起衣角，将衣服从头上脱下，然后健侧或功能较好的一侧先脱下衣袖，患侧或功能较差的一侧后脱。

穿对襟衣服时，可先将其下面的纽扣扣好，根据患儿的情况，留 1～2 个上面的纽扣不扣，然后按照套头衫的穿脱方法进行训练。

(2)裤子的穿脱：取坐位，先将患侧或功能较差的下肢套入裤筒，再穿另一侧，然后躺下，边蹬健足，边向上提拉裤子到腰部并系好。脱法与穿法相反。

脑瘫患儿应在坐、立、手的训练基础上积极鼓励进行更衣训练，采取合适的方法便于穿脱衣物。

3.洗漱护理

(1)洗脸、洗手：对于年龄较小、不能维持坐位、手功能极度低下的患儿，由他人帮助取合理、舒适的体位洗漱；能取长腿坐或坐位不稳的患儿进行洗脸、洗手时，鼓励患儿将双手放在一起，保持正中位；如果患儿双膝不能伸直可让患儿坐在凳子或矮椅子上进行洗脸、洗手；对能站立的患儿可让其一手抓握物体作为支撑，另一手进行洗脸，毛巾可做成手套，洗起来更加方便。

(2)辅助洗浴：对不同类型的脑瘫患儿，洗浴的方法也不相同。

痉挛型：此型患儿在洗澡时应采取俯卧位，这样可抑制伸肌高度紧张，有效抑制异常反射的出现，对于这类患儿最好选择盆浴，水温要适度，避免淋浴和水温不适给患儿带来的不良刺激。

肌张力低下型：此型患儿在洗澡时应采取半坐位，可选择使用“沐浴床”进行训练，这样可给予头部、颈部、躯干足够的支持，有助于沐浴动作的完成。将“沐浴床”安装在配套使用的长圆形浴盆上，让患儿坐在浴盆中，水浸泡到患儿胸部为宜。

不随意运动型：此型患儿在洗澡时应采取坐位，并采取躯干加固定带的方法，这样有利于沐浴动作的顺利完成。

(3)独自洗浴训练：对于平衡能力和手功能尚可的患儿，可让他自己练习洗浴，从安全和提供方便的角度考虑,可在浴盆周围安装扶手及特殊装置。

患儿在浴盆中玩耍可以学习许多功能动作,可在水中放一些可漂浮的玩具,也可以让患儿看自己的手、足,从中学习抓握及认识自己身体的能力。同时,脑瘫患儿大多数皮肤感觉缺失,可通过用毛巾摩擦身体、涂抹肥皂等刺激皮肤,增强皮肤的感觉能力。

4.排泄护理

当患儿两岁以上,能自己示意大小便时,才适合排便训练,训练过早常见效甚慢或者失败。家长可以记录下患儿24小时内排便的次数和时间,一般选在患儿集中排便前的半个小时进行训练,定时令患儿在便器或痰盂上坐15分钟,让其养成坐便器上排便的习惯。使用痰盂时,应把痰盂放在一个方形或圆形的痰盂盒中,可以增加稳定性,盒子的高度以患儿坐在其上,双脚能踏到地面为宜,这样患儿在解大小便时坐在上面比较有安全感。对较小的患儿可以放在护理者膝上,可以支持患儿背部并稍向前倾,腿部弯曲,两腿分开,放坐在椅子便盆上。对稍大的患儿选择和设计合适的便桶很重要,可将便桶置于纸箱中,前面有横杆以利于支持,也可以将便桶放置在倒置的板凳中,四周有横杆提供更好的支持。

训练内容包括脱下裤子—坐在便器上—站起—提好裤子的全部过程。如需取手纸,卫生纸必须置于患儿伸手可取的范围内。排泄训练实际是一项综合训练,包括穿脱裤子、坐位平衡、蹲起训练、手功能训练等。训练患儿养成定时大小便习惯,并掌握在便盆上排泄的方法,学习使用手纸和穿脱裤子。

5.语言功能训练

首先要保持正确的姿势,维持患儿头的正中位置,在面对患儿眼睛的高度与其交谈。积极提供语言刺激,激发患儿对语言的兴趣,树立患儿学说话的信心,要鼓励患儿发声,当患儿发声时要立刻答应并与其对话或点头示意,同时予以表扬及鼓励。语言训练是一项长期而艰苦的工作,需要极大的耐心与持之以恒。

(四)心理康复护理

护理人员应给予脑瘫患儿更多的爱心,给予患儿家长更多的理解,对其运动、语言、智力等方面的功能障碍不歧视、不嘲讽,对长期接受护理的患儿不厌其烦,态度和蔼、耐心细致地照顾患儿,让其感受到温暖和关爱。经常与患儿交流,包括眼神鼓励、语言沟通和身体爱抚,给患儿讲故事,组织集体游戏,创造良好的成长环境。

七、家庭社区康复指导

脑瘫的康复是一个长期的过程,所需费用高、耗时长,给家庭和社会带来极大的负担,因此加强宣教、积极预防具有重要意义。

(一)脑瘫的预防

结合母婴之间各种危险因素的联系,采取多种预防措施,告知家长预防脑瘫发生的知识和措施,从产前保健、围生期保健和出生后3个阶段进行预防,宣传优生优育,实行婚前保健,避免近亲结婚,阻断遗传病及先天缺陷;积极开展产前检查,防止感染性疾病发生;避免早产、低体重儿和巨大儿出生,预防窒息、颅内出血和胆红素脑病,出生后预防感染性疾病的发生,预防高热惊厥。

（二）早发现、早治疗

婴儿出生后应定期到医疗机构进行体格检查，特别是母亲孕期出现不正常情况，难产、早产、新生儿窒息等情况者更应密切观察，对脑瘫做出早期诊断，早期加以综合干预治疗，避免错过康复治疗的关键时期。

（三）指导家庭训练

家庭治疗是脑瘫康复的一个重要环节，患儿每天通过自身的日常生活动作的完成，来达到训练目的，因此应教给家长、患儿日常生活活动训练的内容和方法，包括脑瘫患儿正确的卧床姿势、如何正确抱脑瘫患儿、脑瘫患儿进食体位等，避免过分保护，应采用鼓励性和游戏化的训练方式。帮助家长树立起良好的心态和坚定的信念，最终使患儿学会生活的基本技能，适应环境，回归家庭，回归社会。

第十四节　儿童孤独症的康复护理

一、概述

孤独症又称自闭症，是一组终生性、固定性、具有异常行为特征的广泛性发育障碍性疾病，以儿童自幼开始的社会交往障碍、言语发育障碍、兴趣范围狭窄和刻板重复的行为方式为基本临床特征，称之为 Kanner 三联征。本病男童多见，未经特殊教育和治疗多数儿童预后不佳，通常表现为终身智力残疾状态，对儿童健康影响极大。

（一）流行病学

近几十年来，欧美各国在孤独症的流行病学方面做了大量工作，患病率报告不大一致，这可能与调查者诊断标准和调查不统一有关，但其患病率呈显著上升趋势却是相同的。到目前为止，我国还没有一个相关较为公认的全国范围内的流行病学调查。但有专家认为，由于我国人口基数大，估计全国有 50 余万孤独症患儿，男女比例差异较大，一般为（4～7）：1，但女性患儿症状往往较男性重，智力水平也较低。

（二）病因

造成孤独症的病因和发病机制尚未阐明，在多项研究和实验室中发现，至少可以认为该病是包括多种生物学原因和社会心理因素引起的广泛性发育障碍所致的异常精神行为综合征。对于孤独症病因学的研究认为，该病主要涉及以下几方面原因：①遗传因素；②神经生化代谢因素；③感染与免疫学因素；④中枢神经系统器质性变化和生理功能失调因素；⑤家庭和社会心理学因素。

孤独症中有较高的癫痫患病率，发生率约占全部病例的 1/3，可在儿童早期或青春期发作，在青春期前发病约为 11 %，大多发作不频繁。一般认为 24～36 个月就开始干预治疗，其预后较 4 岁后治疗好。

二、临床表现

孤独症是一个与神经生物学有密切关系的疾病，而社会心理因素、父母亲的养育方式和态度对疾病的过程及表现的严重程度产生一定的影响。该病一般在生后 36 个月内起病。多数患儿早期表现在婴幼儿期，12～30个月症状明显。少数患儿出生后的前10个月表现极轻或完全正常，12～30个月症状明显，出现语言功能退化的情况，本来已会表达的少数词汇消失，并呈现典型孤独表现。

孤独症的基本临床特征为Kanner三联征，即主要表现为语言、非语言交往、想象活动及社会交往有质的障碍，往往伴有刻板动作。以兴趣范围狭窄，强迫保持生活环境和方式为特征。

三、主要功能障碍

(一)社会互动障碍

社会互动障碍是孤独症的核心特征之一，即与他人缺乏感情联系，极端孤僻与外界隔离(自闭)。这种征象在婴儿期就表现出缺乏与他人眼与眼的对视，缺少面部表情，对人缺乏兴趣。母亲将其抱着喂奶时，他不会将身体与母亲贴近，不会望着母亲微笑。6～7个月还分不清亲人和陌生人，不会像正常小儿一样发出咿呀学语声，只是哭叫或显得特别安静。

有的患儿即使1～2岁发育正常或基本正常，但起病以后表现有饥饿、疼痛或不舒服时，不会到父母亲身边寻求食物或安抚，或只是拉着父母亲的手去取东西，而不会以言语或姿势来表达。不会伸开双臂要人抱，有的患儿甚至拒绝别人的拥抱，或当抱起他时表现为僵硬或全身松软。当父母离开或返回时没有依恋的表示。和父母易于分离，跟随陌生人时也很少有胆怯不安的反应。对亲人呼唤他们的名字时常无反应，使人怀疑他们是否有听力问题。不与周围小朋友交往，更谈不上建立友谊，喜欢独自玩耍。

病情较轻的孤独症患儿社交障碍在2岁前不明显，5岁以后患儿与父母同胞之间建立起一定的感情，但患儿仍极少主动进行接触，在与伙伴的活动中常充当被动角色，缺乏主动兴趣。他们青春期后仍缺乏社交技能，不能建立恋爱关系或结婚。

(二)语言沟通障碍

孤独症患儿语言发育障碍十分常见和严重，也是最早容易引起父母注意的症状，常为孤独症患儿的首诊原因。

孤独症的语言障碍是一种质的全面的损害，具体表现有：①患儿语言发育延迟或不发育。约一半孤独症患儿终生沉默，仅以手势或其他形式表达他们的要求，或极少情况下使用极有限的语言。②语言内容、形式的异常。不主动与人交谈，不会提出话题或维持话题，他们常常是自顾自地说话，毫不在意对方听不听，也不顾及周围的环境或者别人正在谈话的主题。③刻板重复的语言或模仿语言。可为反复模仿别人说过的话，亦可是患儿重复提类似的问题或要对方回答一样的话，或重复自造的话，并渴望维持这种刻板重复语言和重复简单游戏活动不变，有的患儿则表现为无原因地反复地尖叫、喊叫。④言语音调、节奏的障碍。语言缺乏声调，存在速度、节律、语调、重音等方面的问题，语言单调平淡或怪声怪调，缺乏抑扬顿挫，没有表情配合。⑤非语言性交流障碍。面部表情、手势或姿势语言缺乏，患儿很少用点头、摇头或摆手及其他动作来表达其意愿，常以哭或尖叫表示他们的需要或不舒服。

(三)兴趣狭窄、坚持同一性和仪式性强迫性行为

1.对环境倾向于要求固定不变或不正常反应

表现为对日常生活常规变化的拒绝，有的患儿每天要吃同样的饭或菜，数年不变，每天固

定的排便时间、地点或便器，出门一定要走某条路线，若变动则表现为烦躁不安、吵闹或拒绝。

2.兴趣狭窄和游戏方式奇特

表现为对某些物件或活动的特殊迷恋，患儿常对一般儿童所喜欢的玩具或游戏缺乏兴趣，尤其不会玩有想象力的游戏，而对某些特别的物件或活动表现出特别的兴趣和迷恋，比如圆的或可以旋转的物品，可达到着迷的程度。

3.刻板、重复的行为和特殊的动作姿势

表现为来回踱步、自身旋转、转圈走、重复地蹦跳，最常见的姿势是将手置于胸前凝视，这种动作常在1～2岁时发生，随着年龄增长而减轻消失，还有扑打、摇动、敲击、撞击、旋转等动作，亦有破坏行为及自伤行为，如咬手、撞头、以拳击墙等，这些行为往往在患儿无事可做时出现，有时则在其兴奋、烦躁时频繁出现。

(四)感觉和动作障碍

大多数孤独症患儿存在对刺激感觉异常，包括对某些声音的反应特别迟钝，如一个突然的声响对于正常儿童会引起惊吓，而孤独症患儿则若无其事。在后面对他们讲话或呼叫他们时，他们似乎像聋人一样没有反应，但对某些刺激又会特别敏感，如当收音机或电视机播广告、天气预报时，音量即使放得很小，他们也会做出相应反应。有些患儿表现为对某些视觉图像恐惧；很多患儿不喜欢被人拥抱，触觉、痛觉异常也较常见。

(五)智能和认知障碍

约70 %的患儿智力落后，但这些患儿可以在某些方面有较强能力，约20 %智力正常，约10 %智力超常。多数患儿记忆力较好，尤其是在机械记忆方面有超常能力，如数字、人名、路线、车牌、年代和日期推算、速算的能力、音乐等。在应用操作、视觉空间技能、即时记忆的测验中表现较优，而在那些象征性、抽象思维和逻辑程序的测验中表现较差。

四、康复评定

(一)一般情况

了解患儿人际交往能力、语言交流及行为特点。对患儿的出生史、生长发育史、母孕期情况也应详细了解。既往有无中枢神经系统感染、外伤、中毒等病史，有无发育迟缓及家族中有无孤独症、认知缺陷、精神病等病史。

(二)身体及功能评估

对于语言发育较好又合作的患儿，可采取面对面交谈，但对幼儿或低功能患儿则采用直接观察或使其参与游戏以了解其与人的交往、合作、模仿情况，运动水平，有无刻板、重复的动作，奇特姿势、行为，以及他们的兴趣和注意力等。对学龄期功能水平较高的患儿可选用韦氏儿童智力量表，对语言发育障碍者可选用瑞文推理测验、绘人测验、图片词汇测验，对学龄前或婴幼儿可用Bayley婴幼儿发育量表、Gesell智力量表等，对儿童不合作者可用社会适应量表。

(三)孤独症评定量表

应用较广泛的儿童孤独症评定量表有孤独症行为评定量表(ABC)、儿童孤独症评定量表(CARS)、克氏孤独症行为量表(CBRS)等。

五、康复治疗

孤独症无根治的疗法，目前主要是依据学习原理和儿童发展原则，建立教育矫治的策略，在家长积极参与下,教育患儿学习适当的行为及消除不适当的行为。一般而言,药物治疗仅担任辅助性的角色。

(一)特殊教育和强化训练

特殊教育治疗是目前世界各国公认的孤独症的主要治疗方法之一。教育的目标重点应该以生活技能训练、语言训练、交往能力训练为主,教会他们掌握基本生活技能、语言技能、学习技能和有用的社交技能,其中注视和注意力的训练是最基本和最重要的,要及早进行。特殊教育和强化训练由家长、儿科医师、心理医师、特教老师、行为治疗师和语言治疗师共同完成,但应该以家庭为中心开展训练。因此,教给家长有关教育和训练知识特别重要,也可开办专门的日间训练机构开始训练。

(二)行为治疗

治疗重点应放在促进孤独症儿童的社会化和语言发育上,尽量减少那些干扰患儿功能和与学习不协调的病态行为,如刻板、自伤、侵犯性行为。一般在高度结构化的环境中进行特殊行为矫正。亦有学者发明了动画交流训练的方法,主要通过各种变换的图片与患儿交流。对患儿进行干预训练,包括声音、姿势、模仿等,从利用简单的图标到利用组成句子,促使患儿建立和改善社交方式。

(三)感觉统合治疗

感觉统合理论是由艾尔斯(Ayres)首先提出的,她认为只有通过感觉统合,神经系统的不同部分才能协调工作,使个体与环境接触顺利,并涉及脑功能发展、学习与学习障碍和治疗 3 部分。感觉统合治疗方法对孤独症儿童的动作协调性、注意力、情绪的稳定及触觉过分防御行为方面有改善,在语言词汇量和表达能力、与人交流方面也有不同程度的改进。艾尔斯的感觉统合理论虽然有不完善之处,但它为儿童生理心理问题、学习及行为问题的治疗提供了一个新的治疗手段。

(四)药物治疗

目前药物治疗尚无法改变孤独症的病程,用药目的在于从某种程度上控制或改善某些行为症状,如减轻冲动、多动、破坏性行为,以便为教育训练提供条件。一般来说,多动、易怒在儿童早期较突出,到青少年期或成人期后变为少动与退缩;攻击、自伤在儿童晚期较突出;抑郁、强迫现象在青少年期和成人期较突出。使用的药物有抗精神病药、中枢神经兴奋剂、抗组胺类药、抗抑郁制剂、锂盐和维生素等,但疗效均无定论。

六、康复护理

(一)环境指导

孤独症患儿所在的居室及活动场所应安全、整洁、简单,室内严禁存放危险物品,制止一切影响患儿安全的活动。

情感环境是重要的教育资源,应通过情感环境的创设、利用,有效地促进患儿的发展。患儿周围的人给予患儿一个表扬、一个鼓励对患儿都十分重要,要不放过任何一个微小的动作,努力去挖掘、放大他的优点,只要是行为意义积极的,都要给予口头肯定、鼓励,如"你真行!""你真棒!",也可给予适当的物质奖励,以此不断强化其积极向上的认同心理。

(二)功能训练指导

1.回合式试验教学法

回合式试验教学法由指令、反应和结果3个环节构成。护理人员在采用回合式试验教学法时,给孩子简单明确的指令,比如“给我积木”等,对孩子反应的要求十分清晰。每次“试验”时孩子必须做出反应,并根据反应的情况给予不同的结果。为了促使孩子对指令做出正确而及时的反应,可以使用提示(包括手把手练习、语言提示、手势和操作示范等提示)。回合试验强调任何一种行为变化都和它自身的结果有关联。如果一个孩子学叫了“老师”,老师马上高兴地对他笑,并拥抱他,孩子可能因此会更多地叫老师。老师对孩子的态度强化了孩子的行为。

开始对孤独症孩子训练时,往往能够使用的只是初级强化物,包括食物、饮料等。在使用初级强化方式时,也要同时使用次级强化手段等,这样才可以逐渐引导孩子接受次级强化手段,如表扬、赞赏、拥抱等。在使用赞赏时,除了说“很好”“真棒”,也应该明确地表明所强化、表扬的是什么行为。如,在孩子进行对名词的理解训练时,指令是“把火车给我”,孩子果真把火车拿给老师了,结果(强化)可以这样说:“真听话,把火车给了老师。”

2.图片交换交流系统

孤独症儿童缺乏必要的言语沟通能力,同时也缺乏必要的替代补偿系统(如眼神、手势、身体、声音等)来辅助他们的人际沟通。图片交换交流系统就是针对孤独症儿童这一缺陷量身定做的干预和教学技术。护理人员对孤独症患儿护理时,要有效利用图片交换交流系统,它可以是一个需要物的简单集合体,或者表达需要和情感体验的一个图片式的句子,也可以是一个带有特定情境的复杂图片集来描述一个相关的事情或事件。图片交换交流系统可以完全不用语言,也可以用言语辅助其中的一部分。图片交换交流系统并不排斥语言的运用,也不会阻碍语言的发展。

3.结构化教学法

护理人员在利用结构化教学法时,大量利用视觉线索使孤独症儿童了解其一天或一个时段内所要从事的活动内容,并结构化其活动的场所与内容,使得每一个场所都与所从事的某个特定活动内容相关。结构化教学法的区域可以分成若干工作区和休息区(自由活动区)。比如在患儿已完成的活动图片(或其他同等意义的视觉线索上)打“/”或画“×”,或将下一步活动的图片取下,放到相应的工作区。一旦孤独症儿童理解了这些视觉线索的意义,他就会显示明显的独立性和活动中的自主性。

4.设定康复护理目标,训练内容充分细化

护理人员与孤独症患儿交往,先要使患儿对护理人员感兴趣,双方能相互沟通,这一阶段往往是最困难的阶段。训练时不可操之过急,不能期望孩子在很短的时间内就能掌握一种或几种技能。需要把要求他们所学的技能分为若干个细小步骤,一小步一小步地朝着制定的目标靠近,直到患儿学会并固定下来。如对患儿进行排便训练时,要求分步骤实施——先带他去厕所、跨上台阶、脱裤子、站起,再提起裤子、下台阶、洗手。一个项目要反复多次进行训练,但训练时间不宜过长,一般在半小时左右,以免患儿烦躁而放弃学习,护理人员要有耐心,持之以恒,同时要一边教做一边鼓励。

5.做到动作—言语—奖励有机结合

护理工作中要适时采用行为治疗中的“积极强化法”，在教患儿某一技能时，要不断讲解每一步骤的意义，完成了便给患儿以言语鼓励，并给予适当的物质奖励或正性强化(强化物是喜欢吃的食物和玩具)，以便增加孩子对训练的兴趣和减少不愉快情绪的发生。在教育时对孩子行为要宽容和理解，严禁体罚和责骂；对孤独症患儿表现的某一方面的能力，要善于发现、利用和转化。教育和训练强调个体化，训练前后的评估是制定个体化护理方案所必需的，这对治疗结果判断及进一步治疗的方案制定有重要意义。

(三)心理康复护理

护理人员要有爱心、耐心，正确对待孤独症患儿，有效掌握康复训练方法，与患儿接触中，有的放矢地抓住每个机会，通过与患儿一起游戏，如搭积木、玩玩具等，促进与患儿的感情交流。努力创造一个患儿与其他孩子一起生活游戏的正常环境，经常带患儿外出活动，增加与人群、社会的接触，逐步改变患儿的孤僻性格，提高其社会适应能力。

对于患儿家长，要给予充分的理解和支持，了解他们的想法和要求，耐心解答他们提出的问题，减轻家长的焦虑心理，使他们树立信心，并积极配合和参与对患儿的康复训练，为患儿的康复治疗创造一个良好的氛围。

七、家庭社区康复指导

孤独症的矫治、康复、重归社会是一个艰难复杂的过程，因此对孤独症患儿的教育培训必须持之以恒、循序渐进。

(一)教育训练中要特别注意父母所起的作用

在教育训练中父母不仅作为教师和训练人员出现，而且作为一个“人”，通过训练使孤独症患儿对父母对人感兴趣，并且学会交往技能和技巧，以及不同的交往方式。患儿不宜长期住院，有条件可让其父母与患儿同时住院，目的在于让父母学会训练的方法。以家庭为中心的早期训练教育应是孤独症患儿训练的首推方案。

(二)对家长的教育

家长得知患儿有孤独症后，会出现焦虑、恐慌和内疚等不健康情绪，将会给患儿的治疗带来严重困难，所以要给家长讲述孤独症患儿的主要问题是什么，并说明孤独症的病因至今仍不明确，与家庭环境和养育方式无关，消除内疚心理，如能早期进行有计划的医疗和矫治教育，并能长期坚持，可取得一定治疗效果，从而使家长由消极被动转为积极主动参与。

(三)合理使用药物治疗

选择药物时必须掌握好剂量，由小剂量开始，缓慢加量，要注意所选药物的适应证、禁忌证和不良反应。

(四)正确对待孤独症预后

孤独症预后的好坏与病情、婴幼儿时期语言发育状况、智商高低、病因及训练教育状况等有关。大约2/3的孤独症预后较差，相关研究认为，仅10 %可上班工作，40 %可在指导下工作，50 %需要养护。孤独症由于存在明显的社会适应不良，需要长期照管。因其没有独立社交能力，不能学会任何独立的生存本领，无法独立生活。在5岁以前已发展了功能性语言者，预后较好，孤独症中高功能患儿多在最初1～2年发育正常或基本正常，仍保持简单的认知和语言交流功能，与父母和周围人也保持一定的情感联系，无癫痫发作脑部器质性病变，以后出现的孤独症表现也较轻；而低功能患儿则反之。重度病例中大约有半数在青春期症状恶化，表现为活动过度，攻击、自伤、伤人或行为刻板，仪式性或行为不可预测性，继之失去言语技能及出现缓慢的智力倒退，女童较男童更易恶化。

第十五节　注意缺陷障碍伴多动的康复护理

一、概述

注意缺陷障碍伴多动（attention deficit hyperactivity disorder，ADHD）是指以注意力不集中、活动过度、冲动、任性和伴有学习困难为特征的一组综合征。

（一）流行病学

国外报告发病率占学龄儿童的 3 ％～10 ％，国内报告为 1.5 ％～12 ％。14 岁以下儿童的患病率为 7 ％～9 ％，半数患儿 4 岁以下起病，男女比例为（4～6）：1。1/3 以上患儿伴有学习困难和心理异常。

（二）病因

注意缺陷障碍伴多动的病因和发病机制尚不确定。

1.遗传因素

对本病家系、双胎及寄养儿等的研究证实 ADHD 有遗传倾向。西尔韦（Silver）发现 40 ％的 ADHD 患儿的父母、同胞和亲属也患有该症。ADHD 一级亲属中伴有反社会行为、情绪冲动及焦虑者明显高于正常儿童家庭。单卵双胎同时患 ADHD 的概率几乎为 100 ％，而双卵双胎同时患病的概率只有 10 ％～20 ％。近亲中同时患病的家庭聚集现象也提示 ADHD 与遗传因素有关。

2.神经生化因素

ADHD 患儿单胺类中枢神经递质如多巴胺（DA）与去甲肾上腺素（NE）两者之间存在不平衡。研究认为，单胺类神经递质代谢紊乱可能是活动过度的起源。神经递质功能的改变可对警觉、活动度、认知和很多外观行为起作用。有学者认为，ADHD 患儿存在儿茶酚胺（CA）水平不足，以致脑抑制功能不足，对进入的无关刺激起不到过滤作用，导致患儿对各种刺激不加选择地做出反应，从而影响注意力集中并引起过多的活动。

3.轻度脑损伤和脑发育迟缓

母孕期营养不良、疾病、接受 X 线照射、难产、缺氧窒息、早产、高热惊厥、中毒等均可造成脑损伤，尤其是额叶皮质受损可出现 ADHD 症状。但有许多患儿并无脑损伤病史，也无神经系统异常的表现，故又认为是轻度脑功能失调，但尚缺乏充分的根据。

4.铅与其他化学物质的影响

儿童神经系统处于快速发育完善阶段，轻微的铅负荷增高即可引起神经生理过程的损害，导致多动、注意力不集中、易激惹等。有学者认为，ADHD 与铅过量摄入及其他化学物质污染有关。

5.社会生理因素

社会生理因素虽未必是ADHD的直接病因，但可成为一些ADHD易感素质儿童的发病诱因，并且会影响该病的发展和预后。

二、临床表现

ADHD症状多种多样，并常因年龄、所处环境和周围人对待其态度的不同而有所不同。ADHD的临床表现可出现很早，如自幼即睡眠不安、喂养困难、脾气不好等。但在患儿进入幼儿园、学前班或小学时，症状更趋明显，如常发现小儿喜欢激惹周围的小朋友、上课时坐立不安、注意力分散、不能听从教导和作业完成不好等。主要表现为活动过度和注意缺陷，常伴有学习困难和情感行为异常。神经系统检查基本正常，IQ基本正常。

三、主要功能障碍

(一)活动过度

1.与年龄不相称的活动水平过高

在婴幼儿期和学龄前期即会出现，部分患儿在婴幼儿期就开始有过度活动，表现为：多哭闹、易激惹、手足不停地舞动、兴奋少眠、喂食困难、难以养成定时大小便规律；除睡眠外，患儿难有安静的时刻；过早从摇篮或小车里向外爬；好喧闹捣乱、翻箱倒柜、喜好破坏等；进幼儿园后不遵守纪律、吵闹，玩耍也无常性，一个玩具玩一会儿就更换。

2.多动症状无明确的目的性

行为动作多有始无终、缺乏连贯性而显得支离破碎。例如：上课时小动作多，坐不稳，不停地扭动；喧闹、敲桌子、骚扰周围的同学；室外活动时喜欢奔跑攀爬、冒险、惹人注意，犹如启动的机器一样不知疲倦。做事虎头蛇尾，难以善始善终。

3.冲动任性

由于缺乏自控能力，常对一些不愉快刺激做出过分反应，以致在冲动之下伤人或破坏东西，易发生意外事故。例如：参加游戏活动不能耐心等待轮换，要么抢先插队，要么弃而不做；要什么必须立刻满足，否则吵闹或破坏东西；对别人开的玩笑做出过激反应；对玩具、文具等任意拆散丢失，毫不爱惜，满不在乎；喜欢翻越栏杆，在行驶的车辆前会突然横穿马路；不会游泳却任意下水；等等。

(二)注意力集中困难

1.主动注意不足，被动注意占优势

上课时注意力不集中，有意注意涣散，选择注意短暂，多有“听而不闻，视而不见”的现象；对课堂讲授和布置的作业很少注意，以致答非所问，丢三落四，遗漏作业，胡乱应付，成绩不良。

2.注意强度弱、维持时间短

易受环境影响而注意力分散，注意时间短暂。如10～12岁学生应能保持40分钟的专心听课时间，但ADHD患儿却难以做到，极易疲劳和注意分散。

3.注意范围狭窄，注意分配能力差

不善于抓住注意对象的要点和重点，注意范围狭窄，注意分配能力差。例如，做作业容易漏题、串行、马虎、字迹潦草，计算出现不应有的低级错误，难以按时完成作业，等等。

(三)学习困难

ADHD患儿智力水平大都正常或接近正常，然而由于以上症状，仍给学习带来一定困难。部分患儿存在综合分析、空间定位等知觉障碍。例如：临摹图画时，往往分不清主体与背景关系，不能分析图形的组合，也不能将图形中各部分综合成一个整体(综合分析障碍)；有些患儿将“6”读成“9”，或把“d”读成“b”，甚至分不清左右(空间定位障碍)。部分患儿还可有诵读、拼音或语言表达困难。ADHD儿童的学习困难有以下特点。

(1)学习成绩的波动性：在老师、家长的严格帮助下，成绩能提高，但稍一放松学习成绩又会明显下降，成绩不稳定，好坏悬殊。

(2)学习随升入高年级而逐渐下降：在低年级时学习成绩尚可，学习困难症状不明显。当升入高年级后，学习内容难度加大，由于症状的持续存在就难以收到好的学习效果，成绩会逐渐下降，并涉及所有科目。

(3)学习或考试时常出现如前描述的不应出现的低级错误。

(4)药物与心理行为治疗可提高学习成绩。

四、康复评定

目前常用的评定量表有：①Conners父母症状问卷(PSQ)；②教师评定量表(TRS)；③学习障碍筛查量表学生评等量表(PRS)；④Achenbach儿童行为检核表(CBCL)。

必须注意的是，要由受过专门训练的心理测量专业人员进行各种心理测试，并应遵守心理测验基本原则，慎重解释结果，避免用结果直接给儿童贴“标签”。

五、康复治疗

(一)非药物治疗

1.感觉统合训练

感觉统合失调是指进入大脑的各种感觉刺激信息不能在中枢神经系统内形成有效的组合而产生的一种缺陷。ADHD多与感觉统合失调相互伴随。针对ADHD患儿的感觉统合失调，如前庭功能不全、触觉防御不当、本体感不足以致整个身体协调不良等进行感觉统合强化训练，是建立及恢复其健康和正常的运动模式的较好方法。

2.行为矫正疗法

利用学习原理，在训练中合适行为出现时就给予奖励，以求保持并继续改进；当不合适行为出现时，就加以漠视。

3.认知训练

训练ADHD患儿的自我控制、自我制导、多加思考和提高解决问题的能力。训练目的在于帮助患儿养成“三思而后行”及在活动中“停下来，看一看，听一听，想一想”的习惯，加强自我调节。道格拉斯(Douglas)提供的训练方法是由成人指导患儿装配一架玩具飞机，要求认真按步骤做，并且每做一动作就大声讲出来，训练患儿按图纸操作，按部就班，耐心操作。通过语言的自我指导、自我奖赏和自我表扬的方法，改善和矫正了患儿行为问题。一般10～15次为一疗程，每次1小时。

4.特殊教育项目

目的是要解决患儿在学校较易发生的沮丧和缺少学习动机问题。特殊教育并不是给患儿贴上落后或学习迟滞的标签，而是使其教育环境和方法适于患儿；合并用一些药物，促使患儿在学业中发掘自己的潜力，帮助他们提高学习成绩，使其学业水平与其智力水平保持一致。

5.疏泄疗法

让患儿将不满情绪或对事物的不满全讲出来，对的加以肯定，错的加以指导纠正，使患儿心情舒畅，能同大人融洽相处和相互合作。利用适当机会让患儿多做户外活动，使部分旺盛精力宣泄出来，再回到课堂或做作业就会安静许多。

(二)药物治疗

通过药物治疗，可促进患儿思考，改善对冲动行为的控制，减少烦躁不安，改善社会交往的技术，改善认知行为，改善精细共济运动。

目前治疗 ADHD 的药物有下列几类可供选择。

1.神经兴奋剂

神经兴奋剂最有效，可首选哌甲酯。使用原则是从小剂量开始，可从每日 0.3 mg/kg 开始，每天早晨上课前半小时服一次。如 2 周后症状无改善，可加至每早 0.5～0.7 mg/kg，服一次；必要时，如下午症状加重，可在早上服药后 3 小时再用 2.5～5 mg。2 周后若仍无进步，应全面检查小儿并考虑换药。为减少不良反应和耐药性的产生，通常仅在学校开学期间使用，周末、寒暑假及节假日停用；学龄前期儿童、青春期后的年长儿原则上不用药。有癫痫、高血压、心脏患儿童宜慎用或禁用。

2.α 受体激动剂

如可乐定，与哌甲酯合用对治疗顽固性 ADHD 和 ADHD 伴有抽动的患儿较适宜。开始剂量为每日 0.05 mg(半片)，以后缓慢加量至每日 0.15～0.3 mg，分 3 次服。可有低血压、嗜睡、头昏、腹痛等不良反应。需定时监测血压，长期服药不可突然停药，以防血压反跳。

3.三环类抗抑郁药

如丙米嗪和地昔帕明。丙米嗪适用于合并焦虑和抑郁的 ADHD 患儿。剂量开始每日早晚各 12.5 mg，如疗效不明显可逐渐加至早晚各 25 mg，每日总量不超过 50 mg。不良反应有嗜睡、口干、头晕、便秘、震颤等。地昔帕明半衰期较丙米嗪长，作用时间也长。上述两种药物在年长儿和成人中应用较儿童应用相对安全，儿童服用因易出现心血管方面的不良反应而需谨慎。

4.其他

新研制的药物有安非他酮、去甲替林等，对治疗 ADHD 也有一定疗效。但观察时间尚短，有待进一步积累临床经验。

药物结合行为矫治疗效比单独应用药物的效果显著。

六、康复护理

(一)功能训练指导

1.感觉统合训练

(1)触觉与身体协调训练。

仰卧大龙球，目的是强化固有感觉和本体感觉。护理要点：①让患儿仰卧于大龙球上，握住患儿的下肢或腰部，做前后、左右、快慢的滚动；②做此训练前，一定要先做好俯卧大龙球训练，让患儿熟悉大龙球的重力感后再进行此活动，比较不会受到排斥；③注意提醒患儿留意全身关节和肌肉的感觉，协助患儿控制自己身体平衡，对患儿运动能力的提高帮助较大。

倾斜垫上滚动，目的是增强触觉、前庭感觉及固有感觉的同时输入，提高平衡能力。护理要点：①将软垫铺成约20°角倾斜即可，避免危险；②患儿以平躺横向滚动姿态，顺差坡度自己滚下来；③提醒患儿意识滚下时手、足、头的配合；④注意观察患儿滚下时的姿势和身体各部位协调情况。

(2)前庭感觉训练。

平衡台平躺训练，目的是强化大脑和脑干的知觉功能。护理要点：①患儿躺在平衡台上，注意手脚要能自然伸展；②左右倾斜摇晃，要维持一定的韵律感，使策略感觉可以唤起脑干的觉醒；③速度加快时，要注意患儿姿势和表情的反应。

平衡台跪坐或静坐摇晃训练。护理要点：①由于重心较高，平衡感不易掌握，因此必须提醒患儿坐好，自己尝试运用可以自由移动的双手来保持平衡；②观察患儿双手的姿势，以及头部倾斜的情况，了解患儿在倾斜时如何处理不安感。

可先睁眼练习10分钟，再闭眼练习10分钟，感觉两种不同的平衡感。视觉常会使前庭系统功能有完全不同的感觉反应。

平衡台互相扶持训练，目的是强化身体协调、触觉感、前庭系统的功能。护理要点：①训练者与患儿共同站上平衡台，两人双手紧握，互相保持平衡；②由于取站姿时，策略感通常较不稳定，两人配合的动作对相互合作关系的建立颇有帮助；③观察患儿在动作时，头、手、足及躯干的适当反应；④摇晃时可以先练习由训练者带动患儿，再由两人在同一速度上，配合彼此摇动的韵律。

平衡台站立摇动训练。护理要点：①让患儿站在平衡台上，由训练者在台下缓慢摇动平衡台；②观察患儿头、躯干、手、足为保持平衡所做的伸展姿势；③患儿为求平衡所做的姿势调整，对前庭感觉、固有感觉和视觉统合的调整有较大的帮助。

坐在旋转浴盆中的训练。护理要点：①患儿平坐在浴盆中，由训练者在外帮助他旋转，速度约每2秒1转；②不宜旋转太快，并注意患儿可能的反应；③回转后完全不眩晕，或眼震持续时间很短，或完全没有的表示前庭系统的严重迟钝。

趴或半跪在旋转浴盆中的训练。护理要点：①患儿趴卧或半跪在浴盆中，由训练者在外帮助他旋转；②旋转速度可以由慢逐步加快，但时间不宜连续太长，中间最好有中断休息；③要让患儿睁开眼睛，手脚紧贴在浴盆上面；④身体不要屈曲，否则转动时很容易掉下来。

旋转浴盆＋投圈球训练，目的是强化前庭视觉间的协调，对身体位置、视觉空间及眼球转动控制帮助较大，并可以有效养成高度运动企划能力。护理要点：①训练中，训练者可以变化旋转的速度及投球目标的位置；②做此训练时，旋转速度仍不宜过快，并注意患儿对活动兴趣的反应，越努力想达到目标时，运动企划能力的提高越好；③当患儿在寻找目标时，观察患儿有无过多的眼球运动。

在毛巾中坐飞机训练。护理要点：①将患儿包在大毛巾中，取俯卧位，由训练者两人各拉毛巾一边，前后甩动；②患儿也可以取仰卧位，增加趣味性和不同的感觉；③注意患儿觉得不舒服和害怕时，应立刻停止。

空中升降机训练。护理要点:①由训练者两人,一人抓住患儿的脚,另一人抓住手,抬高后进行左右和上下摇动;②患儿可以分别在仰卧位和俯卧位练习;③注意患儿肌肉紧张的情况,不宜勉强进行训练。

滚圈训练。护理要点:①用3个游泳圈或轮胎,也可以用圆形滚筒代替;②患儿横卧于滚圈或滚筒内,由训练者协助做滚动;③可随时变化滚动的速度,滚动时也可兼做左右滚动或变化角度。

活动滚筒训练。护理要点:①对害怕做此训练的患儿,可从左右轻微摇动开始,然后再做滚动;②旋转时注意患儿身体和颈部的肌肉反应,以观察是否害怕。

圆筒吊缆加手眼协调训练,目的是促进姿势运动协调、平衡能力及运动企划能力的提高。护理要点:①患儿进行圆筒吊缆训练的同时,做投套圈圈的训练,可同时给患儿10个圈圈,观察患儿投掷的方法和准确度;②上吊缆时非常容易后仰跌倒,训练者应在旁边看护,在地上铺上软垫,避免患儿受伤。

(3)滑板训练。

大滑板的手眼协调训练。护理要点:①患儿自行俯卧于小滑板上,由大滑板上滑下时,身体可以穿过预先设计好的一个小隧道;②患儿滑下来的同时,可以伸手去拿放置在旁边的小球,也可以反过来将小球投入固定的木箱或纸箱中;③患儿在滑下来时可以用手中木棒或纸棒击打置于旁边的标志物或玩具(最好是打不坏的)。

滑板过河训练,目的是促进身体双侧协调,提高运动企划能力。护理要点:①患儿俯卧于滑板上,靠着预先架设好的绳子,双手交互攀着绳索逐步前进;②患儿仰卧在滑板上,以手足交互夹住绳索,逐步前进。

2.行为矫正疗法

(1)正性强化法:通过表扬、赞许、奖赏等方式使小儿良好的行为得以持续。应用此方法前先确定要求小儿应改变的靶行为(不良行为)和需建立的适宜行为。当患儿出现这种良好行为时立即给予正性强化,使患儿感到欣快和满足,如带患儿进入公共场所之前要告诉小儿不该出现哪些不良行为和应遵守的行为规则。当出现不良行为前兆时应立即予以制止,对规范的行为立即给予赞许、表扬和奖励。

(2)消退法:治疗前需确定何种因素对患儿不良行为起着强化作用,再对其进行消退,如老师对小儿上课时坐不住、不停扭动身体的行为过于关注,就会使这一行为动作得以加强,出现次数增多。在不影响训练的情况下,如老师予以漠视,久之因失去注意而得不到巩固就会逐渐消失。

(3)处罚法:有助于减少或消除患儿的不良行为。但对于患儿的不良行为要避免开始就进行严厉的处罚,要坚持先鼓励后处罚的原则。处罚可采用暂时隔离法,使其明白行为的不适宜性,轻微处罚应与鼓励相结合。

(二)心理康复护理

1.提供心理咨询

帮助父母认识ADHD是一种病,改变将患儿当作“坏孩子,不可救药”的看法,告知父母和老师一味地惩罚教育不但无效,甚至可起反作用。

2.重视强化教育

以多理解和鼓励为主，鼓励患儿参加有规则的活动，按时作息，保证充足睡眠和合理营养。

七、家庭社区康复指导

ADHD的治疗应采取综合康复才能收到良好的治疗效果。

(一)早发现，早治疗

大多数ADHD儿童症状较轻，经治疗随年龄增长，自控能力增强，成年后可表现正常，或遗有注意力不集中、冲动、固执、社会适应能力和人际关系差等表现。而未经治疗的ADHD儿童随年龄增大无目的性的多动症状有所好转，但仍可有注意力不集中、学习低下、冲动，甚至品行障碍、青少年犯罪。因此，ADHD儿童坚持及时有效的治疗是非常必要的。

(二)正确合理用药

当ADHD儿童症状明显时，在进行心理和行为矫正的同时要给予药物治疗。治疗ADHD的药物不同程度地具有不良反应，患儿家属要正确掌握服用药物的剂量、时间、方法及注意事项。

(三)定期进行家长培训

可经常组织小型家长学习班，家长之间可互相交流心得，同时有机会宣泄心中的郁闷，改正不良的教养态度与方法。

第十六节　小儿癫痫发作和癫痫的康复护理

一、概述

癫痫发作是发作性皮质功能异常而造成的一组症状，即由大脑神经元异常放电所引起的发作性脑功能异常现象，发作时间多较短暂且呈自限性。两次及两次以上甚至长期、反复地出现癫痫发作的疾病过程称之为癫痫。临床上表现为意识、运动、感觉、情感及认知等方面短暂异常的一组慢性脑功能障碍综合征。若为一组症状和体征总是集合在一起表现出来的癫痫性疾病，则称为癫痫综合征。

(一)流行病学

我国人群癫痫患病率，农村为25/10万人口，城市为35/10万人口，男性癫痫发病率高于女性，半数以上在10岁以内起病。

(二)病因

癫痫的发病与多种因素有关。根据病因将癫痫分为三大类。

1.特发性癫痫

特发性癫痫又称原发性癫痫，指未发现任何致病因素的癫痫，可能与遗传因素有关。

2.症状性癫痫

症状性癫痫又称继发性癫痫，是指具有明确导致脑功能受损的病因者。①脑发育异常；②脑血管疾病；③各种原因导致的脑损伤、病毒或细菌感染、颅外伤、缺氧缺血、药物或化学物质中毒、水和电解质紊乱、内分泌紊乱及维生素缺乏等;④颅内占位病变。

3.可能为症状性癫痫

可能为症状性癫痫又称隐源性癫痫,即尚未发现确切病因,但考虑为症状性癫痫者。

二、临床表现

(一)癫痫发作

1.局灶性发作

①单纯局灶性发作:以局灶性运动发作多见,表现为面部或四肢某部分的抽动,头、眼持续向相同方向偏斜,无意识丧失,发作时间在10~20秒,发作后无不适情况。②复杂局灶性发作:多数患儿表现为在意识部分丧失的情况下,精神行为异常,如吞咽、咀嚼、摸索、自语等,多见于颞叶、部分额叶的癫痫发作。

2.全部性发作

(1)强直-阵挛发作:临床最常见,又称为大发作。发作时突然意识丧失,全身骨骼肌出现剧烈的强直性收缩,呼吸肌的强直收缩将肺内空气压出,发出尖叫声,呼吸暂停,发绀,常有舌咬伤、尿失禁发生。强直症状持续数秒至数十秒,出现较长时间反复的阵挛,即全身肌肉节律性抽搐,口吐白沫,持续1~5分钟逐渐停止。发作后常有深睡,醒后出现头痛、嗜睡、乏力等现象。

(2)失神发作:意识丧失,双眼凝视,正在进行的活动突然停止,持续数秒钟后即恢复,对所发生的情况并无记忆。

(3)肌阵挛发作:广泛性脑损害的患儿多见。表现为全身或局部骨骼肌突然短暂收缩,如突然点头、身体前倾、两臂抬起等,严重者可致跌倒。

(4)失张力发作:发作时肌肉突然短暂性丧失,同时伴有意识障碍。若累及全身肌肉,则患儿突然跌倒,伤及头部。

(5)痉挛:主要见于婴儿,表现为点头、伸臂、屈腿等。

(二)癫痫综合征

1.良性癫痫

2~14岁小儿多见,其中9~10岁为发病高峰。多数患儿于入睡后或觉醒前呈局灶性发作,从口面部开始,如喉头发声、唾液增多、面部抽搐等,很快发展至全身强直-阵挛发作,意识丧失。小儿智力发育正常,体格检查无异常发现。常有家族史。本病用药物控制效果良好,一般在小儿15~19岁前停止发作,可能继续癫痫发作的病例占2%以下。

2.失神癫痫

3~13岁小儿多见,以6~7岁为发病高峰。其中女孩多于男孩。表现为每日数次甚至数十次频繁失神发作,每次发作数秒钟,意识障碍突然发生、突然恢复,故体位改变不明显。发作后患儿对此无记忆,无头痛等症状。体格检查无异常。预后多良好,用药容易控制。常因过度换气、情绪及注意力改变而诱发。

3.婴儿痉挛

1岁前的婴儿多见,生后4~8个月为发病高峰。表现为屈曲性、伸展性及混合性3种。

其中以屈曲性及混合性发作为多。屈曲性发作时婴儿呈点头、屈腿状；伸展性发作呈角弓反张样，肢体频繁颤动，在入睡不久和刚醒时加重。若患儿病前已有明确脑损伤、精神运动发育异常，则治疗效果差，多数患儿可能遗留智力障碍；患儿病前无明显脑损伤者，早期接受治疗后，约 40 %的患儿智力与运动发育可基本正常。

(三)癫痫(或惊厥)持续状态

癫痫(或惊厥)一次发作持续 30 分钟以上，或两次发作间歇期意识不能完全恢复者，称为癫痫(或惊厥)持续状态。临床多见强直-阵挛持续状态，颅内外急性疾病均可引起，为儿科急症。

三、主要功能障碍

1.癫痫持续状态

全身强直-阵挛发作，意识丧失。

2.精神行为异常

在意识部分丧失的情况下，精神行为异常，如吞咽、咀嚼、摸索、自语等。

3.抽搐、痉挛

发作时呈点头、屈腿状、角弓反张样，肢体频繁颤动，意识障碍。

4.脑损伤

精神运动发育异常，患儿可遗留智力障碍。

四、康复评定

一般认为患儿有两次以上(包括两次)非诱发性发作可以诊断为癫痫。诊断癫痫要明确 4 个问题：①是否确定癫痫诊断；②明确癫痫发作类型及综合征类型；③尽可能明确病因；④对神经系统功能进行评价，并明确其他并发症的诊断。

首先，详细了解相关病史，特别是发作史，与脑损伤相关的个人与过去史及癫痫、精神病、遗传代谢病家族史，并重点询问癫痫发作的详细情况、治疗情况。全面体格检查除全面查体外应包括神经系统、小儿智力发育及社会适应能力等检查，注意与脑部疾患相关的阳性体征，如头围、智力低下、瘫痪、运动发育落后、颅脑疾病与外伤史等。其次，进行必要的辅助检查，阳性结果对诊断至关重要，但有部分病例很难检查到阳性结果，诊断较为困难。

五、康复治疗

(一)用药

早期合理的药物治疗，能够完全或大部分控制多数患儿的癫痫发作。因此，要根据发作类型选择一种药或联合用药及早治疗，一般先选一种药物，从小剂量开始直至完全控制发作。需增加新的药物时也需先从小剂量开始。用药期间应定期复查，以观察用药效果及不良反应。一般在服药后 2～4 年完全不发作，再经 3～6 个月的逐渐减量过程后方可停药。常用抗癫痫药有丙戊酸钠(VPA)、氯硝西泮(CZP)等。

当患儿出现癫痫(或惊厥)持续状态时，要立即处理，及时控制，保持呼吸道通畅，静脉注射有效而足量的地西泮(安定)，可于 1～2 分钟止惊，必要时 0.5～1 小时重复使用。用药同时采取支持疗法，维持正常生命功能。发作停止后，立即开始长期抗癫痫治疗。

(二)手术

对经抗癫痫药物治疗无效的难治性癫痫患儿，可在充分进行术前评估的前提下实施手术治疗。如颞叶病灶切除等,可完全治愈或不同程度地改善症状。但伴有进行性大脑疾病、严重精神智能障碍等患儿禁止手术。

六、康复护理

(一)发作处理

发作时应立即使患儿平卧,头偏向一侧,松解衣领,有舌后坠者可用舌钳将舌拉出,防止窒息;在患儿上、下臼齿之间放置牙垫或厚纱布包裹的压舌板,以防舌咬伤;保持呼吸道通畅,必要时用吸引器吸出痰液,准备好开口器和气管插管物品;给予低流量持续吸氧,注意患儿安全,防止坠床和意外发生。

(二)安全防护

癫痫发作时要注意患儿的安全,移开患儿周围可能导致受伤的物品。保护患儿肢体,防止抽搐时碰撞造成皮肤破损、骨折或脱臼。拉牢床档,专人守护。意识恢复后要加强保护措施,以防因身体衰弱或精神恍惚发生意外事故。平时安排好患儿日常生活,适当活动与休息,避免情绪紧张、受凉或中暑、感染等。注意安全,避免各种危险活动。

(三)综合康复

癫痫患儿的康复内容应包括医疗康复、心理康复、教育康复、职业康复和社会康复等,康复方案的制定应有小儿神经科医护专家、心身医学专家、行为医学专家和社会医学专家参与,同时邀请患儿和患儿家属、学校教师、社区医师等参加协作,根据癫痫患儿具体的临床特点及生活质量状况,依据药物或手术治疗、心理分析、认知治疗、行为矫正、社会学等方法的原理,制定医师、护士、患儿、家属、社会共同参与的综合性个体化康复方案。

七、家庭社区康复指导

(1)指导加强围生期保健:去除导致癫痫发作及癫痫发生的各种因素,如胎儿宫内窘迫等。积极治疗、预防颅内感染等与癫痫发作及癫痫有关的原发疾病。

(2)指导家长合理安排患儿的生活与学习:保证患儿充足的睡眠时间,避免情绪激动、受寒、感染,禁止游泳或登高等运动。

(3)指导合理用药,教会家长癫痫发作时的紧急护理。

(4)有效沟通与交流:在癫痫儿童的社会环境中,老师起着关键作用,老师的理解和关怀不仅能帮助患儿,还对其他儿童产生良好影响,因此应加强老师、家长和医师之间的沟通与交流。

(5)减轻患儿心理障碍:结合不同年龄患儿的心理状态,有针对性地进行心理疏导,改变社会对癫痫患儿的态度,给予关怀、爱护。帮助他们建立信心,克服自卑、孤独、退缩等心理行为障碍。

第十七节　儿童言语障碍的康复护理

一、概述

构成言语的各个环节(听、说、读、写)受到损伤或发生功能障碍时称为言语障碍,包括失语症、构音障碍、儿童语言发育迟缓、发声障碍和口吃等。凡是有言语障碍的患儿都可以接受言语治疗,开始得愈早,效果愈好。言语康复的本身是一种交流的过程,需要患儿的主动参与。

失语症是因脑部损伤，患儿在神志清楚，无精神衰退、感觉缺失、发音肌肉瘫痪等情况下，使原已习得的言语功能丧失所表现出的各种症状。脑血管意外是失语症的最常见病因，其他包括颅脑损伤、脑部肿瘤、脑组织炎症等。

构音障碍是指由于发音器官神经肌肉的病变而引起发音器官的肌肉无力、肌张力异常及运动不协调等，产生发声、发音、共鸣、韵律等言语运动控制障碍。

言语和语言，它们是人类交流思想的工具，在人们平时的日常生活中，言语和语言两个词往往混用，虽然不会影响意思的理解，但从言语治疗学的角度来说有所区别。言语是音声语言(形成)的机械过程。为使口语表达声音响亮、发音清晰，需要有与言语产生有关的神经和肌肉参与活动。当这些神经或肌肉发生病变时，就会出现说话费力或发音不清。代表性的言语障碍为构音障碍，临床上最多见的是假性延髓性麻痹所致的构音障碍。语言是指人类社会中约定俗成的符号系统，人们通过应用这些符号达到交流的目的。语言包括对符号运用(表达)和接受(理解)的能力，也包括对文字语言符号的运用(书写)、接受(阅读)及姿势语言和哑语。代表性的语言障碍是失语症和语言发育迟缓。

二、临床表现

失语症在所有语言障碍中是一种最复杂的语言障碍，包括对语言符号的感知、理解、组织应用或表达等一个方面或几个方面的功能障碍。失语症的病因多为中枢性损伤，故多合并不同程度的脑功能低下及构音障碍，部分患儿还可能合并认知和行为障碍。失语症的分类如下。

(1)外侧裂周失语综合征，包括 Broca 失语、Wemicke 失语、传导性失语。

(2)分水岭区失语综合征，包括经皮质性运动性失语、经皮质性感觉性失语、经皮质混合性失语。

(3)完全性失语。

(4)命名性失语。

(5)皮质下失语综合征，包括基底核性失语、丘脑性失语。

构音障碍患儿通常听理解正常并能正确地选择词汇及按语法排列词句，但不能很好地控制重音、音量和音调。构音障碍通常分为运动性构音障碍、器质性构音障碍和功能性构音障碍三大类。

三、主要功能障碍

(一)失语症

1.听理解障碍

听理解障碍是失语症患儿常见的症状，是指患儿对口语的理解能力降低或丧失。根据失语症的类型和程度不同而表现出对字词、短句和文章不同水平的理解障碍。

2.口语表达障碍

①发音障碍；②说话费力；③错语，常见有 3 种错语，即语音错语、词意错语和新语；④杂乱语；⑤找词和命名困难；⑥刻板语言；⑦言语的持续现象；⑧模仿语言；⑨语法障碍；⑩复述。

3.阅读障碍

由大脑病变而致的阅读能力受损称失读症。阅读包括朗读和文字的理解，两者可以出现分离现象。

4.书写障碍

①书写不能;②构字障碍;③镜像书写;④书写过多;⑤惰性书写;⑥象形书写;⑦错误语法。

(二)构音障碍

1.痉挛型构音障碍(中枢性运动障碍)

说话费力,音拖长,不自然地中断音量、音调急剧变化,粗糙音、费力音、元音和辅音歪曲,鼻音过重。

2.弛缓型构音障碍(周围性构音障碍)

不适宜地停顿,气息音、辅音错误,鼻音减弱。

3.失调型构音障碍(小脑系统障碍)

元音辅音歪曲较轻,主要以韵律失常为主,声音的高低强弱呆板震颤,初始发音困难,声音大,重音和语调异常,发音中断明显。

4.运动过强型构音障碍(锥体外系障碍)

构音器官的不随意运动破坏了有目的运动而造成元音和辅音的歪曲,失重音,不适宜地停顿,费力音,发音强弱急剧变化,鼻音过重。

5.运动过弱型构音障碍(锥体外系障碍)

由于运动范围和速度受限,发音为单一音量、单一音调,重音减少,有呼吸音或失声现象。

6.混合型构音障碍(运动系统多重障碍)

各种症状的混合。

四、康复评定

(一)失语症评定

通过系统全面的语言评定,判断患儿是否有失语症及其程度,鉴别各类失语症,了解各种影响患儿交流能力的因素,评定患儿残存的交流能力并制订治疗、护理计划。目前国际上还没有统一的失语症检查法。国外比较常用的是波士顿诊断性失语症检查法和西方失语症成套检查法;国内常用的是汉语标准失语症检查法、汉语失语症成套测验、汉语版波士顿诊断性失语症检查法。

(二)构音障碍评定

通过构音器官的形态和粗大运动检查来确定构音器官是否存在器官异常和运动障碍,包括评定患儿的反射,呼吸,唇的运动,颌的位置,软腭、喉、舌的运动,言语状况,等等。其包括构音器官功能检查和实验室检查。①构音器官功能检查:最常用、方便的构音功能性检查,国外有英国布里斯托尔市弗朗蔡医院的帕梅拉(Pamela)博士编写的评定方法,国内有改良Frenchay构音障碍评定方法。②实验室检查:包括频谱分析、肌电图检查等。

五、康复治疗

(一)治疗原则

1.早期开始

言语治疗开始得越早,效果越好,在患儿意识清楚、病情稳定、能够耐受时训练30 min,就可开始言语矫治。

2.定期评估

言语治疗前应对患儿进行全面的言语功能评估,了解言语障碍的类型及其程度,使制定出的治疗方案具有针对性。治疗过程中要定期评估,了解治疗效果,根据评估结果随时调整治疗方案。

3.循序渐进

言语训练过程应该遵循循序渐进的原则,由简单到复杂。如果听、说、读、写等功能均有障碍,治疗应从提高听理解力开始,重点应放在口语的训练上。

4.及时反馈

根据患儿对治疗的反应,及时给予反馈,强化正确的反应,纠正错误的反应。治疗内容及时间的安排要适当,要根据患儿的反应适时调整训练的内容、量和难易程度,避免患儿疲劳及出现过多的错误。

5.患儿主动参与

言语治疗的本身是一种交流过程,需要患儿的主动参与,护士与患儿之间、患儿和家属之间的双向交流是治疗的重要内容。为激发患儿言语交流的欲望和积极性,要注意设置适宜的语言环境。

(二)治疗环境

1.环境要求

尽可能安静,避免噪声。

2.器材和仪器

器材和仪器包括:录音机、录音带、呼吸训练器;镜子、秒表,压舌板和喉镜;单词卡、图卡、短语和短文卡;动作画卡和情景卡;各种评估表和评估用盒;常用物品(与文字配套的实物)。

(三)治疗形式

1."一对一"训练

"一对一"训练即一名言语治疗师对一名患儿的训练方式。

2.自主训练

患儿经过"一对一"训练之后,充分理解了言语训练的方法和要求,具备了独立练习的基础,这时治疗师可将部分需要反复练习的内容让患儿进行训练。教材、内容由治疗师设计决定,治疗师定期检查。自主训练可选择图片或字卡来进行呼名练习或书写练习,也可用录音机进行复述、听理解和听写练习,还可用电脑进行自主训练,选择可进行自我判断、自我纠正及自我控制的程序训练。

3.小组训练

小组训练又称集体训练。目的是逐步接近日常交流的真实情景,通过相互接触,减少孤独感,学会将个人训练成果在实际中有效应用。治疗师可根据患儿的不同情况安排小组,开展多项活动。

4.家庭训练

应将制订的治疗计划、评价方法介绍和示范给家属,并可通过观摩、阅读指导手册等方法教会家属训练技术,再逐步过渡到回家进行训练。应定期检查和评价并调整训练课题及告知注意事项。

六、康复护理

(一)失语症

在康复护理过程中,护士可利用各种方法改善患儿的语言功能和交流能力,通常采取对语言的符号化和解读直接进行训练;以语言各模式间的促通为目的,对信息的传达媒介实行代偿;采取通过认知理论间接作用于交流活动的措施对患儿进行康复,使之尽可能像正常人一样生活。

1.传统的措施

传统的措施包括 Schuell 刺激法、阻断去除法、程序学习法等。Schuell 刺激法是多种失语症治疗方法的基础,应用最广泛。

Schuell 刺激法:主要原则是护士给患儿一定的语言刺激(设定的课题),患儿对刺激做出反应。如果是正确的反应,护士给予表扬鼓励。正确的反应定型后可以提高语言刺激的难度。如果是错误的反应,护士指出错误,告知正确反应。重复出现错误反应,则降低语言刺激的难度。在听的同时给予视、触、嗅等刺激,多途径刺激可相互促进效果。根据失语症的类型、程度、原发病、年龄、爱好制订适当的训练计划,通常为期 3 个月,然后再评价,以决定是否继续治疗或修改训练方针。具体训练方法如下。

(1)口形训练:①让患儿照镜子检查自己的口腔动作是不是与言语治疗师做的口腔动作一样;②患儿模仿治疗师发音,包括汉语拼音的声母、韵母和四声;③护士画出口形图,告诉患儿舌、唇、齿的位置及气流的方向和大小。

(2)听理解训练:①单词的认知和辨别;②语句理解。

(3)口语表达训练:包括单词、句子和短文练习。

(4)阅读理解及朗诵训练:单词的认知包括视觉认知和听觉认知。①视觉认知;②听觉认知;③朗读单词;④句子、短文的理解和朗读;⑤朗读篇章。

(5)书写训练:①抄写字、词、句子。②让患儿看动作图片,写叙述短句;看情景图片,写叙述文。③写日记、写信、写文章。

2.实用交流能力的训练

失语症患儿如果经过系统的言语治疗,言语功能仍然没有明显的改善,则应考虑进行实用交流能力的训练,使患儿最大限度地利用其残存能力(言语或非言语的),使用最有效的交流方式,使其能与周围人发生有意义的联系,尤其是促进日常生活所必需的交流。交流效果促进法(PACE)是目前国际上得到公认的实用交流的训练法之一。在训练中利用更接近实用交流环境的对话结构,信息在护士和患儿之间双向传递,使患儿尽量调动自己的残存能力,以获得实用化的交流技能。适合于各种类型及程度的言语障碍。

具体方法:将一叠图片正面向下扣置于桌上,护士与患儿交替摸取,不让对方看见自己手中图片的内容,然后运用各种表达方式(呼名、迂回语、手势语、指物、绘画)将信息传递给对方,接收者通过重复、猜测、反复质问等方式进行适当反馈,护士可根据患儿的能力提供适当的示范。

3.非言语交流方式的利用和训练

(1)手势语:在交流活动中,手势语不单是指手的动作,还包括头及四肢的动作。训练可以从常用的手势开始,例如用点头、摇头表示“是”或“不是”。训练时,护士先示范,然后让患儿模仿,再进行实际的情景练习,以强化手势语的应用。

(2)画图:对严重言语障碍但具有一定绘画能力的患儿,可以利用画图来进行交流。

(3)交流板或交流手册:适应于口语及书写交流都很困难,但有一定的认识文字和图画能力的患儿。交流板或交流手册是将日常生活中的活动通过常用的字、图片或照片表示出来,患儿通过指出交流板上或交流手册中的字或图片来表明自己的意图。两者的区别在于交流板内容简单,携带不方便,而交流手册不仅内容多,更可以随身携带。如果交流手册的内容很丰富,患儿也可以与人“交谈”。

(4)电脑交流装置:包括按键发音器、电脑说话器、环境控制系统等。

(二)构音障碍

1.松弛训练

主要针对痉挛性构音障碍,可进行以下的放松训练:①足、腿、臀的放松;②腹、胸、背部的放松;③手和上肢的放松;④肩、颈、头的放松。

2.发音训练

(1)发音启动训练:深呼气,用嘴哈气,然后发“a”,或做发摩擦音口形,然后做发元音口形如“s——u”。

(2)持续发音训练:由一口气发单元音逐步过渡到发2～3个元音。

(3)音量控制训练:指导患儿由小到大,再由大到小交替改变音量。

(4)音高控制训练:帮助患儿找到最适音高,在该水平稳固发音。

(5)鼻音控制训练:控制鼻音过重。

3.口面与发音器官训练

(1)唇运动:练习双唇闭合、外展、鼓腮。

(2)舌的运动:练习舌尽量向外伸出、上抬,由一侧口角向另一侧口角移动,舌尖沿上下齿龈做环形“清扫”动作。

(3)软腭抬高。

(4)交替运动:主要是唇舌的运动,是早期发音训练的主要部分。开始时不发音,只做发气动作,以后再练习发音。

4.语言节奏训练

(1)重音节奏训练:①呼吸控制;②诗歌朗读;③利用生物反馈技术加强患儿对自己语言节奏的调节。

(2)语调训练:练习不同的语句使用不同的语调。

七、家庭社区康复指导

(一)合理安排

每日的训练时间应根据患儿的具体情况决定,患儿状况差时应缩短训练时间,状况较好时可适当延长。最初的训练时间应限制在30分钟以内。超过30分钟可安排为上、下午各1次。

短时间、多频率训练比长时间、少频率训练效果要好。训练要持续数月、1 年或更久。

(二)避免疲劳

要密切观察患儿的行为变化,一旦有疲倦迹象应及时调整时间和变换训练项目或缩短训练。

(三)训练目标要适当

每次训练开始时从对患儿来说容易的课题入手,并每天训练结束前让患儿完成若干估计能正确反应的内容,令其获得成功感而激励进一步坚持训练。一般来说,训练中选择的课题应设计在成功率为 70 %~90 %的水平上。对于情绪不稳定,处于抑郁状态的患儿应调整到较容易的课题上。对那些过分自信的患儿可提供稍难一些的课题进行尝试,以加深其对障碍的认识。

第十八节　儿童听力障碍的康复护理

一、概述

听力障碍是指听觉系统的传导、感音及对声音综合分析等功能异常导致听觉障碍或听力减退。听力学中听力的轻度减退称作重听,重度称为聋,而临床统称为聋。儿童在获得语言之前,尤其是 3 岁以前或 3 岁左右,因为各种原因引起中度以上双耳听力障碍,可因为不能通过声音进行学习而不能获得语言。在获得语言之后的听力障碍,不但可因听力障碍影响对语言的理解,还会因为不能对自己的话声进行听反馈而影响患儿言语的语音语调,从而影响语言的表达。同时,听力障碍还可以影响婴幼儿的情感、心理和社会交往能力的发展,对儿童的成长造成巨大的影响。因此,采取医学、教育、社会、工程等康复手段,充分发挥助听器、人工耳蜗的补偿作用,进行科学的康复训练,减轻耳聋给聋儿造成的听觉、语言障碍及其他不良影响,并使聋儿能听会说,与人进行正常的语言交往,达到回归主流社会的目的,对聋儿、家庭和社会都是有益的。

(一)流行病学

我国耳聋患病率和发病率均较高,患患者数多。听力下降是一种非常常见的先天性疾病,在大约每 1 000 个新生儿中就有 1 个听力异常。据 WHO 估计,2005 年全球听力残疾人数为 2.78 亿,中国有听力语言障碍的残疾人约 2 780 万,其中儿童有 208.5 万,听力残疾人数居最常见的 5 种残疾(智力、视力、肢体、精神及听力)之首,并以每年新生 3 万聋儿的速度增长。

2006 年全国第二次残疾人抽样调查结果显示:0~6 岁儿童听力残疾现患病率为1.36 ‰,调查对了解聋儿的实际情况、分析和制定有关政策具有现实意义。应加大对听力残疾的关注,特别是针对听力残疾儿童康复需要开展“多重残疾、多种干预”的实践。从 0~6 岁儿童中分析,全国听力残疾儿童主要集中在听力残疾一级、二级,为重度和极重度聋,说明儿童期导致听力残疾程度一般较为严重。听力残疾儿童(聋儿)康复作为三项康复之一最早被列入国家计划,被誉为抢救性工程。目前全国各级听障儿童听力语言训练机构 1 700 多个,使 26 万听力残疾儿童得到有效康复,听力残疾儿童康复事业取得了显著的成效。

(二)病因

2006 年全国第二次残疾人抽样调查数据显示:全国 0～14 岁听力障碍儿童(含多种残疾)占前五位的致聋原因分别是原因不明(31.02 %)、遗传(19.24 %)、中耳炎(11.38 %)、药物致聋(10.73 %)、传染性疾病(3.92 %)。

1.遗传因素

如果男女双方或亲属中有遗传性耳聋家族史,婚后生有聋儿的发生率将大大提高。

2.孕期保健

母亲在怀孕期间病毒感染,接触了苯、甲醛、放射线等有害物质,使用了庆大霉素、链霉素、卡那霉素等耳毒性药物,都可以影响胎儿的听觉发育。

3.易引起听力障碍的疾病

出生时的窒息、产伤,出生后的严重黄疸、中耳炎、细菌性脑膜炎、腮腺炎等。

4.其他

噪音、花粉过敏、梅尼埃病等易引起听力障碍。

(三)耳聋分类

耳聋可分为传导性耳聋、感觉神经性耳聋、混合性耳聋、中枢性耳聋、功能性耳聋(见于成人)5 种类型。

二、临床表现

(一)早期表现

(1)与孩子交谈时,孩子经常会问“什么”或“你再说一遍”,或者表现出没有听清的状态。

(2)孩子与人交谈时,有眼睛紧盯着讲话人的嘴的习惯,这是耳聋之人特有的一种“读唇”的表现。

(3)在呼唤孩子时,孩子无反应或反应迟钝,而且孩子对声源的位置判别能力很差。如在孩子的右方喊他时,他不能准确地把头或身子转向呼唤人的位置,而是转向相反的或者其他的方向。

(4)发音不准确,讲话不清楚,韵母音很重,家长常误认为孩子是在发音器官上出了什么问题。孩子的发音不准确,讲话不清楚,实际上是感觉神经性耳聋的一种特有的表现。

(5)上课时注意力不集中,对教师提出的问题常常答非所问。

(6)看电视或听收音机时,离电视或收音机的距离很近,或喜欢将电视和收音机的声音开得很大。

(二)听觉障碍的常见临床症状

听觉障碍常见的临床症候有耳鸣、听觉过敏、耳聋、幻听及听觉失认、记忆力减退等。

1.传导性耳聋

凡病变局限于外耳和中耳,并影响导音功能者,均为传导性耳聋。特点是有较好的言语辨别力,在噪音背景中听觉相对较好,听力图表现为气传导异常,但骨传导正常。造成传导性耳聋的原因有以下几种。

(1)外耳和中耳的发育畸形,可以采取适当的手术治疗。

(2)外耳道阻塞性疾病,如耵聍。可以找医师取出耵聍。

(3)中耳炎性或非炎性疾病等，是传导性耳聋的常见原因，发病率最高的是学龄前儿童，6 岁以后逐渐降低，部分患儿转为慢性，反复发作可引起传导性听力损失。一般听力损失为 20～40 dB，部分可为 60～70 dB。

(4)过敏：严重的花粉过敏可以引起外耳道阻塞及诱发中耳炎。

(5)耳硬化症，是一种遗传性骨疾病，气传导听力损失大约 60 dB，骨传导听力损失大约 15 dB。

2.感觉神经性耳聋

凡内耳的病变或者从内耳到脑干神经通路病变所致的听力损失称为感觉神经性耳聋。病因可为先天性或后天性，药物治疗效果不好。听觉特点为对不同程度的言语识别困难，无气，骨传导间隙，在噪音背景中听觉困难。此类患者特别是儿童，如果听力不是太差，可以通过配助听器和听力语言训练，取得较好效果。造成感觉神经性耳聋的原因有以下几种。

(1)先天性听觉障碍：先天性感觉性耳聋可能由遗传、基因缺陷或者怀孕期间胎儿受损伤所致。

①母亲在怀孕的前 3 个月内患风疹对孩子听觉影响最大。

②产伤、缺氧或败血症可以致聋。

(2)耳毒性药物：药物使用过量可能引起耳聋，如链霉素、卡那霉素、庆大霉素、奎尼丁、阿司匹林等，表现为听力损伤、眩晕、耳闷胀感、步态不稳。目前耳毒性药物中毒引起听力障碍所占的比例最大，为 30 %～40 %。

(3)细菌性脑膜炎亦可致后天性耳聋，如在 1～2 岁间发病，可引起严重的耳聋，此病是最常见的引起后天性重度耳聋的病因。腮腺炎及新生儿感染性疾病可能造成内耳损害。

(4)梅尼埃病：此病可引起低频听力障碍，随着病情恶化，可以涉及所有频率，甚至可以引起完全性耳聋，通常为单侧。

(5)听神经瘤：由于肿瘤压迫耳蜗与脑干之间第八对脑神经而引起耳聋，通常为单侧发病。

(6)噪声性听觉障碍及声意外：这类耳聋很少见于儿童。

此类患者纯音测听检查显示：气导曲线低频区的听力基本正常，高频区的听力损失明显；骨导曲线与气导曲线相吻合或低于气导曲线。这说明传音装置功能正常，而感音功能受损。

3.混合性耳聋

患者既有传导性耳聋又有感觉神经性耳聋的症状，通常是气传导的听力损伤大于骨传导的听力损失。

4.中枢性耳聋

脑干到大脑皮质颞叶神经通路的病变可引起中枢性耳聋。

(1)器质性听力障碍：可由感染、外伤等造成，如脑炎、脑膜炎、梅毒、多发性硬化、脑血管意外、枪伤、产伤、颅骨骨折、脑瘤。

(2)词语听觉障碍(感觉性失语)：表现为不能理解词的意思，不能说，不能用词表达思想，常见于顶颞叶的损伤。

(3)先天性失语：一些儿童在学习语言上有很大困难，不能发展口语表达，已经发现这些儿童中的一部分有很明显的中频听觉障碍。

5.功能性耳聋

(1)伪聋:见于成人。

(2)精神性:常见于癔症患儿。

三、主要功能障碍

(一)听力障碍

听觉系统的传导、感音及对声音综合分析等功能异常导致听觉障碍或听力减退。听力学中听力的轻度减退称作重听,重度称为聋,而临床统称为聋。

(二)听力残疾

双耳不同程度的永久性听力障碍,听不到或听不清周围环境声及言语声,以致影响日常生活和社会参与。听力残疾一般包括听力完全丧失及有残留听力,但辨音不清、不能进行听说交往两类。

(三)耳聋听觉障碍

不能听到外界声响的表现,轻则听而不真,重者不闻外声。由于长期的生活习惯,聋的含义可能更广一些,既包括各种轻重不同的听力损失,又包括严重的听觉障碍。

四、康复评定

(一)耳聋分级

在有条件的地区,发现聋儿后,还可将其耳聋的程度进行分级(表 6-2)。

表 6-2　耳聋的程度分级

听力水平/dB	耳聋程度
＜26	正常
26～40	轻度
41～55	中度
56～70	中等重度
71～90	重度
＞91	深重度

(二)儿童听力障碍的常用检查方法

1.行为观察法

1 岁以下就可以做此检查,最好在孩子睡眠时做,要求声音在 3 000 Hz,大于 90 dB。可以选用 1 个小型的振荡器,如大铃铛或哨子,当发声的时候,孩子会突然睁开眼睛寻找声源(依照正常婴幼儿听力发育情况判定),这种方法是粗筛选方法。

2.条件反应测听

当孩子在集中精神做某件事的时候给声音,在此之前给一些硬币或其他物品,当他听到声音时把硬币投入一个盒子的孔中,并给予表扬,一般需要 20～30 分钟,首先做 2 000 Hz 的测验,然后做 1 000 Hz 的测验,接下去做 500 Hz 的测验,一只耳朵测好,再测另一只耳朵,测完气传导，再测骨传导，如听力都正常，继续做 4 000 Hz 的测验。

3.视觉加强听力测验

1 岁以上者应用，当扬声器发出声音时，孩子头转向声音，灯一闪看见小动物的活动，来吸引孩子的注意力，也可用于加强孩子的视觉训练。

4.听力计检查法

听力计又称电测听器，现代化的医院均有此设备，3 岁半以上的儿童才能做此项检查，而且智力要正常。一般的听力计可以测出 125～8 000 Hz 7 个音频的最小听阈值，在听力图上以刻度表示，纵刻度表示 dB，横刻度表示 Hz，气传导记录方法右耳用“O”表示，左耳用“×”表示，骨传导右耳用“[”表示，左耳用“]”表示，气传导描计在纵线上，骨传导描计在纵线两旁，将所测到的结果按频率不同在听力图上标出，再连成一条线，这就是听力曲线，通常所说“残余听力××分贝”，指的是语言频率范围内的平均值，也就是 500 Hz、1 000 Hz、2 000 Hz 三个频率的平均值。

（三）检查中的注意事项

(1)检查者要站在儿童的背后或其看不见的地方。

(2)不让儿童看到发音器（箱、哨、铃、小喇叭）等，以免分散其精力，妨碍检查。

(3)不能用敲桌子、拍掌、叩门等声音进行听力检测，因为有震动感，可影响检查结果。

（四）临床检查

1.全身情况的检查

全身情况的检查包括患儿的精神状态、表情、对周围事物的反应、眼球有无震颤、肢体有无畸形及运动失调等。

2.检查耳部、乳突区及外耳道情况

乳突区耳后有无瘘管及瘢痕，耳郭有无畸形，外耳道有无耵聍栓塞、流血、流水、流脓等情况。

3.骨膜情况

鼓膜有无穿孔（穿孔后修复情况）、内陷、混浊、石灰沉着及中耳积液。

4.咽喉情况

耳咽管是否通畅，咽反射如何，有无慢性咽炎，扁桃体炎情况，悬雍垂大小有无粘连，有无腭裂，声带是否正常。

5.舌的情况

舌的长短、厚薄，有无口腔底粘连及舌系带短小，舌运动灵活程度，等等。

6.其他

(1)脑干诱发电位检查：可确切、无损伤地检测出听神经瘤。

(2)X 线或 CT 检查：可了解中耳乳突疾患、耳畸形及耳硬化症等。

(3)化验检查：血常规、尿常规、血脂、血糖、脑脊液、内耳液的检查分析有无异常，这对有关病因诊断很有帮助。

五、康复治疗

儿童听力障碍治疗的目的是支持最佳的语言发育。对所有听力障碍儿童应做语言功能的评价,并通过适宜的治疗和康复训练纠正语言障碍。

(一)明确诊断,早期康复治疗

出生后第1年是语言发育的关键时期,小儿必须从聆听语言直至自发地学说。耳聋小儿只有通过特殊训练才有语言的发育,最理想的是一旦诊断为听力障碍,就应立刻开始训练。必须为耳聋婴儿提供一种语言输入方式,例如可视性符号语言,能为以后的口头语言发育提供基础。

(二)康复治疗

1.耳聋(感觉神经性耳聋)的治疗

根据不同原因、不同程度的感觉神经性耳聋进行中西医结合药物治疗,滋补肝肾、活血通络。同时进行针灸治疗、物理疗法,使受损坏的耳蜗毛细胞再生,使受抑制的内耳毛细胞被唤醒,改善内耳微循环,排出耳毒性物质的毒素,使听力提高,增加有价值的残余听力,使感觉神经性耳聋得到有效的治疗。

2.听觉(听力与听能)的康复

听觉康复主要用于8周岁以前的聋儿,使之建立起听觉功能。听力是指对声音的感受能力,听能是指对声音的辨别能力。

(1)听觉康复以利用和发展聋儿的残余听力为目的。通过有计划的声音刺激,在专业人员干预下,使聋儿建立听觉系统功能。

(2)听觉康复的内容包括:①声音认识;②声音感知;③声音注意;④声音定位;⑤声音理解;⑥聆听;⑦语言反馈。

(3)听觉康复的步骤:①听觉察觉;②听觉注意;③听觉定位;④听觉识别;⑤听觉概念;⑥听觉记忆。听觉康复是通过科学方法,使聋哑儿童按照以上步骤,达到能听会听,即听懂别人的话。

3.有声语言的康复

人类思想交流主要靠有声语言,不是无声语言(如手势语等)。有声语言康复是使聋儿(7周岁以前)建立起有声语言系统,即能说出别人能听懂的话。语言体系由发音、词汇、语法3部分组成,有声语言康复应按语言性质分理解性语言和表达性语言,按先后次序进行。

(1)理解性语言的建立:理解性语言是人类大脑皮质能听明白,但尚不能说出的语言,又称为听者语言,是建立语言的重要的第一步。有的地方训练聋儿机械地说出词汇或短句,但聋儿并不明白其含义,如鹦鹉学舌一般,这是无效的,可能使别人误认为其"会说话"。建立理解性语言,需把声音、词汇、句子与外界客观事物结合起来,需要一套科学的方法和步骤。

(2)表达性语言的建立:表达性语言是人类能够说出使他人明白的话,又称说者语言,是建立有声语言的第二步,分4个阶段进行康复。

①接受语言阶段:接受一定量的词汇。

②模仿语言阶段:模仿正常人说出自己的话。

③提示语言阶段:基本上可以表达,但不完善,需要必要的提示。

④流畅语言阶段:比较流畅地运用语言进行表达。

以上各阶段都要采用科学方法逐步进行。基本原则是运用正常语言形成规律,结合聋儿的特点,对聋儿的发音器官、构语器官进行有计划的康复训练。

(三)助听器

在学校应提供给单侧性耳聋的小儿一套系统,包括允许教师用话筒将信号送入装在那只好耳内的助听器中,以改善在噪声环境中听人讲话的能力。

六、康复护理

(一)心理康复护理

儿童听力障碍者因听力问题导致语言障碍,使人际交往受到阻碍。患儿精神上非常痛苦,易产生暴躁或沉默不语,有时有攻击行为发生,与社会隔离和有孤独感。护理人员应耐心细致和周到服务,注意自己的仪表、言谈举止,与患儿多接触,关心体贴,防止冷言冷语,多以文字形式交流,适当安排多种文体活动,增进患儿与外界和健康人群的交往与了解,保持其良好的心态。

(二)康复疗法护理

临床上针对儿童听力障碍程度不同,给予不同的康复治疗方法,且进行相对应的康复护理,科学的康复训练有利于听力障碍儿童的语言恢复,促进聋儿各方面发展,提高日常生活及社会参与能力,提高适应、融入社会的能力。

1.对因治疗

对于中耳炎并发迷路炎的患儿应用抗生素、外科手术治疗;脑桥小脑角肿瘤导致的耳聋,应进行外科手术治疗;由药物中毒导致的耳聋,应立即停药。尽量避免鞘内、脑室、脑池内注射庆大霉素、链霉素等药物。认真做好聋儿围手术期的护理,重视药物护理,防止听力功能再损伤。

2.药物治疗

目前缺乏肯定疗效的药物。应根据临床适当给予维生素 B 族、血管扩张药(烟酸、地巴唑、钙离子通道阻滞药等)治疗。中医可根据听力障碍的具体情况进行辨证论治用药施方。应严格掌握药物的适应证、禁忌证、用法、用量等,密切观察用药反应。

3.高压氧治疗

必要时可试行高压氧治疗。高压氧治疗是将患儿置身于高压氧舱内进行加压、吸氧,达到治疗疾病的目的。其原理是压力作用、血管收缩作用、抗菌作用、清除作用、增加机体的含氧量。该治疗应严格掌握适应证,密切观察病情变化,防止氧中毒、气压伤、减压病发生。注意事项如下:吸氧时间控制在 30～60 分钟,采用间歇吸氧。应穿纯棉衣物,禁止穿化纤衣物进舱,禁止带金属物品入舱;禁止将火柴、打火机、儿童玩具手机等易燃易爆物品带入舱内;不进食产气多的食物,如豆制品、薯类等;进舱前排空大小便。上呼吸道感染时易引起中耳和鼻旁窦气压伤,故应暂停治疗。患儿及家属应服从医护人员的安排,掌握吸氧方法。治疗中有异常及时通过舱内电话与医护人员联系,以确保患儿安全。

4.针灸疗法

针刺治疗对神经性听力障碍效果较好。常选用耳门、听宫、听会、翳风、翳明为主穴,中渚、合谷、外关、曲池、百会等为配穴。在护理针灸治疗的患儿时,应加强安全教育,防止脱针、断针等意外发生。

5.助听器的应用

使用助听器,对所有经医疗方法处理不可逆的听力障碍患儿,是一种重要的康复措施。佩戴助听器可以改善患儿的听力状况,应尽早配用助听器,早期进行听力训练。值得注意的是,任何类型的助听器选配,均由专业医师根据检查结果开具处方。护理人员应做好助听器使用管理、教育工作。

6.使用电子耳蜗

双耳全聋且配助听器无效时,可考虑施行电子耳蜗植入手术,术后仍需长期的语言训练。对经人工耳蜗筛查有手术指征的患儿,加强围手术期的护理,积极做好相关健康宣教,提高家长的康复意识,积极参与治疗和康复训练,掌握康复训练的知识和技巧。

7.言语训练

言语指用以与他人交流的声音;语言是一种符号,它是通过特定的交流信号系统来表达外界的各种思想。因为听力障碍既影响患儿语言的发育,也影响其智力、心理和精神神经方面的发育,故应对语言障碍患儿进行言语训练,提高其读写、沟通交往能力,提高日常生活及社会参与能力,提高适应、融入社会的能力。

(三)健康教育

听力障碍影响语言的发育,亦影响智力、心理和精神神经方面的发育,它给机体带来的障碍是多元性的——既有生理方面的,也有社会方面的。因此,我们不但要有相对规范的康复治疗手段,更要有相对完善的预防措施。早期开展婴幼儿发育筛查,特别是高危儿发育监测,可以早期发现听力障碍的儿童,使早期开展发育干预、残疾预防成为可能。

1.优生优育

优生优育是避免遗传性听力障碍的有效途径。对于有遗传性疾病家族史的患儿要进行遗传学检查和评价,避免近亲结婚,强调婚前医学检查的重要性。

孕期检查:妇女在怀孕期间,尤其是前3个月内,此期是胎儿内耳发育阶段,要注意避免接触耳毒性药物、物理射线的照射、病毒感染、一氧化碳中毒等易引起胎儿内耳发育畸形的因素。

婴幼儿期听力障碍早发现、早诊断、早治疗、早康复,十分重要。3岁以前的婴幼儿较高的听力水平对于言语的获得非常重要,不同程度的听力障碍可以导致小儿语言发育迟滞、构音障碍及不能获得语言。早期发现儿童的听力障碍,早期进行康复治疗和康复护理干预,可以避免因听力障碍带来的社会沟通能力障碍,具有现实意义。

2.避免应用耳毒性药物

临床上要合理用药,避免使用耳毒性药物如链霉素、庆大霉素等氨基糖苷类抗生素,尤其对于婴幼儿、家族成员易感者、以往应用过类似药物及听力轻度异常的个体。

3.及早治疗可引起耳聋的病因

(1)全身疾病的治疗:对于可能引起耳聋的全身基础疾病如高血压、糖尿病、肾病等要控制,合理用药,避免累及听力功能。

(2)局部疾病的治疗:对于引起耳聋的常见耳部疾病如慢性化脓性中耳炎、慢性分泌性中耳炎、耳硬化症及突发性耳聋要积极治疗,避免引起听力障碍。

4.做好相对噪声的防护

巨大的噪声是公害之一,是人类听力的大敌。避免长时间处在噪声环境中,如长期持续佩戴耳机等。对在噪声环境中工作、生活的人群,要加强职业防护和定期复查,检测个体的听力,防止听力障碍的发生,提高人际交往和生活质量。

5.密切观察孩子的听力,早期发现异常及时处理

有计划、有步骤地开展学龄前儿童听力普查工作。利用专门的听力计进行快速筛选式测听,以便及早发现听觉缺陷,找出病因,并采取有效的措施,减少听力损伤的发生。

6.积极开展听觉语言训练

如果发现患儿听力障碍经长期治疗无效,要尽量利用残余听力,防止发音器官的萎缩,矫正聋儿不正确的语音,促使聋儿多用语言,加强听觉语言训练,提高聋儿语言与健康人沟通交往能力。

七、家庭社区康复指导

(一)回归家庭

(1)听觉、语言康复训练是一个长期的、持之以恒的过程,而康复机构所提供的康复训练时间是有限的。

(2)家庭康复训练是机构康复训练的延续。为了保证康复机构训练的效果,提高聋儿读写、沟通交往能力,提高日常生活及社会参与能力,提高适应、融入社会的能力,加强家长的康复知识培训,提高家长的康复训练技巧,对听力障碍患儿尤为重要。

(3)日常生活中的训练往往能发挥最好的效果,而且儿童的正常发育也离不开正常的家庭生活环境及氛围。听觉语言训练应每天进行,要循序渐进。康复人员应帮助家长制定合理的、个体化的阶段发展目标和训练方案,坚持不断地康复训练,以提高康复效果。家长应与康复机构专业技术人员保持紧密联系。

(4)让聋儿体会各种环境声音、语音是有差别的,而不同的声音有不同的意义,引导其学会对不同的声音做出不同的反应。

(5)听觉训练应和语言训练结合起来,听觉训练的内容除听自然声响外,语言是最关键和最重要的内容。

(二)社区康复指导

1.早期发现,早期干预

儿童听力残疾预防可分为一级预防、二级预防、三级预防。

(1)一级预防:消除残疾的病因,预防疾病的发生,减少群体患病率,预防致残性伤害和残疾的发生。一级预防最有效。

(2)二级预防:早期发现致残的疾病,尽可能在症状尚未明显之前就做出诊断,予以早期干预,使之不发生损伤。

(3)三级预防:已经有了损伤,甚至已产生功能障碍,应采取综合措施,正确诊治致残疾病,以预防发展为永久性残疾或减少残疾程度,减少个人、家庭和社会的负担。

社区是各类残疾人康复工作最基础的平台,密切联系群众,便于及早发现听力障碍儿童,进行早期干预。

2.以患儿为中心的训练

康复训练都应坚持以患儿为中心的原则。首先对患儿的听力障碍或残疾状况做出全面的评估。根据评估结果制订个体化的训练计划。功能训练应坚持以诱导主动性活动为主的原则，通过逗引和游戏完成强化训练。强调快乐性训练，不仅有助于儿童的主动参与，达到最佳的训练效果，而且可以避免造成儿童的心理创伤，有利于听力障碍儿童的全面发展。

3.以家庭为中心的训练

干预和康复训练是一个长期的过程。日常生活中的训练往往能发挥最好的效果，而且儿童的正常发育也离不开正常的家庭生活环境及氛围。因此，指导和帮助家庭训练是极为重要的。应详细了解家庭环境，帮助家长制定适合家庭训练的个性化方案，指导、教会家长掌握家庭训练的正确方法。

4.康复与教育相结合

儿童是不断发育的个体，良好的教育与教养是儿童正常发育的基本要素。任何训练计划应涵盖儿童发育的各个方面，应尽力帮助听力障碍儿童享有适当的教育，提高人际交往能力，更好地适应社会、回归社会，成为一名有用的人。

第十九节　脊髓灰质炎的康复护理

一、概述

脊髓灰质炎又称“小儿麻痹症”，是由脊髓灰质炎病毒感染，主要损害脊髓的前角运动神经细胞，造成患儿肢体不同程度的功能障碍、肌肉萎缩、关节畸形甚至瘫痪等。从 20 世纪 50 年代末期，我国普遍推广疫苗预防以来，本病发病率已大大降低。但许多患脊髓灰质炎的患儿却为其后遗症所累，造成终身残疾。

(一)流行病学

传染源为患者及无症状的病毒携带者，在儿童中瘫痪病例与隐性感染及无瘫痪病例之比可高达 1∶1 000，成人中也可达 1∶75。患儿鼻咽分泌物及粪便内含有病毒。咽部主要在病初 1 周内排出病毒，故通过飞沫传播的时间亦短，而粪便中排出病毒不仅时间早(病前10 天)、量多，且可持续 2～6 周，甚至长达 4 个月，因此粪便污染饮食，经口摄入为本病主要传播途径。直接或间接污染病毒的双手、用品、玩具、衣服及苍蝇等皆可成为传播媒介，饮水污染常引起暴发流行。人群普遍易感，6 个月至 5 岁多见。感染后可获同型病毒持久的免疫力。一年四季均可发病，以夏季和秋季为多。

(二)病因及发病机制

脊髓灰质炎病毒属肠道病毒，是一种微小核糖核酸病毒。按其抗原性不同分为Ⅰ型、Ⅱ型、Ⅲ型，以Ⅰ型发病较多，各型间很少交叉免疫。本病毒在外界生命力强，对低温稳定，高温、干燥及氧化消毒剂敏感，在粪便中可存活半年，污水中存活 3～4 个月，奶制品或食品中存活 2～3 个月，煮沸立刻灭活，紫外线、2 %碘及高锰酸钾均可使其灭活。

病毒侵入人体后，首先在鼻咽部淋巴组织及胃肠淋巴组织内增殖，若机体能及时将病毒清除,可不发病而呈隐性感染。若病毒进入血流,则导致病毒血症,此时如果体内抗体能中和病毒则不侵犯中枢神经系统,患儿仅有上呼吸道和肠道症状,形成顿挫型。若病毒致病力强或抗体产生过迟或不足,病毒进一步侵犯中枢神经系统,引起无瘫痪型或瘫痪型。病变主要在脑干及脊髓前角运动神经细胞,从而引起下运动神经元性的肌肉软瘫。腰、颈段脊髓前角细胞受损最重,细胞坏死,故四肢瘫多见。患病期间,一些因素如劳累、肌内注射、手术等可促使瘫痪的发生。

(三)分型

脊髓灰质炎依据主要病变部位,分为下列类型。

(1)脊髓型。

(2)延髓型(脑干型或球型)。

(3)脑炎型。

(4)混合型:常为脊髓型和延髓型同时存在。

二、临床表现

脊髓灰质炎的潜伏期为3~35天,一般为5~14天。典型病例可分为5期。

(一)前驱期

多有低热或中度发热,伴食欲减退、乏力、全身不适和头痛等一般"感冒"症状,或有腹痛、恶心、呕吐、腹泻、便秘等胃肠道症状,也可有咽痛、咳嗽、流涕等呼吸道症状。经数小时后热退,症状消失。疾病终止于此期者称顿挫型。

(二)瘫痪前期

经2~6天的静止阶段,体温再次升高,进入瘫痪前期。因此本病常呈现双峰热型。有些患儿可无前驱期而直接进入本期。此期患儿尚有全身兴奋状态,面赤、皮肤微红、多汗,可有呕吐和咽痛。常有一过性膀胱麻痹和便秘。全身或四肢肌肉疼痛,感觉过敏,不愿他人抚抱。此期重要的体征是项背强直,弯曲时疼痛。腱反射正常或稍亢进,四肢自动时,出现细微震颤,似为瘫痪先驱征兆。如疾病终止于此,无瘫痪出现,称无瘫痪型。

(三)瘫痪期

肌肉瘫痪大都于瘫痪前期的第3~4天开始,可早至第1天,或晚至7~11天。瘫痪随发热而加重,大都经过5~10天。轻症只1~2天,重症可持续12~16天。一般热退后,瘫痪不再进展。各型不同临床表现如下。

1.脊髓型

此型最常见,为脊髓前角细胞受损所致,具有下运动神经元损害的特征,表现为分布不对称、不规则的弛缓性瘫痪,四肢多见,下肢尤甚。感觉存在。

2.延髓型(脑干型或球型)

病毒侵犯延髓呼吸中枢,出现呼吸深浅不匀、节律不齐和各种异样呼吸,重者因中枢性呼吸衰竭而缺氧、发绀。侵犯循环中枢时出现心动过速或过缓、血压下降、循环衰竭;侵犯脑神经核后,产生各种相应症状。

3.脑炎型

此型偶见,急起高热,出现嗜睡、昏迷和惊厥,可有痉挛性肢体瘫痪。

4.混合型

此型常为脊髓型和延髓型同时存在。

(四)恢复期

体温降至正常时，瘫痪即停止发展。瘫痪后1～2周，病肌开始逐渐恢复功能，轻症经过1～3个月，重症常需6～18个月或更久才能恢复。

(五)后遗症期

神经组织损害严重的部位，瘫痪不易恢复，受累肌群萎缩，造成躯体畸形，如马蹄内翻足、脊柱弯曲等，成为后遗症。少数患儿可有并发症出现，如心肌损害、肺炎、肺不张、尿潴留等。严重瘫痪长期卧床者易有压疮、骨质脱钙，甚至肾结石。

三、主要功能障碍

(一)运动障碍

脊髓灰质炎患儿运动障碍表现为分布不规则、不对称、弛缓性软瘫，单侧下肢为多，不伴感觉障碍。如颈背肌瘫痪可致抬头、起坐和翻身不能；脊髓灰质炎如瘫痪1～2年仍不能恢复则进入后遗症期，可导致肌肉萎缩及畸形，患儿不能站立行走、跛行等。

(二)姿势异常

脊髓灰质炎患儿由于肌力不平衡等因素而造成肢体力线不良，如髋关节的屈曲、外展、外旋畸形，膝关节的屈曲、反张、外翻、内翻畸形，足踝部的马蹄、内翻、外翻、高足弓畸形等。这些畸形的存在，破坏了肢体生理负重力线，造成行动姿势不良。在脊髓灰质炎后遗症中，双下肢长度不均是最常见的，主要原因是患肢血运不良，增长较健肢迟缓，一侧患肢的短缩必然引起行动摇摆、骨盆倾斜甚至脊柱侧弯等。

(三)继发障碍

继发障碍主要有关节松弛挛缩、畸形或脱位、肌肉失用性萎缩、关节和肌肉痛性痉挛、继发性骨关节炎及渐进性软弱疲乏。

(四)其他障碍

脊髓灰质炎急性期时脊髓型的表现为呼吸肌麻痹，出现气促、咳嗽无力、吸气时上腹内凹的反常现象；如病毒侵犯延髓呼吸中枢，则出现呼吸受损表现，可因呼吸衰竭而死亡。而腹肌、肠肌瘫痪出现顽固性便秘；膀胱肌瘫痪出现尿潴留或尿失禁。

四、康复评定

1.肌力评估

采用徒手肌力检查，包括基本肌力、痉挛、强直、松弛，身体状态的变化及肌力的分级。

2.患肢负重能力和畸形的评估

包括患肢的负重能力和关节肌肉的畸形。

3.异常姿势的评估

异常姿势如观察坐位、立位行走的姿势。

4.日常生活活动能力的评估

对患儿进行日常生活活动能力的评估，如进食、更衣、梳头、如厕、个人卫生等。

5.脊髓灰质炎的程度分级

脊髓灰质炎根据患儿的功能状况及畸形程度可分为轻度、中度和重度，以下肢瘫痪为例，严重度分级情况如表6-3所示。

表6-3　脊髓灰质炎程度分级

功能状况	轻、中度	重度
行走功能指数	5级：虽有肌力减退，但平地可以正常速度行走，步态正常或不正常 4级：中度或轻度跛行 3级：重度跛行	2级：扶着单拐或用手按着自己的大腿才能行走 1级：要扶着长凳或双拐才能站和行走 0级：只能蹲地、爬行
每次连续行走距离	超过500 m	不超过500 m
瘫痪和畸形程度	瘫痪不完全；畸形程度不重	瘫痪、畸形程度重，如下肢不完全瘫痪，合并脊柱侧弯或麻痹性髋关节脱位及下肢全部肌肉瘫痪等

五、康复治疗

康复治疗最主要的目的是帮助神经恢复，防止肌肉变性，防止并发症，恢复或补偿脊髓灰质炎患儿已丧失的运动功能，进而提高上肢的日常生活活动能力及下肢站立和行走功能，争取达到生活自理，早日回归家庭和社会。

(一)急性期

1.卧床休息，适当营养

应给予营养丰富的饮食和大量水分，如因环境温度过高或热敷引起出汗，则应补充钠盐。厌食时可用胃管保证食物和水分摄入。

2.正确摆放体位

患儿卧床时应尽可能长时间的保持躯干、髋关节、膝关节伸直，双足和小腿成直角，髋部及脊柱可用板或沙袋使之挺直，足部和膝部可用夹板、矫形器使膝关节伸直，双足尖向上。疼痛消失后立即做主动和被动锻炼，以避免骨骼畸形。

3.药物治疗

促进神经传导功能药物，如地巴唑，剂量为1岁1 mg，2～3岁2 mg，4～7岁3 mg，8～12岁4 mg，12岁以上5 mg，每日或隔日1次口服；增进肌肉张力药物，如加兰他敏，每日0.05～0.1 mg/kg，肌内注射，一般在急性期后使用。

4.延髓型瘫痪

①保持呼吸道通畅：采用头低位(床脚抬高成20°～25°)，以免唾液、食物、呕吐物等吸入。最初数日避免胃管喂养，使用静脉途径补充营养。②每日测血压2次，如有高血压脑，应及时处理。③声带麻痹、呼吸肌瘫痪者需行气管切开术，通气受损者则需机械辅助呼吸。

(二)恢复期及后遗症期

体温退至正常，肌肉疼痛消失应及早进行积极的功能康复治疗，如推拿、针灸、主动和被动锻炼及其他理疗措施。

1.针灸治疗

针灸治疗适用于年龄小、病程短、肢体萎缩不明显者。根据瘫痪肢体所涉及的主要肌群选有关穴位3～4个，每次可更换轮流进行，每天1次，10～15次为一疗程，两个疗程之间相隔3～5天。

2.推拿疗法

在瘫痪肢体上以攘法来回攘8～10分钟，按揉松弛关节3～5分钟，揉搓有关脊柱及肢体5～6遍，并在局部以擦法擦热，每日或隔日1次，促进患肢血循环，改善肌肉营养及神经调节，增强肌力。

3.功能锻炼

患肢能做轻微动作而肌力极差者，可帮助其做伸屈外展内收等被动运动，肢体已能活动而肌力仍差时，鼓励患儿做主动运动，进行体育疗法，借助体疗工具锻炼肌力和矫正畸形。

4.理疗

可采用水疗、电疗、蜡疗、光疗等促使肌肉松弛，增进局部血流和炎症的吸收。

5.其他

可用拔火罐（火罐、水罐、气罐）及中药熏洗外敷以促进瘫痪肢体恢复，另有报道应用穴位刺激、结扎疗法促进瘫痪较久的肢体增强肌力，畸形肢体可采用木板或石膏固定。

6.手术矫形

对多数后遗症患儿来说，外科手术矫形康复是常用的有效方法，已被无数实践所证实。目前全国各地开展此项手术，有效率为95％～98％。脊髓灰质炎后遗症的矫形手术种类很多，大体可分为软组织手术和骨性手术两大类。手术的目的主要是改善肢体功能，为将来的全面康复创造条件。目前国内开展的DAGEN黄氏力学脊髓灰质炎畸形矫正术根据生物力学原理、生理学原理和神经学原理设计手术方案，最大化地减少骨骼畸形，使残肢关节变形部位恢复挺直、平整，让残肢产生支撑力、平衡感，促进运动力量的增加，肌肉再造和自行发育，最终恢复人体的正常功能。

六、康复护理

（一）急性期和恢复期的康复护理

（1）心理护理：长期卧床、肢体瘫痪，对患儿情绪造成很大影响，应以满腔热情对待患儿，及时解除不适，尽量满足其日常生活需要。

（2）饮食护理：给予营养丰富的流质或半流质，对吞咽困难者予以鼻饲。

（3）在瘫痪前期和瘫痪期，肢体常有肌肉疼痛和痉挛，应避免刺激和受压，可局部湿热敷改善血液循环，直到肌肉疼痛和痉挛减轻或消失。

（4）保持肢体功能位：保持患肢于功能位，将踝关节保持于90°中立位，避免足下垂，膝关节保持伸直位，髋关节保持伸直中立位，避免屈曲、外翻、外旋，保持躯干伸直，腕关节避免屈曲下垂等。根据肢体功能畸形情况，可采用弹力绷带、沙袋、小夹板、辅助支具等将患肢保持于功能位，防止畸形。

（5）主动或被动功能训练：每日帮助患儿活动麻痹的肢体，对患儿做被动牵伸关节，防止挛缩。指导和鼓励患儿进行肢体麻痹肌的主动训练，促进肌肉功能最大限度地恢复，防止挛缩畸形。

(6)皮肤护理:患儿多汗,长期卧床,必须保持皮肤清洁,定时更换体位,防止压疮及坠积性肺炎。

(7)排泄护理:观察大小便情况,有便秘和尿潴留时,予灌肠或导尿。

(二)后遗症期的康复护理

1.心理护理

脊髓灰质炎后遗症的患儿,虽然他们的肢体残疾,但智力是正常的,并不比正常人逊色,医护人员要理解、关心、爱护和帮助患儿,满足患儿的心理需要,对患儿不能存有偏见,要尊重残疾患儿的人格,使患儿能同医护人员密切配合,积极主动地做好各种理疗、体疗及功能训练,使其最大限度地改善关节功能状态。

2.改善关节活动度

主动运动应让患儿自行运动,关节幅度尽可能大,对肌力较弱、关节挛缩的患儿,护士要辅助以各方向的被动运动,增强肌肉和局部的血液循环,达到恢复和改善关节的活动度的目的。

3.增强肌力的训练

预防肌肉失用性萎缩,进行主动或抗阻运动,通过肌肉主动收缩训练,使肌纤维增粗,肌力增强。主要有股四头肌、髂腰肌、臀肌、胫前肌的训练。

4.重建肢体动作的协调性

护士要指导患儿集中注意力,做伸关节的动作,使患儿做往复屈伸摆动训练,逐渐学会控制摆动方向,重建肢体的动作协调。

5.步行训练

脊髓灰质炎患儿在进行步行训练前,必须通过功能训练、手术矫治或使用辅助器具等措施,使下肢屈曲、挛缩基本得到矫正。逐渐指导患儿训练起立,单腿站立,左右移动重心,缓慢地踏步,然后练习走平道、坡道、上下楼梯,注意尽量做到身体正直,身体不要摆动,保持步态平衡。步行训练应在肢体负重力线正常,关节无明显畸形情况下进行,否则会加重畸形程度。

6.矫形支具、辅助器具的使用和训练

矫形支具是利用机械力学上的相反力量来矫正肢体畸形,如小腿矫形器、病理鞋等;辅助器具则是用于代偿肢体功能,如助行器、轮椅等。指导患儿正确选择和使用矫形支具和辅助器具,注意观察矫形支具、辅助器具与皮肤接触的部位是否出现红肿、破溃、出血等情况,同时指导患儿进行各种辅助器具的使用训练。

七、家庭社区康复指导

(一)回归家庭

(1)对患儿做好自我保健指导,坚持患肢的主动和被动锻炼,树立健康心理,做到身残志坚;保持与社会的正常交往,以获得更广泛的支持与帮助。

(2)耐心指导家属做好瘫痪肢体的按摩和被动运动。指导患儿及家属做好日常生活护理,注意安全,防止意外发生。

(二)社区康复指导

脊髓灰质炎是一种严重的致残性疾病,发病的结果造成患儿的肢体终身残疾,不仅造成患儿躯体畸形还为患儿生活自理、学习及进入社会带来了严重障碍，使患儿的身心各方面都受到了打击。因此，患儿往往不仅身体要得到康复，而且精神和社会生活都应得到康复照顾和治疗，使他们和健康人一样生活、学习和工作。脊髓灰质炎的全面康复一般包括医疗康复、教育康复、职业康复和社会康复等，通过医疗、教育、民政、残联等部门的协同努力，才能真正实现脊髓灰质炎的全面康复。

第二十节 小儿烧伤的康复护理

一、概述

小儿烧、烫伤多发生于5岁以下儿童，1～3岁所占的比例最高（占56%）。幼儿期发生率明显高于其他年龄组，该年龄段小儿对周围事物好奇心强，喜欢动手动脚，对于热物烫伤的危险缺乏认识，如开水瓶等，易撞翻而发生烫伤。小儿在所有烧伤患儿中占据了最高的比例，成为烧伤疾病中重点关注对象。严重的烫（烧）伤会给患儿遗留可怕的后果，如手指不能伸直，脚不能行走，膝肘等关节不能伸直，五官扭曲变形等，造成孩子终身的身心障碍。

小儿烧伤的治疗和康复过程，也会对患儿造成生理和心理创伤，而烧伤后瘢痕影响功能和外观又对患儿以后生活、就学、工作造成困难，造成严重的经济和精神负担，而且也给家庭和社会带来了压力。

（一）病因

小儿烧伤十分常见，多发生在幼儿期和学龄前期。烧伤原因主要是热液烫伤，其次是火焰烧伤，部位以四肢和躯干为主，这主要是男孩儿天性好动，家长看护不周，在做饭、吃饭、饮水、洗澡时造成伤害，其次为小儿玩火或燃放花炮时造成伤害，烧伤部位则多在暴露部位。由于小儿皮肤嫩薄，64 ℃以上的热水即可造成烧伤。常见原因如下。

（1）新生儿（尤其是早产儿）保暖用的热水袋或类似的物品长期放在身体的某一部位，容易引起低温烫伤。

（2）给孩子洗澡、洗脸、洗脚时，先倒热水，在转身去取冷水时，孩子不慎掉入盆中，造成烫伤。

（3）热水瓶、电饭锅、热茶杯等放在孩子能够直接或间接触及之处，如果放置热容器的台面上有台布那就更加危险。孩子蹒跚行走时，喜欢拉扯台布以防跌倒，结果热液自头顶泼下，造成烫伤。

（4）孩子好奇心重，想知道电是什么样子，喜欢用钥匙、玩具等物品触碰或直接触摸家中电插座、台灯、落地灯灯头等有电的部位，从而发生电击伤。

（5）家中备有强酸、强碱，家长不经意放在小儿能触及的地方，或者用饮料瓶装强酸、强碱，孩子不慎倒翻或者饮用后，造成化学烧伤。

（6）春节期间燃放烟花爆竹，因烟花的质量问题或者孩子燃放的方法不正确，造成火焰烧伤。

儿童烧伤原因有明显的季节性，春夏以热液烫伤为多，秋冬季以火焰伤为主。

(二)流行病学特点

小儿烧伤1～2岁发病率高,与年龄小、对热的危险认识不足、走路不稳、举动不协调、模仿性强等有关。2～4岁玩火后回避反应差,求救、自救能力差,造成烧伤严重。男童较女童发病率高,与男孩生性好动、淘气顽皮有关。这和国外一些烧伤中心的统计结果相似。从烧伤原因看,热液烫伤在0～3岁组占91.2 %,4～6岁组占77.9 %,7～14岁组占63.8 %,提示随年龄增大,一些难以预防的高风险因素如火焰烧伤比例逐渐增高,正是烧伤原因发生变化,7～14岁组的Ⅲ度烧伤创面较前两组显著较大,且住院天数和手术次数都显著增高。

Ⅰ度烧伤10 %的体表面积、Ⅱ度烧伤为轻度,可在门诊或家庭治疗和护理。凡烧伤占体表面积11 %～25 %、Ⅲ度烧伤占体表总面积10 %为重度,应在医院中诊治护理。Ⅲ度烧伤损及面部、手及足、有呼吸道并发症,电击伤或并发如休克、骨折、内脏穿通伤,称为严重烧伤,均应在具有烧伤专科的医院中救治护理。重症烧伤患儿要过三关,即休克关、肾衰竭关和感染关,在此期间以临床抢救为主。当患儿已安全度过休克关、肾衰竭关,感染已基本控制,即应转入康复治疗和护理。重度烧伤死亡率极高,早期进行复护理常有助于降低致残率,提高生活自理能力。

二、临床表现

由于小儿生长发育过程中在解剖生理方面未长成熟,烧伤以后对疾病的耐受性较差,易发生休克、感染、死亡等。患儿烧(烫)伤部位多见于头、面、颈部、臀部、会阴部、四肢等易暴露部位,而这些部位是极易受到破损,疼痛诱使患儿存在恐惧心理,表现形式为烧伤早期疼痛和恐惧常使患儿难于安静。

(一)烧伤临床表现

Ⅰ度烧伤:仅损及皮肤表层。皮肤呈潮红,表面潮湿,不出现水疱,疼痛明显,感觉过敏。

Ⅱ度烧伤:损及皮肤深层。此时色泽呈紫红或斑点状,表皮湿润,水疱可有可无,轻压有明显和广泛褪色变白,创面底部痛觉极敏感,深Ⅱ度则痛觉迟钝。

Ⅲ度烧伤:全层皮肤均受损,有的可达皮下组织、肌层,甚至骨骼。此时,外观呈白色或呈焦化状,干燥,无明显疼痛,呈麻木感。

(二)烧伤后瘢痕的分类

深Ⅱ度或Ⅲ度烧伤后形成瘢痕分增生型和非增生型两类。增生型于创面愈合1～3个月瘢痕开始逐渐增厚,高出周围皮肤,皮肤变硬,因充血而呈鲜红色,伴有疼痛、痛痒、灼热和紧缩感等;非增生型瘢痕,增生时间短且程度轻,仅几周到数月瘢痕即自行成熟,表面无明显增厚、隆起。

(三)烧伤后瘢痕的分期

1.增生期

创面愈合后1～3个月,深Ⅱ度和Ⅲ度烧伤,自行愈合的创面及植皮区边缘瘢痕开始增生,初期由淡红色转为鲜红色,表面变得粗糙和出现硬结,轻度痛痒。随着时间的推移,瘢痕增生逐渐加重,颜色由鲜红转为深红色或紫红色,表面可见粗细不均的毛细血管角质层增厚,瘢痕厚度增加。Ⅲ度烧伤的边界,瘢痕坚硬,无弹性,痛痒加剧、刺痛,触之疼痛更显著,并有灼热和紧缩感,关节活动部分或全部受限。由于瘢痕的挛缩,可出现关节脱位或畸形。受高温变化等影响，患儿痒痛等症状会有加剧，严重影响患儿的日常生活和休息。

2.成熟期

增生性瘢痕在增生达到高峰后，就开始逐渐成熟而软化。其过程非常缓慢，通常需6～24个月，亦有长达4年者。瘢痕开始成熟的标志是颜色由深红或紫红逐渐转为紫色或褐色，瘢痕表面毛细血管消失。厚度逐渐变薄，表面亦平滑，与周围皮肤的皮色高低一致，但瘢痕表面角质层仍增厚和干燥，瘢痕质地虽变软，但仍较周围正常皮肤硬。在瘢痕成熟过程中，疼痛最先消失，而痛痒持续至瘢痕完全成熟。紧缩、灼热感随着瘢痕的成熟而逐渐消失。

(四)小儿烧伤的并发症

1.休克

由于小儿各器官发育尚未成熟，特别是神经系统发育更不完全，而且从体表面积单位计算，总血容量相对比较少，因此小儿的调节功能及对体液丧失的耐受性均较成人差。烧伤后由于疼痛、脱水、血浆成分丢失、水电解质失衡等造成的全身紊乱远较成人重，烧伤休克发生率也较成人高。一般情况下，小儿烧伤面积大于10％者就有发生休克的可能，而且年龄越小休克发生率越高。

2.感染及高热

小儿免疫功能不足，皮肤薄嫩，好动，易污染创面，引起感染。再加上小儿体温调节中枢及神经系统发育尚未成熟，易发生高热、惊厥。

3.消化不良

小儿消化系统发育不成熟，胃液酸度较低、抗感染能力低、各种消化酶分泌少、活性低，因此对食物的耐受性差；再加上烧伤后，创面液体大量渗出，血容量下降，机体神经分泌系统兴奋，重新调整全身各器官供血量，使胃肠道血供减少，影响正常消化功能而出现食欲减退、恶心、呕吐、大便次数增多。

三、主要功能障碍

1.瘢痕挛缩畸形

小儿手部深度烧伤往往带来较严重的后期瘢痕挛缩畸形，但小儿缺乏自控力，很难配合功能康复训练，而且后期功能重建也有一定困难。

2.运动、活动障碍

小儿好动，贪玩，小儿烧伤后暂时失去了玩的能力及乐趣。

3.情绪障碍

小儿的心理承受能力及心理调整能力差。烧伤引起的疼痛，会引起患儿焦虑、愤怒和抑郁等不良反应，导致生理及心理疲劳。

4.生活能力下降

生活不能自理。

四、康复评定

1.烧伤体表面积(BSA)的评定

头部占9％体表面积，双上肢占18％体表面积，双下肢占45％体表面积，躯干占27％体表面积，会阴占1％体表面积。

2.烧伤深度的评定

Ⅰ度——表皮和部分真皮损伤;Ⅱ度——表皮和真皮大部分损伤;Ⅲ度——全层烧伤所有皮肤均被破坏;Ⅳ度——深达肌肉、神经和骨骼。

3.烧伤严重程度的评定

轻度:占体表总面积大于10 %,Ⅱ度烧伤。

中度:占体表总面积11 %~30 %,Ⅱ度烧伤。

重度:占体表总面积31 %~50 %或Ⅲ度烧伤占体表总面积20 %;皮肤全层,涉及所有颜面、眼、足、会阴;所有电击伤;所有上呼吸道灼伤;所有烧伤并发骨折或主要组织损伤。

4.生命体征评定

有无休克、感染、发热。

五、康复治疗

小儿处在生长发育的进程中,烧伤后发生的伤残率为各类损伤之最。从整体康复的角度来看,烧伤的康复不仅具有多学科性和广泛性,而且还具有社会性的特点。

(一)采用暴露疗法和包扎疗法或两种方法相结合

对于大部分四肢和部分躯干烧伤采用包扎疗法,个别四肢烧伤部分躯干烧伤及头面部臀部、会阴部采用暴露疗法。具体做法是暴露疗法在彻底清创后,创面7小时涂一次磺胺银粉,并用烧伤治疗机加强烘烤直至创面干燥结痂,其他抗感染、抗休克按常规进行,1周后创面开始脱痂,其间观察创面情况。若无痂下积液、积脓,待其自然脱痂;若痂下有积液及脓,及时剪开痂皮,清除积液及脓5天后,以抗生素纱条湿敷半暴露或用生肌膏换药。包扎疗法是在彻底清创后,以无菌抗生素油纱覆盖创面,用纱布垫或棉垫包扎,开始时因为渗出较多,每天换一次药,以后隔天换一次药,直至创面完全愈合,每次换药均用生理盐水清洁创面。

(二)手术治疗

烧伤早期创面的转归及晚期肢体畸形的功能康复都需要手术治疗。及时植皮是预防增生性瘢痕的最有效措施。临床研究证明,真皮下血管网皮片移植后,几乎不发生挛缩。烧伤后对功能部位及外露部位适时行切(削)痂植皮、剥痂植皮或肉芽创面植皮,对预防严重增生性瘢痕不仅非常重要,而且是可行的。这样可避免在肉芽创面上植皮,预防瘢痕的形成,给患儿早期进行康复治疗提供时间上的优势。烧伤后期形成的瘢痕可用整形的方法治疗,常用各种皮瓣对功能和外形的恢复效果好。

(三)压力疗法

压力疗法作为治疗瘢痕的常用医疗手段被人们普遍采用,压力疗法应在伤口愈合或接近愈合时尽早施行,机械压力对预防瘢痕增生较之治疗瘢痕增生有效。压力以3.3 kPa比较适当,可根据患儿的反应进行调整,每日必须穿戴23.5小时以上,0.5小时脱下换洗的时间不穿戴,穿戴时间至少1年。压力治疗的不良反应有新生皮肤损伤,儿童生长发育抑制,穿着压力服常带来生活的不便,心理压力增大,等等。

(四)物理疗法

1.音频电疗

音频电疗可起到消炎、消肿、镇痛止痒、促进汗腺分泌的作用,有较好的减轻临床症状的作用。

2.直流电和药物离子导入法

有较好的效率,但对已形成色素沉着、去色素或增生性瘢痕者则效果较差。

3.频谱治疗仪

因其可使组织产生共振而起消炎、促进血液循环的作用,既可用于冻伤,也可用于烧伤早期创面感染的治疗。

4.电子流及负离子

对烧伤早期创面有止痛、消炎、减少渗出、增加免疫功能的作用。其产生的凉爽感觉可有效消除创面的灼痛不适。

(五)运动疗法

运动疗法对预防和治疗烧伤后全身关节僵直、肌肉萎缩、肌腱粘连,维护和提高中枢神经反应能力,增强人体免疫力和抵抗力乃至伤员的反应能力有非常重要的作用。烧伤患儿进行早期阶梯锻炼,在督导下进行训练和物理治疗,可以增加患儿的心肺功能,提高痛阈。主动活动和被动活动可以提高活动能力,恢复关节功能是最重要的。在各种夹板、模具、支具等器材的辅助下的运动,对关节的恢复作用明显。

(六)职业疗法

职业疗法通过一定形式的劳动或娱乐活动来改善肢体的功能,促进患儿恢复生活能力,改善情绪。引导工艺制作活动,即利用编织、绘画、书写、泥塑、雕刻、木工等制造各种艺术品和工艺品,提高患儿治疗兴趣。

六、康复护理

小儿烧伤后在护理上存在许多与成人不同的问题,康复护理工作是非常重要的,这就要求康复护理人员熟练掌握小儿的生理及病理特点,密切地观察病情,及时发现各种并发症的前驱症状。熟练掌握康复护理操作,只有这样才能提高烧伤患儿的生存率和生存质量。

(一)配合医师对创面仔细清创

外用磺胺嘧啶银包扎,保持包扎敷料的清洁干燥,预防感染,抬高患肢,改善局部血循环,促进水肿消退。

(二)围手术期护理

伤创面采用早期切痂后自体大块皮移植术或皮瓣移植术,术前配合大夫对创面给予彻底清创包扎,对供皮区皮肤给予彻底清洁,完善术前检查,建立静脉通道。术后手部抬高制动,防止皮片搓动,密切观察手部末梢血运,并禁止在患肢近端扎止血带,以防皮下淤血,影响皮片成活。保持外敷料的清洁干燥,防止感染。

(三)功能康复

创面修复后,即采用被动辅助功能锻炼。根据创面位置及瘢痕情况制作适当的功能支具,行早期功能锻炼,持续将关节固定在对抗挛缩的位置或功能位置。且要不断调整牵拉的力量,由小到大,由弱到强,循序渐进坚持6～12个月。同时配合应用抗瘢痕药物等,以及水疗、弹力套压迫等持久对抗瘢痕挛缩畸形,达到理想的康复效果。

(四)生活自理训练

由简单到复杂，从生活中最常遇到的动作开始，如吃饭、洗漱、穿衣、起床、去厕所、梳头、洗澡等训练。

(五)瘢痕康复及护理

瘢痕形成在创面愈合 1～3 个月。开始逐渐增厚，高出周围皮肤，充血而呈红色，伴有疼痛、痛痒和紧缩感。而在关节部位，可出现关节活动受限、畸形或瘢痕挛缩，影响活动功能。虽然在瘢痕成熟后厚度变薄，表面亦逐步光滑，但儿童处于生长发育期，会影响身心健康。

1.早期植皮

大片自体皮移植，烧伤早期积极地反复地植皮，高质量地覆盖创面，避免形成残余创面，尽量不使创面裸露，防止肉芽组织过度生长，是预防增生性瘢痕的最有效措施，给后期的康复奠定了基础，降低了畸形的发生率。康复护理应注意强调 5～10 天固定不动。①压力疗法：此法可在伤口愈合或接近愈合时尽早施行。因机械的压力对预防瘢痕增生有效，可用弹力服、弹力套，穿戴时间至少 1 年，直到瘢痕成熟、变白柔软、平坦。儿童可根据情况进行调整。②按摩：可促进肢体功能尽快恢复，按摩时手法要轻，频率要慢，并逐渐变换体位，以免引起水疱和损伤新皮肤。

2.后期瘢痕康复护理

后期瘢痕康复护理可有效地预防瘢痕，利于肢体功能恢复。

(1)超声波治疗：四肢瘢痕可用水下法，功率密度为 0.2～0.6 W/cm^2，每次 5～8 分钟，1 天 1 次或 2 天 1 次。躯干瘢痕功率密度为 1.0～1.5 W/cm^2，每寸瘢痕治疗 1～2 分钟，两天 1 次。已形成的瘢痕可用功率密度为 1.0～2.0 W/cm^2，每次 8～10 分钟。

(2)运动疗法：日常生活能力的训练，烧伤后只要病情稳定，应尽早进行全身性活动。

①床上活动：护士应站在患儿床边，尽量鼓励患儿主动做运动，不能主动运动时护士要耐心解释，帮助其翻身、起坐、屈伸、外展、内收，旋转上下肢各关节，特别是双手腕及掌指、指间各关节及关节，做抬头转身等运动。时间宜短，3～5 分钟左右，1 天 1～3 次，逐渐增加时间，还可借助玩具等进行训练。

②站立：首次站立一般不超过 1 分钟，小儿可由家长扶着，在床上站立，以下肢不出现水肿为宜。

③独立活动：在患儿能独立行走时，重点练习身体耐力及各关节的灵活性和肌力。可在室内玩耍，适时到户外活动。

在小儿烧伤后的康复护理中要掌握熟练的操作技术，患儿住院恐惧紧张的原因就是“怕痛”，熟练、轻柔的操作技术能减轻患儿这一心理障碍，任何一项操作都应力争做到稳、准、轻。在静脉穿刺时，要珍惜每一条静脉，争取一次穿刺成功，宁可花费 10 倍的时间去选择血管，能进行静脉留置的应尽量留置，注射推药要慢。注意提高新护士的穿刺技能，满足患儿及家属的择优心理，减轻患儿精神上的压力，改善心理状态，取得良好配合。

(六)康复健康教育

由于烧(烫)伤患儿起病急，家长往往惊慌失措，担心小儿伤情，心理上产生深深的自责，同时希望我们能提供最好的治疗及护理，减轻小儿的痛苦，减少因烧伤造成的后遗症，所以护士应理解患儿家属的这一心理要求，在情感上给予支持。首先，护士以亲切的语言、慈祥的面孔热情接待，做好入院介绍，给患儿及家长以安慰，从而使患儿及家长能尽快地适应医院环境，实现遵医行为的目标。其次，针对家长最关注的问题进行教育，如患儿的病情、治疗、预后等。在健康教育的过程中，围绕患儿的病情，说明各种治疗措施的目的，介绍基本治疗方法及效果。实施暴露疗法或半暴露疗法的患儿，指导避免用手搔抓或触摸创面，不能拿未经消毒的衣被盖在创面上。创面用无菌敷料包扎者，严禁私自拆开敷料，避免感染。会阴部烧伤者，大小便后及时清洁肛周及会阴部，防止创面污染。便后用1∶5 000呋喃西林或0.1 %苯扎溴铵棉球清洁肛周。尽量解答家长的疑问，消除紧张心理及思想上的顾虑，增强信赖感和安全感，使其积极主动配合医护人员的治疗和护理。

烧伤患儿即将出院时非常高兴，但面临着身体外表改变及瘢痕的形成、功能限制的适应等问题，更容易造成心理负担，尤其是小朋友之间的嘲笑，会使其变得情绪低落和孤独。这时应注意鼓励、教育患儿表达感受，建立适度的自我期望。加强小朋友间的来往与沟通，可帮助其树立信心，建立起新的人格意识、抱负，早日回归社会。

(七)心理康复护理

烧伤患儿产生恐惧心理的原因，主要是突然遭受意外伤害的惊吓，以及对医院陌生环境和医疗操作的害怕。

烧伤患儿恐惧的心理特征：患儿常见烧(烫)伤部位多见于头、面、颈部、臀部、会阴部、四肢等易暴露部位，而这些部位极易受到破损，疼痛诱使患儿存在恐惧心理，表现形式为：烧伤早期疼痛和恐惧常使患儿难于安静，甚至会将刚涂上的药物、敷料立即蹭掉或碰伤创面；烧伤换药时出现出血及创面敷料粘连，撕拉所致疼痛，使患儿对换药也产生巨大的恐惧感，看见医护人员时表现紧张、害怕、哭闹，拒绝接受各种治疗；出现精神错乱、有幻觉，夜间易受惊吓，大声喊叫，不能控制；患儿对医院环境陌生、恐惧，不愿在医院留宿。

(1)掌握与患儿及家长的沟通艺术，重视与家长之间的交谈与沟通，通过家长对医护人员的信任来影响患儿的心理、情绪。

(2)与患儿建立良好的亲和关系，主动用雅趣、亲切的语言与患儿交流，取得患儿的信任，缓解其紧张情绪。在护理操作时动作轻柔，让患儿有安全感，从而顺利完成各项护理及治疗。根据不同年龄特点，采取不同的心理护理方式，婴幼儿虽然住院情绪反应小，但他们需要母亲的爱护，护士可经常逗逗抱抱他们，对因病情不能抱起的患儿，可在床边与他们嬉戏逗笑，调动患儿的心理活动。

(3)对4岁左右的儿童，因情绪反应明显突出，护士要多给予关心、体贴，可利用讲故事、做游戏、搭积木、看图画等分散其注意力。对学龄期儿童，护士应耐心进行安慰，取得患儿信任，并嘱其父母按时来探望，不可失约和欺骗，以免增加患儿的不信任感。也可让患儿做些力所能及的事情，如收拾玩具、折单子等。

(4)满足患儿受重视的心理需要，多数烧伤患儿有自身形象的改变，应给予正确的引导，对患儿多鼓励、多表扬，以树立起他们战胜疾病的信心，从而减轻、消除恐惧感。烧伤换药较多，换药应与医师共同完成，缩短换药时间，让患儿从心理感受到更多人的关心与爱护。通过电视、宣传画板分散患儿注意力，必要时使用止痛剂或者镇静药，减轻换药时所给患儿带来的痛苦。

(5)保持病房环境安静、温馨,减少不良情绪刺激,避免在患儿和床前谈论病情,在不影响治疗的前提下,尽量照顾患儿的饮食及其他生活习惯,避免过多的限制,做好说服工作,消除紧张的心理,使患儿有一种温馨感和家庭感。注意观察患儿的心理变化,诱导其说出心中的恐惧、焦虑的感受,并给予适当的心理支持。对较年长的患儿尊重其意愿,在进行各种治疗及检查前征得其同意,鼓励其勇敢接受治疗。对于一些难于控制情绪的患儿,在治疗护理中,可通过讲故事和笑话等,转移患儿的注意力,使其尽可能配合治疗和护理。

(八)并发症的康复护理

1.抗休克康复护理

(1)小儿烧伤后,失液量较成人相对多,在补液时输液量就相对较大,应尽早建立静脉通路进行补液。尤其是伤后前 8 小时,在补液时应多加注意输液速度,争取既能合理补充液体,又不给患儿心、肺、脑等器官造成太大负担,避免发生心功能不全,肺、脑水肿等。同时应注意所补液体的张力,根据患儿具体情况随时调整,维持水、电解质平衡,避免酸碱失衡及水中毒等。

(2)尿量是判断血容量补充充足与否的一个可靠指标,应密切观察尿量。婴幼儿每小时尿量应在 10 mL 以上,儿童应在 15 mL 以上。若每小时尿量低于 1 mL/kg 体重,说明肾血流量不足,应加快输液。

(3)严密观察小儿精神状态和肢端循环。休克早期在观察精神状态时应注意不同年龄表现也不一样:1 岁以内小儿多表现为嗜睡;1~4 岁小儿多兴奋、烦躁不安或反常的安静,以后逐渐转为昏睡;4 岁以上者则异常兴奋,多表现为紧张和多话。需细心区分。如意识清晰、安静、四肢温暖、末梢循环好、足背动脉搏动有力,提示血容量已恢复。

2.烧伤创面及高热康复护理

婴幼儿处在生长发育时期,神经系统发育尚未成熟,自身调节功能差,体温调节不稳定,容易出现高热,特别是在烧伤的情况,机体的防御功能降低,允许体温高于正常温度,保持在此 38 ℃左右,当体温上升到 39 ℃时,应及时进行降温处理。

(1)小儿烧伤创面处理非常关键,在创面处理时,一定要轻柔、快捷、彻底,避免不良刺激及再损伤。加强无菌观念,注意无菌操作,保护创面,防止细菌沾染,做好病房消毒隔离工作,对体质弱及病情重的患儿应加强管理,及时隔离。创面在愈合过程中皮肤会明显瘙痒,应注意对患儿采取制动措施,并设法保护愈合的创面,防止被抓破,造成感染或遗留瘢痕。

(2)积极采取降温处理,针对引起高热的各种原因,积极采取物理降温或药物降温避免高热发生。使用退热剂时要严密观察病情,以防出汗过多引起虚脱。如发生惊厥,除迅速应用抗惊厥药物外,应保持呼吸道通畅,防止吸入窒息,必要时予氧气吸入。

(3)合理调节饮食:病情严重时,需要长时间禁食者应少量多次输血、输白蛋白,也可酌情选用葡萄糖、氨基酸、脂肪乳剂等高价营养液静脉注射。病情稳定后除注意饮食卫生外,在食物选择上尽可能选高蛋白、高热量、高维生素的食物,喂养要耐心,避免暴饮暴食,注意有无呕吐。

小儿烧伤后易出现非感染性发热,首先与婴幼儿神经发育不完善、不稳定有关。皮下中枢兴奋性较高,易引起高热,甚至惊厥。其次,烧伤后早期体温升高常由皮肤组织坏死、组织蛋白的分解、吸收引起的无菌性炎症所致。另外,环境温度过高、衣着过多、换药刺激、哭闹、脱水也可引起患儿发热。因此，婴幼儿烧伤后发热，应综合多方面的情况如临床表现、创面分泌物培养、血常规等，判断其发热原因，不应认为高热就是感染表现，而应用抗生素，以致引发不良后果。但不论是哪种原因引起的发热，都应根据婴幼儿发育的特点实行一系列有效的降温措施兼细致的护理及耐心的呵护照料，降低高热引发的并发症，提高烧伤患儿的治愈率。

七、社区家庭康复指导

儿童作为社会弱势群体，他们缺乏安全意识，培养其防火意识和火灾发生时的应急能力，教会儿童如何处理火灾中各类情况的能力，对于目前预防康复教育形式是有益的尝试。一些国外经验和文献报道认为，小儿烧伤存在很大可预防性，因此了解目前烧伤患儿流行病学特点，并据此制定相应小儿烧伤预防策略，降低小儿烧伤发生率，在伤后积极进行功能及康复锻炼，可以大大降低社会和家庭的负担，为孩子创造一个美好的未来。

（一）预防小儿烧伤

无论何年龄段，造成小儿烧伤的场所主要为自家，但随着年龄增大，公共场所的烧伤发生也逐渐增多。不管何年龄段，大多数的小儿烧伤由小儿自己的原因造成，这就需要父母良好的监护；另外，父母直接原因约占绝大多数，因此父母监护不力是小儿烧伤的关键因素，提示预防小儿烧伤关键在于加强父母意外伤害风险教育。

基层医院的烧伤患儿多为留守儿童，家长疏于监管，防范意识淡泊，需强化防范意识，避免危险操作方法。要加强监管，教育较大儿童，培养防火意识和防火技能，以免引发意外。

小儿烧伤的预防措施如下。

(1)教育家长在寒冷季节使用空调保暖比用热水袋安全很多，尤其是新生儿。如果没有条件的话，热水袋绝对不能与患儿皮肤直接接触，水温控制在 50 ℃以下。

(2)给孩子洗澡、洗脸、洗脚时，先放冷水，再倒热水调节到适温。勿将盛热液的容器放在较低的位置，热水瓶、热茶杯等应放在孩子抓不着和接触不到的地方，以防他们有意或无意去接触。

(3)使用电饭锅等电器时，让孩子远离电源导线，以免在小儿走动时被电线绊倒，或者打翻容器引起烫伤。

(4)加强用电知识教育，如放风筝、爬高时远离高压电线；有学龄前儿童的家庭，电插座最好安装在孩子不能触及的高度，以防意外发生。

(5)妥善保管家中的酸、碱、易燃易爆、易腐蚀化学物品，不要让小儿接触到；更不能用饮料瓶盛装强酸、强碱等易腐蚀的化学物品，以防小儿误服。

(6)节假日孩子燃放烟花爆竹时应有家长看管，或者协助孩子正确燃放；烟花爆竹最好到指定的地点购买。

（二）烧伤后家庭救护指导

(1)儿童皮肤娇嫩，烫伤后疼痛难忍，哭闹不止，家长不应慌乱，应迅速采取措施，首先是迅速脱离热源，脱去烧伤部位的衣服，注意切忌强硬脱下，尤其是冬天穿衣服较厚时。可用剪刀剪开，避免创面皮肤剥脱，同时立即给予冷疗。措施有冷水浸泡、冲淋或冷敷，时间最好持续半小时以上，可有效减轻损伤程度及缓解疼痛。

(2)注意保护创面，可用干净的床单或毛巾包裹，不要将水疱撕破或自行在创面上涂抹药物，并迅速转送至医院救治。对于中等以上面积的烧烫伤，经处理后立即送医院，最好在伤后2小时内送到医院，以免失去补液时间，导致休克的发生。

(三)坚持功能训练

指导患儿和家属加强关节活动和力量的训练，要循序渐进，持之以恒，使关节活动恢复或接近正常范围，提高日常生活能力。运动中注意强度，循序渐进，由简单到复杂，直至完全愈合。生活自理训练从最常见的吃饭、洗漱、穿衣、梳头等动作开始。

(四)出院指导

重点强调弹力绷带的使用及功能锻炼。功能锻炼贵在坚持，需家长给予重视和支持。弹力绷带每日必须穿戴24小时以上，可备用两副轮换使用，穿戴时间至少1年。同时还应注意新生皮肤的保护，避免搔抓、摩擦等。

(五)开展出院后随访

通过电话、网络等平台继续给予患儿家属提供康复知识、小儿烧伤预防措施指导。

第七章　针灸推拿的护理

第一节　针灸疗法的康复护理

针灸疗法是我国传统医学中的重要组成部分，是治疗常见病、多发病的有效方法，它是我国劳动人民和历代医学家在长期临床实践中总结出来的宝贵医学财富，它是专门研究人体疾病，利用针刺和艾灸来进行防治疾病的重要医疗方法。

针灸疗法包括针刺穴位和艾绒制品灸灼穴位，以及后世和近代发展起来的皮肤针、拔罐、头针、手针、耳针、水针、电针、埋针、挑治等疗法。在康复治疗中，针灸具有适应证广、疗效显著、操作简便等特点。一般临床上，针刺和艾灸可配合应用，也可单独使用。

一、针灸疗法的原理与作用机制

针灸治病是在中医基本理论指导下，依据脏腑、经络、阴阳、五行、病因病机、诊断治则等进行辨证论治，所以针灸与中医方药的运用基本相同，只不过所采用的具体方法不同而已。针灸治病是运用针刺或者艾灸两种方法作用在人体的腧穴上，通过经络的作用，从而达到治疗疾病的目的，具有扶正祛邪、调和阴阳、疏通经络、调整脏腑功能等作用。

二、针灸疗法的适应证与禁忌证

针灸在临床上的应用范围极其广泛，包括内、外、妇、儿、五官等各科多种疾病。据统计，针灸对 300 多种疾病有效，对其中 100 多种疾病有较好的效果。在具体应用针灸疗法时，要注意施术部位、患者体质、疾病性质和刺灸时间等因素，有宜有忌，避免发生不良后果。

针灸施术时所选择的腧穴都有确切的位置，除以刺血络、刺筋骨为目的的特殊刺法外，都应避开要害部位，以免刺伤内脏或重要血管筋骨等处。人的体质有强弱、肥瘦、老幼之不同，体质的类型也各有异，针刺时必须区别对待。特别需要注意的是，孕妇尤其有习惯性流产史者，应慎用针刺。《黄帝内经·灵枢·五禁》中指出了元气耗伤、气血大亏，不宜用泻法的病候“五夺”和脉证不符、不宜针刺的危重病证“五逆”，这些病证在针刺禁忌之列，必须详察病情，以免导致不良后果。《黄帝内经·素问·刺禁论》说：“无刺大醉，令人气乱；无刺大怒，令人气逆；无刺大劳人；无刺新饱人；无刺大饥人；无刺大渴人；无刺大惊人。”说明针刺前后，患者的起居饮食等方面是不可忽视的，若不了解禁忌，妄施针刺，就会导致不良后果。

三、针刺的方法

1.针刺前的准备

令患者选取合适的体位，如仰卧位、俯卧位或侧卧位等，在患者需要针刺的穴位皮肤上常规消毒。穴位皮肤消毒后，必须保持洁净，防止再污染。

2.针刺方法

(1)持针法。二指持针法：用右手拇、食两指指腹挟持针柄，针身与拇指成 90°角。一般作为针刺浅层腧穴的短毫针常用持针法。多指持针法:用右手拇、食、中、无名指指腹执持针柄,小指指尖抵于针旁皮肤,支持针身垂直。一般作为长针深刺的持针法。

(2)进针法。指切进针法:又称爪切进针法,用左手拇指或食指端切按在腧穴位置的旁边,右手持针,紧靠左手指甲面将针刺入腧穴。此法适宜于短针的进针。夹持进针法:或称骈指进针法,即用左手拇、食二指持捏消毒干棉球,夹住针身下端,将针尖固定在所刺腧穴的皮肤表面位置,右手捻动针柄,将针刺入腧穴。此法适用于长针的进针。舒张进针法:用左手拇、食二指将所刺腧穴部位的皮肤向两侧撑开,使皮肤绷紧,右手持针,使针从左手拇、食二指的中间刺入。此法主要用于皮肤松弛部位的腧穴。提捏进针法:用左手拇、食二指将针刺腧穴部位的皮肤捏起,右手持针,从捏起的上端将针刺入。此法主要用于皮肉浅薄部位的腧穴进针,如印堂穴等。

以上各种进针方法在临床上应根据腧穴所在部位的解剖特点、针刺深浅和手法的要求灵活选用,以便于进针和减少患者的疼痛。此外,也有采用针管进针的,进针时左手持针管,针尖与针管下端平齐,置于应刺的腧穴上,针管上端露出针柄 2～3 分,用右手食指叩打针尾或用中指弹击针尾,即可使针刺入,然后退出针管,再运用行针手法。

3.针刺的角度、深度、方向

在针刺操作过程中,正确的腧穴定位必须与正确的针刺角度、方向、深度结合起来,才能增强针感,提高疗效,防止针刺意外事故的发生。

(1)针刺的角度:进针时针身与皮肤表面所构成的夹角。其角度的大小,应根据腧穴部位、病性病位、手法要求等特点而定。针刺角度一般分为直刺、斜刺、平刺 3 类。

直刺:针身与皮肤表面成 90°角垂直刺入。适用于针刺大部分腧穴,尤其是肌肉丰厚部的腧穴。

斜刺:针身与皮肤表面成 45°角刺入。适用于针刺皮肉较为浅薄处,或内有重要脏器,或不宜直刺深刺的腧穴和在关节部的腧穴。

平刺:又称横刺、沿皮刺。针身与皮肤表面成 15°～25°角刺入。适用于皮薄肉少处的腧穴,如头皮部、颜面部、胸骨部腧穴。透穴刺法中的横透法和头皮针法、腕踝针法,都用平刺法。

(2)针刺的深度:针身刺入腧穴内的深浅程度。针刺的深度以既要有针下气至感觉,又不伤及组织器官为原则。尤其是在局部、邻近取穴时,必须严格掌握进针的深浅,才能取得疗效,并能最大限度地减少对机体的损伤。一般说来临证操作时,必须根据患者的病情、年龄、体质、经脉循行深浅、时令等诸多因素而灵活掌握针刺的深度。

(3)针刺的方向:进针时和进针后针尖所朝的方向,简称针向。针刺方向,一般根据经脉循行方向、腧穴分布部位和所要求达到的组织结构等情况而定。针刺方向虽与针刺角度相关,如头面部腧穴多用平刺,颈项、咽喉部腧穴多用横刺,胸部正中线腧穴多用平刺,侧胸部腧穴多用斜刺,腹部腧穴多用直刺,腰背部腧穴多用斜刺或直刺,四肢部腧穴一般多用直刺,等等。但进针角度主要以穴位所在部位的特点为准,而针刺方向则是根据不同病症治疗的需要而定。仅以颊车穴为例:若用作治疗颔病、颊痛、口噤不开等症时,针尖朝向颞部斜刺,使针感放射至整个颊部;当治疗面瘫、口眼歪斜时,针尖向口吻横刺;而治疗痄腮时,针尖向腮腺部斜刺;治疗牙痛时则用直刺。

4.行针手法

行针又名运针，是指将针刺入腧穴后，为了使患者发生预期的各类感应而施行的各类针刺手法。行针手法最常用的有提插法、捻转法两种。

(1)提插法：将针刺入腧穴的一定深度后，使针在穴内进行上、下进退的操作方法。将针从浅层向下刺入深层为插，由深层向上退到浅层为提。一般来说，提插幅度大、频率快，刺激量就大；提插的幅度小、频率慢，刺激量就小。

(2)捻转法：将针刺入腧穴的一定深度后，以右手拇指和中、食二指持住针柄，进行一前一后来回旋转捻动的操作方法。一般认为，捻转角度大，频率快，其刺激量就大；捻转角度小，频率慢，其刺激量就小。

四、灸法技术

灸法是以艾为主要施灸材料，点燃后在体表穴位或病变部烧灼、温熨，借其温热、药物的刺激作用，以治疗疾病的一种方法。艾灸和针刺方法一样，都是针灸治疗疾病的重要内容。

1.艾炷灸

将艾炷放在穴位上施灸，称为艾炷灸。艾炷灸可分为直接灸和间接灸两种。

(1)直接灸：将艾炷直接放在皮肤上施灸的方法。根据灸后有无烧伤化脓，又分为化脓灸和非化脓灸。

①化脓灸：用黄豆大或枣核大的艾炷放在穴位上施灸，局部组织经烫伤后，产生无菌性化脓现象，能改善体质，增强机体的抵抗力，从而起到治疗和保健作用。如《针灸资生经》中说："凡着艾得疮发，所患即瘥，不得疮发，其病不愈。"说明古代灸法，无论是治病，还是临床保健，一般要求达到化脓，即所谓"灸疮"，认为形成灸疮是取得疗效的关键。目前，临床上常用此法对哮喘、慢性胃肠炎、发育障碍等疾病和体质虚弱者进行施治。

采用麦粒大的艾炷放在穴位上施灸，并直接灸到皮肤，称为麦粒灸。其方法是，先在穴位上涂些凡士林，使麦粒大的艾炷能粘附皮肤不致掉下，点火后，可依前法于穴位周围轻轻拍打以减轻灼痛感觉。因其艾炷小，灼痛时间短，患者易于接受。一般可灸3～7壮，灸后不用膏药敷贴，常用于气血虚弱、眩晕和皮肤疣等。

②非化脓灸：灸后产生温烫效应，不透发成灸疮为非化脓灸。其方法是，先将施灸部位涂少量凡士林，然后将小艾炷放于穴位上点燃。艾火未烧及皮肤但患者有灼痛感时，即用镊子夹去，更换艾炷再灸，连灸3～7壮，以局部皮肤出现轻度红晕为度。因不留瘢痕，易被患者接受，适用于虚寒轻症。

(2)间接灸：又称间隔灸或隔物灸，即在艾炷下垫一衬隔物施灸的方法。因衬隔物的不同，可分为多种灸法。因火力温和，具有艾灸和药物的双重作用，患者易于接受，适用于慢性疾病和疮疡等。

①隔姜灸：将新鲜生姜切成约0.5 cm厚的薄片，中心用针穿刺数孔，上置艾炷，放在穴位上施灸。当患者感到灼痛时，可将姜片稍许上提，离开皮肤片刻，旋即放下再行灸治，反复进行。或在姜片下衬些纸片再灸，至局部皮肤潮红为止。生姜味辛，性微温，具有解表、散寒、温中、止呕的作用，故此法多用于治疗外感表证和虚寒性疾病，如感冒、呕吐、腹痛、泄泻等。

②隔蒜灸：用独头大蒜切成约0.5 cm厚的薄片，中间用针穿刺数孔，置于穴位或肿块上

(如未溃破化脓的脓头处),用艾炷灸之。每灸4～5壮,换去蒜片,每穴一次可灸5～7壮。因大蒜液对皮肤有刺激性,灸后容易起疱,故应注意防护。大蒜味辛,性温,有解毒、健胃、杀虫之功。本法多用于治疗肺痨、腹中积块及未溃疮疖等。

③隔盐灸:又称神阙灸,本法只适于脐部。方法为患者仰卧屈膝,以纯白干燥食盐填平脐孔,再放上姜片和艾炷施灸。如患者脐部凸出,可用湿面条围脐如井口,再填盐于脐中,如上法施灸。加放姜片的目的是隔开食盐和艾炷的火源,以免食盐遇火起爆,导致烫伤。这种方法对急性腹痛、吐泻、痢疾、四肢厥冷和虚脱等具有可回阳救逆的作用。凡大汗亡阳、肢冷脉伏之脱证,可用大艾炷连续施灸,不计壮数,直至汗止脉起,体温回升,症状改善为度。如《备急千金要方·霍乱第六》云:"霍乱已死有暖气者,灸承筋七壮。起死人,……又以盐纳脐中,灸二七壮。"《外台秘要·卷六》疗霍乱"以盐纳脐中,灸上二七壮",《古今录验养生必用方》云:"热结小便不通利,取盐填满脐中,作大炷灸,令热为度。"

2.艾条灸

艾条灸是艾灸法的一种,用特制艾条在穴位上熏灸或灼烫。如在艾绒中加入辛温芳香药物制成的药艾条施灸,则称为药条灸。艾条灸有悬起灸和实按灸。

(1)悬起灸:将点燃的艾条悬于施灸部位之上的灸法,一般艾火距皮肤约3 cm,灸10～20分钟,以灸至皮肤温热红晕,而又不致烧伤皮肤为度。按操作方法分为温和灸、雀啄灸和回旋灸。

①温和灸:将艾卷一端点燃,对准应灸腧穴部位或患处,距离皮肤2～3 cm熏烤,以使局部有温热感而无灼痛为宜,一般每穴灸10～15分钟,至皮肤红晕。对昏厥或局部知觉减退的患者及小儿,医者应将食、中两指置于施灸部位两侧以测知局部受热程度,随时调节施灸距离,掌握施灸时间,防止烫伤。

②雀啄灸:艾卷点燃端与施灸部位的皮肤并不固定在一定的距离,而是如鸟雀啄食一样,一上一下地移动来施灸。

③回旋灸:艾卷点燃的一端与施灸皮肤虽保持一定的距离,但位置不固定,而是均匀地向左右方向移动或反复地旋转施灸。

(2)实按灸:先在施灸部位垫上布或纸数层,点燃药物艾卷,趁热按到施术部位使热力透达深部。由于用途不同,艾绒里渗入的药物处方各异,又有太乙神针、雷火神针、百发神针等。

3.温针灸

温针灸是针刺与艾灸相结合的一种方法。适用于既需针刺留针,又需施灸的疾病。《针灸聚英》载有:"王节斋曰:'近有为温针者,乃楚人之法。其法针穴上,以香白芷作圆饼,套针上。以艾灸之,多以取效。'"操作时,针刺得气后,留针于适当深度,针柄上穿置长约1.5 cm的艾卷点燃施灸;或在针尾搓捏少许艾绒点燃,直待燃尽,除去灰烬,再将针取出。此法是一种简便而易行的针灸并用方法。其艾绒燃烧的热力,可通过针身传入体内,使其发挥针与灸的作用,达到治疗的目的。应用此法治疗时须防止艾火脱落,烧伤皮肤或衣物,灸时嘱患者不要移动体位,并在施灸下方垫一纸片,以防艾火掉落灼伤皮肤或烧坏衣物。

4.温灸器灸

温灸器是一种专门用于施灸的器具,用温灸器施灸的方法叫温灸器灸,又名温灸法,实为熨法的一种。

(1)器具:特制的金属灸器,又名“灸疗器”,制样很多,结构大致相同。底部及筒壁有数十个小孔,筒壁安有长柄,上部有盖,可随时取下。内部有一小筒,用于装置艾绒和药物。

(2)操作方法:施灸前,先将艾绒及药末放入温灸器的小筒内燃着,然后用手持柄将温灸器置于拟灸的穴位,或患病部位上来回熨烫,直到局部发红为止。本法多适用于妇人、小儿惧怕灸治者。

五、针灸疗法的康复护理

(一)针刺疗法护理

(1)针刺前做好准备和解释工作,交代施术中的感觉和注意事项,消除患者的紧张心理。

(2)协助患者调整舒适体位,做好保暖。

(3)严格执行操作规程,注意观察患者的神志变化、效果和反应。如出现晕针、折针、弯针等现象,立即报告医师,并及时采取相应措施。

(4)遵医嘱针刺,严格掌握禁忌证。

(5)针刺后协助患者穿好衣服,安置好体位,做好护理记录。

(6)清洁消毒工作。

(二)灸法疗法护理

(1)严格掌握禁忌证,凡实证、热证、阴虚发热证,以及面部、大血管和黏膜附近,孕妇胸腹部和腰骶部均不宜灸。

(2)施灸时,严密观察艾条的燃烧情况,防止艾火灼伤皮肤、烧坏衣被,如有发生,应立即采取相应措施。

(3)艾灸后皮肤局部出现水疱时,小型水疱无须处理,大水疱用无菌注射器抽出疱内液体,并用消毒纱布覆盖,防止感染。

(4)施灸后,患者切忌吹风,宜保暖,协助患者穿好衣服,记录施灸腧穴、壮数、留针时间,以及有无反应等情况并签名。

第二节　推拿按摩疗法的康复护理

一、概述

推拿属中医外治法范畴,是医者视病情施用手法治疗的一门中医学科。推拿通过手法作用于人体体表的特定部位,以调节机体的生理、病理状况,达到治疗效果。也就是说:医师通过“手法”所产生的外力,在患者体表特定的部位或穴位上做功,这种功是医师根据具体的病情,运用各种手法技巧,所做的有用的功,从而起到纠正解剖位置的作用;这种功也可转换成各种能,并渗透到体内,改变其有关的系统内能,从而起到治疗作用;这种“能”可作为信息的载体,向人体某一系统或器官传入信号,起调整脏腑功能的治疗作用。然而影响信息传递的主要因素不是载体能量,而是与信号强度和干扰强度的比值有关。当然机体对信息载体的能量大小也有一定的要求,即低于阈限的信号就不足以推动系统中的下一环节。

二、推拿按摩疗法的作用与治疗机制

推拿是用手法作用于患者体表的特定部位或穴位来治病的一种疗法。因此，手法的治疗作用取决于：一是手法作用的性质和量；二是被刺激部位或穴位的特异性。换言之，对某一疾病用一定性质和量的手法，作用于某一部位或穴位，就起到某一特定的治疗作用。如果以同一性质和量的手法，刺激不同的部位或穴位，所起的作用则不同；不同性质和量的手法，刺激相同的部位或穴位，所起的作用也不一样。因此，不能单纯地用手法的性质和量来区分推拿的治疗作用；同样，也不能单纯地用被刺激部位或穴位的特异性来区分推拿的治疗作用。对推拿治疗作用的研究必须把手法和部位（或穴位）两者结合起来。

根据手法的性质和作用量，结合治疗部位，推拿治疗有温、补、通、泻、汗、和、散、清八法。

（一）温法

温法是适用于虚寒症的一种疗法，它使用摆动、摩擦、挤压等手法，用较缓慢而柔和的节律操作。在每一治疗部位或穴位，手法连续作用时间要稍长，患者有较深沉的温热等刺激感，有补益阳气的作用，适用于阴寒虚冷的病证。《黄帝内经》曰"寒者热之"，缓慢柔和而又深沉的手法在固定穴位或部位上进行操作，使能量深入于分肉或脏腑组织，以达温热祛寒之目的。《黄帝内经·素问·举痛论》曰："寒气客于背俞之脉……故相引而痛，按之则热气至，热气至则痛止矣。"这说明了人体因受寒而引起的疼痛，用按穴法来祛寒止痛。在推拿的临床应用中，如按、摩、揉中脘、气海、关元，擦肾俞、命门，有温补肾阳、健脾和胃、扶助正气、散寒止痛等作用。例如：对五更泄泻者，可按摩其中脘、关元以温中散寒；一指禅推，擦肾俞、命门以温肾壮阳，从而达到温补命门、健运脾胃的目的。

（二）通法

通法有祛除病邪壅滞之作用。《素问·血气形志》有"形数惊恐，经络不通，病生于不仁，治之以按摩醪药"的记载，指出了按摩能治疗经络不通所引起的病证。临床治疗时常用挤压类和摩擦类手法，手法要刚柔兼施。例如：如用推、拿、搓法于四肢，则能通调经络；拿肩井则有通气机、行气血之作用；点、按背俞穴可通畅脏腑之气血。《厘正按摩要术》上说按能通血脉，按也最能通气。故凡经络不通之病，宜用通法。

（三）补法

补者，即滋补，补气血津液之不足，脏腑功能之衰弱。《黄帝内经》云："虚则补之。""扶正祛邪"是推拿临床的指导思想。《黄帝内经·素问·调经论》云："按摩勿释，着针勿斥，移气于不足，神气乃得复。"说明了因气不足而致病者可用按摩的方法补气，使精神得复。补法应用范围广泛，如气血两亏、脾胃虚弱、肾阴不足、虚热盗汗、遗精等，均可用补法，通常以摆动类、摩擦类为主，但手法要轻而柔，不宜过重刺激。明朝周于藩曰"缓摩为补"，又曰"轻推，顺推皆为补"。现将临床常用之补脾胃、补腰肾的方法分述如下。

1.补脾胃

脾胃为后天之本，其有以下生理特点：①胃主受纳，脾主运化。胃的受纳为脾的运化准备了物质基础，而脾的运化又为胃的继续受纳创造了条件。②脾主升，胃主降。脾胃的升降功能是相互依存的，若脾气不升则胃气不得降，反之，胃气不降则脾气亦不得升。③脾喜燥恶湿，胃喜润恶燥。所谓补脾胃,就是增强脾胃的正常功能。推拿治疗时常用一指禅推法、摩法、揉法在腹部做顺时针方向治疗,重点在中脘、天枢、气海、关元穴。再用按法、擦法在背部膀胱经治疗,重点在胃俞、脾俞,这样可调整脾胃功能,起到健脾和胃、补中益气的作用。

2.补腰肾

腰为肾之府,而肾又为阴阳之源,五脏六腑精气所藏,故肾亏则阴阳失调,精气失固而虚,治疗时可在命门、肾俞、志室用一指禅推法或擦法,再用摩法、揉法、按法治疗腹部的关元、气海,从而起培补元气以壮命门之火的作用。

(四)泻法

泻法一般用于下焦实证。由于结滞实热,引起下腹胀满或胀痛、食积火盛、二便不通等,皆可用本法施治,然推拿之泻,不同于药物峻猛,故体质虚弱、津液不足而大便秘结者,亦能应用,这也是推拿泻法之所长。临床一般可用摆动、摩擦、挤压类手法治疗。手法的力量要稍重。手法频率由慢而逐渐加快,虽然本法刺激稍强,但因推拿是取手法对内脏功能的调节作用,而达到泻实的目的,故一般无不良反应。如食积便秘,可用一指禅推、摩神阙、天枢两穴,再揉长强,以通腑泻实。阴虚火盛、津液不足、大便秘结者,用摩法以顺时针方向在腹部治疗,则可起通便而不伤阴的作用。

(五)汗法

汗法是发汗、发散的意思,使病邪从表而解。《黄帝内经》云"其在皮者,汗而发之",又云"体若燔炭,汗出而散"。王冰注:"风邪之气,风中于表,则汗法能解表,开通腠理,有祛风散寒的作用。"

汗法大致适用于风寒外感和风热外感两类病症。在施行推拿手法时,对风寒外感,用先轻后重的拿法加强刺激,步步深入,因重则解表,使全身汗透,达到祛风散寒的目的。对风热外感,则用轻拿法,宜柔和轻快,使腠理疏松。施术时,患者感觉汗毛竖起,周身舒适,肌表微汗潮润,贼邪自散,病体则霍然而愈,汗法多注重于挤压类和摆动类手法中的拿法、按法、一指禅推法等,例如:一指禅推、拿颈项部之风池、风府能疏散风邪;按、拿手部之合谷、外关,可驱一切表邪;大椎为诸阳之会,用一指禅推、按、揉等法治之,有发散热邪、通三阳经气之作用;一指禅推、按、揉风门、肺俞皆可祛风邪,宣肺气。《黄帝内经》云"肺主皮毛",拿、按肩井穴,则可开通气血。古人曰:"肩井穴是大关节,推之开通气血,各处推完将此掐,不愁气血不通行。"气血通行无阻,病邪则无所藏匿。凡外感风寒、风热之邪,用拿法、按法、一指禅推法,对祛风散寒、解肌发表有卓著之效,所以金代张从正把推拿列为汗法之一。

(六)和法

和者,即和解之法,含有调和之意,凡病在半表半里,在不宜汗、不宜吐、不宜下的情况下,可应用和解之法。推拿运用此法,手法应平稳而柔和,频率稍缓,常运用振动类及摩擦类手法治疗。可调脉气、和经血,运用于气血不和、经络不畅所引起的肝胃气痛、月经不调、脾胃不和、周身胀痛等症。通过手法和经络穴位等的作用,达到气血调和、表里疏通、阴阳平衡的目的,恢复人体正常的生理状态。《黄帝内经》云:"病在脉,调之血。病在血,调之络。病在气,调之卫。病在肉,调之分肉。"周于藩说:"揉以和之,可以和气血,活筋络。"说明了可用和法调和以扶正气,驱除客邪。《黄帝内经》云:"察阴阳所在而调之,以平为期。"在临床应用中"和"法又可分和气血、和脾胃、疏肝气等三方面。和气血的方法有四肢及背部的攘、一指禅推、按、揉、搓等或用轻柔的拿法治疗肩井等。和脾胃、疏肝气则用一指禅推、摩、揉、搓诸手法在两胁部的章门、期门,腹部的上脘、中脘,背部的肝俞、胃俞、脾俞治疗。

(七)散法

散者即消散、疏散之意。推掌的散法有其独到之处,其主要作用是"摩而散之,消而化之",能使结聚疏通,不论有形或无形的积滞,散法都可使用。《黄帝内经》云:"坚者消之,结者散之。"因此对脏腑之结聚、气血之淤滞、痰食之积滞,应用散法可使气血得以疏通、结聚得以消散。如饮食过度、脾不运化所致的胸腹胀满、痞闷,可用散法治之,《黄帝内经·素问·举痛论》曰:"寒气客于肠胃之间,膜原之下,血不得散,小络急引故痛,按之则血气散,故按之痛止。"推拿所用的散法,一般以摆动及摩擦类手法为主,手法要求轻快柔和。例如:外科痈肿用缠法治疗;气郁胀满,则施以轻柔的一指禅推、摩等法;有形的凝滞积聚,可用一指禅推、摩、揉、搓等手法,频率由缓慢而转快,可起到消结散瘀的作用。

(八)清法

清法是运用刚中有柔的手法,在所取的穴位、部位上进行操作,达到清热除烦的目的。《黄帝内经》云:"热者寒之。"这是治疗一般热性病的主要法则。但热病的症状极其复杂,治疗时应鉴别病在里还是在表,病在里者还需辨别是属气分热或血分热,是实热还是虚火,然后方可根据不同情况,采取相应的手法。在表者当治以清热解表,病在里且属气分大热者当清其气分之邪热,在血分者当治以清热凉血,实则清泻实热,虚则滋阴清火。推拿一般是用摩擦类手法。气分实热者轻推督脉(自大椎至尾椎),以清泻气分实热;气血虚热者轻擦腰部,以养阴清火;血分实热者,重推督脉(自大椎至尾椎),以清热凉血;表实热者,轻推背部膀胱经(自下而上),表虚热者轻推背部膀胱经(自上而下),以清热解表。

三、推拿按摩疗法的治疗原则

治疗原则又称治疗法则,是在整体观念和辨证论治基本精神指导下,对临床病证制定的具有普遍指导意义的治疗规律。治疗原则和具体的治疗方法不同。任何具体的治疗方法,总是由治疗原则所规定,并从属于一定的治疗原则的。比如,各种病证从邪正关系来讲,离不开邪正斗争、消长盛衰的变化,因此扶正祛邪即为治疗原则,而在此原则指导下采取的补肾、健脾、壮阳等法,就是扶正的具体方法,发汗、涌吐,通下等法,就属于祛邪的具体方法。由于疾病的症候表现多种多样,病理变化极为复杂且病情又有轻重缓急的差别,不同的时间、地点,不同的个体,其病理变化和病情转化不尽相同,因此只有善于从复杂多变的疾病现象中,抓住病变本质,治病求本,采取相应的措施扶正祛邪,调整阴阳,并针对病变轻重缓急及病变个体和时间、地点的不同,治有先后,因人、因时、因地制宜,才能获得满意的治疗效果。

(一)治病求本

"治病必求于本"是中医推拿辨证施治的基本原则之一。求本,是指治病要了解疾病的本质,了解疾病的主要矛盾,针对其最根本的病因病理进行治疗。

"本"是相对"标"而言的。标与本是一个相对的概念,有多种含义,可用以说明病变过程中各种矛盾的主次关系。例如:从正邪双方来说,正气是本,邪气是标;从病因与症状来说,病因是本,症状是标;从病变部位来说,内脏是本,体表是标;从疾病先后来说,旧病是本,新病是标,原发病是本，继发病是标；等等。

任何疾病的发生发展总是通过若干症状显示出来的，但这些症状只是疾病的现象，并不都反映疾病的本质，有的甚至是假象，只有在充分地了解疾病的各个方面，包括症状表现在内的全部情况的前提下，通过综合分析，才能透过现象看到本质，找出病之所在，确定相应的治疗方法。比如腰腿痛，可由椎骨错位、腰腿风湿、腰肌劳损等多种原因引起，治疗时就不能简单地采取对症止痛的方法，而应通过全面地综合分析，找出最基本的病理变化，分别用纠正椎骨错位、活血祛风、舒筋通络等方法进行治疗，才能取得满意的疗效。这就是"治病必求于本"的意义所在。

在临床运用"治病求本"这一治疗原则的时候，必须正确处理"正治与反治""治标与治本"之间的关系。

1.正治与反治

所谓"正治"，就是通过分析临床证候，辨明寒热虚实，然后分别采用"寒者热之""热者寒之""虚则补之""实则泻之"等不同治疗方法。正治法是临床上最常用的治疗方法。

但是有些疾病，特别是一些复杂、严重的疾病，表现出来的某些证候与病变的性质不符，也就是出现一些假象，例如：脾虚不运所致的脘腹胀满，应以健脾益气法治之，从而达到消胀除满的目的；因伤食所致的腹泻，不仅不能用止泻的方法治疗，反而要用消导通下的方法以去其积滞。这就是所谓"塞因塞用""通因通用"。以上这些治法，都是顺从症候而治的，不同于一般的治疗方法，故称"反治"，又叫"从治"。但其所从的症候是假象，因此所谓"反治"，实质上还是正治，是在治病求本原则指导下，针对疾病本质施治的方法。

2.治标与治本

在复杂多变的病证中，常有标本主次的不同，因而在治疗上就应有先后缓急之分。

一般情况下，治本是根本原则，但在某些情况下，标证甚急，不及时解决可危及患者生命，因此应当贯彻"急则治标"的原则，先治其标，后治其本。例如大出血的患者，不论属于何种出血，均应采取应急措施，先止血以治标，待血止后，病情缓和了再治本病。又如某些腰腿痛患者，由于病程较长，腰背肌肉痉挛或挛缩，治疗时应先使腰背肌肉放松，在腰背肌肉得到一定程度的放松条件下再治其本。综上所述，可以看出治标只是在应急情况下或是为治本创造必要条件时的权宜之计，而治本才是治病的根本之图。所以说，标本缓急从属于"治病求本"这一根本原则，并且与之相辅相成。

病有标本缓急，所以治也有先后。若标本并重，则应标本兼顾，标本同治。如腰部的急性扭伤，疼痛剧烈，腰肌有明显的保护性痉挛，治疗当在放松肌肉、疼痛缓解后立即治疗本病，这就是标本兼顾之法。

最后还应指出，标本的关系并不是绝对的、一成不变的，而是在一定条件下可以相互转化的。因此，在临证时还要注意掌握标本转化的规律，以便始终抓住疾病的主要矛盾，做到治病求本。

（二）扶正祛邪

疾病的过程，在一定意义上，可以说是正气与邪气矛盾双方互相斗争的过程，邪胜于正则病进，正胜于邪则病退。因此治疗疾病，就是要扶助正气，祛除邪气，改变邪正双方的力量对比，使之向有利于健康的方向转化，所以扶正祛邪也是指导临床治疗的一条基本原则。

“邪气盛则实，精气夺则虚”，邪正盛衰决定病变的虚实，“虚则补之，实则泻之”，补虚泻实是“扶正祛邪”这一原则的具体应用。扶正即是补法，用于虚证；祛邪即是泻法，用于实证。祛邪与扶正，虽然是具有不同内容的两种治疗方法，但它们也是相互为用、相辅相成的。扶正，使正气加强，有助于抗御和驱逐病邪；而祛邪则祛除了病邪的侵犯、干扰和对正气的损伤，有利于保存正气和正气的恢复。

在临床运用扶正祛邪原则时，要认真细致地观察和分析正邪双方相互消长盛衰的情况，根据正邪在矛盾斗争中所占的地位，决定扶正与祛邪的主次先后。或以扶正为主，或以祛邪为主，或是扶正与祛邪并举，或是先扶正后祛邪，或是先祛邪后扶正。在扶正祛邪同时并用时，应以扶正而不留邪，祛邪而不伤正为原则。

（三）调整阴阳

疾病的发生，从根本上说是阴阳的相对平衡遭到破坏，即阴阳的偏盛偏衰代替了正常的阴阳消长，所以调整阴阳也是临床治疗的基本原则之一。

阴阳偏盛，即阴邪或阳邪的过盛有余。阳盛则阴病，阴盛则阳病，治疗时应采用“损其有余”的方法。

阴阳偏衰，即正气中阴或阳的虚损不足，或为阴虚，或为阳虚。阴虚则不能制阳，常表现为阴虚阳亢的虚热证；阳虚则不能制阴，多表现为阳虚阴盛的虚寒证。阴虚而致阳亢者，应滋阴以制阳；阳虚而致阴寒者，应温阳以制阴。若阴阳两虚，则应阴阳双补。由于阴阳是相互依存的，故在治疗阴阳偏衰的病证时，还应注意“阴中求阳”“阳中求阴”，也就是在补阴时应佐以温阳，温阳时适当配以滋阴，从而使“阳得阴助而生化无穷，阴得阳升而泉源不竭”。

阴阳是辨证的总纲，疾病的各种病机变化也均可用阴阳失调加以概括。表里出入、上下升降、寒热进退、邪正虚实、营卫不和、气血不和等，无不属于阴阳失调的具体表现，因此从广义来讲，解表攻里、越上引下、升清降浊、寒热温清、虚实补泻，以及调和营卫、调理气血等治疗方法，也皆属于调整阴阳的范围。

（四）因时、因地、因人制宜

因时、因地、因人制宜，是指治疗疾病要根据季节、地区，以及人体的体质、年龄等不同而制定相应的治疗方法。这是由于疾病的发生发展是受多方面因素影响的，如时令气候、地理环境等，尤其是患者个人的体质因素对疾病的影响更大，因此在治疗疾病时，必须把各个方面的因素考虑进去，具体情况具体分析，区别对待，酌情施治。

在推拿临床中，更需注意因人制宜。根据患者年龄、性别、体质、生活习惯等不同特点，选择不同的治疗方法。一般情况下，如患者体质强，操作部位在腰臀四肢，病变部位在深层等，手法刺激量大；患者体质弱，小儿患者，操作部位在头面胸腹，病变部位在浅层等，手法刺激量较小。其他如患者的职业、工作条件等亦与某些疾病的发生有关，在诊治时也应注意。

四、推拿按摩的临床适应证与禁忌证

（一）适应证

推拿的适应证十分广泛，包括骨伤科、内科、外科、妇科、儿科、五官科中的多种疾病。它不但适用于慢性疾病，对一些疾病的急性期也有较好疗效。现常用推拿疗法治疗的疾病如下。

1.骨伤科疾病

如落枕、颈椎病、肩周炎、网球肘、各关节及全身各部位的各种软组织损伤、关节脱位等。

2.内科疾病

如高血压、冠心病、心动过速、脑卒中、面瘫、上呼吸道感染、慢性支气管炎、哮喘、急慢性胃肠炎、便秘、遗尿、阳痿等。

3.外科疾病

如肠粘连、慢性阑尾炎、前列腺炎及增生、乳腺炎、乳腺增生等。

4.妇科疾病

如月经不调、痛经、闭经、盆腔炎等。

5.儿科疾病

如小儿感冒、消化不良、疳积、惊风、百日咳、肌性斜颈、小儿麻痹后遗症、呕吐、腹痛、便秘、夜啼、脱肛、佝偻病等症。

6.五官科疾病

如鼻炎、咽炎、近视、斜视、耳鸣、耳聋、牙痛、梅尼埃综合征。

(二)禁忌证

推拿的禁忌证大致可归纳为以下6点。

(1)病程已久,患者体弱,禁不起最轻微的推拿、按压,如不注意这些情况,太过大意地进行操作,就会出现眩晕、休克的症状。

(2)烫火伤患部不宜推拿,患部周围忌重推拿。

(3)传染性或溃疡性的皮肤病如疥疮、无脓性疮疡和开放性创伤,不宜推拿,但轻症或局限性的皮肤病,可不受这种限制。

(4)怀孕5个月以下,或有怀孕征兆者;经期、产后恶露未净时(子宫尚未复原),小腹部不可推拿,以免发生流产或大出血。

(5)急性传染病(如伤寒、白喉等)、各种肿瘤及其他病情严重的患者,都不宜推拿。

(6)极度疲劳和酒醉的患者,不宜推拿。

五、推拿基本手法

(一)按法

按法是以拇指或掌根等部在一定的部位或穴位上逐渐向下用力按压,按而留之,不可呆板,这是一种诱导的手法,适用于全身各部位。临床上按法又分指按法、掌按法、屈肘按法等。

1.指按法

接触面较小,刺激的强弱容易控制调节,不仅可开通闭塞、散寒止痛,而且能保健美容,是常用的保健推拿手法之一,如常按面部及眼部的穴位,既可美容又可保护视力。

2.掌按法

接触面较大,刺激也比较缓和,适用于治疗面积较大而较为平坦的部位,如腰背部、腹部等。

3.屈肘按法

用屈肘时突出的鹰嘴部分按压体表,此法压力大、刺激强,故仅适用于肌肉发达厚实的部位，如腰臀部等。

按法操作时着力部位要紧贴体表，不可移动，用力要由轻而重，不可用暴力猛然按压。按法常与揉法结合应用，组成“按揉”复合手法，即在按压力量达到一定深度时，再做小幅度的缓缓揉动，使手法刚中兼柔，既有力又柔和。

(二)摩法

以掌面或指面附着于穴位表面，以腕关节连同前臂做顺时针或逆时针环形有节律的摩动。摩法又分为指摩法、掌摩法、掌根摩法等。

1.指摩法

用食指、中指、无名指面附着于一定的部位上，以腕关节为中心，连同掌、指做节律性的环旋运动。

2.掌摩法

用掌面附着于一定的部位上，以腕关节为中心，连同掌、指做节律性的环旋运动。

3.掌指摩法

用掌根部大、小鱼际在身体上进行摩动，摩动时各指略微翘起，各指间和指掌关节稍稍屈曲，以腕力左右摆动。操作时可以两手交替进行。

在运用摩法时，要求肘关节自然屈曲，腕部放松，指掌自然伸直，动作要缓和而协调。频率每分钟 120 次左右。本法刺激轻柔缓和，是胸腹、胁肋部常用的手法。若经常用摩法抚摩腹部及胁肋，可使人气机通畅，起到宽胸理气、健脾和胃、增加食欲的作用。

(三)推法

四指并拢，紧贴于皮肤上，向上或向两边推挤肌肉。推法可分为平推法、直推法、旋推法、合推法等。现仅以平推法说明之。平推法又分指平推法、掌平推法和肘平推法。

1.指平推法

用拇指指面着力，其余四指分开助力，按经络循行或肌纤维平行方向推进。此法常用于肩背、胸腹、腰臀及四肢部。

2.掌平推法

用手掌平附在皮肤上，以掌根为重点向一定方向推进，也可双手掌重叠向一定方向推进。此法常用于面积较大的部位。

3.肘平推法

屈肘后用鹰嘴突部着力向一定方向推进。此法刺激力量强，仅适用于肌肉较丰厚发达的部位，如臀部及腰背脊柱两侧膀胱经等部位。

在运用推法时，指、掌、肘要紧贴体表，用力要稳，速度要缓慢而均匀。此种手法可在人体各部位使用，能增强肌肉的兴奋性，促进血液循环，并有舒筋活络的作用。

(四)拿法

捏而提起谓之“拿”。此法是用大拇指和食、中指端对拿于患部或穴位上对称用力，一松一紧地拿按。使用拿法时，腕部要放松灵活，用指面着力。动作要缓和而有连贯性，不可断断续续，用力要由轻到重，再由重到轻，不可突然用力。本法也是常用保健推拿手法之一，具有祛风散寒、舒筋通络、开窍止痛等作用，适用于颈项、肩部、四肢等部位或穴位，且常作为推拿的结束手法使用。

(五)揉法

用手指螺纹面或掌面吸定于穴位上,做轻而缓和的回旋揉动。揉法又分为指揉法、鱼际揉法、掌揉法等。①指揉法:用拇指或中指或食指、中指、无名指指面或指端轻按在某一穴位或部位上,做轻柔的小幅度环旋揉动。②鱼际揉法:用手掌的大鱼际部分,吸附于一定的部位或穴位上,做轻轻的环旋揉动。③掌揉法:用掌根部着力,手腕放松,以腕关节连同前臂做小幅度的回旋揉动。揉法是保健推拿的常用手法之一,具有宽胸理气、消积导滞、活血化瘀、消肿止痛的作用,适用于全身各部,如揉按中脘、腹部配合其他手法对胃肠功能有良好的保健作用。

(六)擦法

用手掌的大鱼际、掌根或小鱼际附着在一定部位,进行直接来回摩擦,使之产生一定热量。本功法益气养血、活血通络、祛风除湿、温经散寒,具有良好的保健作用。

(七)点法

用拇指顶端,或中指、食指、拇指之中节,点按某一部位或穴位,具有开通闭塞、活血止痛、调整脏腑功能等作用,常用于治疗脘腹挛痛、腰腿疼痛等病症。

(八)击法

用拳背、掌根、掌侧小鱼际、指尖或用桑枝棒叩击体表,可分为拳击法、小鱼际击法、指尖击法、棒击法等。击法具有舒筋通络、调和气血的作用,使用时用力要快速而短暂,垂直叩打体表,在叩打体表时,不能有拖抽动作,速度要均匀而有节律。其中,拳击法常用于腰背部;掌击法常用于头顶、腰臀及四肢部;侧击法常用于腰背及四肢部;指尖击法常用于头面、胸腹部;棒击法常用于头顶、腰背及四肢部。

(九)搓法

用双手的掌面或掌侧挟住一定部位,相对用力做快速搓揉,并同时做上下往返移动。本法具有调和气血、舒通经络、放松肌肉等作用,适用于四肢及胁肋部。使用本法时,两手用力要对称,搓动要快,移动要慢。

(十)捻法

用一手的拇指和食指螺纹面,捏住另一手的手指,做对称用力捻动。本法具有理筋通络、滑利关节的作用,适用于手指、手背及足趾。运用本法时动作要灵活、快速,用劲不可呆滞。

(十一)掐法

用拇指或食指指甲,在一定穴位上反复掐按。本法常与揉法配合使用,如掐揉人中,须先掐后揉。本法有疏通经脉、镇静、安神、开窍的作用。

(十二)抖法

用双手握住患者的上肢或下肢远端,用微力做连续的小幅度的上下连续颤动,使关节有松动感,可分上肢抖法和下肢抖法。本法具有疏松脉络、滑利关节的作用,常与搓法合用,作为结束手法,使患者有一种舒松的感觉。

六、推拿按摩的康复护理

(1)行推拿治疗前,向患者做好解释,消除患者紧张心理,取得患者配合。

(2)推拿操作时应摆好患者体位,以患者舒适、不易疲劳、操作方便为宜,冬季注意保暖,避免受凉。

(3)初次行推拿手法时,应尽量采用轻手法,以后根据患者适应情况逐渐加大手法力量。对体质瘦弱者,手法宜轻。个别患者按摩后第二天皮肤出现青紫现象,可改用轻手法或改换推拿部位。

(4)腰骶部、腹部按摩时,先嘱患者排尿。

(5)局部皮肤有破损、感染、肿瘤、皮炎等禁止按摩,孕妇及妇女月经期禁按腹部、腰部、臀部。

第三节　增强肌力与耐力训练的康复护理技术

一、目的及意义

1.增强肌力

原先肌力减低的肌肉通过肌力训练,肌力得到增强。

2.增强肌肉耐力

增强肌肉的耐力,使肌肉能够维持长时间的收缩。

3.功能训练前准备

通过肌力训练使肌力增强,为以后的平衡、协调、步态等功能训练做准备。

二、方法

评估肌肉现存的肌力水平,分别采用以下几种运动方法:辅助主动运动、主动运动、抗阻力主动运动和等长运动。

(一)辅助主动运动

1.徒手辅助主动运动

当患者肌力为1级或2级时,护理人员帮助患者进行主动运动。例如:腘绳肌肌力为2级时,患者取俯卧位,护理人员站在训练一侧肢体旁,一手固定于大腿后部,让患者主动屈曲膝关节,另一手握踝关节辅助用力,当屈膝达90°时,重力作用可促进屈曲。随着肌力的改善,随时可以做辅助量的精细调节,不受任何条件的限制,这样效果较好。

2.悬吊辅助主动运动

利用绳索、挂钩、滑轮等简单装置,将运动的肢体悬吊起来,以减轻肢体的自身重量,然后在水平面上进行训练。例如:训练髂腰肌肌力时,患者侧卧,患肢在上,分别在膝关节及踝关节垂直上方放置挂钩,吊带固定于膝关节及踝关节,用绳索悬吊,患者主动屈髋。随着肌力的改善还可以调节挂钩的位置,改变运动面的倾斜度,用手指稍加阻力或用重锤作阻力,以增加训练难度。

3.滑板上辅助主动运动

滑板可减少肢体运动时的摩擦力,肢体在滑板上主动滑动可达到训练目的。例如:肱三头肌肌力为1～2级时,患者取坐位,滑板置于治疗床上,治疗上肢放于滑板上,通过主动伸肘动作进行训练,也可同时轻拍或轻叩肱三头肌肌腹。随着肌力改善,可通过增加滑板的倾斜度来增加训练难度。

(二)主动运动

主动运动适用于肌力达 3 级以上的患者，是通过患者主动收缩肌肉完成运动，训练时选择正确的体位和姿势，将肢体置于抗重力体位，防止代偿动作，对运动的速度、次数及间歇予以适当的指导。常见的主动运动形式为徒手体操练习。

(三)抗阻力主动运动

(1)徒手抗阻力主动运动：阻力的方向总是与肌肉收缩使关节发生运动的方向相反，阻力通常加在需要增强肌力的肌肉附着部位远端，这样较少的力量即可产生较大的力矩。加阻力的部位，要根据患者的状况来定。例如：当股四头肌肌力达到 4 级时，可在小腿的位置施加阻力；当肌力比 4 级稍强时，可以在踝关节处施加阻力；当肌力未达到 4 级时，可在小腿 1/3 处施加阻力或用两个手指的力量施加阻力，加阻力时不可过急，宜缓慢，使运动中的肌肉收缩时间延长，一次动作 2～3 秒完成，开始时在轻微阻力下主动运动 10 次，然后加大阻力，使肌肉全力收缩活动 10 次。训练时，对骨折患者要注意加阻力的部位和保护骨折固定的部位，阻力也不要过大，以免影响骨折恢复。

(2)利用哑铃、沙袋、滑轮、弹簧、重物、摩擦力等作为运动的阻力，施加阻力的大小、部位及时间应根据患者的肌力大小、运动部位进行调节。例如：直接用手拿重物或把重的东西系在身体某部位进行练习；做膝伸展动作时，将沙袋固定在小腿上进行练习。

(四)等长运动

等长收缩训练是增强肌力最有效的方法。肌肉收缩时，没有可见的肌肉缩短或关节运动。具体方法为指导患者全力收缩肌肉并维持 5～10 秒，重复 3 次，中间休息 2～3 分钟，每天训练 1 次。如骨折手术后石膏制动的早期训练中，为避免给损伤部位造成不良影响，可选用这种方法进行肌力增强训练。

(五)肌肉耐力训练

肌力训练的同时具有部分肌肉耐力训练的作用，但两者在训练方法上有所不同。为了迅速发展肌力，要求在较短的时间内对抗较重负荷，重复次数较少；而发展肌肉耐力则需在较轻负荷下，在较长时间内多次重复收缩。临床上常将肌力训练与耐力训练结合起来进行训练，从而使肌肉训练更为合理。

三、康复护理

(一)无痛和轻度疼痛范围内的训练

肌力训练应在无痛和轻度疼痛范围内进行训练，如果最初训练引起肌肉的轻微酸痛，则属正常反应，一般次日即可自行恢复，如肌力训练引起患者训练肌肉的明显疼痛，则应减少运动量或暂停。疼痛不仅增加患者不适，而且也难达到预期训练效果。待查明原因后，进行临床治疗后再进行训练。

(二)调动患者的积极性

肌力训练的效果与患者的主观努力程度关系密切，要充分调动患者的积极性，训练前进行训练指导，使患者了解训练的方法和作用，训练中经常给予语言鼓励并显示训练的效果，以提高患者的信心,促使其主动参与。

(三)适应证和禁忌证

掌握肌力训练的适应证和禁忌证,尤其是心血管疾病患者、老年人、体弱者等高危人群应在治疗师指导下训练。密切观察患者的情况,严防意外发生。

四、注意事项

(一)合理选择训练方法

增强肌力的效果与选择的训练方法直接有关。训练前应先评估训练部位的关节活动范围和肌力情况,并根据肌力现有等级选择运动的方法(表 7-1)。

表 7-1　肌力级别与肌力训练方法的关系

肌力级别	选用运动方法
0～1	功能性电刺激运动
	助力运动
2	辅助主动运动
3	主动抗部分重力运动
	主动抗重力运动
	抗轻微阻力运动
4	抗较大阻力运动
5	抗最大阻力运动

(二)合理调整运动强度

运动强度包括重量和重复频率。应根据患者的状况随时调整训练的强度、时间等,记录患者的训练情况,包括训练时患者对运动负荷的适应能力、训练的运动量是否适合、训练中患者的状况、在训练前后随时测试肌力的进展情况。患者锻炼时的最大抗阻重量应该适当小于患者的最大收缩力,施加的重量或阻力应恒定,避免突然的暴力或阻力增加。

(三)避免过度训练

肌力训练时应该在无痛的前提下进行。肌力训练后短时间内的肌肉酸痛是正常现象,而次日晨的酸痛或疲劳增加说明运动量过大,护理人员应做好解释工作,并详细询问训练当时及次日晨患者的反应,做到及时调整训练方案。

(四)训练前准备

训练前进行准备活动和放松活动,将运动的肌肉、韧带、关节和心血管系统预热,避免突然运动导致适应障碍和合并症。

(五)注意心血管反应

运动时心血管将有不同程度的应激反应。特别是等长抗较大阻力运动时,具有明显的升血压反应,加之等长运动伴有憋气,对心血管造成额外的负荷。因此,有高血压、冠心病或其他心血管疾病者应禁忌在等长抗阻运动时过分用力或憋气。

第八章 急诊科的护理

第一节 急诊医学与急诊护理学概论

近年来，随着医学科学的进展，急诊医学已被越来越多的医学界同行和专家们认可是一门新的独立学科，其重要性越来越受到人们的重视。它成为一个医学专科，是医学发展和社会需要这两个重要因素促成的。由于急诊和急救质量体现了医院的综合水平及文明程度，且往往是医院形象的“窗口”，所以急诊科的发展模式和建设备受医院管理者的关注。然而，急诊医学毕竟是一门年轻的医学学科，虽历经几十年发展，其运作机制、专业内涵和发展模式尚未统一。

急诊医学具有多学科的特点，它不是某一专科所能概括的，而是涉及内、外、妇、儿等各专科疾病中的急性病、危重病，并且需要这些专业参与救助。其含义主要是对涉及各专业急性疾病的诊治需要的专科救助。对急诊专业医师而言，也需要这些专业范畴的专业知识；患有多种疾病的患者的诊治抢救，同样需要多个专业参与共同完成。其次，急诊医学是一个边缘学科和交叉学科。急诊所面对的患者可有多种疾病共同存在，并以某种疾病作为矛盾的重点而突出表现。这里常涉及内分泌、神内、心内、呼吸和肾内等多个专业，但仅凭某一专业知识或某一专科均不能解决该患者的问题。这样不管是疾病本身还是医师、科室，均面临多专业相互交织的问题，即边缘学科和交叉学科的问题。另外，人们生活水平的提高对医疗保健提出了更高的要求；大城市社区医疗服务网的不断完善，常见病、多发病均在社区内处理，而急、危、重病则需要急救中心和医院急诊科进行救治；交通事故等灾害医学也需要一支训练有素的急救医疗队伍以应付突发事件。这些因素均使急诊医学的发展处于上升态势，故被认为是发展前景广阔的一门新兴学科。

一、急诊医学概述

(一)急诊医学是一个时间维度的概念

由于急诊医学是一个新兴的综合学科，正确理解其基本概念，对于急诊医学发展十分重要。急诊医学所涵盖的范围在它的名字中已有充分的体现。在英文中急诊医学为 emergency medicine，直译的概念是与紧急情况有关的医学，也就是说需要紧急看医师的情况都是急诊医学的范畴。日文中与“急诊”相对应的词为“救急救命”，似乎突出了“急”“危”“重”的特点。中文中的“急诊医学”和过去曾用过的“急救医学”，很可能是“紧急诊断治疗”和“紧急救治”的简化形式，用于英文名词的翻译，并不能完全体现其内涵。实际上，急诊医学是相对于其他分类方法(按年龄划分为老年医学、小儿医学；按系统划分为呼吸病学、心血管病学等；按功能划分为康复医学、整形医学等)，以“时间维度”为标准(“急”与“缓”)的一种医学体系，它只是强调“急”的特性。只要是具备“急”特征的医学现象都是急诊医学的范畴。因此，理解急诊医学应多从时间维度去探讨，还要认识到“急”不一定与病情相平行，“急”可以是很轻的病，甚至是“无病”。只要患者有紧急看医师的需要,就应是急诊的范畴,所以急诊医学不但包括危重病,还应包括慢性病和疑难病等其他方面的所有急诊问题。

因此,加强相关专业领域急诊问题的研究必将丰富急诊医学的内涵。

(二)急诊医学是社会发展的产物

急诊医学是随着社会的发展和科学的进步而诞生的一个年轻学科,在其发展过程中必然带有浓重的社会进步色彩。从急诊相关名词中就可见到社会发展的烙印。

在急诊医学诞生之前,在医院里的急诊部门常常通称为急诊室(emergency room,ER),表面含义是与急诊有关的“工作室”或“诊室”,强调的是一个“房间”(room)。它的功能只是为病房的专科医师提供一个紧急诊断和处置的场所。故急诊室一般无专业医师,只有一些专科医师被临时派来应诊,并有较多的护理人员协助专科医师的工作。目前在一些经济欠发达地区和规模较小的医疗机构,急诊室的模式和功能仍较常见。

随着经济发展和急诊医学的壮大,医院里急诊部门的功能也发生了改变,它由提供诊治场所的单一功能,转变为急诊患者早期诊断和治疗的基地。它一般由院前急救、急诊抢救和急诊重症监护病房(intensive care unit, ICU)3 部分组成。这样无论从功能、概念和规模上都有了很大的改变,所以改称为急诊科(emergency department)。

近十几年来,随着社会的发展和经济的进步,急诊医学与其他医学专业一样,也有向专业化和大型化的发展趋势。故近来在国内外一些经济发达的地区相继出现一些以急诊医学为主要专业领域的大型急诊中心(emergency center),为社会提供专业化和快速的急救服务。

因此,急诊医学的发展必须与社会经济发展相平行。

(三)相对专业化是急诊医学的发展方向

现代医学进展使专业分化越来越细,许多专科医师理论知识和临床技能日益专一化,有的仅是某病的专家,而患者是一个整体,且随着寿命延长,老年人常有多种慢性病同时存在,某种慢性病急性发作或在许多慢性病的基础上又得了新的急性病,这时各个系统的疾病相互交叉发生在一个病体上,绝非单一专科医师所能解决的,这就需要有专门的医师对患者的病理生理状态进行综合评价和分析,以期对患者进行有针对性的治疗。而这正是急诊科医师应该并有能力完成的。

但是,急诊医学虽然是一个综合学科,是对医学以时间维度为标准划分的产物,其涵盖面非常广,非专业化很难提高医疗水平。所以急诊医学本身的专业化,即进一步分科化是其发展方向。故在目前阶段,一些较大规模医院的急诊科应设立急诊内科和急诊外科专业组,并且每个医师都应该有自己相对较强的专业方向。这样使急诊医师的知识结构合理化,做到博中有专,争取在某些方面较专科医师有一定的优势。另外,还应拓宽急诊专业领域,如近来出现的胸痛中心、中毒中心、创伤救治中心等。这些领域的拓展,使急诊医学这一综合学科向纵深方向发展,专业化水平会进一步提高,同时也必将促进急诊医学的整体进步。

总之,急诊医学专业化有两层含义:一层是急诊医学相对于其他学科的专业化,此方面已成共识;另一层是急诊医学本身的专业化,即进一步分科化。综合学科的相对专业化必将会给急诊医学的发展注入新的活力。

(四)快速诊断是急诊医学的关键

由于急诊科具有接受任务的随机性、突发性及执行任务时的应急性、机动性、协作性和社会性等特点，要求医师在有限时间内迅速确诊、采取措施，所以快速诊断是急诊医学的精髓。急诊医学中“急诊”二字的表面含义“快速诊断”明确了急诊医学的宗旨。在急诊工作中，正确诊断是正确治疗的前提，是抢救成功的基础。

(五)低流行率和高病死率是急诊人群的特点

急诊患者多病情危重，常伴有生命危险或有并发脏器功能衰竭和肢体伤残的可能性，存活与死亡之间的时间宽限度狭小，极易失去抢救时机。来诊患者还具有突发性、艰巨性和不可预见性特点，故急诊患者有较高的病死率。而仅靠复苏措施，难以挽救这些伤病患者的生命，需从根本上阻断威胁生命支持系统的病理生理过程。这就要求急诊工作人员不仅要全面掌握高超的医术，同时需具备健壮的体魄及较好的应变能力，以适应急诊工作的需要。急诊抢救也不能只停留在实施心肺复苏等一般性抢救措施水平上，应承担并完成各种创伤、休克、出血，各种急、危、重症的救治，以及多个脏器功能衰竭的早期诊断和救治。近来的研究表明，在中国占急诊死亡前三位的疾病是心脑血管疾病、创伤和呼吸系统疾病。因此，急诊医学的工作重点应放在危重病的急救、多发伤的救治、心肺脑复苏、急性中毒救治、多脏器功能不全和休克的救治上。

另外，随着人们生活水平提高，对健康保健的需求不但要求质量高、服务好，更要求快捷有效的服务。社区医疗制度日趋完善，很多慢性病、常见病、多发病在社区医疗机构能得到有效诊治，而危重病、复杂疑难病必须送到大中医院就诊，急诊科是当然的一线服务者。近来交通事故伤和急性心脑血管病发病率也明显升高，中毒自杀等事件亦呈渐增趋势，以及地震、水火灾、建筑物倒塌、飞机失事等意外灾害事故，都是不可避免的需紧急救助的医疗重任。因此，急诊人群的疾病谱非常广泛，低流行率是其特点。这就要求急诊人员在诊治患者过程中要有扎实的基本功和广阔的思路。在急诊医学教育中，也应拓宽知识面，尤其对一些少见病和疑难病的诊治应有所涉猎。

总之，随着社会的进步，急诊医学的概念和模式也在不断地完善。了解这些新的理念对提高急诊管理水平和改善急诊服务质量有一定的指导意义。

二、急诊医疗体系

现代医学要求在患者发病之初或受伤之际就能给予恰当的诊治，并将其安全转送到医院，立即接受急诊医师有效的初步诊断和治疗，然后根据病情，安排他们的转归。多数接受治疗后可以回家继续服药、休息和治疗。少数危重病患者可以经适当处理或手术，然后转到重症监护病房(intensive care unit，ICU)，或冠心病监护室(coronary care unit，CCU)，或专科病房。这是目前比较合理的救治急性病、伤人员的组织系统，也就是当今国际上很多国家在努力组建的新颖的急诊医疗系统，称为“急诊医疗体系”(emergency medical service system，EMSS)。因此，急诊医疗体系是院前急救中心(站)、医院急诊室、ICU 或 CCU 或专科病房，有机联系起来的一个完整的现代化医疗机构。

(一)院前急救中心(站)

院前急救中心可以是独立的一个机构，也可以依托在一个综合医院内，但它的任务是院前急救、安全输送患者和组建急救医疗网。组建这样一个机构应具备下列诸要素。

1.人员

急救专业人员和管理人员都需经过特殊训练，包括通信、管理、急救、运输和指挥。从实际出发，院前急救的主要人员应该是“急救医士”。他们的培训可以在各地卫生学校或护士学校，增设专门训练班，培训时间可以为1.5～2年。从事院前急救工作的人员，即使是通信人员，也应接受短期基本生命救护训练。

2.体制

急救中心(站)的组织体制是使它的工作正常运行的基本保证。大、中城市的组织形式可以根据当地具体情况决定，但基本任务不应改变，那就是负责全城急诊的通信、协调、指挥、现场抢救和安全运输。它可以独立成一系统，在急诊、急救工作中，它是全城最高指挥者和组织者，把全城有条件的医院组织成网，分区负责，这样可以缩短抢救半径；可以根据本城面积和人口密集分布情况，划区分段设分中心或分站；也可以依托在一个有条件的综合医院，特别适用于中等城市。其优点为：①利于患者分流(patient flow)；②利于抢救复杂的患者。但是这个依托于综合医院的急救中心(站)应有相对的独立性，那就是它主要还是全城急诊工作的通信、协调和指挥场所，还要负担现场抢救和安全运输的任务，且所依托的医院不得干预。

3.装备

急救中心(站)的主要装备为先进的通信设备，可进行继续治疗和监护的救护车和其他运输工具，以及必要的抢救器械。

(1)通信设备：急救中心(站)应装备专用的通信设备，如有线电话、网络系统、GPS系统等。无线电-电话联络系统(radio-telephone switch system，RTSS)可以快速联系患者所在地的急救中心(站)和医院急诊室。经过该系统迅速分诊和调度，一个恰当的现场急救、安全运输和接收医院急诊室之间的联系可迅速建立，各部分能在最短时间内分别行动和准备妥当。遇有特大灾难时，这个系统更能显示出它的优越性。全城及至全国应有统一的呼救电话号码，现在我国已规定为“120”。美国纽约市1984年实行这一通信系统以来，已能做到接到“911”(美国全国统一呼救电话号码)后，派车到现场进行必要抢救，然后安全输送患者到指定的接收医院，总共花费时间平均为9分钟。

(2)交通工具：用于输送患者的交通工具应有国家统一标准。交通工具主要是陆路的救护车，在特殊情况下，也可使用直升机和医用小飞机。输送患者的交通工具应具备以下基本设施和条件：①行驶平稳。②车内有除颤器、临时起搏器、呼吸机、氧气供应装备、心电和呼吸监护机、固定受伤部位的夹板或抽气担架、抗休克设备(抗休克裤)、小缝合包、输液装置和必要的抢救药品及液体(包括冻干血浆)。③车内应保持恒温。④无线电通信设备。⑤司机也必须接受过基本生命抢救训练。

(3)器械装备：急救中心(站)应配备可在现场进行抢救工作的各种器械，并应有抢救使用记录。

(4)资料储存：有关本市各接收医院的床位、手术室、监护室、专业人员实力、各类设备等的资料均应储入资料库，并每日检查变动情况。患者的资料，特别是高危患者的资料均应预先存入资料库，以便随时查询。同时，资料库还应储存国内外有关急诊医学的进展和各处发生的重大灾害事件资料。

4.管理

组织急救网络是保证急诊医疗体系能顺利运转和提高抢救效率的重要步骤。按我国的传统情况，可在原有三级医疗网的基础上组织、加强、改进。

急救中心（站）需要与本城的公安、消防、公共活动场所等处的服务人员建立联系，并对相关人员进行必要的抢救知识培训，使之达到基本标准。与此同时，还应对全体市民进行宣传教育，使老百姓了解“自救”的基本知识。

应变能力也是对急救中心（站）能力的考验。平时应注重培训，并加强急救网络的组织和联系。这样才能在遇到突发事件时快速做出有效的反应，并有条不紊地组织救险人员迅速投入抢救。

（二）医院急诊室

这是与院前急救联系最密切的部分，是医院急诊工作的前哨。随着急诊医学成为独立的专科，它的组织和任务也有了新的含义和形式。

1.组织结构

急诊医学是一个跨学科专业，急诊室是进行急诊医学实践的场所。急诊室内需要各专科轮流派来的医师值班工作，同时急诊专业的医师也需要轮流到其他科室工作，特别是内科的心血管组、呼吸组，外科的普外组，以及麻醉科。急诊专业医师尤其要重视到 ICU 或 CCU 的轮转学习。从行政管理来看，急诊科应与其他临床科室有同样的编制。在急诊科的功能分区内，还应注意护理人员的培养和相对的专业分工，以提高急诊护理的整体水平。

2.任务特点

急诊室每天接待的急症患者，虽然多数（95 %以上）是一般急症，需急救或需组织专业人员急救的属少数。但如忽视或轻视对多数急症患者的处理，其中有一部分就有可能演变成重症甚至危重症患者。因此，对每一例来急诊室就诊的患者都应认真对待，这是急诊护理工作的要点之一。

3.科研和教学

急诊医学是一门很年轻的医学学科，但社会对急诊医疗服务的需求量是非常大的，因此培训大量专业医护人员是当务之急。在急诊护理的科研和教学方面，虽然它与医疗系列有许多相似之处且联系紧密，但还需强调其护理特点，避免研究与急诊医疗相关的课题。

由于急诊护理学是跨学科专业，所以其科研工作与其他临床科室可能重叠。但是随着医学的进展，与急诊医学有关的科研工作也越来越专业化。例如，复苏学的研究、休克的研究、复合伤的研究、循环衰竭或（和）呼吸衰竭的研究等都进展得很快，而且越来越多地由急诊医学专业医护人员去研究。

（三）收治危重病的重症监护病房

急诊重症监护病房（emergency intensive care unit，EICU）实际上是急诊医疗体系的组成部分。其中专科监护病房在各医院已有很多设置，如呼吸重症监护病房（respiratory intensive care unit，RICU）、神经科重症监护病房（neurological intensive care unit，NICU）、胃肠道外加强营养与代谢监护病房（total parenteral nutritional and metabolism intensivecare unit，TRN）、儿科重症监护病房（pediatric intensive care unit，PICU）等。这些专科 ICU 与急诊 ICU 是一种相互补充、相互依存的关系，可根据医院的具体情况进行设置。

EICU 病房应设立于急诊抢救区附近，收治范围主要是患有严重生理功能衰竭的患者。他们除需要依赖药物及支持生命的仪器外，更需要有高素质的人员向患者及家属提供高质量的医疗护理服务。

总之，完整的急诊医疗体系包括：①完善的通信指挥系统；②现场急救；③有监测和急救装置的运输工具；④高水平急诊服务；⑤强化治疗（加强监护病房）。这一体系的建立和健全，对急救工作的提高起了很大作用，特别在灾害性事件中，急诊医疗体系更能体现出它的价值。院前急救、医院急诊室与强化监护医疗病房密切联系，组成一个完善的急诊医疗体系，为急症和危重症患者提供良好的医疗服务，并可以在发生意外灾难时提供紧急救援。

三、急诊科

急诊科的工作主要有：负责接诊，抢救急危重病患者；对即刻危及生命的患者进行抢救；对危重病生命体征不稳定者稳定生命体征；对一般急诊就诊患者，识别潜在威胁生命的危险因素；还应培养训练一支急救专业队伍，以适应突发事件的紧急医疗救援。

（一）服务范畴

（1）诊治各个专科急性疾病或慢性病急性发作。

（2）对急诊症状进行诊断和鉴别诊断，如胸痛、腹痛、昏迷等。

（3）对院前急救（急救中心、急救站等）护送来的急危重患者进一步诊治。

（4）对即刻威胁生命的疾病，如心搏骤停、窒息、急性中毒、休克、多发伤、多器官功能障碍综合征及各种大出血患者进行抢救。

（二）急诊就诊分区

1.抢救区

对即刻有生命危险的急危重患者，不经挂号、分诊，即刻送到抢救室展开抢救。抢救室配有吸氧装置、呼吸机、监护仪、吸痰器、除颤仪、洗胃机和床旁X线机等抢救仪器设备。外科抢救室应配有无影灯和手术床，便于即刻急救手术。

2.危重病就诊区

危重病就诊区主要适用于不易搬动的危重病患者就诊。患者躺在可移动的检查床上，边做各种检查边做治疗，一直到明确诊断并住院，整个过程均在该床上。X线检查、急诊化验、急诊CT与急诊导管室均与该区在同一水平面上，方便患者检查诊断。

3.一般患者就诊区

一般患者就诊区主要适用于各种常见病、多发病患者就诊。

三区相互联系、相对独立，既分工又合作。对有生命威胁患者在抢救室通过积极救治，解除威胁生命的因素，但有些患者生命体征不稳定或相对稳定，需要进一步明确诊断，这类患者即可转入急诊ICU。在急诊ICU进一步明确诊断、救治，患者生命体征稳定，脱离生命危险且诊断明确，即可转入专科病房。而留观的一般患者，如果病情恶化，生命体征不稳定，可转入ICU，如威胁到生命即转入抢救室。

（三）急诊工作方法

急诊患者一般分为3种类型：A类——濒死，即患者随时有生命危险；B类——危重病，生命体征不稳定或相对稳定，但如不仔细检查可能会威胁到生命；C类——一般的急诊患者。

根据以上分类方法确定的急诊工作方法为：对于A类患者要实行先抢救后诊断的原则，即在A区立即利用一切急救手段抢救患者的生命，如室颤者进行电除颤，窒息者吸痰、气管插管，过敏性休克者抗休克。首要是把患者从死亡线上抢回来，待其生命体征稳定后，再向其家属亲友询问患者患病的原因、经过，并做必要的检查、诊断。对B类患者或A类患者经抢救暂时转为B类阶段的患者，坚持维持生命体征与明确诊断检查并重的原则，通过各种手段、措施维持生命体征的稳定。在此过程中根据治疗反应积极做各项检查，包括详细询问病史、查体、化验及X线等特殊检查以了解不稳定因素。一旦明确诊断，即可转入专科病房救治。C类患者一时难以明确诊断，采取留观处理。首先是区分该类患者是否有威胁生命的潜在因素存在。有时，疾病的发展由隐匿到表面化需要时间，这就需要细致观察，对症处理。

四、急诊护理学

(一)概念

护理学是自然科学和社会科学相互渗透的一门综合性的应用学科。护理学以基础医学、临床医学、预防医学、康复医学及与护理相关的社会、人文科学理论为基础，形成其独特的理论体系、应用技术和护理艺术，为人们生老病死这一生命现象的全过程提供全面的、系统的、整体的服务。

急诊护理学是与急诊医学同步成长的一门新学科，也是护理学专业化的产物，主要研究各种急性疾病、急性创伤、慢性病急性发作及急危重患者的抢救护理等。随着急诊医学的发展和仪器设备的不断更新，急诊护理学的研究范畴也在日益扩大，内容也更加丰富。

(二)发展历史

现代急诊护理学起源于19世纪弗洛伦斯·南丁格尔(Florence Nightingale，以下简称“南丁格尔”)时代。南丁格尔出身于贵族之家，受过良好的高等教育，懂德、法、意大利等国语言，富有同情心，性格坚毅，具有开拓精神。1851年，她不顾家人阻挠，有目的地学习护理、卫生及伦理学课程，并毅然决定献身于护理事业。1854—1856年，英、俄、土耳其等国在克里米亚交战，英军伤亡惨重。英政府选定南丁格尔，由她率领38名训练不足的“护士”奔赴战地医院，负责救护工作。她克服重重困难，以忘我的工作精神、精湛的护理技术和科学的工作方法，经过半年的艰苦努力，使伤员的死亡率由原来的50％降至2.2％。

20世纪50年代初，世界上最早出现了用于监护呼吸衰竭患者的监护病房。20世纪60年代，急诊护理技术进入了有抢救设备配合的阶段。20世纪70年代形成了急救医疗体系，重视现场急救、急诊护理教育，并建立了网络系统。

20世纪80年代以后，国内外一些城市相继成立急诊中心，同时还开展了急诊护理培训班。许多大、中城市的综合医院和某些专科医院都设置了急诊科或急诊室，并配备医师、护士等专业医务人员，器械设备得到更新，并向专业化、系列化和标准化的方向发展。尤其是进入21世纪以来，由于SARS流行的经验，突发公共卫生事件的应急护理也成为急诊护理的重要内容。

急诊专科护士是最近十几年才出现的。WHO在1997年的《世界护理实践报告》中指出，当今护理发展较为迅速的两个方面：一是护理教育水平的迅速提高，二是专科护理逐渐发展。为了提高护理质量，护士应对不同专科进行深入学习。在某一专科领域具备较高水平和专长，能独立解决该专科护理工作中的疑难问题，并可指导其他护士的工作，就成为专科护士。美国在20世纪90年代，首先从麻醉科中开始培养专科护士，以后又有ICU护士、糖尿病护士、造口护士等。专科护士在发达国家发展越来越快,层次也越来越高。在美国,许多专科护士都放在硕士层面上来培养,这对护理学科的发展和护士队伍的建设是非常重要的。有的护士专门从事社区护理及预防保健服务,成为社区护士和公共卫生护士。在美国,很多有专长的护士自己开业,成为独立进行护理的开业者。美国也是急诊护理专科快速发展的国家之一,1980 年 7 月举行的首次注册急诊护士(certified emergency nurse, CEN)考试,正式确定了急诊专科护士的地位。1983 年第一版《急诊护理实践标准》一书的问世标志着急诊护理开始进入专业发展阶段。

2005 年,在《中国护理事业发展规划纲要(2005—2010 年)》中提到“护理在急危重症、疑难症患者的救治方面发挥着重要作用”,并提出,在“2005—2010 年,分步骤在重点临床专科护理领域,包括:重症监护、急诊急救、器官移植、手术室护理、肿瘤患者护理等专科护理领域开展专业护士培训,培养一批临床专业化护理骨干,建立和完善以岗位需求为导向的护理人才培养模式,提高护士队伍专业技术水平”。这成为我国急诊专科护理建设与发展阶段的重要标志,说明了急诊护理在急诊医疗服务体系中所显示出的重要地位和作用。

(三)主要任务

1.协助完善急诊网络

成立急救点、抢救小组,各成员配合专门的呼叫系统,设立对内对外的通信联系设施及一定规模的救护装备,统筹安排现场急救与伤员运送,及时联系院内急救成员及设备到位待命。

2.协助开放绿色通道,建立复苏抢救室

凡有生命危险的患者应进入绿色通道,各种抢救项目均应贴上显著的相应标志,一切手续由专职人员办理,实行一条龙服务。设立专门复苏室,所有抢救用品时刻处于应急状态,全部抢救仪器必须通上电源,只要打开总电源,便能正常运转,按省时、方便的原则妥善定位放置。

3.抢救时的定位与抢救程序

分工明确,定位管理,其标准为:①气道管理与辅助通气;②心脏按压除颤,系统性全身检查;③建立静脉通道,心电监护,血压、血氧饱和度监测;④留置导尿,静脉给药,抢救记录;⑤作为急救工作的协调者,应注意各种抢救措施的规范操作与执行。

4.组织人员培训

组织安排业务学习,定期进行现场模拟急救培训,不定期抽查考核。

5.药品器械的配备与管理

抢救药品专人管理、定位放置、定量贮存,随时检查补充。各种仪器定期检查维修,专人管理,处于完好待用状态。

6.急诊考核与评审

制定专门的急诊护理质量考核标准,每年进行气管插管、除颤、呼吸机应用和故障处理、心肺复苏、多发伤和心律失常处置的现场模拟考核。

总之,急诊护理的服务理念应为“一切以患者为中心,以质量为核心”,以真诚的爱心提供高素质、高效率的服务,发扬团队协作精神,树立良好的窗口形象,改变以往服务理念,进行开放式服务。随着医学科学的进步,急诊护理必然也会迅速发展。

第二节　急症患者的急救护理程序

一、意识障碍

意识障碍是指患者对自我的感知和客观环境的识别活动发生不同程度的丧失，是大脑功能紊乱所发生的严重症状之一。可以由颅脑损伤、病变引起，也可以由全身性疾病引起脑细胞缺血、缺氧或中毒，从而引起脑代谢障碍。患者来院急诊均由他人护送，主要表现可有：患者认知缺陷、思维错乱、幻觉、兴奋躁动或痴呆症，也可出现意识丧失，对周围环境刺激无反应。

(一)资料收集

1.快速目测

患者对周围环境的反应是动还是静，四肢活动状态，有无呼吸异常、打鼾、呼吸困难，有无发绀、缺氧状态。

2.倾听主诉

常有他人代诉，分诊护士应特别注意：意识障碍的症状是认知缺陷还是意识丧失，起病情况是突然发生还是渐进性，一过性还是持续性，发病前是否受到刺激。

3.引导问诊

(1)询问伴随症状：有无大小便失禁，有无呕吐腹泻，有无跌倒，有无发热、抽搐。

(2)询问病因：以往慢性疾病病史，如高血压、糖尿病、慢性肝病、肾病、肺心病、癫痫、精神病，有无类似发作史。近期有无突发情况，如遭受创伤、情绪改变、服药、服毒或与有毒物质接触、特殊环境作业操作等。

(3)询问院前处理：是否经治疗用药及效果。

4.分诊体检

要求重点突出，掌握情况准确，仅限于检查与意识有关的体征。

(1)生命体征与瞳孔的改变。

(2)呼吸、排泄物有无特殊气味。

(3)意识障碍严重程度，可根据格拉斯哥评分(GCS)标准，以睁眼动作、言语反应、运动反应进行检查评估(表8-1)。

表8-1　格拉斯哥评分表

睁眼反应	评分	言语反应	评分	运动反应	评分
自动睁眼	4	回答正确	5	遵嘱运动	6
呼唤睁眼	3	回答含糊	4	随痛刺激运动	5
刺痛睁眼	2	不适当应答	3	随痛刺激肢体回缩	4
无反应	1	不理解回答	2	随痛刺激肢体屈曲	3
		无反应	1	随痛刺激肢体伸展	2
				无反应	1

注：轻型13～15分；中型9～12分；重型3～8分。

(4)检查躯体有无损伤,四肢活动情况。

5.辅助检查

对疑有中毒的患者留检尿液或呕吐物送检,疑有颅脑疾病者送CT检查,其他生化检查有血糖、电解质等。

(二)估计病情

1.意识障碍

(1)嗜睡:可以被唤醒,能正确回答问题。

(2)意识模糊:能保持简单的精神活动,但定向能力障碍。

(3)昏睡:不易被唤醒,唤醒后答非所问。

(4)昏迷:轻度昏迷者呼之不应,对剧烈疼痛有防御反应,角膜及瞳孔反应存在。中度昏迷者对各种刺激无反应,对剧烈疼痛有防御反应,角膜反射微弱,瞳孔对光反射迟钝。重度昏迷者对各种强刺激均无反应。

(5)谵妄:意识模糊,定向障碍,感觉错乱,躁动乱语。

2.危急征象

如患者意识丧失、瞳孔散大、颈动脉搏动消失,可认为是心跳停止,应立即进行初级生命急救。昏迷伴生命体征不稳定,如高血压、低血压、高热、低体温,病理性呼吸,瞳孔改变等;脑出血、颅内高压、脑疝形成可能;震颤性谵妄,如意识不清,发热,心动过速,瞳孔扩大,出汗;昏迷伴脏器功能衰竭,如肝、肾衰竭;中毒昏迷、严重创伤昏迷。

(三)鉴别分诊处理

1.生命体征改变的分析

(1)体温升高:先发热后有体温升高,见于严重感染性疾病;先有意识障碍后发热,见于脑出血、蛛网膜下腔出血或其他继发感染。

(2)心率改变:心动过缓可见于颅内压增高、房室传导阻滞、吗啡类中毒、毒蕈中毒;心动过速见于感染、震颤性谵妄。

(3)血压改变:血压升高见于高血压脑病、脑血管意外、肾病等;血压降低见于各种原因休克。

(4)呼吸改变:呼吸困难见于心肺功能不全、脑水肿、脑缺氧;呼吸变慢伴鼾声、缓脉,可能为脑出血。

2.瞳孔鉴别

(1)双侧瞳孔缩小为有机磷农药、巴比妥类、阿片类中毒,脑桥出血。

(2)双侧瞳孔散大见于颠茄类、酒精、氰化物中毒,癫痫、低血糖状态。

(3)双侧瞳孔不等大或忽大忽小可能为脑疝。

(4)双侧瞳孔对光反射不敏感提示昏迷。

(5)双侧瞳孔散大固定为脑不可逆损伤。

3.气味鉴别

(1)呼吸有氨味,且有慢性肝病史的患者可能为肝昏迷。

(2)呼吸有烂苹果味,且有糖尿病史的可能为酮症酸中毒。

(3)呼吸有尿味、有慢性肾功能不全病史的可能是尿毒症昏迷。

(4)呕吐物有大蒜味、有接触农药或服用有机磷药物迹象者可能为有机磷中毒。

(5)呕吐物有酒味的可能为酒精中毒。

4.皮肤颜色

皮肤为樱桃红色,考虑为一氧化碳中毒;全身皮肤发绀,可能为组织缺氧、亚硝酸盐类中毒;口唇、指甲发绀者为末梢循环障碍缺氧,可能为心、肺疾病或休克;皮肤瘀点、瘀斑,可能为出血性疾病或严重感染等。

5.头颈部、四肢情况

有颈项强直者可能有中枢病变;见外耳道出血者,提示颅底骨折;头颅骨折、血肿者可能有脑震荡、硬膜下血肿;一侧偏瘫常见于脑血管意外;四肢无肌张力提示昏迷。

根据上述鉴别给予分诊处理。属神经科的有急性颅脑损伤引起的意识障碍,属急诊科的有类中毒引起的意识障碍,属内科的有慢性疾病引起的意识障碍。

二、发热

发热是患者前往急诊室常见的原因之一,正常人的体温受下丘脑体温调节中枢控制,并通过神经体液因素进行调节,达到产热与散热的动态平衡。当机体受到致热源的影响或其他各种原因引起体温调节障碍,体温高于正常范围可引起发热。

(一)资料收集

1.快速目测

精神状态良好还是萎靡不振,有无畏寒、寒战,有无出汗,意识是否清醒;面色潮红还是苍白,结膜有无充血,口唇有无单纯性疱疹;有无慢性病容、恶病质。

2.倾听主诉

发热开始时间、持续时间、体温的变化规律,发热时伴有的症状,如头痛、关节疼痛、咳嗽、咳痰、疲乏无力。

3.引导问诊

(1)发热伴随症状。①一般症状:有无寒战、高热、头痛、头晕。②呼吸道症状:有无咳嗽、咳痰,痰的性质;有无胸痛,胸痛与呼吸的关系。③消化道症状:有无呕吐、腹泻;有无腹痛,腹痛部位与性质。④泌尿道症状:有无尿频、尿急、尿痛,排尿的色、质、量。⑤其他症状:有无关节疼痛肿胀、活动受限。有无出疹,皮疹的大小、部位、性质,出现时与发热的关系。

(2)发热的原因:有无感受风寒,有无传染病接触史;近期有无手术、分娩,服药情况;生活工作环境的温、湿度;有无急慢性疾病;有无出血征象,有无各种创伤。

(3)近期主要检查治疗、用药情况:如X线摄片、抗生素应用等。

4.分诊体检

(1)测量生命体征:测量体温,意识不清者可测腋下或测肛温。根据需要测量脉搏、呼吸、血压。高热患者注意脉率与体温升高是否成比例。

(2)皮肤黏膜:有无皮疹、出血点,皮肤弹性是否良好,淋巴结有无肿大。

(3)颈项是否有强直。

(4)疼痛部位确诊:如腹痛患者,检查腹部有无压痛、反跳痛,腹肌有无紧张。关节痛患者其关节局部有无红、肿、热、痛、活动受限。

5.辅助检查

选择性检查如血白细胞计数，尿、粪常规，胸片，腹部B超，等等。

(二)估计病情

1.发热程度

低热37.5～37.9 ℃，中等热38～38.9 ℃，高热39～40.9 ℃，超高热大于或等于41 ℃。

2.危急征象

发热伴意识障碍、昏迷(中毒性脑病、脑炎、脑膜炎、脑出血)；发热伴休克(高热脱水、感染性休克)；小儿高热惊厥；严重的药物热；等等。

(三)鉴别分诊处理

1.感染性发热

大多数急性发热、短程发热在2周以内。

(1)疑似传染病：注意发病地区、季节、传染病接触史，如冬季好发流行性脑膜炎，夏季好发乙型脑炎。若患者2周前有不洁饮食史，近日有发热、胃纳减退、恶心饱胀、乏力伴黄疸，可能为病毒性肝炎。

(2)系统性症状和体征：如鼻塞流涕、咳嗽咽喉痛者大多是上呼吸道感染；若发热伴有胸痛、铁锈色痰可能为肺炎；发热伴有呕吐、腹痛、腹泻者可能为急性胃肠炎；高热、上腹痛伴呕吐、黄疸者可能是急性胆道感染；发热伴尿频、尿急、尿痛可能是尿路感染；发热伴意识障碍可能为全身性或中枢性感染。

(3)淋巴结肿大：常见于局灶性化脓性感染、结核病等。

2.出疹性疾病

出疹性疾病可根据出疹的日期、皮疹的特点予以判断，如水痘、麻疹、猩红热、伤寒、风疹、药物热等。

3.非感染性疾病

有关节肿痛者见于风湿热、结缔组织疾病、痛风；高温环境下可能发生中暑、日射病；肿瘤患者发热见于急性白血病、淋巴瘤；脑出血患者可以有中枢性发热。

根据上述鉴别给予分诊处理。属内科的大多数为感染性发热、肿瘤发热、免疫性疾病，属外科的有胆道感染、淋巴系统感染，属神经科的有中枢性感染，属皮肤科的有皮肤表面化脓性感染、药物热，属感染科的有传染性疾病。

三、呼吸困难

呼吸困难是指患者主观呼吸时感觉空气不足、呼吸费力，客观上表现为辅助呼吸肌参与呼吸运动，以增加通气量，患者可发生呼吸频率、节律、深浅度异常改变，严重者可出现鼻翼扇动、发绀、张口、抬肩、端坐呼吸甚至意识障碍。

(一)资料收集

1.快速目测

一般状况：是青少年还是中老年，胸廓脊柱有无畸形，有无营养不良、贫血貌。意识是否清醒，能否清楚顺利回答问题。呼吸运动是否有异常，有无呼吸困难、发绀缺氧、动则气促症状，吸气时有无三凹症状等。患者能否安静坐、卧或者需要半坐卧位。

2.倾听主诉

注意患者对气急或呼吸费力的自我感觉，起病的时间及症状。

3.引导问诊

(1)起病状态及发病因素：呼吸困难是突然发生还是逐渐加重，有无诱发因素，如发病前有无用力动作、剧烈咳嗽等，有无接触变应源，有无异物吸入气管。询问以往病史，有无急慢性呼吸道疾病，如慢性支气管炎、哮喘，有无高血压病史、心脏疾患、肾病等。特殊因素包括有无药物、毒物、过敏物质接触及异物误入气道。

(2)伴随症状：有无咳嗽、咳痰，痰的色、质、量。有无发热，有无胸痛、咯血。

(3)院外采取急救措施及效果。

4.分诊体检

测量生命体征 T、P、R、BP，意识不清者查瞳孔，注意呼吸频率、节律、深度，有无动用辅助肌呼吸，检查胸廓有无异常，两肺呼吸音是否对称，有无哮鸣音、啰音，心率、心律有无改变，有无颈静脉怒张、肝大，下肢有无浮肿。

5.辅助检查

选查血气分析、血常规、血糖、胸片、心电图、B 超等。

(二)估计病情

1.呼吸困难严重程度

(1)轻度：中、重度体力活动可引起呼吸困难。

(2)中度：轻度体力活动可引起呼吸困难。

(3)重度：休息时也出现呼吸困难。

2.危急征象

(1)严重缺氧状态。

(2)吸气性呼吸困难，如过敏反应时引起咽喉水肿、喉痉挛，呼吸道吸入异物引起气道性阻塞。

(3)哮喘发作持续状态。

(4)重要脏器功能不全引起的呼吸困难，如急性左心衰竭引起肺淤血，颅脑疾患、颅内压增高刺激呼吸中枢引起呼吸改变，重症肌无力引起呼吸肌麻痹。

(5)中毒引起的呼吸困难，如有机磷农药中毒、吗啡类中毒、代谢性酸中毒。

(6)叹息样呼吸、下颌呼吸提示患者处于临终状态。

(三)鉴别分诊处理

(1)呼吸困难伴哮鸣音常见于支气管哮喘、心源性哮喘。

(2)突发性呼吸困难。吸气性呼吸困难可见于急性喉水肿、气管异物。混合性呼吸困难可见于自发性气胸、大片肺栓塞。

(3)呼吸困难伴有咳嗽、咳痰、发热，可见于慢性支气管炎、阻塞性肺气肿、肺部感染、肺脓肿等。

(4)呼吸困难伴一侧胸痛见于急性胸膜炎、大叶性肺炎、气胸、急性心肌梗死。

(5)大量浆液性泡沫痰见于有机磷中毒、急性左心衰竭(粉红色泡沫痰)。

(6)呼吸困难伴昏迷见于急性中毒、肺性脑病、颅脑病变(呼吸深而慢,有节律异常)、代谢性酸中毒。

呼吸困难大多属于内科,原发性气胸可分诊为呼吸科,气管异物吸入可分诊为眼耳鼻喉科,颅脑疾患引起的呼吸困难可分诊为神经内外科。对于呼吸困难者,分诊护士应首先给予吸氧,对有危及生命征象者立即送抢救室急救处理。

四、休克

(一)休克概述

1.病因与分类

引起休克的病因很多,分类方法也不一,比较常用的分类方法如下。

(1)按休克的病因分类。①低血容量性休克:由血容量不足引起的休克称低血容量性休克,包括失血性休克和创伤性休克。常见于失血(外伤引起的出血、消化性溃疡出血、食管曲张静脉破裂出血、妇产科疾病所引起的出血)、失水(呕吐、腹泻、大量排尿)、失血浆(烧伤、腹膜炎、创伤、炎症)、创伤(撕裂伤、挤压伤、爆炸伤、冲击波伤引起内脏、肌肉和中枢神经系统损伤)等。失血后是否发生休克不仅取决于失血的量,还取决于失血的速度。休克往往是在快速、大量(超过总血量的10 %~20 %)失血而又得不到及时补充的情况下发生的。②感染性休克:严重感染特别是革兰阴性细菌感染常可引起感染性休克。在革兰阴性细菌引起的休克中,细菌的内毒素起着重要的作用,故亦称内毒素性休克或中毒性休克。感染性休克常伴有脓毒症,故又称脓毒性休克。革兰阳性细菌、真菌、病毒、立克次体、衣原体、原虫等感染也可引起。③心源性休克:大面积急性心肌梗死、急性心肌炎、心脏压塞、严重心律失常等常可导致心源性休克。④过敏性休克:给某些有过敏体质的人注射某些药物(如青霉素)、血清制剂或疫苗时可引起过敏性休克,常表现为血压骤降、喉头水肿、支气管痉挛、呼吸极度困难甚至死亡。⑤神经源性休克:剧烈疼痛、脑脊髓损伤、麻醉等意外刺激,引起反射性周围血管扩张,有效血容量相对减少,称为神经源性休克。

(2)按休克的血流动力学分类:人们对休克的理解和治疗是从去除病因开始。所以,早期对休克的分类是以病因的不同为基础来分类的(如上所述)。随着血流动力学理论的发展和血流动力学监测可以被应用于临床实践,对休克的理解走向了更深的层次。同时,由于对病因的治疗日趋成熟和临床支持手段的增多,循环功能支持成为休克治疗的主要方面。在这种情况下,1975 年韦尔(Weil)等人根据血流动力学特点提出了对休克分类的新方法,即将休克分为低血容量性、心源性、阻塞性和血流分布性(表 8-2)。

表 8-2 休克的分类

休克类型	有关特征
Ⅰ.低血容量性	
A.外源性	出血引起的全血丢失,烧伤、炎症引起的血浆丧失、腹泻、脱水引起的电解质丧失
B.内源性	炎症、创伤、过敏、嗜铬细胞瘤、螯刺毒素作用引起食物血浆外渗

续表

休克类型	有关特征
Ⅱ.心源性	
心肌梗死、急性二尖瓣关闭不全、室间隔破裂、心力衰竭、心律失常	血量不足、低灌注和低血压状态
Ⅲ.阻塞性(按解剖部位分)	
A.腔静脉	压迫
B.心包	堵塞
C.心腔	环状瓣膜血栓形成、心房黏液瘤
D.肺循环	栓塞
E.主动脉	夹层动脉瘤
Ⅳ.血流分布性	
A.高或者正常阻力(静脉容量增加,心排血量正常或降低)	杆菌性休克(G^-肠道杆菌)、巴比妥类药物中毒、神经节阻滞(容量负荷后)、颈脊髓横断
B.低阻力(血管扩张、体循环动静脉短路伴正常或高心排血量)	炎症(G^+菌肺炎)、腹膜炎、反应性充血

低动力型休克亦称低排高阻型休克,其血流动力学特点是心脏排血量低,外周血管阻力高。由于皮肤血管收缩,血流量减少,使皮肤温度降低,故又称“冷休克”。此型休克在临床上最为常见。低血容量性、心源性、创伤性和大多数感染性休克均属本类。

高动力型休克亦称高排低阻型休克,其血流动力学特点是总外周血管阻力低,心脏排血量高。由于皮肤血管扩张,血流量增多,使皮肤温度升高,故又称“暖休克”。部分感染性休克属本类。

2.发病机制

(1)休克早期:机体产生儿茶酚胺(CA)、血管紧张素、升压素、血栓烷 A_2(TXA_2)等体液因子,导致末梢小动脉、微动脉、毛细血管前括约肌及微静脉持续痉挛,毛细血管阻力增大,大量真毛细血管关闭,故微循环灌注量急剧减少。

(2)休克中期:由于小血管持续痉挛,组织明显缺氧,经无氧代谢后产生大量乳酸,致使毛细血管前括约肌开放,大量血液流入毛细血管网,造成微循环淤血,血管通透性增加,大量血浆外渗,白细胞在微血管上黏附,微血栓形成,使回心血量减少;白三烯(LT)、纤维蛋白(Fn)、肿瘤坏死因子(TNF)、白介素(IL)、氧自由基(ODFR)等体液因子均可造成细胞损害,此亦为各种原因休克的共同规律,称之为“最后共同通路”。

(3)休克晚期:在毛细血管淤血的基础上细胞缺氧进一步加剧,细胞因持续缺氧后胞膜受损,释放溶酶体,致使细胞坏死自溶;血管内皮损伤后胶原纤维暴露,血小板聚集,激活凝血系统,促使大量微血栓形成;因凝血因子过量消耗,最终导致出血。胰、肝、肠缺血后分别可产生心肌抑制因子(MDF)、血管抑制物质(VDM)及肠因子等有害物质,进而引起重要器官损害及功能衰竭。

3.细胞代谢的变化及功能、结构的损害

(1)休克时细胞的代谢变化,主要是糖酵解增强和脂肪代谢障碍。①糖酵解增强:休克时由于组织的低灌流和细胞供氧减少，有氧氧化受阻，无氧酵解过程加强，从而使乳酸产生增多，导致酸中毒。但严重酸中毒又可抑制糖酵解限速酶，如磷酸果糖激酶等的活性，使糖酵解从增强转入抑制。②脂肪代谢障碍：休克时由于组织细胞的缺血、缺氧和酸中毒，脂肪酰 CoA 合成酶和肉毒碱脂肪酰转移酶的活性降低，因此脂肪酸的活化和转移发生障碍。

(2)休克时细胞的损害，主要是生物膜(包括细胞膜、线粒体膜和溶酶体膜等)发生损害。①细胞膜的损害：最早的改变是细胞膜通透性增高，从而使细胞膜 Na^+-K^+-ATP 酶活性增高，ATP 消耗增加，细胞的许多代谢过程发生紊乱。因细胞膜的完整性在维持细胞的生命活动中起着重要作用，故当膜完整性破坏时，即是细胞不可逆性损伤的开始。②线粒体损害：休克时线粒体最早出现的损害是其呼吸功能和 ATP 合成受抑制，线粒体 ATP 酶活性降低，此后发生超微结构的改变。线粒体是维持细胞生命活动的“能源供应站”。当线粒体损害时，由于氧化磷酸化障碍，产能减少乃至终止，必然导致细胞损害和死亡。③溶酶体损害：溶酶体含有多种水解酶，如组织蛋白酶、多肽酶、磷酸酶等，但在未释放之前都处于无活性状态。一旦释放出来后，即转为活性状态，则可溶解和消化细胞内、外的各种大分子物质，尤其是蛋白类物质。

休克时生物膜的损害是细胞发生损害的开始，而细胞的损害又是各脏器衰竭的共同基础。

(3)器官功能的改变。①脑：休克时缺氧和酸中毒能使脑微循环狭窄或阻塞，动脉血灌流减少。在微循环凝血期，脑循环内可以有血栓形成和出血。大脑皮质对缺氧极为敏感，当缺氧逐渐加重，将由兴奋转为抑制(表情淡漠)，甚至发生惊厥和昏迷。皮质下中枢因严重缺氧也可发生抑制，呼吸中枢和心血管运动中枢兴奋性降低。②心：休克的早期可出现心的代偿性增强，此后心脏的活动即逐渐被抑制，甚至可出现心力衰竭。③肾：肾功能的改变在休克早期发生的是功能性的急性肾衰竭，因为它还不伴有肾小管的坏死。其主要临床表现为少尿(400 mL/d)或无尿(100 mL/d)，当休克持续时间较长时，可引起急性肾小管坏死，发生器质性的肾衰竭，此时即使肾血流量随着休克的好转而恢复，患者的尿量也难以在短期内恢复正常。肾功能的改变，将导致严重的内环境紊乱，包括高钾血症、氮质血症和酸中毒等。这样就会使休克进一步恶化，故许多休克患者，尤其是老年患者常死于急性肾衰竭。④肺：在休克早期，呼吸中枢兴奋，呼吸加深加快，通气过度，从而导致低碳酸血症和呼吸性碱中毒；继之，由于交感-儿茶酚胺系统兴奋和其他血管活性物质的作用，可使肺血管阻力升高；如果肺低灌流状态持续较久，则可引起肺淤血、水肿、出血、局限性肺不张、微循环血栓形成和栓塞，以及肺泡内透明膜形成等重要病理改变，此即所谓休克肺的病理学基础。休克肺是休克死亡的重要原因之一。⑤肝：休克时常有肝功能障碍，肝功能障碍又可加重休克。休克时低血压和有效循环血量减少可导致肝细胞缺血、缺氧，肝血窦及中央静脉内微血栓形成，肝小叶中央部分肝细胞坏死。肝脏灌流障碍使网状内皮细胞受损，肝脏的解毒及代谢能力减弱，易发生内毒素血症，加重代谢紊乱及酸中毒。⑥胃肠道：休克早期就有胃肠功能的改变。开始时是因微小管痉挛而发生缺血，继而可转变为淤血，肠壁因而发生水肿甚至坏死；此外，胃肠的缺血缺氧，还可使消化液分泌抑制，胃肠运动减弱。有时胃肠肽和黏蛋白对胃肠黏膜的保护作用减弱可使胃肠黏膜糜烂或形成应激性溃疡。

4.临床表现

(1)低血压：成人肱动脉血压降为 12 kPa(90 mmHg)以下，或比基础血压低 8 kPa(60 mmHg)，即为低血压，患者脉压常小于 2.67 kPa(20 mmHg)。但休克早期可无低血压，因此无低血压者不能排除休克存在。

(2)心动过速：为休克常见非特异性表现，如同时伴有直立位时血压下降，有助于明确此时休克是心动过速的原因。

(3)交感神经兴奋：表现为精神紧张或烦躁、焦虑、大汗、过度通气等。

(4)外周循环低灌注：表现为肢端湿冷(网状青斑)、外周脉搏难以触及或细弱等外周低灌注体征。

(5)意识改变：休克患者意识可正常，但如脑灌注压显著下降，则可出现神志淡漠、嗜睡、昏迷等。

(二)休克的护理评估

1.病史

了解患者近期有无创伤、烧伤、感染、服药情况；既往病史，如有无高血压、心脏病、肝硬化、消化性溃疡、支气管扩张、糖尿病、垂体疾病等病史；既往有无药物过敏史。

2.实验室检查

(1)血常规：创伤性休克、失血性休克早期由于血液浓缩，血红蛋白和血细胞比容可高于正常；大量失血后数小时，红细胞和血红蛋白才会显著降低。休克合并感染和全身炎症反应综合征时，血中白细胞计数可明显升高，而随着休克的进一步发展，血小板计数逐渐降低。

(2)血气分析：休克时做血气分析目的是了解机体氧代谢状态，以及了解体内酸碱平衡状态。血气分析结果常有低氧血症、代谢性酸中毒，而 $PaCO_2$ 早期由于呼吸代偿而有轻度下降，呈呼吸性碱中毒，晚期常出现呼吸性酸中毒。

(3)电解质测定：动态监测可以及时了解电解质紊乱，休克时常见有血钾和血镁升高、血钠降低。

(4)动脉血乳酸：休克患者组织灌注不足可引起无氧代谢和高乳酸血症，监测有助于估计休克的变化趋势及复苏效果。正常值为 1～2 mmol/L，休克时若高于 8 mmol/L，死亡率在 90 %以上。但动脉血乳酸水平并不经常与休克严重程度平行，需要与其他监测结果综合分析，才能正确判断。若乳酸浓度在 12～24 小时降至正常水平，表明复苏有效。

(5)凝血功能及酶学检查：休克时较易出现凝血和纤溶系统功能障碍，后期易发展成弥漫性血管内凝血，因此需要定时检查凝血和纤溶系统功能。

3.血流动力学监测

(1)中心静脉压(CVP)：代表右心房或胸腔段腔静脉内压力的变化，可反映全身血容量与右心功能之间的关系。CAP 的正常值为 5～10 cmH_2O。若 CVP 低于 5 cmH_2O，表示血容量不足；CVP 高于 15 cmH_2O 时，提示心功能不全、静脉血管床过度收缩或肺循环阻力过高；若 CVP 高于 20 cmH_2O，则表示存在充血性心力衰竭。动脉血压和 CVP 的综合判断可指导扩容治疗，见表 8-3。

表 8-3 以动脉血压和中心静脉压作为扩容的监测

动脉血压	中心静脉压	原因	处理
↓	↓	血容量不足	积极补液
正常	↓	血容量轻度不足	适当补液
↓	↑	血容量相对较多,心功能不全	限制输液,应用强心剂
↑	正常	血管收缩,循环阻力增加	适当应用扩血管药

注:↓表示降低;↑表示升高。

(2)肺毛细血管楔压(PCWP):反映肺静脉、左心房和左心室的功能状态。PCWP 的正常值为 6～15 mmHg(0.8～2.0 kPa)。PCWP 低于正常值反映血容量不足(较 CVP 敏感),PCWP 增高反映左房压力增高(如急性肺水肿)。对 CVP 和 PCWP 监测结果的综合分析,也可用于指导扩容,见表 8-4。

表 8-4 以中心静脉压和肺毛细血管楔压作为扩容的监测

CVP/cmH_2O	PCWP/mmHg	原因	处理
<5	<5	血容量不足	积极扩容
<12	<5	血容量仍不足	继续扩容
12～18	15～18	血容量已接近正常或已正常	适当限制补液
12～18	20～25	肺充血	限制输液,应用扩血管药
12～18	>25	肺水肿	严格限制输液,应用强心、利尿及扩血管药

4.病情判断

(1)休克分期的判断。

休克早期:①口渴,面色苍白,皮肤厥冷,口唇或四肢末梢轻度发绀。②神志清楚,伴有轻度兴奋、烦躁不安。③血压正常,脉压较小,脉快、弱。④呼吸深而快。⑤尿量较少。⑥眼底动脉痉挛。

休克中期:①全身皮肤淡红、湿润,四肢温暖。②烦躁不安,神志恍惚。③体温正常或升高。④脉细弱,血压一般在 8 kPa(60 mmHg)以上。⑤少数可出现呼吸衰竭。⑥尿量减少。⑦眼底动脉扩张。⑧甲皱微循环不良。

休克晚期:①全身皮肤、黏膜发绀,出现紫斑,四肢厥冷,冷汗淋漓。②神志不清(昏迷)。③体温不升。④脉细弱,血压低或测不到,心音呈单音。⑤呼吸衰竭。⑥无尿。⑦全身有出血倾向。⑧眼底视网膜出血或水肿。

(2)休克程度的判断。

在确定患者是否处于休克状态的同时,还必须鉴别休克的严重程度。临床常将休克分为轻、中和重 3 度,详见表 8-5。

表 8-5 休克程度的判断

临床表现	轻度休克	中度休克	重度休克
神志	清楚、精神紧张	表情淡漠	意识模糊,甚至昏迷
口渴	口渴	很口渴	非常口渴,但无主诉

续表

临床表现	轻度休克	中度休克	重度休克
皮肤色泽	开始苍白	苍白	显著苍白，肢端青紫
皮肤温度	正常，发凉	发冷	冰冷
脉搏	100 次/分，有力	100～120 次/分	速而减慢，或摸不清
血压	正常或稍低	平均动脉压下降	平均动脉压<50 mmHg 或测不出
周围循环	正常	毛细血管充盈迟缓	毛细血管充盈非常迟缓
尿量	正常	尿少	尿少或无尿
失血量	<800 mL	800～1 600 mL	>1 600 mL

(3)病因鉴别。

如有喉头水肿、哮鸣音及用药或虫咬史，应高度怀疑过敏性休克；有晕厥史且血红蛋白进行性下降应考虑失血性休克；有明确呕吐、腹泻史，失液量大或有急腹症合并休克者应考虑低血容量休克；有颈静脉怒张、心音低、肝大者应考虑心源性休克；有颈椎损伤、四肢瘫痪，应考虑神经源性休克。4 种常见休克的临床鉴别见表 8-6。

表 8-6　4 种常见休克的鉴别

鉴别方面	低血容量性休克	感染性休克	心源性休克	神经源性休克
皮肤颜色和温度	苍白、发冷	有时红、暖	苍白、发凉	红润、温暖
外周静脉充盈度	萎陷	不定	收缩、萎缩	充盈良好
血压	↓	↓	↓	↓
脉率	↑	↑	↑或↓	正常或↓
尿量	↓	↓	↓	正常或↓
中心静脉压	↓	↑或↓	↑	正常
PaO_2	初期↑，晚期↓	↓	↓	正常
$PaCO_2$	↓	↑或↓	初期↓	正常或↓
pH	↓	↓	↓	不定
血细胞比容	↑或↓	正常	正常	正常

注：↓表示降低、减慢或减少；↑表示升高或加快。

(三)急救护理措施

1.现场急救措施

休克是一种极其危险的急重症，一旦发生，必须立即采取急救措施。在现场应做到以下几点。

(1)尽可能少搬动患者，松解患者衣扣，让患者平卧，下肢抬高 20°～30°，以利于静脉血回流。如有呼吸困难可再将头部和躯干抬高 20°～30°，以利于呼吸。

(2)保持呼吸道通畅，尤其是休克伴昏迷者。方法是将患者颈部垫高，下颌抬起，使头部最大限度地后仰(颈部外伤或疑有颈椎骨折者除外)，同时头偏向一侧，以防呕吐物和分泌物误吸入呼吸道。

(3)注意给体温过低的休克患者保暖,盖上被、毯,有条件者可给热饮料,如浓茶或姜汤,但不要在皮肤局部加温,以免皮肤血管扩张而影响重要生命器官的血流量供应和增加氧消耗。注意对伴发高热的感染性休克患者应给予降温。

(4)必要的初步治疗,例如:出血应立即止血,一般对表浅伤口出血或四肢血管出血可先采用压迫止血法暂时止血;由创伤骨折所致的休克给予镇痛,骨折固定;烦躁不安者可给予适当的镇静剂;心源性休克给予吸氧等。

(5)密切观察心率、呼吸、血压、神志改变,并做详细记录。

2.转运途中监护

对休克患者,因现场抢救条件有限,需尽快将其送往有条件的医院抢救,在转运过程中,应注意以下几点。

(1)休克患者搬运越轻越少越好,应以送到离现场最近的医院为宜。

(2)在运送途中,应有专人护理,随时观察病情变化,给予吸氧和静脉输液等急救措施。

(3)将患者送至医院,将已用的急救措施与用药向值班人员交代清楚,以利于病情的掌握和继续治疗。

3.临床护理措施

休克的处理原则是尽早去除引起休克的病因,尽快恢复有效循环血量,纠正微循环障碍,改善心脏功能和恢复人体正常代谢,并根据病情做出相应处理。休克状态下病情危急,严重威胁患者的生命,抢救时时间就是生命,做好临床监护至关重要。

(1)一般护理。①体位:最适宜的体位是抬高头、躯干 20°～30°,抬高下肢 15°～20°。抬高头胸部有利于膈肌活动,增加肺活量,使呼吸运动更接近于生理状态。抬高下肢有利于增加静脉回心血量,从而相应增加循环血容量。休克伴昏迷患者取平卧位,头偏向一侧。②吸氧:给氧前应注意清除呼吸道分泌物,保持呼吸道畅通,以达到有效吸氧。一般采用鼻导管法给氧,氧流量为 2～4 L/min,直至休克好转。如患者发绀明显或发生抽搐则需加大吸氧浓度为 4～6 L/min。③迅速建立静脉通道,保证输液途径畅通:目前多主张安置深静脉导管,在紧急情况下也可做静脉切开加压输液。静脉输液可迅速补充有效循环血容量,是纠正休克的最根本措施。在快速扩容过程中,应注意观察脉率、呼吸、肺底啰音及出入水量等,避免发生肺水肿;如有肺水肿表现,应减慢滴速,甚至暂停输液,并立即报告医师。在输液过程中还应对有效循环血容量是否补足做出估计,以避免输液过多。④饮食:如能进食,可给予易消化的流质或半流质饮食。⑤注意事项:注意保温,做好口腔护理,因患者有微循环障碍,注意预防压疮(褥疮)。

(2)合理补液、及时补充血容量:补充血容量,及时恢复血液灌注,是抗休克的基本措施。及时补充血容量,时间较短的休克,特别是低血容量休克,均可较快地纠正,不需要再用其他药物,故必须迅速建立 2 条以上的静脉输液通道。原则上失血补血,失水补水,丢失多少补多少。补液的种类一般来讲,均应先输入一定量的晶体液或电解质溶液,如生理盐水、5 %的葡萄糖盐水和平衡盐溶液等。一般晶体液的量可为胶体液的 2～3 倍。在治疗之初一般主张不用或少用等渗或高渗葡萄糖液。抗休克常用的胶体液为全血、血浆和右旋糖酐等。低分子右旋糖酐可改善微循环,能吸附于红细胞、血小板表面及其血管内壁,预防和治疗弥散性血管内凝血。

应当注意，休克时补充的晶体量和胶体量很大，不仅要补充已丢失的血容量（全血、血浆和水及电解质丢失量），还要补充扩大的毛细血管床，故超过临床估计的液体损失量很多。休克时间越长，症状越严重，需要补充的液体也越多。还必须注意，创伤、战伤时休克补液治疗成功的关键在于及时、快速、足量地恢复有效循环血量，提高心房充盈压力，恢复良好的组织灌流，而不要被缺少胶体液所束缚。应力争在救治4～8小时使休克病情好转。对于严重感染性休克患者，其病情复杂，又常有心肌损害和肾脏损害，过多补液易导致不良后果。因此，为了掌握血容量补充和观察心脏对输液的负荷情况，可监测CVP及血压，作为调节补液量的依据（必要时再测定PCWP），见表8-7。

表8-7　CVP与补液的关系

CVP	血压	原因	处理原则
低	低	血容量严重不足	充分补液
低	正常	血容量不足	适当补液
高	低	心功能不全或血容量相对过多	给强心药，纠正酸中毒，舒张血管
高	正常	容量血管过度收缩	舒张血管
正常	低	心功能不全或血容量不足	补液试验

注：补液试验方法为取等渗盐水250 mL，于5～10分钟经静脉滴注。若血压升高而中心静脉压不变，提示血容量不足；若血压不变而中心静脉压升高0.29～0.49 kPa（3～5 cmH_2O），则提示心功能不全。

（3）密切观察病情变化。①神志与表情：患者的意识表情变化能反映中枢神经系统血液的灌流情况。休克早期，机体代偿功能尚好，患者神志一般清楚，精神紧张或有烦躁、焦虑；随着休克加重，进入失代偿期，患者脑组织供血逐渐减少，缺氧加重，表现为表情淡漠、意识模糊、感觉迟钝，甚至昏迷。②脉搏：休克初期，脉搏加快，随着病情的进展，脉搏细数且出现心律不齐，休克晚期脉搏微弱、缓慢，甚至摸不到。③血压与脉压：初期由于代偿性血管收缩，血压可能保持或接近正常。若血压逐渐下降甚至测不到，且脉压减小，则说明病情加重。在抢救过程中，应每隔5～10分钟测量血压1次，并做好记录，直至血压稳定后，可减少测量次数。④呼吸：大部分休克患者均伴有呼吸频率及幅度代偿增加，当出现呼吸加深加快或变浅不规则，并出现鼻翼扇动，提示病情恶化，应严密观察、及时处理。遵医嘱给予吸氧，鼻导管给氧时可用40％～50％的氧浓度，输入氧气应通过湿化器以保持呼吸道湿润，防止黏膜干燥。对行气管插管或切开、人工辅助通气的患者，更应注意全面观察患者反应和机器工作状态两方面的变化。有气道分泌物应及时吸出，防止窒息。⑤尿量：尿量是护理工作中观察、判断肾脏毛细血管灌流量的一项重要指标。休克患者可放置留置导尿管，并每小时测量1次尿量，如每小时尿量少于20 mL，说明肾脏血液灌流量不足，提示休克加重。如经抢救治疗后每小时尿量恢复至30 mL，为休克缓解的一个重要指标，故抢救过程中应严格监测尿量。⑥体温：休克患者体温一般偏低，如患者突然体温升高提示有其他感染，要及时报告医师。

（4）应用血管活性药物。血管活性药是休克治疗时常用的药物，护理人员应熟悉此类药物的药理作用、性能、应用原则及注意事项，以便能有效、及时地抢救患者。常用的血管活性药分为以下几类。①血管扩张药：必须在补足血容量的基础上应用。②多巴胺：能增加心肌收缩力，提高心排血量，选择性地扩张内脏血管，特别是肾脏血管，提高肾小球滤过率，并使皮肤及黏膜血管收缩，使血压维持在一定水平。③阿托品、山莨菪碱等抗胆碱能药：可解除平滑肌痉挛、舒张血管、改善微循环，常用于感染性休克的治疗。④血管收缩药：常用去甲肾上腺素和间羟胺，均使小血管收缩，提高血压。应用血管收缩剂以小剂量、低浓度、短时间为宜。去甲肾上腺素对肾动脉收缩作用较强；间羟胺较去甲肾上腺素作用缓和、持久，对肾血管收缩作用较轻。

血管活性药物静脉滴注时一般应先慢后快，调整滴注速度使收缩压维持在 12 kPa (90 mmHg)；一旦血压稳定 6 小时或 6 小时以上，便可在观察下减慢滴注速度，继而降低药物浓度，最后缓慢停药。应用过程中需密切观察血压变化，根据病情调整滴速，防止血压波动过大。应用阿托品类药物时应密切观察中毒反应，如高热、意识模糊、躁动、谵妄、抽搐等。某些缩血管药，如去甲肾上腺素不能漏出血管外，以免造成局部组织坏死。

(5)预防感染。除了对感染性休克患者应积极进行抗感染治疗，对于其他类型的休克患者，因其机体免疫能力下降，易继发感染，应注意预防。病室内定期空气消毒，并减少探视；避免交叉感染，各项操作严格执行无菌技术操作规程；协助患者咳嗽、咳痰，痰液黏稠者予以雾化吸入，不能自行排痰者予以吸痰；遵医嘱应用有效抗生素。

(6)心理护理。①对患者做心理安抚：休克患者往往意识清醒，因此可能接受护士给予的良好心理影响。护士要选择适当的语言安慰患者，耐心解释有关病情变化，以稳定患者情绪，减轻患者痛苦。护士在实施抢救中，说话要细声而谨慎，举止要轻巧而文雅，工作要稳重而有秩序，以影响患者心理，使其镇定并增强信心。②做好患者亲友或陪伴人员的安慰工作：劝导患者亲友或陪伴人员不要在患者面前表现出情绪波动而干扰患者心绪的宁静，并指导他们一些简单的生活护理技术，以配合医护人员做好工作。

是否进行合理的临床监护关系到患者是否抢救成功，判断患者抢救成功的标准：①成人尿量大于 30 mL/h或大于 500 mL/d，小儿每小时尿量大于 1 mL/kg。②脉搏有力，且低于 110 次/分。③撤除升压药后血压维持正常或接近正常，微循环改善。④呼吸均匀，16～20 次/分。⑤神志清楚、安静，四肢温暖，末梢循环充盈良好。⑥血细胞比容高于 35 %。⑦血浆电解质和酸碱平衡基本正常。

五、胸痛

胸痛是由于颈部、胸壁组织、肺、纵隔、食管、横膈甚至腹部脏器病变引起炎症、缺氧、肌张力改变、组织坏死等产生各种物理、化学因子，刺激胸部感觉神经纤维，传入大脑皮质痛觉中枢引起胸痛。非胸部的内脏病变可由于神经牵拉引起胸痛。

(一)资料收集

1.快速目测

患者的神情、意识，患者对胸痛的耐受状态，有无咳嗽，有无面色苍白、发绀缺氧，有无呼吸困难、大汗淋漓、休克征象，有无强迫体位以减轻胸痛。

2.倾听主诉

胸痛发生的时间、持续时间，诱发胸痛的原因及缓解胸痛的方法。

3.引导问诊

(1)胸痛的原因及诱发因素：对于突发性胸痛要询问在什么情况下发生胸痛，比如有无外伤史，有无剧烈咳嗽，有无用力屏气的动作，有无过度疲劳，有无吞服异物。了解过去史，如以往胸痛的发作情况,有无心、肺、纵隔疾病史,有无消化道疾病,如食管炎、食管裂孔疝、溃疡病,有无肿瘤病史。

(2)胸痛的性质及部位:有无放射性、持续性、阵发性疼痛,持续时间的长短;疼痛的性质是闷痛、钝痛,还是压榨性疼痛。

(3)胸痛时伴随的症状:有无发热、呕吐、胸闷、咯血、濒死感;胸痛与呼吸运动有无关系,咳嗽、深呼吸时胸痛是否加剧;胸痛与吞咽有无关系,进食吞咽时胸痛是否加重;胸痛与体位的关系,向一侧躺能否减轻疼痛。

(4)其他:院前用药及改善胸痛的效果。

4.分诊体检

测量生命体征以观察严重胸痛时对生命体征的影响。检查胸部局部组织有无压痛,有无红、肿、热、痛及隆起,有无带状疱疹,呼吸运动是否对称正常,呼吸音有何异常,心律、心音是否正常。

5.辅助检查

白细胞计数及分类、心电图、胸片、胸部B超检查,必要时做食管摄片、血液生化及心肌酶谱检查。

(二)估计病情

危急征象:突发胸痛伴咯血,胸痛伴低氧血症,胸痛伴严重心律失常、心源性休克,剧烈胸痛有放射性疼痛,患者有窒息濒死恐惧感,胸痛伴出冷汗、呼吸困难、血压下降。呼吸循环障碍者均为危急状态,应给予及时抢救。

(三)鉴别分诊处理

1.属外科诊治

(1)胸痛局限于胸壁上,有红肿疼痛可能为局部炎症。肋骨有隆起、压痛,深呼吸、咳嗽加重可能是肋软骨炎。

(2)急性创伤后引起胸痛,变动体位时疼痛加剧,有反常呼吸运动,可能是肋骨骨折。患者气促、呼吸困难、发绀、烦躁、血压下降可能为血气胸。

(3)胸骨后疼痛,进食吞咽加重,可能为食管纵隔病变;活动后突发剧烈胸背部痛,向腹部、下腹、下肢放射伴面色苍白、四肢厥冷、出汗,可能为夹层动脉瘤引起的痉挛。

2.属内科诊治

(1)有心血管疾病、长期卧床史或近期手术者突然发生胸痛、咯血、呼吸困难,可能为肺栓塞。

(2)有冠心病史,反复发作心前区或胸骨后疼痛,向左侧肩背部、左臂内侧或左颈部、面颊部放射,可能为心绞痛、心肌梗死。

(3)发热、咳嗽、一侧胸痛可能为肺部炎症或胸膜炎。

(4)胸骨下剧烈疼痛向背、颈、下颌放射,咳嗽、呼吸活动时疼痛加剧,心率加快,脉压小,呼吸困难,可能为急性心包炎。

3.属呼吸科诊治

如青壮年劳累后突然胸痛、呼吸困难,可能为自发性气胸。

4.属皮肤科诊治

如患者剧烈胸部灼痛,沿一侧肋间神经分布,表面皮肤有水疱,可能为带状疱疹。

5.其他分诊

如恶性肿瘤肺癌、纵隔肿瘤也可引起不同程度的胸痛,并伴有相应症状。可分诊到原诊治科室,如呼吸科、胸外科或肿瘤科。

对突发胸痛的危急状态,分诊护士应立即将患者置于安静环境卧床休息,给予吸氧,建立静脉通路,给予心电监护,并立即通知医师进行急救。

六、腹痛

腹痛大多是由腹部脏器疾病引起的,腹部脏器炎症、穿孔、梗阻、出血、淤血、功能障碍等均可引起一系列病理改变而导致腹痛。但腹痛病因复杂,也可以由腹腔外疾病、全身性疾病引起,因此分诊护士必须谨慎、仔细,才能正确分诊,不延误患者救治。

(一)资料收集

1.快速目测

患者年龄、性别、神情、面色、体位、腹痛的反应(有无烦躁不安、呻吟、按腹辗转),以及有无早期休克征象。

2.倾听主诉

腹痛起始时间、部位、疼痛性质和伴随症状。

3.引导问诊

不要疏漏 PQRST 分诊法的几个要点。

(1)腹痛发生的时间和部位与饮食有无关系,胃纳情况。

(2)腹痛伴随症状有无呕吐、腹泻,有无出血,大小便的色、质、量,有无发热。

(3)腹痛性质是剧痛、刀割样锐痛还是钝痛,持续性或阵发性,有无反射性疼痛。

(4)既往病史及腹痛史,有无消化性溃疡病、胆囊炎、胆结石、胰腺炎,有无糖尿病、心血管疾病,手术创伤史,药物食物过敏史,是否用过甾体类药物,女性患者月经史。

4.分诊体检

测量生命体征,以观察有无发热,血压是否稳定。观察皮肤有无过敏性皮疹或紫癜。检查腹部外形是否对称,有无隆起,有无陈旧手术切口瘢痕,注意有无肠形、肠蠕动波,腹部有无压痛、反跳痛,腹肌是否紧张,有无肿块,麦氏点有否压痛,墨非征是否阳性。

5.辅助检查

选查血、尿、粪常规,尿酮体,血、尿淀粉酶,血糖,心肌酶谱,腹部平片,B超,心电图,等等。

(二)估计病情

危急征象:剧烈疼痛,有腹膜刺激症状,为肠梗阻症状者;腹痛伴腹胀、移动性浊音并有急性出血症状,疑有腹腔内出血者;腹痛伴休克,可能是感染性或低血容量性休克者,疑有脏器破裂、脏器扭转或嵌顿者;急性化脓性胆管炎、肠系膜动脉栓塞者均可在短时间内引起严重后果,必须立即救治。

(三)鉴别分诊处理

1.内外科腹痛鉴别分诊

内外科腹痛鉴别分诊见表 8-8。

表 8-8 内外科腹痛鉴别分诊

临床表现	外科	内科
先驱症状	一般无但也可有	有
发热	先腹痛后发热	先发热后腹痛
腹痛	由轻到重,由模糊到明确,由局限到弥漫	由重到轻,模糊,固定
腹膜激惹症	明显,持续,进展	不很明显,间隙,消失
其他部位体征	无	常有
全身中毒反应	腹痛后出现	腹痛前出现

2.常见急腹痛分诊

(1)属外科诊治。①胃、十二指肠穿孔可能。有溃疡史,餐后上腹部突然发生剧烈疼痛,呼吸活动后加剧。体检:腹部有压痛、肌紧张、反跳痛,肠鸣音消失,甚至可伴休克症状。②急性胆囊炎、胆石症可能。可有胆道病史,中年女性饱餐油腻食物后突发右上腹持续性疼痛,阵发性加剧,并向右肩部放射,伴恶心、呕吐,可有发热。体检:右上腹压痛,肌紧张,墨菲征阳性。③急性坏死性胰腺炎可能。饱餐、酗酒后发生中上腹部持续性疼痛,阵发性加剧,向左腰背部放射,伴恶心、呕吐、发热,甚至休克。体检:上腹部压痛,肌紧张,血尿淀粉酶升高。④胆道蛔虫症可能。上腹部剑突下阵发性钻顶样剧烈疼痛,患者辗转不安难以忍受,可有恶心、呕吐,甚至吐出蛔虫,缓解后无异常。体检:剑突下压痛,无肌紧张,体征与临床症状不符。⑤急性阑尾炎穿孔可能。中青年上腹部或脐周阵发性疼痛,向右下腹转移,伴恶心、呕吐、发热,白细胞计数升高。体检:右腹部麦氏点压痛,甚至有肌紧张、反跳痛。⑥绞窄性肠梗阻可能。上腹部或脐周阵发性绞痛、腹胀,伴呕吐,无排便排气。体检:腹部胃型或肠型,肠鸣音亢进,可能是急性胃、肠梗阻。若进展可为持续性腹痛,有腹膜刺激征,并有休克症状。⑦肝脾破裂可能。突然受外力作用,腹部疼痛于肝脾区域。体检:有腹肌紧张,伴休克。⑧泌尿系统结石可能。一侧腰部阵发性绞痛,并向下放射至腹股沟、大腿内侧,患者剧烈疼痛伴恶心、呕吐,面色苍白,出冷汗,排尿异常,见血尿。

(2)属内科诊治。①急性心肌梗死可能。老年人有高血压、冠心病史,突然上腹胀痛、呕吐,伴胸闷、气急、烦躁。体检:上腹部无明显体征,有心率、心律改变,血压可降低,心电图异常。②可能为代谢障碍、酸中毒引起的腹痛。有糖尿病史,患者突发痉挛性腹痛,但腹部无明显体征,却伴有其他全身症状,如乏力、厌食、严重呕吐、腹泻、发热,甚至意识障碍、呼吸异常,追问病史近期有感染、手术等应激状态。③过敏性紫癜可能。儿童或少年,发病前有上呼吸道感染史,发热、乏力、全身不适,出现阵发性腹痛或持续性钝痛,伴呕吐、腹泻,甚至便血,下肢皮肤可见对称性反复出现的瘀点瘀斑,有轻度瘙痒,严重者可发生肠套叠、肠梗阻及肠坏死。

(3)属妇科诊治。疑有宫外孕破裂。育龄期女性,有停经史,突然下腹部持续性腹痛,阵发性加剧。体检:面色苍白,下腹可有压痛、肌紧张,立即请妇产科医师检查,做后穹隆穿刺,见鲜血可证实。

(4)属感染科诊治。急性胃肠道感染的可能,上腹部有持续性疼痛,阵发性加剧,伴恶心、呕吐、腹泻,大便常规异常,有不洁饮食或暴饮暴食。

对腹痛患者在诊断未明确之前禁用镇痛药。

第三节 急性创伤患者的急救护理

一、颅脑损伤

颅脑创伤是常见的严重创伤，患者发病急、病情重、病死率高，目前仍是影响人类健康的主要问题之一，仅次于四肢损伤。因为伤及中枢神经系统，其致残率及致死率在创伤中居首位，所以严密细致的观察护理及有效的抢救措施，对挽救患者生命、降低病死率有至关重要的作用。

（一）概念

1.颅脑损伤的类型

（1）脑组织暴露在空气中为开放伤，与外界不沟通的脑损伤为闭合伤，由火器造成的损伤为火器伤，常在颅内残留弹片等异物；伤及头皮和颅骨为颅损伤；伤及脑组织、脑血管和脑神经为脑损伤。

（2）外物直接打击头部，产生原发性脑损伤。由低血压、低氧或高碳酸血症等造成脑缺氧、脑水肿或脑温升高，产生继发性脑损伤。

（3）颅损伤和脑损伤常同时存在，严重程度相似，亦有颅损伤重而脑损伤轻，或颅损伤不明显而有致命性脑损伤。

2.复合性颅脑伤

复合性颅脑伤指除颅脑损伤外还伴有其他重要组织脏器损伤。据统计，各种多发伤的总死亡率约为 20 %，其中伴有颅脑伤者占 35 %～40 %，而不伴有颅脑伤者仅占 10 %。由此可见，多发伤中颅脑外伤是影响死亡率的重要因素。

（二）创伤机制

1.直接暴力

直接暴力是指直接作用于头部引起损伤的致伤力，故有直接的着力点，根据头皮、颅骨损伤的部位及暴力作用的方式，即加速性、减速性和挤压性，常能推测脑损伤的部位，甚至可以估计受损组织的病理改变。

（1）加速性损伤：相对静止的头颅突然遭到外力打击，迫使其瞬间由静态变为动态造成脑损伤。

（2）减速性损伤：运动的头颅突然撞到静止的物体上，迫使其瞬间由动态转为静态造成的损伤。其损伤效应主要是对冲性脑损伤，其次为局部冲击伤。

（3）挤压性损伤：头颅在相对固定的情况下，被两侧相对的外力挤压而受伤。

2.间接暴力

间接暴力即指着力点不在头部的外部暴力。其作用于身体其他部分而后传递至颅脑造成损伤，是一种特殊而又严重的脑损伤类型。

（1）挥鞭样损伤：因为暴力并非作用头部，所以头部的运动必较身体其他部位（着力点）要晚。暴力作用具有突发性，传递过来的振动波只有单一的或间歇性的脉冲，当脉冲作用头部时，身体其他部位已静止。因此，头部必将受到剪切力的作用而导致脑表面和实质内各部分产生剪应力损伤。

(2)颅颈连接处损伤：坠落伤时，由于质量和重力加速度使患者获得的动量在瞬间化为零，因此着力点必将受到极大的作用力，该作用力沿着脊柱上行到脑，引起脑损伤。

(3)胸部挤压伤：因胸部受巨大压力致使上腔静脉的血流逆行灌入颅内，甚至迫使动脉血逆流。常引发毛细血管壁受损，同时，因为胸部创伤又伴有中枢神经系统损伤，更容易引起急性呼吸窘迫综合征。

(三)护理评估

1.分类及临床特点

(1)头皮损伤。其分为头皮下血肿、头皮裂伤和头皮大面积撕脱伤。头皮下血肿表现为血肿部位有肿块、压痛。头皮裂伤、头皮大面积撕脱伤伤员可大量出血，常发生失血性休克。

(2)颅骨损伤。颅骨骨折按骨折部位分为颅盖骨折和颅底骨折；按骨折的形态分为线形、凹陷形及粉碎形骨折。颅底部骨折根据其发生部位不同有以下临床特点。①颅前窝骨折：累及眶顶和筛骨，可损害视神经、嗅神经。表现眶周广泛淤血斑(熊猫眼征)，鼻和口腔出血、失明、嗅觉丧失等。②颅中窝骨折：常累及蝶骨、面神经、听神经等，表现鼻和口腔出血，脑脊液耳漏、失听、眩晕等。③颅后窝骨折：累及颞骨岩部，可见乳突皮下淤血斑。常合并后组脑神经(第Ⅸ～Ⅻ脑神经)损伤，引起吞咽困难，呼吸道受阻，严重者发生窒息。

(3)脑损伤。①脑震荡：一过性的脑功能障碍。表现为受伤当时出现短暂的意识障碍，清醒后大多不能回忆受伤当时和近期的情况，称逆行性遗忘。受伤时，患者出现面色苍白、出冷汗、血压下降、脉微弱、呼吸减慢，多有头痛、头晕、疲乏无力、恶心、呕吐等症状，短期内可消失，无神经系统阳性体征。②脑挫裂伤：脑组织、神经和血管的器质性损伤。伤后患者立即出现昏迷，绝大多数在半小时以上，重症者持续时间长，并伴有剧烈头痛、恶心、呕吐。伤后患者即刻出现神经系统症状和体征，如锥体束征、肢体抽搐或偏瘫、失语等。若继发脑水肿和颅内血肿，出现颅压增高和脑疝的表现。合并下丘脑损伤时，体温因中枢调节失控可高达41℃。③原发性脑干损伤：伤后立即昏迷，昏迷程度深、持续时间长。瞳孔不等大，极度缩小或大小多变，对光反射消失，眼球位置不正或同向凝视，去皮质强直。延髓损伤时，则出现严重的呼吸循环功能紊乱，伤情重，死亡率高。

(4)颅内血肿。颅内血肿是常见的原发性脑损伤严重并发症，其严重性在于引起颅压增高导致脑疝。①按血肿部位分为硬脑膜外血肿(占30％～40％)、硬脑膜下血肿(占45％～53％)、脑内血肿(占5％)等。②根据血肿发展速度分为：特急型，伤后3小时内出现脑受压征者；急性型，伤后3天内出现脑受压征者；亚急性型，伤后3天至3周出现脑受压征者；慢性型，伤后3周以上才出现症状者。

2.临床表现

(1)意识障碍：伤后昏迷—清醒—昏迷，有中间清醒期，常见于硬脑膜外血肿；伤后昏迷—意识好转—昏迷，无中间清醒期，常见于原发性脑损伤并发颅内血肿；持续性昏迷并进行性加重，证明伤情严重，易发生脑疝，多见于硬膜下血肿。

(2)瞳孔变化：伤后一侧瞳孔先缩小后扩大，对光反射由迟钝而消失，提示瞳孔散大的一侧已发生脑疝。

(3)偏瘫:伤后一侧肢体少动或不动,对痛刺激反应迟钝或无反应,有锥体束征,并呈进行性加重,应考虑血肿引起脑疝或血肿压迫运动中枢,出现去大脑强直为脑疝晚期。

(4)生命体征变化:血压呈阶梯式上升,脉搏呈阶梯式减慢,呼吸深慢(两慢一高现象,又称库欣反应,是颅压增高的主要特征之一)。当合并枕骨大孔疝时,可致呼吸、心脏骤停。

(四)护理措施

1.观察病情

(1)意识观察。患者意识变化是判断颅脑损伤程度及颅压升高与否的重要指征之一,要密切观察意识障碍程度。例如:意识逐渐恢复是病情好转的征象;伤后出现中间清醒期,则是硬膜外血肿的典型表现;出现进行性意识障碍,说明有进行性脑受压存在,提示颅内血肿持续增大或脑水肿加重,应立即报告医师及早处理。

(2)瞳孔的观察。瞳孔的变化是颅脑损伤患者病情变化的重要体征之一,需要密切观察,详细记录。例如:双侧瞳孔散大、光反射消失常为死亡前兆,护士应做好急救准备;出现双侧瞳孔不等大则提示有颅内血肿发生,应积极进行术前准备。

(3)注意生命体征的变化。伤后应每 15~30 分钟测量血压、脉搏、呼吸 1 次,为防止患者躁动而影响准确性,测量时按先测呼吸再测脉搏、血压,最后观察意识。如呼吸深慢,脉搏缓慢,血压高,多提示颅压升高,或是脑疝的早期表现;如出现呼吸浅促,脉搏快而微弱,血压下降,昏迷加深则说明病情危重,应立即报告医师并配合抢救。

(4)肢体活动。注意观察有无自主活动,活动是否对称,有无瘫痪及瘫痪程度等,伤后立即偏瘫或原发瘫痪加重,并伴意识障碍加重多为继发性脑损伤。

2.急救护理

(1)分诊评估:询问病史和体格检查要有重点,了解受伤的时间、原因、外力作用的部位及伤后昏迷情况。检查头部受伤情况有无合并其他部位的损伤,重点了解神经系统,如意识、瞳孔、肢体活动及颈部有无抵抗,同时测量生命体征,如病情允许遵医嘱做CT、X线等检查,快速检查诊断和紧急处理应穿插进行。

(2)伤情判定。①GCS评分:目前国际通行的病情判断标准,分为轻型(13~15分)、中型(9~12分)、重(3~8分)型,有人将3~5分定为特重型。患者能说话或睁眼视物就表明昏迷的结束。要排除因醉酒、服大量镇静剂或癫痫发作后所致昏迷。②观察生命体征:重症颅脑损伤出现血压升高,呼吸、心率减慢,血氧饱和度下降,是颅内高压中晚期的表现,说明病情危重。③瞳孔变化:继发性动眼神经损伤,当出现两侧瞳孔不等大光反射消失时,小脑幕切迹疝已经形成,脑干受压时间较长,预后差。④监护指标:重症颅脑创伤者大多有低血压和低氧血症,如果平均动脉压低于 12 kPa(90 mmHg),血氧饱和度低于 90 %,常预后不良。同时应注意影响血氧饱和度变化的可能原因,如气道不畅,主要是舌后坠和痰液堵塞气道,颅内高压,肺不张,肺功能差,气血交换减弱,皮肤颜色及末梢血运导致血氧饱和度检测误差。另外,颅压监护能协助分析判断脑部病情变化趋势和脑组织的代偿能力,及时发现颅压增高。

(3)呼吸支持:①应保持呼吸道的通畅和充分供氧,头抬高 30°,半卧位,防止颈部过度屈曲和伸展。②舌后坠及咳嗽反射减弱可发生呼吸道阻塞,导致机体缺氧或二氧化碳潴留,从而加重脑水肿，因此应及时清除呼吸道分泌物，舌后坠可用舌钳将舌拉出，呼吸道困难、吸痰效果不好，应早期行气管切开术。③进行吸痰及其他口腔呼吸道处理时，应避免刺激气管咽部以免产生剧烈咳嗽，使颅压增高或呕吐。④如患者自发过度换气，可呈现呼吸性碱中毒，PaO_2 为 13.33 kPa(100 mmHg)、$PaCO_2$ 为 3.33～4 kPa(25～30 mmHg)，可使脑血容量下降，颅压降低。

(4)建立静脉通路：①颅脑外伤患者来诊后不可被血压无变化的假象迷惑，要积极抗休克治疗，立即建立静脉通道，输入平衡盐，尽快输入胶体溶液和血液，预防及纠正休克。②即使在血压正常的情况下也应有治疗休克的防范措施，如每 5 分钟测 1 次血压。③在脑外伤急性期，有不同程度的水钠潴留，为减轻脑水肿，应限制钠盐摄入量，成人每日补液 2 000 mL 左右，以预防脑水肿。

(5)给予脱水药：20 %甘露醇输入为最重要的降颅压方法，利尿剂(如呋塞米等)也可促进患者脱水，以减轻脑水肿；遵医嘱给药，并观察尿液变化，判断脱水效果：注意给药前必须测量血压，避免在休克基础上脱水治疗，休克时脱水不仅不能改善脑水肿，反可会加重休克，因此给予脱水药前后应测量血压，预防低血压。

3.脑脊液漏的护理

(1)脑脊液漏患者应采取仰卧头部抬高位，可借助颅压增加脑组织的重力压闭硬膜(瘘孔)，减少或阻止脑脊液外流，促进伤口愈合，同时防止脑脊液反流引起逆行颅内感染。

(2)变换体位时需注意协助患者，保持头高位状态，避免用力，动作轻柔、缓慢，防止脑脊液反流。

(3)避免患者用力咳嗽、打喷嚏，预防便秘，以防突然用力，使颅压增高，引起脑脊液漏出增加。咳嗽不止可用镇咳药，便秘者给予缓泻剂及多进食纤维食物。

(4)脑脊液耳漏的患者禁止用棉球堵塞外耳道，保持外耳道清洁，每 4 小时用 75 %酒精棉签或棉球消毒外耳道及耳郭 1 次，以无菌棉球轻放于外耳道口，下垫无菌治疗巾，并及时更换浸湿的敷料及无菌巾，防止感染。

(5)脑脊液鼻漏者勿抠鼻、擤鼻，保持鼻腔清洁，定时以无菌棉签擦拭，在鼻前庭处松松放置一无菌棉球，浸湿后及时更换。

(6)脑脊液伤口漏患者，保持内层伤口敷料无菌，外层伤口敷料浸湿后随时更换，定时换药，观察脑脊液渗出情况。

(7)患者因脑脊液外漏及上体位活动的局限性，精神紧张、睡眠质量下降，故应做好解释工作，缓解患者的焦虑，促进睡眠及体力恢复。

二、胸部损伤

严重创伤和多发伤中，胸部创伤的发生率仅次于四肢和颅脑创伤，胸部创伤由于心、肺等重要脏器损伤而危及生命，是创伤死亡的主要原因之一。胸部创伤的特点是容易发生呼吸和循环功能障碍，体征明显，容易被发现。迅速正确的救护，是提高严重胸部创伤抢救成功率的关键。

(一)概念及创伤机制

1.概念

胸部创伤根据伤口是否穿破全层胸壁，造成胸膜腔与外界沟通分为闭合性和开放性创伤两大类。开放性伤中穿透胸膜或纵隔者称穿通性开放伤，又称胸腔伤；仅伤及胸壁者称非穿通性开放伤。无论穿通性或非穿通性伤均可为贯通伤和非贯通伤(盲管伤)。

胸部创伤的致伤原因分为钝性伤和穿透性伤两大类。钝性伤的原因较多；穿透性伤包括刃器伤、枪弹伤和弹片伤。

胸部创伤的受伤机制可归纳为三大类：①急剧减速和加速；②挤压；③高速撞击(亦含枪弹伤)。

2.创伤机制

(1)疼痛和胸壁稳定性破坏：胸廓的稳定性和保护作用又为与之紧密相连的锁骨、肩胛骨和多层强大肌肉所加强。胸壁创伤、肋骨骨折和胸骨骨折等，除引起疼痛，造成神经刺激和限制呼吸动度以外，可使胸廓运动的对称性和协调性破坏，从而导致通气功能障碍。

(2)失血：胸壁和胸内脏器富于血管，又有心脏和大血管。创伤后出血一方面可引起胸膜腔内或心包腔内积血，造成压迫；另一方面，可使血容量减少。

(3)肺与纵隔受压：因胸腔容积较大和肺脏富有弹性回缩能力，故而胸膜腔内大量积血和积气(1 500～2 000 mL)可造成压迫性肺不张和纵隔向对侧移位。

(4)胸腔负压受损：若创伤使一侧胸膜腔负压受损，压力升高(血胸或气胸)，不但伤侧肺受压萎陷，而且纵隔受压移向对侧，使对侧肺受压，心脏大血管亦受压和扭曲。若胸壁缺损使胸膜腔与外界直接相交通，大气压可使伤侧肺萎陷和纵隔向健侧移位，同时，对侧胸膜腔内仍为负压且仍随呼吸而周期性增减，致使纵隔随呼吸而左右来回移位，称纵隔摆动。

(5)肺损伤：肺损伤后可引起气胸、血胸和血容量减少，肺毛细血管通透性和表面活性物质的改变，通气和换气功能障碍，通气/血流比值失调，等等。

(6)气道阻塞：创伤后呼吸道和肺出血或有误吸，可致气道阻塞。

(7)膈肌破裂：一方面，影响呼吸功能；另一方面，当膈肌裂口较大时，腹内脏器可疝入胸腔，造成对肺和纵隔的压迫，引起呼吸和循环功能障碍。

(8)心脏压塞：纵隔内发生气肿和出血时，容易沿其间的疏松结缔组织扩散，引起心脏和大血管受压。

(二)护理评估

1.临床表现

(1)肋骨骨折：受伤局部疼痛、肿胀、压痛明显，胸痛随呼吸、咳嗽加剧，挤压时可产生骨摩擦音，肋骨骨折多发生在第4～7肋。相邻的多根多处肋骨骨折造成胸壁软化，形成“浮动胸壁”，称为“连枷胸”。吸气时浮动胸壁内陷，呼气时浮动胸壁外凸，与正常胸壁呼吸运动相反，称为“反常呼吸运动”。反常呼吸运动使双侧胸腔内压力失去平衡，引起纵隔摆动。

(2)胸骨骨折：骨折可发生在胸骨的任何部位，多数发生在胸骨体上段或胸骨体与胸骨柄交接处，并使二者分离。胸骨骨折还常伴有双侧多发性肋骨骨折，引起反常呼吸运动，半数以上合并纵隔血肿、心脏大血管损伤。

(3)创伤性气胸：外伤导致肺、支气管或食管破裂或胸壁穿透伤，胸膜破损，空气进入胸腔统称气胸。气胸可分为闭合性气胸、开放性气胸和张力性气胸3种。

(4)创伤性血胸：胸部创伤引起胸腔积血称血胸。胸腔积血0.5 L以下为少量血胸，临床上可无明显的症状和体征,X 线检查示肋膈角变浅或消失;0.5～1 L 为中量血胸;1 L 以上为大量血胸。中量以上血胸的患者可有明显失血症状,如面色苍白、呼吸困难、脉搏细弱、血压下降,甚至出现失血性休克。

(5)肺挫伤:轻度肺挫伤仅有胸痛、胸闷、气促、咳嗽和血痰等。重度肺挫伤表现为明显的呼吸困难、发绀、血性泡沫痰、心动过速和血压下降等。

(6)心脏损伤:大多数因急性大出血或急性心脏压塞死于创伤现场,少数患者可存活被送到医院。临床不仅表现急性出血引起的失血性休克症状,还出现急性心脏压塞症状和心脏挫伤症状。

2.伤情评估

(1)胸痛:胸部创伤的主要症状,疼痛常位于伤处,随呼吸运动而加剧。局部有压痛,胸廓试验阳性。

(2)呼吸困难:创伤后胸痛使胸廓呼吸运动受限;气管内有血液、分泌物阻塞;气胸、血胸压迫或膈肌破裂,使肺受压萎陷,气体交换量减少;肺挫伤后可发生肺泡内出血、淤血或肺间质水肿,更加重缺氧和二氧化碳潴留。

(3)呼吸运动异常:当胸壁、胸膜、肺脏有创伤时,可出现伤侧呼吸运动减弱或消失,当有多根多处肋骨骨折时,可出现“连枷胸”“反常呼吸”“纵隔摆动”。

(4)咯血:肺、支气管损伤者,痰中常带血或咯血;大支气管损伤者,伤后即刻咯出大量鲜血;肺挫伤或肺爆震伤后,多为泡沫样血痰。

(5)休克:血胸、气胸、创伤性膈疝、急性心脏压塞或大血管损伤等,可引起血容量急剧下降或严重的呼吸循环障碍,使患者很快陷入休克状态。

3.辅助检查

(1)胸膜腔或心包穿刺:气胸、血胸时可直接抽到气体或血液。

(2)影像学检查:X 线摄片、B 超、CT 或 MRI 等可明确有无骨折、血气胸及纵隔移位、胸腔积液、心包积液、心脏损伤等情况。

(三)急救措施

1.连枷胸的救治原则

(1)迅速纠正反常呼吸运动。①胸壁加压包扎固定法:适用于范围较小的软化胸壁。用敷料或棉垫等置于胸壁软化区,适当加压包扎固定,以控制反常呼吸运动。②牵引固定法:适用于大范围连枷胸的治疗与固定。在软化区中央部位,用布巾钳钳夹游离段肋骨 1～2 根,连以牵引架,做重力牵引。时间 1～2 周,牵引重量为 2～3 kg。③切开复位内固定:对合并胸内脏器损伤需要剖胸手术的多根多处肋骨骨折伤员,可在气管内麻醉下行手术内固定。

(2)控制性机械通气(呼吸机内固定法):在气管内插管或气管切开后插入气囊导管,连接呼吸机行控制性辅助通气,从胸内纠正反常呼吸,称“内固定法”。适用于双侧反常呼吸伴严重肺挫伤、低氧血症[PaO_2<8 kPa(60 mmHg),$PaCO_2$>6.67 kPa(50 mmHg)]、肺分流≥25 %的患者。但使用时注意监测血气分析,一旦 PaO_2 得以纠正应尽早停机。

(3)镇痛:多采用肋间神经阻滞法、药物镇痛法,或留置硬膜外麻醉导管分次注入镇痛剂方法。

2.血气胸的救治原则

胸部创伤引起胸腔积血，称血胸。血胸同时伴气胸者称血气胸。大量血胸使肺受压、纵隔受压，影响气体交换，还可导致失血性休克。少量血胸可暂时观察；中等量以上血胸，应首先补充血容量，同时行胸腔穿刺术，尽早施行胸腔闭式引流；进行性血胸及早剖胸探查止血；凝固性血胸可开胸清除血块。

3.心脏压塞的救治原则

心脏创伤，短时间内血液大量流入心包腔，压迫心脏，引起急性心脏压塞。表现为静脉压升高、动脉压下降、心音低钝，大血管损伤者可迅速陷入休克状态，心脏压塞是伤员死亡的主要原因，其急救措施主要有以下几项。

(1)抗休克：立即输血、输液，提高心脏充盈压，增加心排血量，维持血压，做好术前扩容准备。

(2)心包穿刺减压：抽出心包内积血 30～50 mL，可明显改善患者血流动力学状况，增加对麻醉和手术的耐受性。

(3)紧急手术：在抗休克的同时，争分夺秒地进行开胸手术。迅速清除心包内积血，修复破损的血管及心脏。

(四)护理措施

(1)保持呼吸道畅通，彻底清除口咽腔血液、异物、分泌物，紧急时行环甲膜切开。吸出气管内分泌物或血凝块。有条件时给予超声雾化吸入，以利呼吸道分泌物的排出。持续给氧。

(2)开放性气胸，立即用急救包、衣物、毛巾或手掌堵塞伤口，变开放性气胸为闭合性气胸，以待进一步处理。

(3)张力性气胸，立即排出胸腔积气，降低胸膜腔内压，可在伤侧锁骨中线第 2 肋间插入粗针头排气。转运时用活瓣排气法。

(4)浮动胸壁，呈反常呼吸者，立即用敷料、衣物等置于软化区，加压包扎或压一沙袋，控制反常呼吸。

(5)胸骨骨折伤员，应过伸仰卧位搬运，防止继发性损伤。

(6)有出血性休克，应立即建立静脉通道，尽快补血补液。

(7)伤情未明之前，均应暂时禁食、禁水。

(8)限制输液量在 1 000 mL/d。慎用晶体液，多用胶体液，注意纠正水、电解质、酸碱平衡紊乱，防止肺水肿。

三、腹部损伤

腹部创伤分为闭合性创伤和开放性创伤，腹部创伤的严重程度取决于有无内脏器官的损伤。如果只有单纯腹壁外伤，对患者生命没有很大威胁，重要的是内脏损伤后所引起的大出血与休克，感染与腹膜炎，病情大多危重，如不及时诊治，则会危及患者生命。因此，正确诊断，及时处理，是腹部创伤救治成功的关键。

(一)分类

1.开放伤

开放伤以战时最多见，主要是火器伤引起，亦可由利器伤所致。如为贯通伤，则有入口和出口,非贯通伤只有入口没有出口。开放伤又可分为穿透伤和非穿透伤两类。前者是指腹膜已经穿通,多数伴有腹腔内脏器损伤;后者是腹膜仍然完整,腹腔未与外界交通,但也有可能损伤腹腔内脏器。

2.闭合伤

闭合伤系由挤压、碰撞和爆震等钝性暴力之后等引起,也可分为腹壁伤和腹腔内脏伤两类。与开放伤比较,闭合伤具有更为重要的临床意义。因为,开放伤即使涉及内脏,其诊断常较明确。闭合伤体表无伤口,要确定有无内脏损伤,有时是很困难的。如果不能在早期确定内脏是否受损,很可能贻误手术时机而导致严重后果。

(二)病因及发病机制

造成腹部创伤的病因有钝性暴力伤、锐器伤及医源性损伤等。发病机制包括腹腔内实质性脏器(如肝、脾、胰、肾等)大血管破裂引起的失血性休克及腹腔内空腔脏器(如胃、小肠、胆道、胰管)损伤,内容物外流引起的急性继发性腹膜炎。常见受损内脏依次为脾、肾、肝、胃、结肠等,因胰、十二指肠、膈肌、直肠等解剖位置较深,故损伤发病率较低。

(三)护理评估

1.了解受伤史

详细询问受伤原因、时间、部位及受伤时的姿势,判断有无腹内脏器损伤。

2.症状与体征

(1)观察生命体征:密切观察患者的神志、皮肤色泽、脉搏、呼吸、体温、血压、尿量等,注意有无休克征象。实质性脏器破裂可发生失血性休克,空腔脏器破裂致急性腹膜炎可发生感染性休克。

(2)腹痛:腹痛呈进行性加重和腹痛范围扩大,为内脏创伤的重要表现。一般来说,伤员诉说最先疼痛和疼痛最重的部位常是内脏损伤的部位。空腔脏器(胃、肠、胆囊、膀胱等)穿透伤,导致胃液、肠液、胆汁、尿液等流入腹膜腔,立即引起剧烈腹痛,且伴有腹肌紧张、压痛、反跳痛等腹膜刺激征。胰腺损伤胰液漏出也引起类似的腹部症状和体征。实质性脏器(如肝、脾破裂及肠系膜)大血管破裂腹痛呈持续性,一般不剧烈,腹膜刺激征也较轻,主要为内出血导致的面色苍白、脉快而弱、血压下降等失血性休克。

(3)恶心、呕吐:空腔脏器、实质性脏器创伤均可刺激腹膜,引起反射性恶心、呕吐;腹膜炎可引起麻痹性肠梗阻,为持续性呕吐,可呕出肠内容物。

(4)腹胀:创伤后短期内进行性加重的腹胀,表明腹腔内有出血(血腹)或积气(气腹)。血腹提示有实质性脏器或血管破裂伤;气腹则提示有胃或结肠破裂;膀胱破裂可产生尿性腹腔积液;腹膜炎造成的肠麻痹或水、电解质平衡紊乱,如低钾可引起腹胀。

(5)胃肠道出血:呕血常见于胃、十二指肠损伤,呕吐物混有胃液、胆汁和食物残渣;伤后便中带血,说明结肠或直肠有损伤。直肠指检提示陶氏腔饱满并有触痛。腹膜外直肠伤可触及直肠穿孔或指套上有血迹。

3.辅助检查

(1)化验检查:血红蛋白、血细胞比容下降,白细胞计数略升高,见于实质性脏器破裂出血;白细胞数明显升高,见于空腔脏器破裂;尿常规检查有助于发现泌尿器损伤;血、尿淀粉酶升高，有助于诊断胰腺损伤。

(2)腹腔穿刺：腹腔穿刺在腹部创伤的诊断中，阳性率为 90 %以上。根据抽出的血液、胃肠内容物、胆汁、腹腔积液、尿液等可判断是哪类脏器损伤，以协助诊断。

(3)腹腔灌洗：腹腔灌洗对腹部创伤的诊断准确率达 98.5 %。灌洗后，利用虹吸吸出 10 mL以上无凝块的血性灌洗液，表明腹腔内有出血，灌洗液可做实验室细胞、生化检查，以判断脏器损伤。

(4)其他辅助检查：视伤情选择性做 X 线、B 超、CT、腹腔镜检查。

(四)急救措施

1.术前处理

(1)积极处理威胁生命的合并伤，维持呼吸循环功能，保持呼吸道畅通、充分给氧。

(2)积极抗休克：快速输血、输液，保持收缩压大于 12 kPa(90 mmHg)，脉率小于 120 次/分。腹腔内有进行性大出血时，应一边抗休克一边积极做好术前准备，迅速剖腹探查止血。

(3)诊断未明确者禁用镇痛剂、泻药和灌肠，以免掩盖或加重伤情。

(4)及早应用广谱抗生素及抗厌氧菌抗生素以控制感染。

2.剖腹探查术

剖腹探查既是为了进一步诊断，也是为了治疗。

(1)适应证：①腹痛和腹膜刺激征有进行性加重或范围扩大者。②疑有腹腔内出血者。③疑有腹腔内脏器穿孔者。④腹腔穿刺及腹腔灌洗结果阳性者。

(2)手术探查的原则：先查出血，后探穿孔。探查后，先处理出血性损伤，后处理穿破性损伤；对穿破性损伤，应先处理污染重(如下消化道)的损伤，后处理污染轻的损伤；在原发病灶处理后，对腹腔污染严重者，应用大量生理盐水反复冲洗，吸净液体后放置腹腔引流管。

(五)护理措施

1.一般护理

术前不宜随意搬动伤者，以免加重伤情，应采用半卧位或斜坡卧位。合并休克者需采用抗休克卧位。

2.急救护理

(1)严密观察病情变化：每 15～30 分钟检查 1 次腹部体征，注意腹膜刺激征程度和范围的改变；每30～60 分钟测定 1 次红细胞、血红蛋白、血细胞比容、白细胞，有利于判断伤情。必要时重复进行诊断性腹部穿刺或灌洗术。严密观察患者生命体征的变化，及时发现并处理失血性休克。

(2)输血输液：输血输液，防止休克。

(3)放置胃管：持续胃肠减压。禁食、禁饮，以免加重腹腔感染，为手术做好准备。

(4)留置尿管：留置尿管，观察并记录尿量。

(5)术后护理。①术后体位：无休克者，宜采用半卧位。半卧位有利于改善呼吸、循环，减轻腹痛、腹胀，使腹腔渗液流入盆腔，利于局限、吸收、引流，控制感染。②生命体征的观察：术后即刻测量脉搏、呼吸、血压 1 次。以后定时连续观察，直到麻醉作用基本消失或病情稳定。

体温是反映术后有无感染的一个较敏感的指标。创伤反应一般在术后 3 天仅有轻度发热；若术后体温逐渐升高或持续高热不退或体温下降数日后又升高，说明感染未控制或有继发性感染。③观察出血情况：观察伤口及各种引流管有无出血现象。伤口敷料被浸湿应及时更换，若持续多量出血，应考虑手术所致的出血并发症，及时处理。④观察肠蠕动恢复情况：术后肠蠕动恢复需 24～72 小时。患者有腹胀的感觉，可听肠鸣音了解肠蠕动情况。术后生命体征稳定后，应指导患者早期下床活动，促进肠蠕动恢复。⑤注意保持静脉输液畅通：根据需要调节滴速，维持营养及水、电解质平衡。并观察记录出入量。肛门排气后，方可进食流质。⑥引流的监护：术后患者有各种引流管道连接引流装置，要妥善固定，防止滑脱、扭曲、折叠，保持引流畅通；观察各种引流物的量、性质、颜色，及时记录；保持引流伤口清洁，更换引流袋或冲洗时，注意无菌操作；术后持续胃肠减压，3～4 天肛门排气后方可拔除胃管；一般其他单纯引流腹腔渗液的引流管 24～48 小时"拔除；各种造瘘的引流管视情况拔除。⑦镇静镇痛：适当应用镇痛药，采用镇痛泵镇痛效果较好。⑧预防感染：协助其翻身叩背，鼓励和帮助患者咳嗽、排痰，预防腹部感染，加强口腔护理，保持床铺清洁平整、舒适，预防压疮的发生。

四、骨关节损伤

创伤造成的骨关节损伤，主要是遭受各种暴力所致，多有严重的骨折、脱位和软组织损伤。骨折是指骨的完整性或连续性中断。骨折一般均伴有软组织损伤，如骨周围的骨膜、肌腱、肌肉、血管、神经及关节等的损伤。关节损伤是指构成关节的骨、关节软骨、关节囊、韧带等组织的损伤。严重多发性骨、关节损伤，伤情复杂，可造成永久性伤残甚至死亡。

(一)病因及发病机制

患者均有严重外伤史，主要由交通事故伤、重物砸伤、高处坠落伤、机械损伤等直接暴力或间接暴力作用造成严重的创伤。暴力直接作用使受伤部位发生骨折，常伴有不同程度软组织损伤。间接暴力是通过传导、杠杆、旋转和肌肉收缩使肢体远处发生骨折。严重持续暴力或连续重复暴力作用，常致伤者多部位的骨折与脱位。

(二)护理评估

1.局部表现

(1)一般表现：骨与关节损伤部位感疼痛、压痛、局部肿胀、皮下瘀斑、伤肢功能障碍等。

(2)特征性体征。

骨折部位出现畸形、肢体反常活动及骨折端互相摩擦产生的骨摩擦音或骨摩擦感。

关节完全性脱位。①畸形：在脱位的关节部位可看到畸形，如伤后患肢长度异常改变(变长或缩短)，移位的关节骨端可在异常部位触到。②弹性固定：脱位关节部肌腱、韧带的牵紧及周围肌肉痉挛等使脱位关节僵化于一定体位，被动活动时有一定的抵抗感。③关节盂空虚感：骨端移位突出，使构成正常关节结构部出现空虚感。

2.辅助检查

(1)X 线检查：有助于骨折的诊断，指导骨折复位、手术定位，判断治疗效果。常规 X 线摄片，包括正位、侧位、邻近关节。有时需摄特定位置或健侧对比 X 线片。

(2)CT 检查：对某些诊断不明确的骨关节损伤，CT 检查有很大价值，如脊椎体或附件的纵裂骨折、旋转移位的骨折、环椎弓骨折、骨盆骨折、脊髓的受压迫情况、关节脱位后股骨头的位置判断及活动情况等。

(三)急救措施

1.开放性骨关节伤的清创术

(1)做好术前准备:备同型血、X线检查、抗生素应用。伤口大或大量出血者,酌情使用充气止血带,在适当麻醉下,首先清洁皮肤,用消毒的软毛刷、肥皂水及生理盐水反复清洗伤口周围皮肤,去除油污、剃毛,创面内一般不刷洗。但污染严重的创面,可去除表浅污染后,用消毒液冲洗创面,但不可冲入深部。切取污染创面组织送细菌培养及抗生素敏感试验。

(2)清创术:酌情切开扩大伤口,创缘切除,由浅入深,逐步清创;清除一切可见的污染物、异物、关节内的游离碎骨或软骨碎片;创底深可适当扩大伤口以达到良好暴露利于引流;保留有软组织相连的碎骨;尽量减少对组织的损伤;保护神经、肌腱、骨关节软骨及骨组织,避免不必要的切除。

(3)创口清洗:清创后,应用大量生理盐水冲洗创腔,关节腔冲洗一般用生理盐水6～12 L。近年来有学者报告,喷射脉冲冲洗法是一种有效的冲洗方法,其原理是用高压气体将水压出,通过脉冲发生器,将直接喷流变成脉冲水流,以每分钟800～1 200次的速度喷水700～1 000 mL,压力为2～2.5 kg/cm^2,此法可避免直流水的持续压力造成组织冲击损伤。冲洗效果是持续冲洗的2倍以上。

(4)伤口的闭合:伤后6～8小时,一般在彻底清创后可做一期缝合伤口。皮肤缝合困难者,设法做减张缝合、皮瓣转移、植皮等方法闭合伤口。对创伤时间长,伤口污染严重无法一期闭合者可行延迟的一期闭合或二期闭合,即在清创内固定后,用软组织妥善覆盖裸露的骨骼及内固定器材,再用敷料覆盖包扎,待3～5天按伤口进展情况行延期缝合。无论伤口如何闭合,需引流者应在伤口低位或另行切口置管,并保证引流畅通,必要时负压引流。

(5)清创后将患肢固定于功能位或采用持续牵引,全身和局部使用抗生素治疗。伤口一期缝合者,可开始早期活动,2周后才能进行主动关节功能的锻炼。

2.骨折复位

复位是将移位的骨折段恢复正常或接近正常的位置。复位的方法有两类,即手法复位和切开复位。

(1)手法复位:应用手法使骨折复位,称手法复位。常用的复位手法有牵引加压法、屈折手法和分骨手法。

(2)切开复位:通过手术切开骨折和关节损伤部的软组织,暴露骨折部,在直视下将骨折复位。

3.骨折固定

骨折复位后,须采取固定的方法将骨折维持于复位后的位置。固定的形式有内固定和外固定两种。

(1)外固定:由肢体的外部将骨折固定称为外固定。常用的外固定方法有小夹板固定、石膏绷带固定、骨外支架固定。①小夹板固定,用于较稳定的成人闭合性骨折,一般不固定关节。小夹板的材料可用杉树皮、木板或竹片等。固定时在适当的部位加固定垫,外扎横带。注意抬高患肢,密切观察患肢血运,如有剧痛、严重肿胀、发绀、麻木或者水疱等,应及时处理。②石膏绷带固定，有石膏托及管型石膏等。护理重点为石膏未干之前最好不搬运患者，注意勿使石膏折断或变形，须用手掌托住石膏，忌用手指捏压，放患肢于病床上时须将石膏用软枕垫好。为使石膏早干，可采用电烤或通风方法。③骨外支架固定，常用于开放性骨折伴严重广泛软组织损伤。

(2)内固定：用各种形式的内固定器材直接作用于骨骼本身，称内固定。常用的内固定器材有螺丝钉、接骨钢板、髓内针等，特殊内固定器材有 Dick 钉、可吸收螺丝钉等。

4.持续牵引

持续牵引是利用滑车系统的重力作用于肢体远端，以相应的体重作为反作用力对骨折进行复位和固定。适用于不稳定性骨折，如股骨闭合性骨折或股骨、胫骨开放性骨折等。牵引方法有两种。

(1)皮牵引：利用适当宽度的胶布或乳胶条贴于患肢两侧，并包扎纱布绑带加固，沿肢体纵轴进行牵引。多用于小儿下肢骨折、年老体弱者无严重移位的不稳定性骨折。

(2)骨牵引：用钢针(钉)穿过骨质进行牵引。常用骨牵引有胫骨结节牵引、跟骨牵引、尺骨鹰嘴牵引和颅骨牵引等。

(四)护理措施

1.伤情观察

(1)立即观察生命体征、全身情况及意识状况，有无危及生命的并发症(如大出血、休克)和颅脑、胸腹部脏器伤。

(2)观察损伤部位的血运、感觉、肌力，有无骨折移位损伤或压迫大血管、神经或脊髓损伤。

2.现场救护

(1)抢救生命：迅速使伤员脱离危险现场；紧急进行心肺复苏；及时处理威胁生命的合并伤；预防和抢救创伤性休克，及早进行大量快速输血、输液；昏迷患者必须保持呼吸道畅通。

(2)创口处理：一般创口出血，用无菌棉垫或干净布类加压包扎伤口即可止血。如肢体有活动性大出血，可用止血带止血，但须有明显标志，注明上止血带时间、松止血带时间。骨折端露出伤口外的开放性骨折，可先用消毒敷料或干净的布类临时包盖伤口，待送医院清创后再进行复位，及早使用抗生素及破伤风抗毒素以预防感染。

(3)妥善固定：临时外固定是骨折急救的重要措施。急救固定的目的如下：①镇痛，有利于防治休克。②避免骨折端在搬运时移动而损伤软组织、血管、神经或内脏。③便于运输。临时固定可就地取材(如树枝、木棍等)，也可将受伤的上肢绑在胸部，受伤下肢同健肢一并绑起。四肢损伤的临时性固定包括骨折部的上下邻近关节，如有严重骨折成角畸形或骨折端移位于皮下可能穿破皮肤，可顺肢体长轴手法牵引，做好临时固定，以减少畸形压迫，改变局部血运。

3.伤员的转送

正确的搬运方法，对脊柱脊髓损伤的伤员尤其重要。搬运工具用配有木板或其他硬物板的担架，采用仰卧或俯卧位。将伤员移动和上下担架时，应保持伤员的脊柱相对平直，不可随意屈伸脊柱，要求 3～4 人用手托法或滚动法将伤员移到担架上，颈椎损伤者必须有 1 人将伤员头颈部固定，并略加牵引，切不可 1 人背或两人抬送，以免加重或造成脊柱畸形，从而造成或加重脊髓损伤。

4.骨折固定的护理

抬高患肢，观察肢端血运、皮肤颜色、温度、肿胀、感觉、运动情况；做好基础护理，防止粪、尿浸湿石膏，保持床铺平整、干燥、清洁；防止压疮，每日用温水或乙醇按摩骨突出部位；患者卧床时，协助翻身，指导患者做石膏内的肌肉收缩活动，情况许可时，鼓励下床活动。

5.持续牵引的护理

(1)患者卧硬板床：床脚抬高做反牵引。头部稍垫高，腰下可垫小枕。保持患者舒适。

(2)将肢体置于功能位，如下肢保持外展正中位。

(3)保持牵引的有效性：牵引重锤应悬空；牵引绳与被牵引的肢体长轴应成一直线；不随便改变患者的位置及牵引重量，经常检查皮肤牵引绷带有无松动、滑脱。

(4)注意牵引部皮肤有无炎症、水疱。骨牵引针孔处应保持清洁、干燥，以防感染。

(5)预防压疮及呼吸、泌尿系统并发症。鼓励患者利用床架上拉手抬起上身、臀部，促进血液循环，预防血栓性静脉炎。

(6)指导患者做有规律的功能锻炼，如手指、足趾、小腿关节及股四头肌运动等，防止关节僵直及肌肉萎缩。

6.功能锻炼

功能锻炼的目的是使患肢迅速恢复功能，避免发生关节僵直、肌肉萎缩或粘连等。为了做好功能锻炼，须注意以下几方面。

(1)讲解功能锻炼的重要意义，调动患者的主观能动性。

(2)制订功能锻炼的护理计划，按一定的方法循序渐进。例如：骨折早期，伤后 1～2 周，锻炼的形式主要是使肌肉做舒缩运动；骨折中期，2 周以后，应逐步增加活动上下关节；骨折后期，则是加强患肢关节的主动活动锻炼。

(3)指导和教会患者功能锻炼的方法：如前臂骨折可做轻微的握拳及手指伸屈活动，股骨骨折牵引时可进行撑臂、抬臀及伸屈髋、膝等活动。

第四节　急性中毒患者的护理

一、急性中毒的诊断

急性中毒的诊断主要根据中毒病史和临床表现及实验室检查。

(一)中毒病史

采集中毒病史是诊断的首要环节。生产性中毒者重点询问工种、操作过程、接触的毒物种类和数量、接触途径、同伴发病情况。非生产性中毒者，了解患者的精神状态、本人或家人经常服用的药物，收集患者可能盛放毒物的容器、纸袋和剩余毒物。仔细询问发病过程、症状、治疗药物与剂量及治疗反应等。

(二)临床表现

急性中毒常有其特征性临床表现，现将具有这些特征的常见毒物举例如下。

1.呼气、呕吐物和体表的气味

(1)蒜臭味:有机磷农药、磷。

(2)酒味:酒精及其他醇类化合物。

(3)苦杏仁味:氰化物及含氰甙果仁。

(4)尿味:氨水、硝酸铵。

(5)其他有特殊气味的毒物:汽油、煤油、苯、硝基苯。

2.皮肤黏膜

(1)樱桃红:氰化物、一氧化碳。

(2)潮红:酒精、抗胆碱药(含曼陀罗类)。

(3)发绀:亚硝酸盐、苯的氨基与硝基化合物。

(4)多汗:有机磷毒物、毒蕈、解热镇痛剂。

(5)无汗:抗胆碱药。

(6)牙痕:毒蛇和毒虫咬蜇中毒。

3.眼

(1)瞳孔缩小:有机磷毒物、阿片类。

(2)瞳孔扩大:抗胆碱药、苯丙胺类、可卡因。

(3)视力障碍:有机磷毒物、甲醇、肉毒毒素。

4.口腔

(1)流涎:有机磷毒物、毒蕈。

(2)口干:抗胆碱药、苯丙胺类。

5.神经系统

(1)嗜睡、昏迷:镇静催眠药、抗组胺类、抗抑郁药、醇类、阿片类、有机磷毒物、有机溶剂等。

(2)抽搐惊厥:毒鼠强、氟乙酰胺、有机磷毒物、氯化烃类、氰化物、肼类(如异烟肼)、士的宁。

(3)肌肉颤动:有机磷毒物、毒扁豆碱。

(4)谵妄:抗胆碱药。

(5)瘫痪:肉毒毒素、可溶性钡盐。

6.消化系统

(1)呕吐:有机磷毒物、毒蕈。

(2)腹绞痛:有机磷毒物、毒蕈,巴豆、砷、汞化合物、腐蚀性毒物。

(3)腹泻:毒蕈,砷、汞化合物,巴豆,蓖麻子。

7.循环系统

(1)心动过速:抗胆碱药、拟肾上腺素药、醇类。

(2)心动过缓:有机磷毒物、毒蕈、乌头、可溶性钡盐、洋地黄类、β受体阻断剂、钙拮抗剂。

(3)血压升高:苯丙胺类、拟肾上腺素药。

(4)血压下降:亚硝酸盐类、各种降压药。

8.呼吸系统

(1)呼吸减慢:阿片类、镇静安眠药。

(2)哮喘:刺激性气体、有机磷毒物。

(3)肺水肿:刺激性气体、有机磷农药。

急性中毒常侵犯多种器官,不同的毒物中毒侵犯的器官亦异,各种急性中毒引起的不同系统中毒的表现和相关的中毒毒物及可能的中毒机制见表8-9。

表8-9 急性中毒的临床表现、相关毒物和中毒机制

中毒表现	相关毒物和中毒机制
皮肤黏膜	
1.灼伤	直接腐蚀作用:强酸、强碱、甲醛、苯酚、甲酚皂溶液(来苏儿)
2.发绀	(1)肺水肿:有机磷杀虫剂、刺激性气体、安妥 (2)高铁血红蛋白血症:亚硝酸盐、苯胺、硝基苯等
3.黄疸	(1)肝损害:四氯化碳,抗结核药、雄激素、毒蕈等 (2)溶血性贫血:苯胺、硝基苯、有毒动植物(毒蛇、毒蕈)
眼	
1.瞳孔扩大	抗胆碱能作用:阿托品和莨菪碱类
2.瞳孔缩小	胆碱能作用:有机磷杀虫剂、氨基甲酸酯类杀虫剂
3.视神经损害	致代谢障碍:甲醇
呼吸系统	
1.呼吸气味	乙醇(酒味);氰化物(苦杏仁味);有机磷杀虫剂、黄磷、铊(蒜味);硫化氢(臭蛋味);氯化氢胆碱(鱼腥样臭味)
2.呼吸加快	酸中毒:水杨酸类、甲醇
3.呼吸减慢或无力	(1)窒息性毒物:一氧化碳、硫化氢、氰化物 (2)中枢神经抑制:麻醉药、镇静安眠药、抗精神失常药 (3)神经肌肉接头麻醉:箭毒、肉毒、蛇毒、河豚
4.呼吸困难	肺水肿:同发绀
循环系统	
1.心律失常	(1)强心苷:洋地黄、夹竹桃、蟾蜍 (2)兴奋迷走神经:乌头、附子 (3)兴奋交感神经拟肾上腺素药、三环类抑郁药 (4)心肌损害:依米丁、砷剂、锑剂、磷化氢
2.心脏骤停	(1)毒物直接作用于心肌:洋地黄、奎尼丁、氨茶碱、依米丁 (2)缺氧:窒息性毒物 (3)低钾血症:可溶性钡盐、棉酚、排钾性利尿剂
3.低血压、休克	(1)窒息性毒物 (2)中枢神经抑制:麻醉药、镇静安眠药、抗精神失常药 (3)降血压药 (4)剧烈吐泻:三氧化二砷、二氧化汞、硫酸铜 (5)有毒动物:毒蛇、毒蜘蛛、河豚

续表

中毒表现	相关毒物和中毒机制
消化系统	
急性胃肠炎症状	(1)直接刺激:三氧化二砷等金属 (2)胆碱能作用:有机磷杀虫剂、毒蕈等
泌尿系统	
急性肾衰竭	(1)肾小管中毒:升汞、四氯化碳、氨基糖苷类抗生素、噻嗪类利尿药、有毒动植物(毒蕈、鱼胆、斑蝥) (2)肾缺血:上述引起低血压、休克的毒物 (3)肾小管堵塞:磺胺药的磺胺结晶、砷化氢引起的血红蛋白尿
血液系统	
1.溶血性贫血	红细胞破坏增多:苯胺、硝基苯、有毒的动植物(毒蛇、毒蕈)
2.再生障碍性贫血或白细胞减少	骨髓造血抑制:抗肿瘤药、放射病
3.出血	(1)血小板减少:见上述骨髓造血抑制 (2)血小板功能异常:阿司匹林 (3)凝血功能异常:肝素、香豆素类、敌鼠钠盐等
神经系统	
1.昏迷	(1)中枢神经抑制:麻醉药、镇静安眠药、抗精神失常药 (2)抑制呼吸中枢:有机溶剂 (3)缺氧:窒息样毒物、亚硝酸盐、有机磷杀虫剂等
2.惊厥	(1)窒息性毒物 (2)中枢神经兴奋药、抗抑郁药 (3)其他:异烟肼、有机氯杀虫剂

(三)实验室检查

毒物的实验室过筛对确定诊断和判定毒物类型有帮助,急性口服中毒者,检验呕吐物和胃抽吸物或尿液,其阳性率大于血液,对中毒的靶器官可进行相应的功能和器械检查。对于慢性中毒,检查环境中及病尿和血液中的毒物,可帮助确诊或排除诊断。

1.毒物分析

从可疑物质、食物和水检查毒物,也可从中毒患者呕吐物、洗胃液、血、尿检查毒物或其分解产物。

2.特异性化验检查

如有机磷中毒血液胆碱酯酶活性减低,一氧化碳中毒血中可测出碳氧血红蛋白,亚硝酸盐中毒血中可检出高铁血红蛋白。

3.非特异性化验检查

根据病情进行检查,如血常规、血气分析、血清电解质、血糖、肌酐、尿素氮、肝功、心电图、X线检查、CT等,从而了解各脏器的功能及并发症。

(四)急性中毒的诊断

若突然出现昏迷、惊厥、呼吸困难、发绀、呕吐等危重症状和体征,又有明确的毒物接触史,平素健康者，诊断急性中毒不难，解毒药试验治疗有效和相应毒物的实验室鉴定可帮助确诊，尤其对毒物接触史不明确者更有意义，还要进行相应的鉴别诊断(图 7-1)。

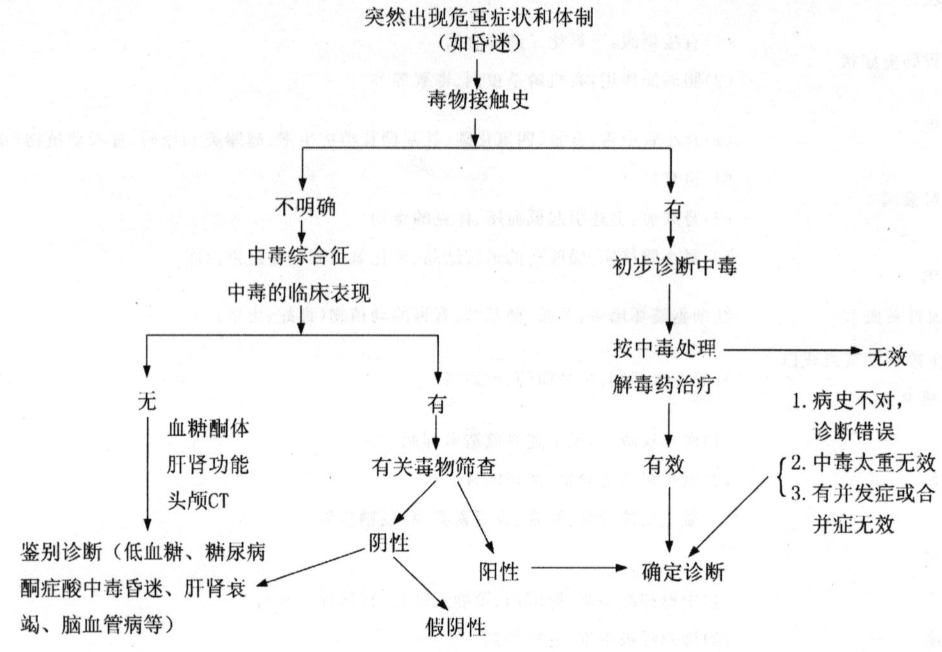

图 7-1　急性中毒的诊断思路

二、急性中毒的救治

急性中毒的救治原则是阻止毒物继续作用于人体和维持生命，包括清除未被吸收的毒物、促进已吸收进入血液毒物的排除、特异性抗毒治疗及对症支持疗法。

急救：危重患者先检查生命体征如呼吸、血压、心率和意识状态，立即采取有效急救措施，保证有效循环和呼吸功能。

(一)清除未被吸收的毒物

1.呼吸道染毒

脱离染毒环境，撤至上风或侧风方向，以 3 %硼酸、2 %碳酸氢钠拭洗鼻咽腔及含漱。

2.皮肤染毒

脱去染毒衣服，用棉花、卫生纸吸去肉眼可见的液态毒物，用镊子夹去毒物颗粒，对染毒的皮肤用 5 %碳酸氢钠液或肥皂水清洗。

3.眼睛染毒

毒物液滴或微粒溅入眼内或接触有毒气体时，用 3 %硼酸、2 %碳酸氢钠或大量清水冲洗。

4.经口中毒

(1)催吐。对神志清醒、胃内尚存留有毒物者，立即催吐。常用催吐方法：用压舌板探触咽腭弓或咽后壁催吐，吐前可令其先喝适量温水或温盐水 200～300 mL，或口服 1/2 000 高锰酸钾 200～300 mL；口服吐根糖浆 15～20 mL，以少量水送服；皮下注射阿扑吗啡 3～5 mg(只用于成人)。腐蚀性毒物中毒、惊厥、昏迷、肺水肿，严重心血管疾病及肝病禁催吐，孕妇慎用。

(2)洗胃。经口中毒者，胃内毒物尚未完全排空，可用洗胃法清除毒物。一般在摄入4～6小时效果最好，饱腹、中毒量大或减慢胃排空的毒物，超过6小时仍要洗胃。腐蚀性毒物中毒禁洗胃，昏迷者要防止误吸。常用洗胃液为1∶5 000高锰酸钾，2％～4％碳酸氢钠，紧急情况下用一般清水。腐蚀性毒物中毒早期用蛋清或牛奶灌入后吸出1～2次。若已知毒物种类，可选用含相应成分的洗胃液(表8-10)，以利于解毒，特别是活性炭作为强有力的吸附剂，能有效地吸收毒物促进排泄，近年来受到重视。

表8-10　已知毒物洗胃液的选择

洗胃液的种类	适用的毒物	禁用(无效)的毒物
保护剂		
5％牛奶或蛋清	一般腐蚀性毒物、硫酸铜、氯酸盐、铬酸盐	
溶解剂		
液体石蜡	脂溶性毒物：汽油、煤油等	
吸附剂		
10％活性炭悬液	大多数毒物，右侧无效的毒物除外	无效的毒物：汞、铁、锂、溴化物、碳酸氢物、无机酸和碱、乙醇
氧化解毒剂		
1∶5 000高锰酸钾	催眠药、镇静药、阿片类、烟碱、生物碱、氰化物、砷化物、无机磷、士的宁	禁用：硫代磷酸酯如对硫磷等
中和剂		
0.3％氧化镁	硫酸、阿司匹林、草酸	
10％面糊和淀粉	碘、碘化物	
沉淀剂		
2％碳酸氢钠	有机磷杀虫剂、氨基甲酸酯类、拟菊酯类、苯、铊、汞、硫、铬、硫酸亚铁、磷	禁用：敌百虫和强酸(硫酸、硝酸、盐酸、碳酸)
1％～3％鞣酸	吗啡类、辛可芬、洋地黄、阿托品、草酸、乌头、黎芦、发芽马铃薯、毒蕈	
5％硫酸钠	氯化钡、碳酸钡	
5％氯化钙	氟化物	

洗胃宜用较粗的胃管，以防食物堵塞。洗胃时应先吸出胃内容物留做毒物鉴定，然后再灌入洗胃液，每次灌入300～500 mL，反复灌洗，洗胃液总量根据情况而定，一般洗至无毒物气味或高锰酸钾溶液不变色为止，一般成人常需2～5 L，个别可达10 L；在拔出胃管时，应将胃管前部夹住，以免残留在管内的液体流入气管而引起吸入性肺炎和窒息。洗胃的禁忌证与催吐的相同，但昏迷患者可气管插管后洗胃，以防误吸。

(3)吸附：洗胃后从胃管灌入药用活性炭50～100 g的悬浮液1～2次。

(4)导泻：用以清除肠道内尚未吸收的毒物。灌入吸附剂后，再注入泻药如50％硫酸镁50 mL、20％甘露醇50～100 mL。肾功能不全者和昏迷患者不宜使用硫酸镁，以免抑制中枢神经系统。一般不用油类泻药，以免促进脂溶性毒物吸收。近年来提出有效的导泻剂是山梨醇1～2 g/kg。

(5)洗肠：经导泻处理如无下泻，可用盐水、温水高位灌肠数次。灌肠适用于毒物已摄入6小时以上，而导泻尚未发生作用者，对抑制肠蠕动的毒物(如巴比妥类、阿托品类和阿片类等)

和重金属所致中毒等尤其适用，而腐蚀剂中毒时禁用。一般用 1 %温肥皂水 500～1 000 mL 做高位连续灌洗，若加入活性炭会促使毒物吸附后排出。

(二)排除已吸收进入血液的毒物

1.加强利尿

大量输液加利尿剂，清除大部分分布于细胞外液、与蛋白质结合少，主要经肾由尿排除的毒物或代谢产物。利尿剂与控制尿 pH 相结合可增加毒物的离子化，减少肾小管的再吸收，加速毒物排出。碱性利尿(5 %碳酸氢钠静脉滴注使尿 pH 为 7.5～9.0)对下列毒物排泄效果好：苯巴比妥、阿司匹林、磺胺。酸性利尿(维生素 C 静脉滴注使尿 pH 为 4.5～6.0)对苯丙胺类、奎宁、奎尼丁有效。

加强利尿时应注意水、电解质、酸碱平衡，禁忌证为心肾功能不全、低钾等。

2.血液置换

放出中毒者含有毒物的血液，输入健康供血者的血液做置换以排除已吸收的毒物。特别适用于溶血性毒物(如砷化氢)、形成高铁血红蛋白的毒物(如苯胺)及水杨酸类中毒。因大量输血易产生输血反应及其他并发症，目前此法已少用，但在无特效抗毒药及其他有效排除血中毒物方法的情况下，仍可采用。

3.血液透析

血液透析适用于分子量在 350 Da 以下，水溶性，不与蛋白质结合，在体内分布比较均匀的毒物中毒，毒物可经透析液排出体外。急性中毒血液透析的适应证：摄入大量可透析的毒物；血药浓度高已达致死量；临床症状重，一般治疗无效；有肝、肾功能损害；已发生严重并发症。

血液透析可清除的毒物如：巴比妥类、副醛、水合氯醛、苯海拉明、苯妥英钠、苯丙胺类、酒精、甲醇、异丙醇、乙二醇、柳酸盐、非那西丁、各种抗生素、卤素化合物、硫氰酸盐、氯酸钠(钾)、重铬酸钾、地高辛、氨甲蝶呤、奎宁等。

4.血液灌流

血液灌流适用于分子量大、非水溶性、与蛋白质结合的毒物，比血液透析效果好。适应证与血液透析同。

适用于血液灌流清除的药物如：短效巴比妥类、甲喹酮、格鲁米特、安定类、甲丙氨酯、吩噻嗪类、阿米替林、去郁敏、丙咪嗪、地高辛、普鲁卡因胺、毒蕈毒素、有机氯农药、百草枯、有机磷农药等。

5.血浆置换

理论上对存在血浆中的任何毒物均可清除，但实际应用于与血浆蛋白结合牢固，不能以血液透析或血液灌流清除的毒物中毒。用血液分离机可以在短时间内连续从患者体内除去含有毒物的血浆，输入等量的置换液，方法简便安全。

(三)特效解毒治疗

急性中毒诊断明确后，应及时针对不同中毒毒物使用特效解毒剂治疗，常用特效解毒剂见表 8-11。

特异的解毒药应用后会获得显著疗效，宜尽早使用。常用解毒药的种类、作用机制和用法详见表 8-12。

表 8-11 常用特效解毒剂

特效解毒剂	适应证
纳洛酮	阿片类麻醉性镇痛剂中毒
氯解磷定、碘解磷定、双复磷	有机磷化合物中毒
盐酸戊乙奎醚、阿托品、东莨菪碱	有机磷化合物中毒
二巯丁二钠、二巯丙磺钠	砷、汞、锑等中毒
依地酸钙钠、喷替酸钙钠	铅、铜、镉、钴等中毒
普鲁士蓝(亚铁氰化铁)	铊中毒
去铁胺	急性铁剂过量中毒
亚甲蓝(美蓝)	亚硝酸钠、苯胺等中毒
维生素 K_1	抗凝血类杀鼠剂中毒
氟马西尼	苯二氮䓬类药物中毒
维生素 B_6	肼类(含异烟肼)中毒
亚硝酸钠、亚硝酸异戊酯	氰化物中毒
硫代硫酸钠	氰化物中毒
乙醇	甲醇中毒
毒扁豆碱、催醒宁	莨菪类药物中毒
乙酰半胱氨酸(痰易净)	对乙酰氨基酚(扑热息痛)中毒
乙酰胺(解氟灵)	有机氟农药中毒
氧、高压氧	一氧化碳中毒
特异性地高辛抗体片段	地高辛类药物中毒
各种抗毒血清	肉毒、蛇毒、蜘蛛毒等中毒

表 8-12 常用解毒药的种类、作用机制和用法

解毒药	拮抗毒物	作用机制	用法
依地酸钙钠	铅	形成螯合物	1 g/d 静脉滴注,3 天为一疗程,休息 3~4 天可重复
二巯丙醇	砷、汞	同上	2~3 mg/kg 肌内注射,第 1~2 天每 4~6 小时 1 次,第 3~10 天每天 2 次
二巯丙磺钠	砷、汞、铜、锑	同上	5 %溶液 5 mL/d 肌内注射,3 天为一疗程,休息 4 天后可重复
二巯丁二钠	锑、铅、汞、砷、铜	同上	1~2 g/d 静脉注射或肌内注射,连用 3 天为一疗程,休息 4 天可重复
去铁胺	铁	同上	肌内注射:开始 1 g,以后每 4 小时 1 次,每次 0.5 g,注射两天后,每 4~12 小时 1 次,一日总量小于 6 g。静脉注射:剂量同肌内注射,速度保持 15 mg/(kg·h)
亚甲蓝(美蓝)	亚硝酸盐、苯胺、硝基苯	还原高铁血红蛋白	1~2 mg/kg 稀释后缓慢静脉注射,必要时 30 分钟后重复 1 次
亚硝酸钠	氰化物	形成氰化高铁血红蛋白	3 %溶液 10 mL 缓慢静脉注射(速度 2 mL/min)
硫代硫酸钠	氰化物	形成毒性低的硫氰酸盐	25 %溶液 50 mL 缓慢静脉注射,紧接在亚硝酸钠后用

续表

解毒药	拮抗毒物	作用机制	用法
盐酸戊乙奎醚	有机磷杀虫剂	抗胆碱能作用	见有机磷中毒部分
阿托品	有机磷杀虫剂、氨基甲酸酯类	抗胆碱能作用	见有机磷中毒部分
氯解磷定	有机磷杀虫剂	复活胆碱酯酶	见有机磷中毒部分
纳洛酮	阿片类	拮抗阿片受体	肌内注射或静脉注射:每次 0.4～0.8 mg,根据病情重复
氟马西尼	苯二氮䓬类	拮抗苯二氮䓬受体	开始静脉注射 0.3 mg,60 秒内未达到要求可重复,连续总量达 20 mg

(四)对症支持疗法

急性中毒不论有无特效解毒药物,应及时给予一般内科对症支持治疗,如给氧、输液、维持电解质及酸碱平衡、抗感染、抗休克等。

三、急性中毒的预防

除自杀或他杀性蓄意中毒较难预防外,一般中毒都可通过各种预防措施而收到良好的效果。

(一)加强防毒宣传

为防止中毒发生,应针对各种中毒的不同特点做好宣传教育,如冬天农村或部分城镇居民多用煤火炉取暖,应宣传如何预防一氧化碳中毒等。

(二)加强环境保护及药品和毒物管理

(1)加强环境保护措施:预防大气和水资源污染,改善生产环境条件,做到有毒车间的化学毒物不发生跑、冒、滴、漏,并进行卫生监督,以预防职业中毒和地方病的发生。

(2)加强药物的管理:医院和家庭用药一定要严格管理,特别是麻醉药品、精神病药品及其他毒物药品,以免误服(特别是小儿)或过量使用中毒。

(3)加强毒物管理:对所有毒物,不管是贮存、运输或使用等过程均应严格按规定管理,以确保安全。

(三)预防日常生活中毒

除常见的药物中毒外,主要是预防食用有毒或变质的动植物如各种毒蕈或河豚中毒等。

四、急性中毒的护理

(一)护理目标

(1)挽救患者生命。

(2)终止毒物的继续接触和吸收。

(3)减轻身体、心理痛苦。

(4)健康教育,避免再发生。

(二)护理措施

(1)接诊及护理:①护士要按事先分工有序地开始接诊和施救。首先判断意识、触摸大动脉搏动,对生命功能做出初步评估。如果判断为心脏、呼吸停止,呼叫医师并立即开始心肺复苏。除上述情况之外，测量血压、呼吸、体温，进一步评价。如发现有生命征不稳定，则首先开放和保护气道，建立静脉通道，维持血压，纠正心律失常，在生命征稳定后方能执行其他治疗措施。②接诊昏迷或意识状态改变的患者，一定要将中毒作为可能原因之一，向护送其入院的亲属、同事、医师等询问情况。常见的情况，如找不到原因的昏迷人，从火场救出的伤者，不明原因的代谢性酸中毒者，年轻人发生不明原因可能危及生命的心律失常，小儿发生无法解释的疲倦及意识不清，不明原因的急性多发性器官受损症状，群体出现类似的症状体征等都应考虑到中毒的可能性。怀疑中毒存在时，注意询问毒物接触史、既往史、用药史、生活习惯、生活和工作环境、性格变化等。多数情况能确定中毒原因、背景、时间和初始症状。③护士应时刻保持敏锐的观察力和应变能力，如果预感到有突发特大公共卫生事件发生时，应迅速报告行政部和护理部，迅速启动紧急预案，启动以急诊科为中心的护理救治网络。对大规模患者快速分类，将患者分为重、中、轻、死亡 4 类并标识。在分类的同时，迅速简洁地分流患者。重症患者原则上在急诊科就地抢救；中度患者在进行一些必要的处理后转运至病房继续治疗；轻度患者在救治人员不足的情况下可暂缓处理或直接在门诊及病房观察。批量患者救治的应急状态工作要流程化，如准备床单位、准备抢救设施、输液等批量工作分别由 3 名(组)护士执行，可节约时间。建简易病历，固定在床尾，随做随记，便于医师、护士查阅，同时保证患者个人资料的完整性。

(2)清除毒物：①有皮肤、黏膜和眼内污染毒物时或者呕吐物沾染患者皮肤时，护士要迅速除去患者衣物，用大量流水或生理盐水冲洗。②指导和帮助患者催吐。机械催吐法，先让患者 1 次饮入大杯清水(约 500 mL)，再用手指或汤匙等餐具刺激咽后壁，引起呕吐，排出毒物，反复进行直到吐出物为清水为止，此过程护士予以协助，防止患者呛咳、虚脱或病情变化。催吐禁用于昏迷、惊厥、主动脉瘤、食管静脉曲张、近期发生过心肌梗死的患者及孕妇、服汽油煤油及腐蚀性毒物者。③胃肠排空后的患者才可服活性炭吸附毒性物质，若 4 小时后大便中没有出现活性炭，可再给予半量。但观察到患者有肠胀气、肠阻塞为禁忌。服用泻剂时注意观察患者大便次数、量、性状。

(3)密切观察病情：持续监测心电、血压、呼吸等生命体征，注意瞳孔、意识的变化，通过疼痛刺激、呼唤姓名、对话等方法判断意识状态。发现任何异常变化及时报告医师处理。

护士应该熟悉常见毒物中毒的特殊症候群。例如：有机磷中毒的特征性表现是呼吸大蒜味、流涎、多汗、肌颤、瞳孔缩小、肺水肿；急性酒精中毒表现为颜面潮红或苍白，呼气带酒味，情绪激动、兴奋多语，自控力丧失，有时粗鲁无礼。重度中毒表现为躁动不安、昏睡或昏迷、呼吸浅慢；甲醇中毒出现视力模糊，呼吸深大；洋地黄、奎宁类、毒蕈等中毒时心动过缓；巴比妥、安定类药物、严重一氧化碳中毒时肌力减弱；巴比妥、阿片类、氰化物中毒时呼吸骤停或屏气。各种刺激性毒物，如有机磷、强酸强碱经口服者或毒蕈、食物中毒时剧烈腹痛、腹泻伴恶心呕吐；有机磷、吗啡类、毒蕈、巴比妥类中毒瞳孔缩小；阿托品、酒精、莨菪碱类、麻黄碱类瞳孔散大；亚硝酸盐类、氰化物、苯胺、麻醉药等皮肤黏膜发绀，而一氧化碳中毒呈樱桃红色；亚硝酸盐中毒时氧疗下仍显著发绀；蛇毒、阿司匹林、肝素等中毒时出血等。

(4)保持呼吸道通畅，有效给氧：对昏迷或意识障碍者立即使其平卧，头后仰、偏向一侧，及时清除口、鼻腔分泌物和呕吐物，防止误吸导致窒息，保持呼吸道畅通。观察患者面色、口唇、指(趾)甲有无发绀,监测血氧饱和度来判断缺氧情况和了解是否改善。在气道通畅的基础上,根据病情采取鼻导管、面罩等不同方法吸氧,重症患者行气管插管、气管切开术后机械通气给氧,做好相应的护理。

(5)在治疗和处置开始前留取血、尿、呕吐物、衣物等标本,注明标本收集时间,由医师、护士双签名封存,以备毒物鉴定时用和作为法律依据。

(6)迅速建立2~3条静脉通道,选肘正中等粗大静脉,大号留置针输液,固定良好,防止因患者烦躁脱落。根据患者血压、心率、中心静脉压、尿量等综合情况调整输液速度,根据治疗需要的急缓,合理安排用药顺序。

(7)留置导尿,观察尿量、颜色、性质,准确记录出入量。尿量是反应组织灌注和有效循环血流量的指标,是临床治疗的重要依据。

(8)意识不清、兴奋、躁动者做好安全防护,经常巡视,防止意外发生。使用床栏,必要时约束肢体,以防坠床。按时翻身,防止压疮。

(9)心理护理和健康指导:急性中毒中,自杀性中毒占首位,这类患者多有巨大的心理问题,诱因可能是负性生活事件、精神抑郁、对未来失去信心等,了解自杀原因和患者心理,是心理护理的关键。自杀性中毒者常有情绪性自我贬低,存在悔恨、羞耻情绪,心理脆弱,缺乏自我调节和控制能力,不愿交流也不愿亲友探视,有时不配合抢救,甚至再次自杀。护士要加强与患者及其家庭的沟通,鼓励患者找到倾诉对象,通过沟通减轻自杀者心理冲突所致的负性情绪,引导其正确地对待失败和各种心理压力,树立宽容、积极的人生观。要尊重自杀者的人格、感情、志向,不伤害其自尊,消除其自杀未遂的羞耻感,使其能理智地面对现实,接受治疗。对有强烈自杀倾向的患者,必须设专人陪护,密切观察,与其家人沟通配合,防范再发生类似事件,度过危机期。

食入不洁食物、含过量亚硝酸盐食物、未煮熟的四季豆、误食毒蕈等食物中毒常群体发病,应就有关常识指导患者。农药中毒病死率高,要宣传农药安全使用和保管方法,降低危害。对酗酒和滥用药物者劝诫,说明危害。

参考文献

[1] 张萍，张梅英，樊海宁. 外科护理学 [M]. 北京：人民军医出版社，2015.
[2] 叶萌，石琴，胡三莲. 新编护理学基础实训指导 [M]. 上海：复旦大学出版社，2015.
[3] 肖建英，胡鸿雁，肖东玲. 康复护理学基础 [M]. 2 版. 武汉：华中科技大学出版社，2018.
[4] 郭丽. 基础护理学 [M]. 济南：山东科学技术出版社，2015.
[5] 黄人健，李秀华. 儿科护理学高级教程 [M]. 2 版. 北京：科学出版社，2018.
[6] 孙曙青，洪少华. 内科护理学实训指导 [M]. 杭州：浙江大学出版社，2016.
[7] 茶国萍，王照明，郝红丽. 护理学基础实训教程 [M]. 南京：东南大学出版社，2016.
[8] 杨建芬，蔡烯. 外科护理学笔记 [M]. 4 版. 北京：科学出版社，2018.
[9] 熊振芳，李春卉，陈丽. 基础护理学 [M]. 武汉：华中科技大学出版社，2017.
[10] 陈玉瑛. 儿科护理学 [M]. 2 版. 北京：科学出版社，2018.
[11] 尤黎明，吴瑛. 内科护理学实践与学习指导 [M]. 北京：人民卫生出版社，2018.
[12] 李丹. 内科护理学 [M]. 2 版. 上海：上海科学技术出版社，2016.
[13] 孙田杰. 外科护理学 [M]. 2 版. 上海：上海科学技术出版社，2016.
[14] 何国喜. 妇产科护理学笔记 [M]. 4 版. 北京：科学出版社，2018.
[15] 彭南海，黄迎春. 肠外与肠内营养护理学 [M]. 南京：东南大学出版社，2016.
[16] 李海燕. 妇产科护理学实训指导及习题集 [M]. 长沙：中南大学出版社，2016.
[17] 张梅珍. 儿科护理学笔记 [M]. 4 版. 北京：科学出版社，2018.
[18] 张洪，余丽君. 健康评估实验指导 [M]. 北京：科学出版社，2012.
[19] 刘文娜，程少贵. 护考新课堂：妇产科护理学 [M]. 北京：人民卫生出版社，2018.
[20] 李文涛，崔巧玲. 急危重症护理学（案例版）[M]. 北京：科学出版社，2018.
[21] 马跃文. 康复护理学 [M]. 2 版. 上海：上海科学技术出版社，2017.
[22] 王静. 护理学基础 [M]. 2 版. 北京：人民军医出版社，2015.
[23] 周庆云，褚青康. 内科护理学 [M]. 郑州：郑州大学出版社，2017.
[24] 谢萍. 外科护理学 [M]. 北京：科学出版社，2018.
[25] 柳韦华，刘晓英，王爱华. 妇产科护理学 [M]. 武汉：华中科技大学出版社，2017.
[26] 李津，李桂玲. 康复护理学 [M]. 南京：江苏科学技术出版社，2014.
[27] 高晓梅. 护理学导论 [M]. 郑州：郑州大学出版社，2017.
[28] 徐燕，周兰姝. 现代护理学 [M]. 2 版. 北京：人民军医出版社，2015.
[29] 史云菊，王琰. 护理学导论 [M]. 郑州：郑州大学出版社，2015.
[30] 黄芳，王红梅. 护理学专业课程学习指南 [M]. 北京：高等教育出版社，2018.
[31] 黄丽，李宇，许娟. 基础护理学 [M]. 武汉：华中科技大学出版社，2018.